Forensic Neuropathology

2nd EDITION

原书第2版

法医神经病理学

[美] Helen Whitwell　[加] Christopher Milroy　[英] Daniel du Plessis　著

李　桢　丛　斌　译

中国科学技术出版社

·北　京·

图书在版编目（CIP）数据

法医神经病理学：原书第 2 版 /（美）海伦 · 惠特威尔 (Helen Whitwell) 等著；李桢，丛斌译. -- 北京：中国科学技术出版社，2025. 9. -- ISBN 978-7-5236-1433-4

Ⅰ. R741；D919.2

中国国家版本馆 CIP 数据核字第 2025G92D06 号

著作权合同登记号：01-2024-5410

策划编辑 刘 阳 黄维佳
责任编辑 刘 阳
文字编辑 魏旭辉
装帧设计 佳木水轩
责任印制 徐 飞

出 版 中国科学技术出版社
发 行 中国科学技术出版社有限公司
地 址 北京市海淀区中关村南大街 16 号
邮 编 100081
发行电话 010-62173865
传 真 010-62179148
网 址 http://www.cspbooks.com.cn

开 本 889mm × 1194mm 1/16
字 数 382 千字
印 张 14.5
版 次 2025 年 9 月第 1 版
印 次 2025 年 9 月第 1 次印刷
印 刷 北京博海升彩色印刷有限公司
书 号 ISBN 978-7-5236-1433-4
定 价 185.00 元

版权声明

Forensic Neuropathology, 2e / ISBN: 978-1-498-70616-2

First edition published by Edward Arnold (Publishers) Ltd. 2005

内容提要

本书引进自 CRC 出版社，是一部由多名国外专家学者编撰的法医学专著。全书共 20 章，涉及法医神经病理学中的许多知识难点和前沿问题，包括与法医神经病理学相关的尸体检验、组织取材、形态描述、诊断标准、鉴别诊断及前沿进展等多方面的重要内容，富含许多新的理念和方法，是一部不可多得的法医学专业参考书。本书内容丰富，图文并茂，书中所述的国外法医神经病理学理论体系和实践经验皆为我国法医学教学、法医学尸体检验和法医学司法鉴定迫切需要的内容，可为我国法医学领域中法医教学、尸体检验、案件处理和司法鉴定等工作提供重要的指导和参考。

补充说明

书中参考文献条目众多，为方便读者查阅，已将本书参考文献更新至网络，读者可扫描右侧二维码，关注出版社医学官方公众号“焦点医学”，后台回复“9787523614334”，即可获取。

译者简介

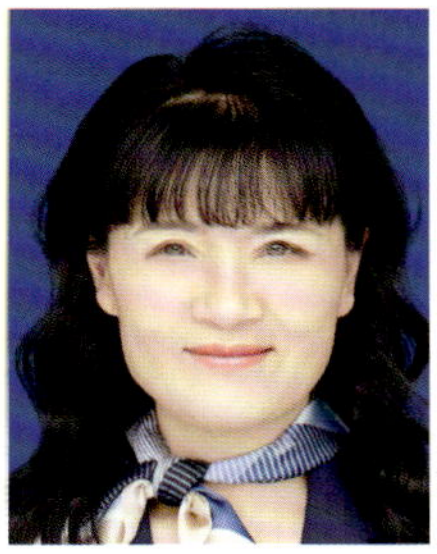

李　桢

昆明医科大学二级教授、主任法医师，博士研究生导师。云南省十佳师德标兵，云南省教学名师。“联合国教科文组织生命伦理学会中国委员会暨联合国教科文组织生命伦理学会大学网络中国机构”共同主席，云南省司法鉴定机构资质认定省级评审员，云南省司法鉴定人职称评定专家。长期从事法医学尸体检验与司法鉴定工作，获“国家司法部优秀司法鉴定人”“云南省优秀司法鉴定人”称号，曾获“司法部司法鉴定宋慈杯奖”一等奖及三等奖各 1 次。主持国家级课程建设项目 4 项，主持国家自然科学基金、国家 973 重点科研基金子课题、国家教育部春晖计划项目、云南省国际合作重点计划、云南省科技基金项目、云南省教育厅重点科研基金等课题研究多项，参与中国工程院“中国法医科学发展战略规划”“法医科学与社会治理法制化战略”项目研究。获云南省教学成果一等奖（2 次，分别为第四和第一成果人）、云南省教学课件成果二等奖（第一成果人）、云南省科技进步三等奖（第一成果人）。由联合国教科文组织生命伦理学科技委员会授权，主编 / 主译《法医伦理学》《知情同意》《课堂教学与交流》，其中《法医伦理学》被美国国会图书馆收藏。主编 / 参编出版专业教材及专著 20 余部，发表学术论文 200 余篇、SCI 收录论文 10 余篇。

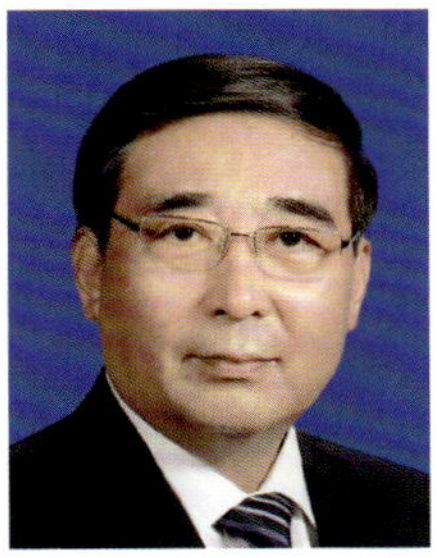

丛　斌

医学博士，教授，主任法医师，法医学及病理生理学博士研究生导师，河北医科大学副校长、法医学院院长。九三学社社员，中国工程院院士，四川大学、中国政法大学、山西医科大学、南方医科大学博士研究生导师，苏州大学、南京医科大学、河南科技大学客座教授。全国人大常委会委员、宪法和法律委员会副主任委员，九三学社中央副主席，中国法医学高等教育研究会副理事长，教育部高等学校医学教学指导委员会副主任委员，中国法医学会副会长，中国刑事科学技术协会副理事长，中国病理生理学会常务理事，中国药理学会神经精神药理专业委员会常务委员，何梁何利科学与技术进步奖获得者，中国中西医结合学会副会长，中国医学科学院和中国中医科学院学部委员，享受国务院政府特殊津贴，全国最美司法鉴定人，省教学名师，*Food Science and Human Wellness* 总编辑，*Gut Microbiota and Integrative Wellness* 主编。在教学和科研上取得多项开创性成果，培养博士研究生及博士后 69 名、硕士研究生 105 名，主持国家级及省部级科研课题 40 余项，获国家科技进步一等奖 1 项、二等奖 2 项，获省部级科技进步一等奖 4 项、二等奖 5 项、三等奖 4 项。主编《实用法医学》《中国大百科全书司法鉴定学分支》《法医病理学》等著作及统编教材 12 部，发表学术论文 510 余篇、SCI 收录论文 150 余篇，单篇最高影响因子 41.298。

原书前言

本书在前一版的基础上增加了两位编者，分别是来自加拿大渥太华的法医病理学家 Christopher Milroy 和来自英国利物浦的神经病理学家 Daniel du Plessis，其中 Christopher Milroy 已在本书第 1 版的编撰中做出了较大的贡献。

如前所述，本书并不打算成为一部大而全的法医病理学或神经病理学专著，因为当前已有很多类似的专业著作可供使用。编写本书旨在专注于那些法医神经病理学学科的知识难点和新兴领域，这对各类法医学案件的处理极为重要。

在这部经过修订更新的 *Forensic Neuropathology*，*2e* 中，我们增加了许多新的章节内容，其中包括生物力学、神经放射学、慢性创伤性脑病、癫痫所致猝死及婴儿颅脑损伤等重要内容，这些内容在近年来都有重大的更新和快速的发展。

至于原有的其他章节，特别是脑肿胀与脑缺氧、颅脑损伤临床诊断、脊髓损伤、蛛网膜下腔出血、外伤性轴索损伤及儿童颅脑损伤等章节，我们都进行了较大幅度的修订。在儿童颅脑损伤的章节中，我们还新增了包括眼部病理学在内的专业内容。

我们希望本书第 2 版能同第 1 版一样，发挥出最大作用。希望广大法医病理学家、神经病理学家和普通病理学家们，能从书中发现丰富翔实且极具实用性的知识。希望神经科学临床医生和其他专业的临床医生们，也能从书中发现他们所感兴趣的内容。衷心希望法律专业人士能从本书的全新版本中获益。

译者前言

本书引自 Taylor & Francis 出版集团 CRC 出版社，是一部由 Helen Whitwell、Christopher Milroy 和 Daniel du Plessis 领衔，同时联合多名国际业界专家学者共同编撰的法医学专著，旨在为法医病理学家和神经病理学家在尸体检验过程中及在随后的法律实践程序中所遇的各类问题提供解决方案。

全书内容丰富，涉及法医神经病理学中的许多难点问题和前沿问题，包括与法医神经病理学相关的尸体检验、组织取材、形态描述、诊断标准、鉴别诊断及前沿进展等多方面的重要内容，富含许多新的理念和新的方法，是一部不可多得的法医学专业参考书。书中所述皆为我国法医学教学、法医学尸体检验和法医学司法鉴定迫切需要的内容。在中国科学技术出版社的支持下，我们引进并翻译出版了这部专著的中文版，以期将国外法医神经病理学的理论体系和实践经验引入国内，为我国法医学领域的法医教学、尸体检验、案件处理和司法鉴定提供重要的指导和帮助。

我们希望这部内容丰富、实践性强的著作能最大限度地发挥它的重要作用，成为我国法医神经病理学方面的指导用书和法医专业教学的辅助资料。希望我国法医学专业师生和法医工作者能从这部中文版中吸取精华，获得重要的理论知识和实践指导。同时，我们也希望我国法律工作者能从书中获得更多有益的启发。

本书涉及的专业范围较广，包括人体解剖学、病理组织学、临床医学、人体生物力学、分子生物学、人体创伤学、医学影像学、神经病理学、实验室技术、法医学、证据学及法学等。为确保该译著的翻译质量，我们在翻译过程中查阅了大量的文献资料，并对其中的难点问题向专家请教。

在本书的翻译过程中，根据不同文稿情境的需要，分别采取直译法、意译法、增词法、减词法、分译法、合译法、词性转换及语序调整等多种专业翻译技巧。为帮助读者更好地理解翻译内容，我们在文稿翻译中适当增加了铺垫性和解释性说明。

本书内容翔实，专业性强，涉及较多最新的科研动态和前沿进展。书中有不少内容十分新颖，有的专业概念及观点论述与我国传统的法医学专业有所不同，甚至还有较大差异。在翻译过程中，我们在保证“原汁原味”的前提下，尽可能使所译内容清晰易懂，紧跟前沿，以供我国广大的专业读者借鉴和学习。

目 录

第1章 头部和颈部解剖

Anatomy of the Head and Neck

Peter Dangerfield 著

头部和颈部的表面结构和形态特征，与头颈部皮肤软组织及其下方的被皮肤软组织所覆盖的颅骨结构有关。头颅部的某些区域，尤其是头颅部的颜面区域，由于皮肤组织菲薄，使我们很容易触摸到其下方的骨骼及其骨质特征。面部存在着许多体积较小且分布广泛的表情肌，这些面部肌肉由脑神经的分支结构所支配，致使面部肌肉具有高度的灵活性。相比之下，大多数人的头皮比较坚韧，被头发遮盖。在具有保护功能的颅腔中，有大脑、小脑和脑干及其他相关的组织结构如血管结构。本章对头面部及颈部的解剖结构进行介绍，这对于开放性颅脑损伤或闭合性颅脑损伤的阐述都具有特别重要的意义。由于头部和颈部的解剖结构比较复杂，我们只能将其中最重要的一些结构特征进行阐述。

一、面部的外部特征

面部的外部特征从来都不是完全对称的。随着人类的面部表情逐渐演变为一种相互交流的方式以后，面部的解剖结构也逐渐开始从功能需求的方向发生演变。面部皮肤通常会有痣和雀斑，也可能因切割伤或其他创伤的发生而留下瘢痕。头面部发际线的形状和体积因种族不同而异，眉毛的形态也存在着较大的种族差异和个体差异。

鼻子由皮肤、鼻软骨和骨质结构形成。从冠状面看，鼻子呈三角形。外鼻孔受鼻毛的保护，后者可以对进入鼻腔的空气进行过滤。鼻子的前部由柔软的纤维软骨构成。鼻子的下方是口腔，被嘴唇所包围。无论是在种族内部还是在不同的种群之间，嘴巴大小和形状的差异性都很大。嘴唇由非角化上皮所覆盖，嘴唇由于下面丰富血管的存在而呈现粉红色。

眼睛位于颅骨的凹陷结构之内，受骨质保护。相对于鼻子的位置来说，眼睛的位置是可变的，也就是说在正常个体中眼睛可以有窄距或宽距之分。眼眶内有控制眼球运动的肌肉附着。从外表来看，成对的眼睑覆盖并保护着眼球，使其免受潜在性的伤害。眼睑通常只允许一部分白色巩膜露出，而透明的结膜和角膜则覆盖在含有色素的虹膜表面。眼睑的形状因人而异，当上眼睑的升降功能较弱或受到损害时，就可以导致外观可见的眼睑下垂。

眼睛的个体差异往往比较突出。当眼眶内侧皮肤出现皱襞，即当存在内眦赘皮及眼球突出症等多种病症时，都应当引起人们的重视。甲状腺功能亢进可以导致眼球的突出。那些影响到上颌骨和眼眶下缘的面部骨折，可以导致眼球突出或眼球下陷。由于眼睑本身形状的不同，也会使存在于眼眶内的眼睛呈现出不同的外观。

二、面部的内部结构

在颜面的内部，面部表情肌及其神经和血管供应都有助于面部结构的形成。面部表情肌由面神经（第Ⅶ对脑神经）支配。面部表情肌的功能是控制和支配面部结构和各个开口结构的活动，如眼睛的睁开与闭合，以及口部的活动等。面神经在支配面部表情肌的功能中起到了重要的作用，它在非语言交流及出现面部辅助性动作（如闭眼和咀嚼）时，也起着非常重要的作用。

口腔被一种括约肌即口轮匝肌所包围。颊肌即面颊部的肌肉，当颊肌在咀嚼过程中发生收缩，就可以防止食物在牙龈和牙齿之间的空隙内滞留。颊肌还可以帮助提升音乐家在管乐吹奏或吹口哨时产生一定的口腔气压。

眼轮匝肌围绕在眼部，并以不同的方式发挥作用。当围绕眼睛的肌纤维发生收缩时就可以使眼睛产生闭合，而这些肌纤维就附着在眼眶内侧的骨骼上。眼睑上的肌纤维附着在眼睑的外侧，便于眨眼和闭眼。部分眼部肌纤维附着在泪囊上，用于扩张泪囊并使泪点与眼球发生接触。

面神经通过腮腺的坚韧纤维囊进入面部。在腮腺腺体的外科手术中，面神经有可能会受到损伤，应引起人们的注意。

三、鼻子

鼻子作为呼吸道的起始部，位于硬腭的上方。鼻子内还包含有嗅觉器官。鼻子被鼻中隔分为左右两个鼻腔，每个鼻腔都有一个嗅觉区和一个呼吸区。

由于鼻软骨的结构差异，外鼻的大小和形状在不同的个体和种族间会有很大的差异。鼻子的下部由两个被称为“鼻孔”的开口结构所组成，每个开口由鼻中隔将它们彼此隔开。鼻骨、上颌骨的额突、额骨的鼻部和鼻中隔的骨部等结构，共同构成了鼻子的骨性部分。鼻部的五个主要软骨，分别是两个外侧鼻软骨、两个鼻翼软骨和一个与骨中隔相连的鼻中隔软骨，这些面部软骨共同形成了鼻子的外形。

鼻腔通过后鼻孔向后通向鼻咽部，鼻黏膜与鼻骨的骨膜紧密相连。鼻腔的嗅觉区位于鼻腔的上方，属于嗅觉器官。嗅觉区的神经纤维穿过筛板，进入位于大脑额叶下方的嗅球。鼻腔狭窄弯曲，其顶部为额骨、筛骨和蝶骨的一部分，这些骨块以相邻的骨骼命名。鼻腔的底部较宽，由腭骨的水平板和上颌骨的腭突所构成。鼻腔内侧壁为鼻中隔，分别由犁骨、筛骨垂直板、鼻中隔软骨、上颌骨鼻嵴及腭骨共同组成。鼻腔的外侧壁由三个鼻甲组成，每个鼻甲都在连接鼻腔和鼻窦或眼眶的鼻道上形成一个顶部。上鼻道位于上鼻甲和中鼻甲之间，筛窦的开口通向该处。中鼻道位于中鼻甲下方，通过额鼻导管与其后端的上颌窦和额窦相通。下鼻道位于下鼻甲的下外侧，从泪囊接收鼻泪管后进入下鼻道前部。

鼻子接收来自于许多动脉分支的血液供应，这些分支动脉包括蝶腭动脉、筛动脉和面动脉等。基塞尔巴赫氏区位于鼻中隔的前部，此处毛细血管丰富，是鼻部大量出血的部位。鼻黏膜由上颌神经、腭大神经的鼻支和筛前神经所支配，后者属于鼻睫神经的分支。

鼻旁窦是鼻腔在额骨、上颌骨、蝶骨和筛骨内充满空气的骨质部分，一般根据每块骨的骨名来对鼻旁窦加以命名。筛窦由位于眼眶和鼻子之间的筛骨组成。蝶窦占据整个蝶骨体，蝶窦像额窦一样不均匀地散开并被骨性隔膜所分隔。上颌窦位于上颌骨内，上颌窦的底部由上颌骨的牙槽骨部分所构成。上颌牙的根部（尤其是前两颗磨牙处），形成了上颌窦的锥形隆起（图 1–1）。

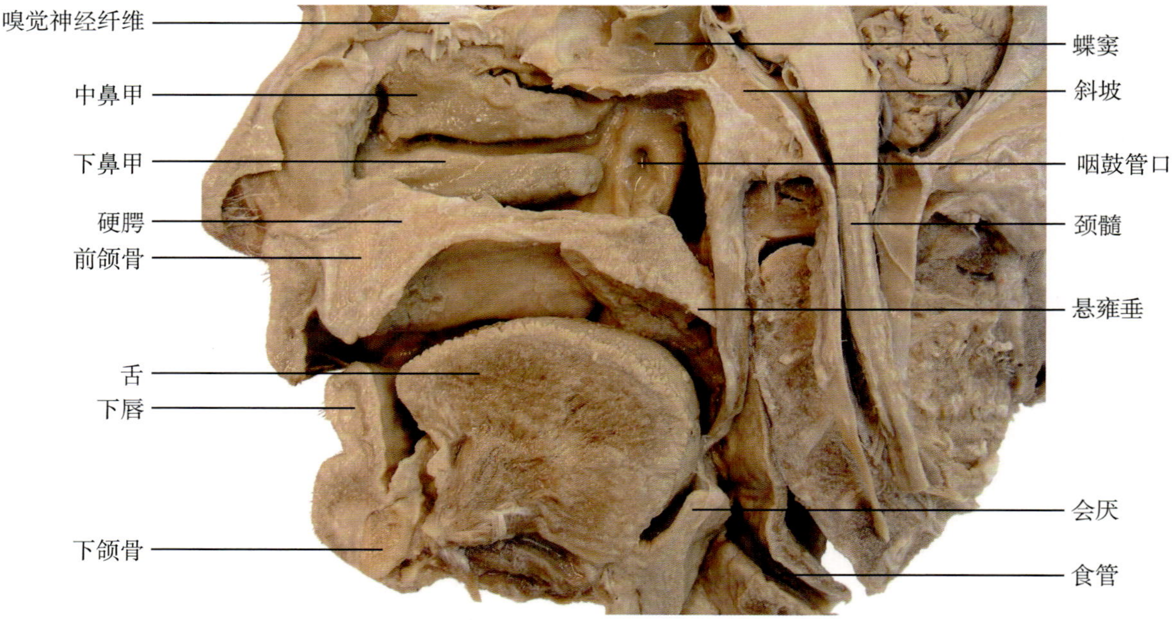

▲ 图 1–1　鼻腔及其相关结构

四、口腔

口腔由口腔前庭和固有口腔所组成。口腔前庭是指口唇、面颊及牙齿和牙龈之间的空隙，口腔通过口腔前庭与外界相通。口腔的大小，受包括口轮匝肌在内的面部肌肉的控制。固有口腔位于上牙弓和下牙弓的后内侧，其后方由舌头的根部和腭舌弓所限定。口腔的前方和侧面，由牙齿的上颌弓和下颌弓所限定。口腔顶部由硬腭和软腭所形成，它也构成了鼻腔的底部。在口腔的后部，口腔与口咽直接相通。如果嘴巴是闭合的，那么舌头就会充满于口腔的空隙之中。

硬腭形成口腔顶的前部，由上颌骨的腭突和腭骨的水平板所构成。由硬腭形成的腔隙，被“静止不动”的舌头所填充。切牙孔、腭大孔与腭小孔就位于硬腭上。软腭形成口腔顶的后部，肌肉发达。软腭与硬腭的后缘相连，软腭向后延伸并终止于悬雍垂的后下方，形成弯曲的软腭游离缘。软腭被由腭帆张肌的肌腱所形成的腭腱膜所加强，附着在硬腭的后缘。从侧面来看软腭与咽壁相连续，并通过腭咽弓和腭舌弓与咽部和舌头紧密相连。

腭扁桃体由大量的淋巴组织所构成，位于口腔中的双侧扁桃体窝内。扁桃体窝以腭舌弓、腭咽弓和舌头为边界。

五、眼眶

眼眶是位于面部的金字塔形骨性结构。眼眶包含并保护着眼睛及其附属结构，后者包括肌肉、神经、血管及泪腺等。

眼眶的顶部由额骨的眼眶部构成，该处的骨质将眼眶与颅前窝分开，具有一个用于收纳泪腺的小窝，即泪囊窝。蝶骨小翼位于眼眶的顶点，形成眼眶的顶部。眼眶的内侧壁由筛骨、额骨、泪骨和蝶骨的薄层骨质共同构成，其上有向下凹进的泪囊窝和鼻泪管窝结构。眼眶的外侧壁由颧骨额突和蝶骨大翼所构成，将眼眶与颅中窝分开。眼眶的外侧壁很容易受到直接的创伤。眼眶的底部由上颌骨、颧骨和腭骨共同组成，骨质较薄。眶尖即是视神经管，位于眶上裂的内侧，它将视神经及其相关结构从颅腔带入眼眶。

六、面部血液供应

面部的下半部分通过面动脉进行动脉供血。面动脉是颈外动脉的一个分支，它穿过下颌骨进入面部，到达下颌骨的中部。在下颌骨的边缘可以找到面动脉所通过的小凹，据此可以找到面动脉。面动脉发出后向上向内行走，而通向口腔边缘的面动脉分支则形成了上唇动脉和下唇动脉，为口唇提供血供。面动脉的另一个分支向上延伸，最终到达位于鼻旁的眼眶和眼内侧。

颜面部和头皮的上部分，由颈外动脉的分支动脉提供血供。面部的深层结构由上颌动脉供应，该动脉一直深入至下颌骨。颞浅动脉向上行走，提供颞区的血供。面横动脉是颞浅动脉的一个分支，在面部的内侧行走延伸，为面颊结构提供血供。眶上动脉和滑车上动脉及颈内动脉眼支的分支，为前额部头皮提供血供。

在外耳的后部可以找到枕动脉和耳后动脉，它们为头皮和耳后区域提供血供。为面部供血的诸多动脉之间是高度吻合的，当头皮裂伤时可以从那些被认为是“小血管”的部位发生大量的出血。

面部静脉回流遵循着与动脉供血相同的血管分布特征，面部静脉最终汇入到颈内静脉和颈外静脉。

面部广泛分布的淋巴结与淋巴管相通，淋巴管回流也遵循着一定的回流模式。面部的淋巴结主要位于颏下、乳突、下颌下方、腮腺区和枕骨区，而这些区域的淋巴液主要注入颈深淋巴结所属的淋巴管中。

七、颈部

颈部的边界，从下颌骨下缘一直向下延伸到锁骨和胸骨柄的上缘。从侧面来看，颈部有明显的胸锁乳突肌标志，该肌附着在乳突与枕骨和胸骨上相邻的项线之间。由于位于斜方肌深处的椎旁各颈肌的存在，使得后颈部呈现出肌肉的外观。颈项部，有两个明显的褶皱形成。

颈部皮肤有张力线（或称 Langer 线），呈水平略向下的方向。这些张力线代表着皮肤下方胶原蛋白排列的方向，这对于皮肤创口愈合之后的瘢痕形成十分重要，它可以反映出颈部创口的形态外观。

整个颈部由颈深筋膜包围着，颈深筋膜向上附着于上项线、乳突和下颌骨下缘，向下与肩胛骨的肩突、锁骨和胸骨柄上缘相连。在人体背侧的中线部位，颈深筋膜与项韧带紧密相连。

从颈后部来看，颈部的后边界由部分斜方肌构成。斜方肌是位于颈后部的一块体积非常大的扁平肌肉，一直延伸到胸廓，并与中线结构具有较长的线性连接。斜方肌的上部纤维附着于枕骨上项线的内侧 1/3、枕骨的枕外隆突和颈椎的所有棘突尖端（其上部附着于项韧带的除外）。斜方肌从副神经的脊髓根部，接受运动神经支配。这个三角形的斜方肌，其下边界由锁骨的中 1/3 构成，其顶部由颈部的颈深筋膜构成。椎前筋膜依次覆盖头半棘肌、头夹肌、肩胛提肌、后斜角肌、中斜角肌和前斜角肌。

头半棘肌和头夹肌是一组背部深层肌肉，当颈椎和头部运动时它们就发挥作用。很重要的一点是，要意识到头半棘肌和头夹肌是一长串的肌肉，它们连接至胸部和颈部的后面。占据脊柱两侧垂直凹槽的肌群统称为竖脊肌，其结构和功能都非常复杂。

肩胛提肌的作用是抬高肩胛骨。它们与斜角肌一起，连接在颈椎的上端。斜角肌附着在第一和（或）第二肋骨上。由于斜角肌与其他结构的重要联系，使得前斜角肌成为颈根部解剖结构的关键部分，而这些解剖结构包括了膈神经、锁骨下动脉与锁骨下静脉、臂丛神经和胸膜的颈部（即胸膜穹窿部）。

八、头皮

头皮覆盖在颅骨的外面，由厚厚的毛皮层、坚韧的纤维脂肪层和深部较厚的纤维腱膜层共同组成，其中包含着丰富的神经和血管结构。头皮所具有的这种纤维结构，可以促成头皮裂伤后的血管收缩，从而避免头皮损伤所致的大量出血。头皮的薄筋膜网状结缔组织层覆盖于颅骨骨膜的表面，这层组织只是松散地固定在颅骨的骨膜之上，使得头皮可以相对容易地从颅骨表面剥离。头皮感染时，可能会导致头皮的肿胀。

九、颅骨

颅骨本身由两个不同的部分组成。颅骨的穹窿部由相对较薄的骨板组成，这些骨板通过一些锯齿状的骨缝结构相互连接。在新生儿群体，这些锯齿状的骨缝相对较宽，并且存在着明显的囟门结构，还具有相邻颅骨相互连接的特殊形态特征。

颅骨的前部由额骨组成。额骨在儿童时期有左右两个部分，这两个额骨部分通常在骨生长末期才发生融合。额骨构成了眼眶的顶部，而形态不规则的额窦就位于额骨之内。从头颅的侧面来看，颅骨的穹窿部由顶骨和颞骨所组成，而颅骨的后部则由枕骨构成。枕骨向下延伸至颅底，并被枕骨大孔（即脊髓进入颅腔内部的入口点）所穿通。

颅骨的各个骨片，可以通过被称为“骨缝”的纤维性结构相互连接，形成冠状缝、矢状缝和人字缝。可被我们触摸到的乳突结构就位于耳廓的后方，它是枕骨的突出部分。颅底部是一个复杂的结构。通常在尸检时所看到的颅底外观如图 1–2A 所示，颅骨穹窿的外观如图 1–2B 所示。

十、大脑及其神经结构

随着磁共振成像（magnetic resonance imaging，MRI）技术的发展和应用，我们对大脑和神经系统的解剖学及其功能学的理解，也在迅速地发生着变化。MRI 有助于在某些细节上表现出头颅的解剖结构，而磁共振功能图则可以让人们充分地了解大脑各个组成部分的功能活动。

人体神经组织本身，是通过所谓的“血脑屏障”与全身循环隔离的。血脑屏障结构可以保护神经组织免受大多数传染性病原体和包括药物在内的各类化学物质的侵害。事实上，这些传染性病原体和化学物质确实也会不时地突破“血脑屏障”这一保护机制，最终进入到机体组织中去。

十一、脑膜结构

颅腔内有硬脑膜、蛛网膜和软脑膜这三层脑膜结构。大脑和脊髓共享相同的三层脑膜结构，这三层脑膜结构之间是彼此连续的。

硬脑膜有两层不同的结构，一层是与颅骨骨膜融合在一起的硬脑膜外层，另一层是位于颅腔内部的硬脑膜纤维层。与脊柱椎管内所发现的情况不同，硬脑膜外层的外表面并不存在硬膜外间隙。然而，如果脑膜血管因为外伤而发生破裂，那么硬脑膜外层的外表面就会形成一个潜在性的空间，这个空间被称为“硬膜外间隙”，它可以作为颅内出血发生时的血液储存库。由于颅骨与硬脑膜外层的紧密附着，可以防止血液的扩散。硬脑膜的两层被一个较窄的间隙层隔开，这其中有重要的血窦和其他的血管分布。蛛网膜颗粒穿过硬脑膜进入静脉窦，并将脑脊液吸收回流至静脉系统。头颅所有的静脉窦，最终都将流入位于颈部的颈内静脉。

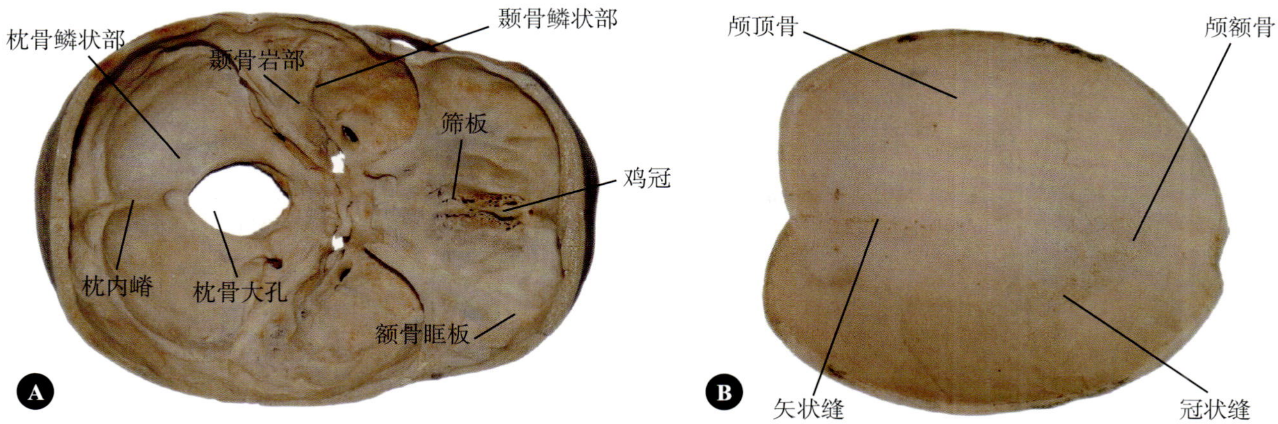

▲ 图 1-2　颅骨底部（A）与颅骨穹窿部（B）

蛛网膜覆盖着大脑组织，起到使下方的脑回和脑沟表面比较平滑的作用。蛛网膜由一层上皮层和穿过蛛网膜下腔的由细胞和纤维小梁形成的结构所构成，使得蛛网膜看起来像一张蜘蛛网一样。这些蛛网膜的纤维小梁，将蛛网膜连接到其下方的软脑膜上。所有进出大脑的神经和血管结构，都必须穿过充满脑脊液的蛛网膜下腔。

软脑膜与脑表面紧密附着，并延伸至脑表面的所有沟回皱襞中。此外，当脑血管进入脑实质时，软脑膜还附着在脑血管的表面一同进入到大脑实质之中。软脑膜被星形胶质细胞的突起所固定。

硬脑膜的坚韧纤维延伸部分，即硬脑膜褶皱。硬脑膜褶皱将大脑牢牢地固定在某个适当的位置。硬脑膜与蛛网膜下腔中的脑脊液一样，有着保护大脑免受突然打击或因头部减速运动所致的脑外伤。硬脑膜静脉窦，就位于这些硬脑膜的褶皱层间。硬脑膜褶皱还形成较大的纤维层延伸至颅腔深处，通过提供足够的稳定性使得脑组织得以支撑和保护，这就是大脑镰、小脑幕和小脑镰。

大脑镰位于分隔左右大脑半球的纵裂内，附着在枕骨内表面的枕内嵴。上矢状静脉窦和下矢状静脉窦均位于大脑镰内，其后缘与小脑幕相连。小脑幕与大脑镰呈直角关系，将小脑半球与大脑半球隔开。横窦位于小脑幕内。小脑镰在脑中线部位分隔两个小脑半球，其位置低于小脑幕（图 1-3）。

十二、颅脑动脉血供

动脉血通过两条重要的血管供血到颅腔内，这就是颈内动脉和椎动脉。左右颈总动脉是右头臂动脉和主动脉弓的两个分支，它们被包裹在坚韧的纤维性颈动脉鞘内。该动脉鞘位于气管和食道的外侧，将颈内静脉和迷走神经包裹在动脉的后部。左右颈总动脉均终止于甲状软骨上缘的水平，并分叉形成颈内动脉和颈外动脉。颈动脉分叉膨大处是颈动脉窦的所在位置，含有压力感受器。

颈内动脉在颈内没有分支，它向上深入到颅骨茎突和邻近的肌肉，再进入颞骨岩部的颈动脉管。这条颈动脉管向前向内行走，最终通过裂孔进入颅腔内部。颈内动脉位于蝶骨的外侧，被海绵窦包围。颈内动脉在海绵窦处向前行进，然后从海绵窦向上穿行，进而穿过硬脑膜进入蛛网膜下腔。这条动脉路径在适当的 X 线片上清晰可见，被称为“颈动脉虹吸管”。此时该动脉发出一个动脉分支，称为眼动脉。眼动脉穿过眼眶，通过视网膜中央动脉为视网膜供血，并发出分支分布到泪腺和邻近的眼眶结构。

左右两条颈内动脉由颅底的前交通动脉和后交通动脉连接至基底动脉系统，构成大脑底部的 Willis 动脉环（脑底动脉环）的重要组成部分。颈内动脉最终发出大脑中动脉和大脑前动脉并终止于大脑的蛛网膜下腔，为大脑外侧、大脑前上部和大脑内侧供应血液。大脑前动脉穿过视神经交叉的上方到达大脑半球的内侧，在胼胝体膝部的周围形成拱形结构。

大脑前动脉在 Willis 动脉环的前交通支附近发出一个重要的动脉分支，提供内囊的血供。大脑中动脉是颈内动脉的主要终支，向大脑的内部结构发出深支，为纹状体、内囊和丘脑提供血供。如果该动脉的外侧纹状支发生闭塞，就可引起典型的脑梗死。

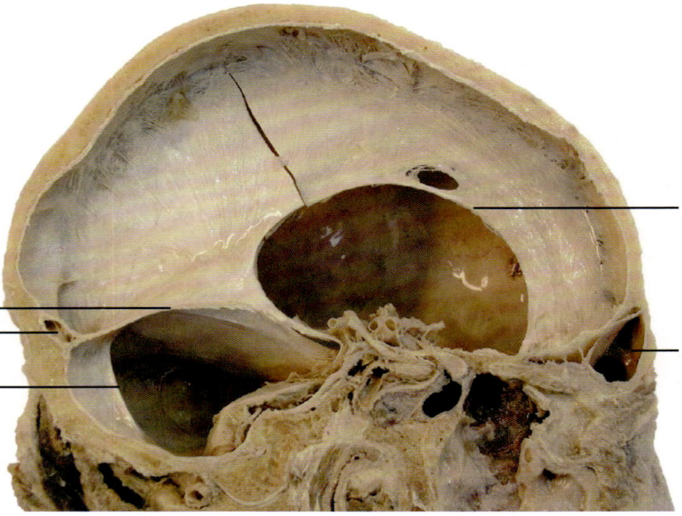

▲ 图 1-3 大脑镰、小脑镰与小脑幕

大脑中动脉继续沿着外侧裂到达脑岛（大脑岛叶），在那里分出可以提供额叶、顶叶、颞叶和视神经辐射中部血液供应的动脉分支。

椎动脉是锁骨下动脉的一个分支，其本身亦是头臂动脉和主动脉弓的分支动脉。椎动脉经过后上方进入第六颈椎横突孔，到达由颈长肌内侧和前斜角肌外侧所形成的三角形顶点。椎动脉在横突的骨管结构中向上穿行，形成细小的血管分支，为脊髓提供血供。椎动脉继续穿过寰椎后弓的上部，经过寰枕后膜外侧的凹槽进入椎管。它通过硬脑膜继续向上通过枕骨大孔，并从对侧连接伴行动脉，形成基底动脉。基底动脉位于脑干的前部。

基底动脉有许多个分支，包括脊髓前动脉、小脑下后动脉和脊髓后动脉。脊髓前动脉在脊髓的前正中沟内行走，小脑下后动脉走行于延髓和小脑的外侧。两条脊髓后动脉位于背神经根的内侧，它们均从脊椎或小脑后部的血管发出。基底动脉位于脑干和脑桥的腹面，通过小脑下前动脉和小脑上动脉为脑干和小脑供血。在脑桥的上缘，血管分出大脑后动脉，为颞叶和枕叶的大脑皮质提供血供。后交通动脉形成了 Willis 动脉环的后部，并将基底动脉系统与颈内动脉系统连接起来（图 1-4 和图 1-5）。

十三、颅脑静脉回流

大脑的静脉回流很重要，静脉血栓的形成可以引起许多的临床综合病症。大脑半球通过没有瓣膜的浅静脉和深部的脑静脉进行静脉系统回流。浅静脉位于蛛网膜下腔内并流入静脉窦。大脑皮质的上半部分静脉血注入上矢状窦，而大脑皮质的中间部分静脉血则通过大脑中静脉和浅静脉注入海绵窦。大脑皮质的下半部分静脉血注入横窦。

脉络丛、丘脑和纹状体的深静脉回流，通过各静脉分支汇入到位于小脑幕中点的大脑大静脉，再与下矢状窦汇合形成直窦。直窦是横窦的分支血窦。硬脑膜褶皱内包含有较大的静脉窦。大脑镰的上部在颅骨附近形成上矢状窦，而大脑镰下部的游离缘位于脑纵裂内，其中包含下矢状窦。直窦位于大脑镰与小脑幕的连接处，并在窦汇处与上矢状窦汇合。

十四、大脑

大脑是脑组织中最大的部分，成对的大脑半球构成了脑组织的上表面和侧表面。大脑皮质的特点是，在大脑的表面具有隆起的脑回和下陷的脑沟。大脑皮质的这种结构特点，有利于增加大脑组织的表面积。大脑皱褶在新生儿相对较少，在儿童时期逐渐发展成上述大脑特有的结构。虽然整个大脑伴随着人类的进化在不断地增大，但大脑半球的增大速度远比大脑的其他部分发展要快。

每个大脑半球又细分为大脑的“区”或“叶”，通常以覆盖的颅骨来命名。在左右两个大脑半球，中央沟将前面的额叶与后面的顶叶分开。大脑的外侧表面包括了中央前回和中央后回，中央沟位于中央后回的前面。大脑半球的内部，包含了位于左侧的大脑半球和位于右侧的大脑半球及其两个侧脑室

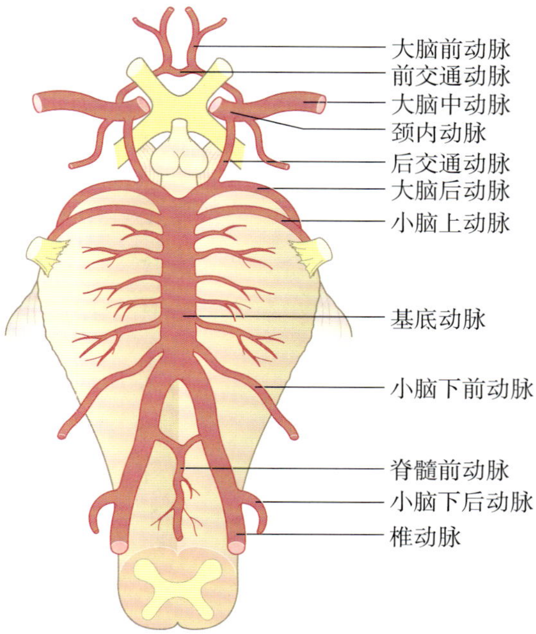

▲ 图 1-4　Willis 动脉环

（图 1–6），以及位于脑部中央的第三脑室。侧脑室和第三脑室等脑室结构，是产生脑脊液的重要场所。

从大脑半球的侧表面看，近水平排列的外侧沟将额叶与颞叶分开。岛叶实际上位于颞叶的深处，从外表面是看不到的。位于颅脑后方的顶枕沟将顶叶与枕叶分开。从功能上讲，每个脑叶都有一些边界不太明确的区域。上述这些脑区专门负责一系列的运动功能、感觉功能和其他功能，不仅其边界非常模糊，而且还有相当多的边界重叠。

两个大脑半球被一个包含有大脑镰的纵深裂隙完全分隔，并由一个被称为“胼胝体”的较厚白质束带所连接。大脑的矢状面，在 MRI 上形成一个独特的白色 C 字形区域。切开胼胝体，大脑就被分成两个大脑半球，从而显露出大脑的内侧面（图 1–7）。胼胝体是一个巨大的白质带，由胼胝体的喙部、膝部、体部和压部所组成。

尽管大脑的表面由灰质组成，但其内部主要由神经轴突或白质所组成（图 1–8）。联合纤维将每个大脑半球的皮质区相互连接起来。较短的联合纤维或弓形纤维从一个脑回连接到另一个脑回，而较长的纤维结构则排列成束状，由纵束连接着两个大脑半球。联合纤维连接着两个大脑半球，并使两个大脑半球之间的神经交流成为可能。这些神经纤维形成了密集的神经轴突带，胼胝体和前联合就是这样的结构（图 1–8）。

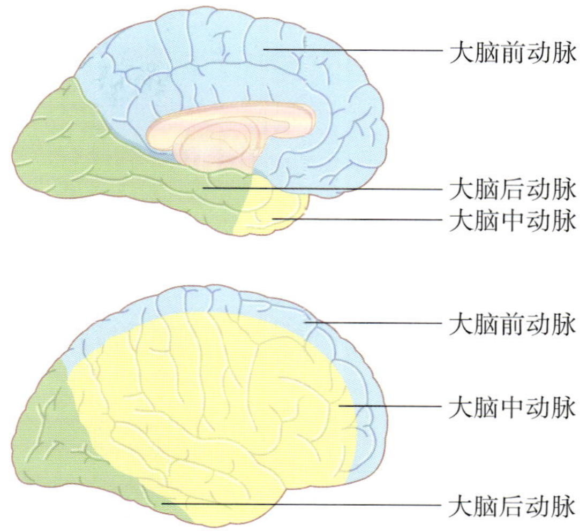

▲ 图 1–5　大脑的动脉供应

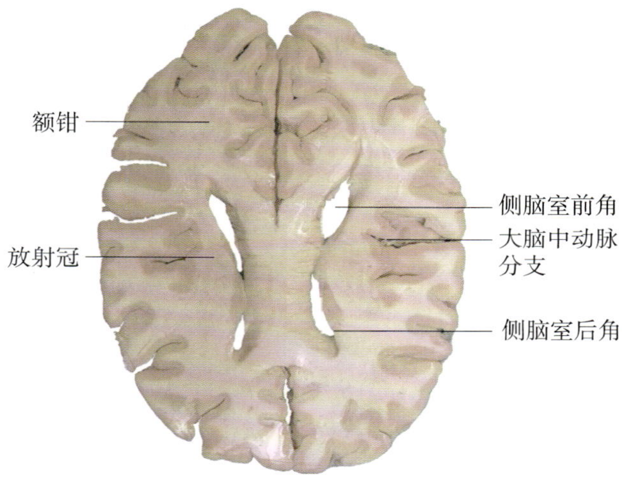

▲ 图 1–6　侧脑室

大脑皮质还通过投射纤维与大脑和脑干的其他部分相连。这些神经纤维穿过间脑，其轴突在这里向上传递到大脑皮质的感觉区，与从运动区下行的轴突混合，成为内囊的皮质区。这些上行和下行的神经纤维，从形态上看来十分相似。

中央沟将大脑皮质的运动区和感觉区分开，额叶的中央前回形成了中央沟的前缘，该区域是初级运动皮质区，初级运动皮质区内的特殊锥体细胞通过控制脑干和脊髓中的运动神经元，支配机体的随意运动。

初级感觉皮质区位于顶叶的中央后回，形成中央沟的后缘。该区域的神经元从负责疼痛、温度、触觉、压力、振动或味觉的感受器那里，接收躯体感觉的各种信息。

丘脑将这些感觉信息，不断地传递给初级感觉皮质区。大脑皮质的其他脑区，已经演化并发展出不少特殊的感官功能。比如枕叶负责视觉功能，而颞叶则负责嗅觉功能和听觉功能。额叶和岛叶前部的一个特殊区域是味觉皮质，它会处理来自舌头和咽部的味觉感受器信息。

十五、脑干

脑干包括延髓，延髓是从脊髓向上至脑桥和中脑的不断延续部分，它也与间脑的结构相连续。延髓与基枕或斜坡的结构有关，通过小脑连接到脑干的后部和侧面并由其加以覆盖。只有通过切断三对“脚”（即连接在脑干两侧的神经纤维束）来移除覆盖在上面的小脑，才能在解剖学上看到脑干的本身。

脑干背面的标志，是从脊髓向上延伸至延髓的正中沟。在脑干的内部，在脑干尾部2/3的地方，是

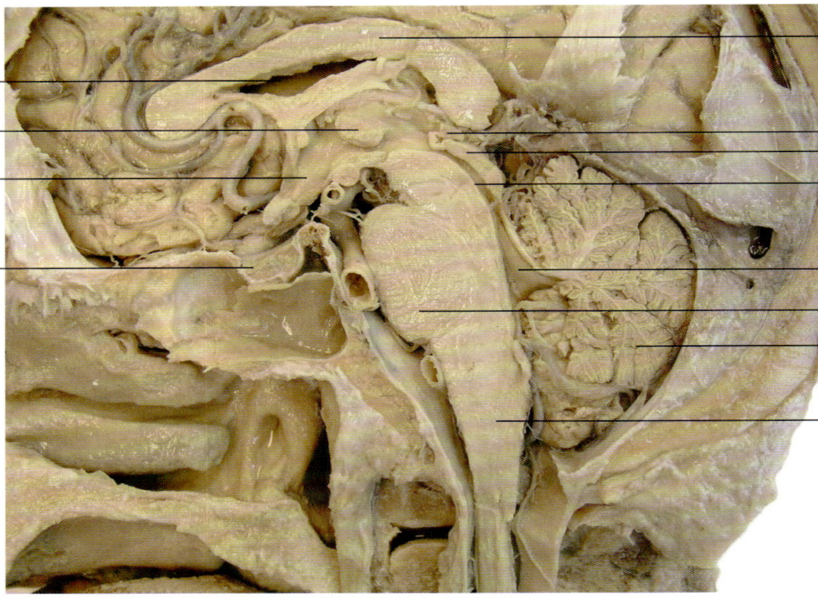

▲ 图 1–7　头部矢状面

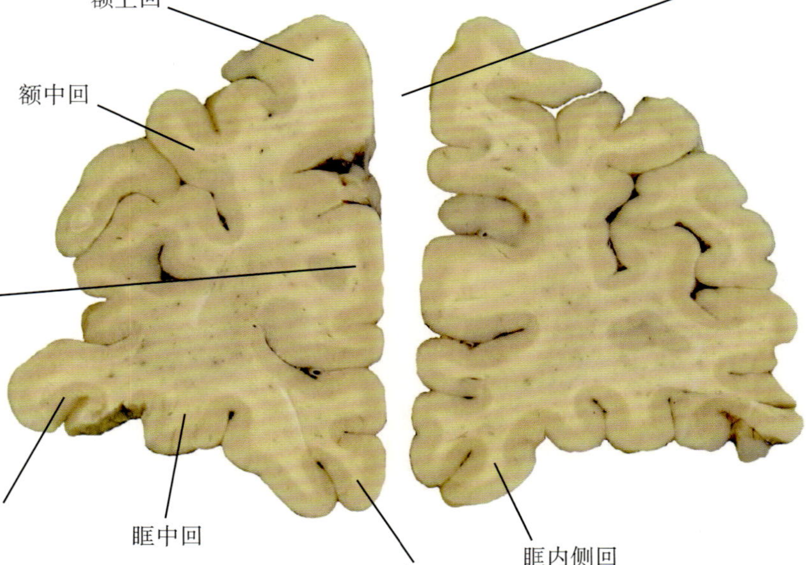

▲ 图 1–8　大脑半球冠状面

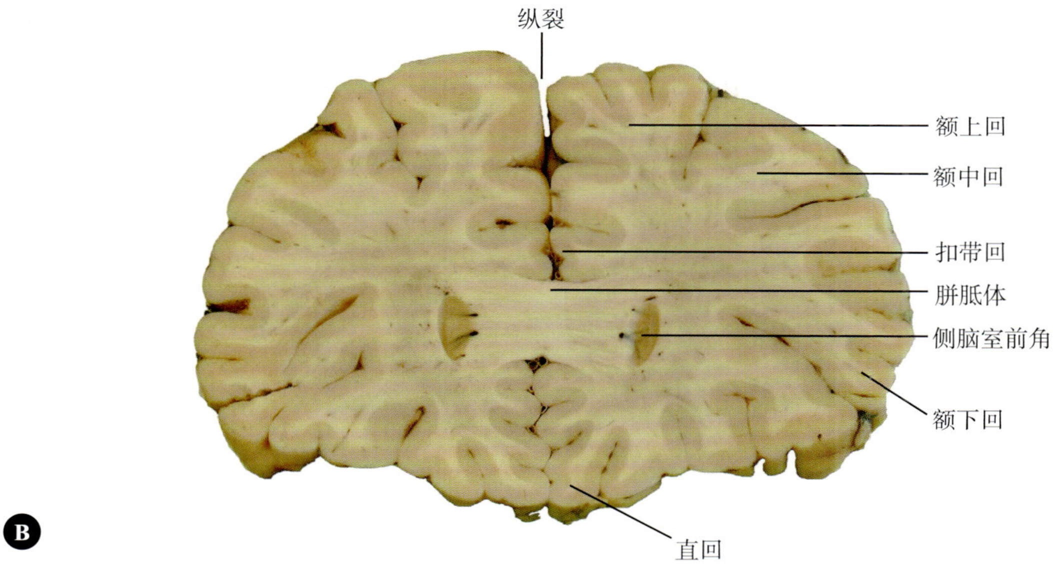

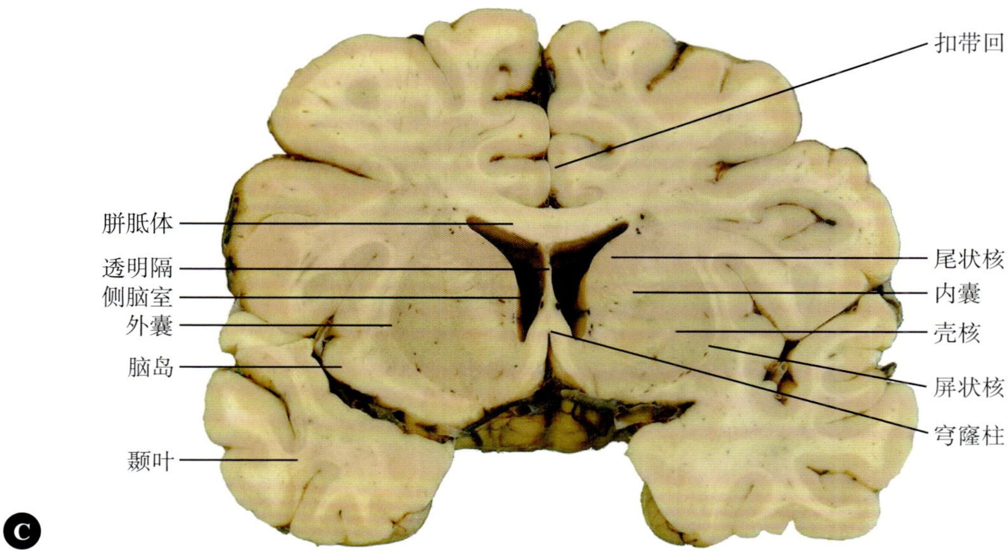

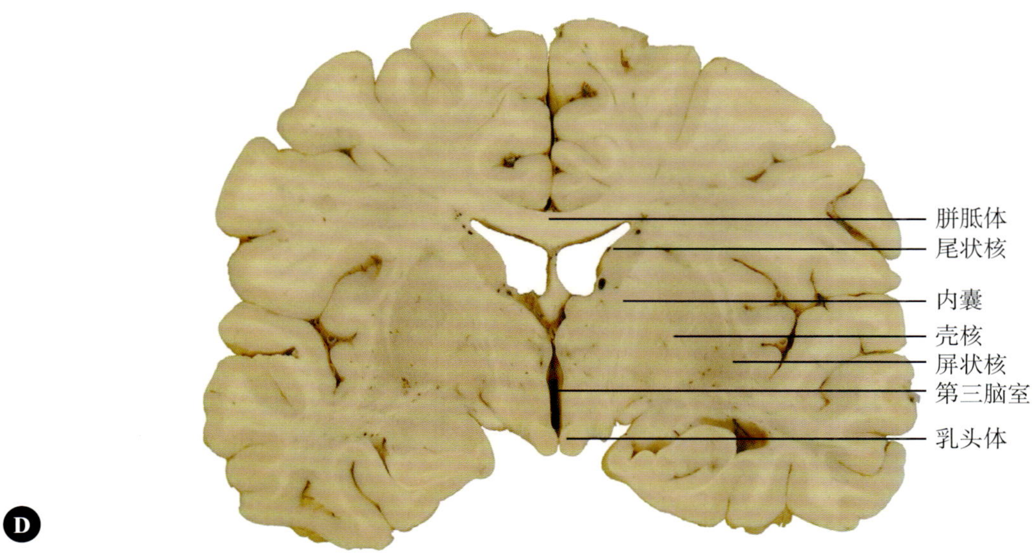

▲ 图 1-8（续） 大脑半球冠状面

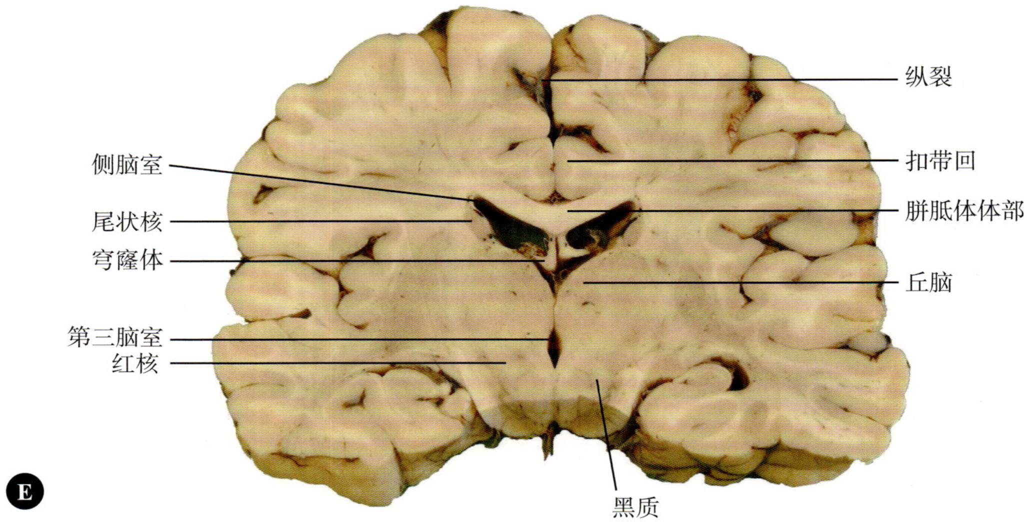

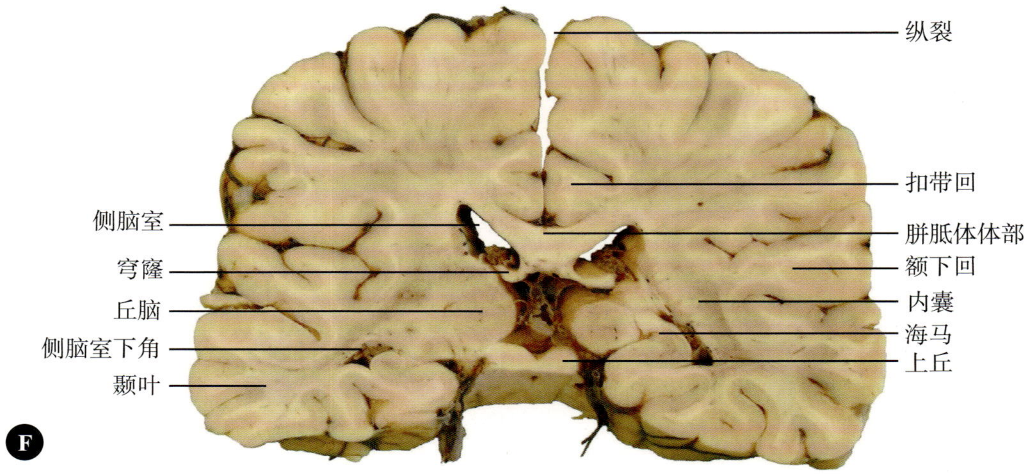

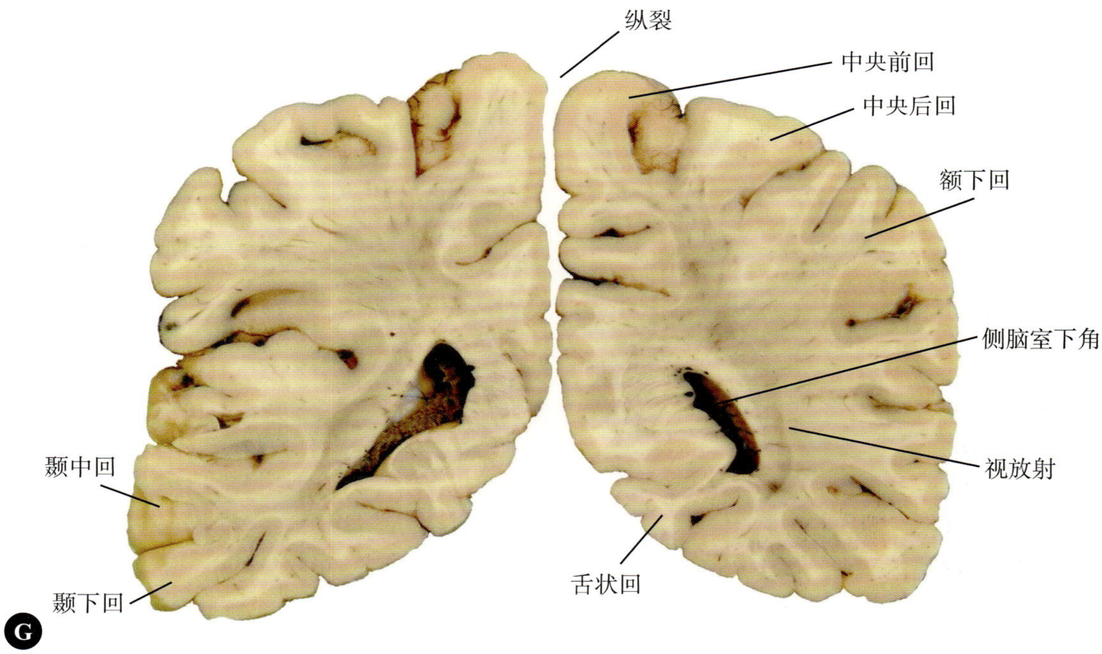

▲ 图 1–8（续） 大脑半球冠状面

一个封闭的中央管。这条中央管移行至延髓吻端稍后的位置，深入小脑并通向第四脑室。脑干的底部是延髓吻侧的背面，其背外侧与小脑下脚连接。脑干的神经纤维从延髓穿过小脑下脚，最终到达小脑。

第四脑室呈菱形，在延髓和脑桥的交界处最宽。迷走神经核团和其他脑神经核团，位于第四脑室的下方。通过应用恰当的染色技术，可以识别其中的一些神经核团。脑干的后脑区是一个没有血脑屏障的区域，它形成了第四脑室底侧的尾部，也是催吐剂发生作用的部位。第四脑室向上逐渐变窄，形成狭窄的中脑导水管，贯穿于中脑的全长。第四脑室最宽处有被称为“Luschka 孔”的侧孔，该侧孔允许脑脊液流出并进入到蛛网膜下腔。

脑桥是脑干从延髓向上延伸的部分，可分为脑桥前部和脑桥后部两个部分。脑桥前部包含了脑桥小脑纤维，这些纤维来自于脑桥核。它们穿过小脑的中脚，到达小脑。在脑桥的喙部，第四脑室的侧壁由成对的小脑上脚组成，再由一个较薄的“延髓帆”将它们连接起来，形成第四脑室的顶部。当它们进入含有小脑传入纤维和传出纤维的中脑时，它们便向中线方向汇聚。

脑干包含了许多上行和下行的神经纤维束，其中一些神经束终止在位于脑干部位的脑干神经核团。在功能上看，脑干是控制呼吸功能、心血管功能和意识水平的重要中枢，脑干所形成的网状系统就位于脑干之内。第Ⅲ～Ⅻ对脑神经附着在脑干之上，其纤维起源终止于相应的脑神经核团。

在中脑的背面可以看到成对的被称为“上丘”和“下丘”的隆起，它们构成了视觉系统和听觉系统的重要组成部分。

十六、中脑

中脑在中脑导水管的水平面被分为中脑前部和中脑后部。中脑前部又被称为“被盖”，与大脑脚相连。中脑后部是顶盖，由上丘和下丘（即四叠体）组成。上丘是视觉系统的一部分，而下丘则是上行听觉通路的一部分。

中脑导水管穿过中脑腹侧行走至丘脑，而滑车神经核和动眼神经核就位于中脑导水管周围的灰质内。在下丘水平，小脑上脚与被盖的中央部分相连接。中脑的腹侧被盖是黑质所在地，黑质是部分含有有色色素或黑色色素的神经元的构成部分，这些神经元可以合成多巴胺递质。黑质退化与帕金森病的形成，与药物滥用的继发性改变有关。黑质的前部是大脑脚，由离开大脑半球后穿过内囊下行皮质的传出纤维所组成。脑干的切片如图 1–9 所示。

十七、间脑

间脑是上丘脑、丘脑、丘脑下部和下丘脑的结构总和。由于大脑半球覆盖在间脑的脑中线结构上，因此在大脑的底部只能看到下丘脑的前部。丘脑和下丘脑都是形成第三脑室侧壁的核群结构。左右丘脑通常通过丘脑间的组织结构，从而与第三脑室相联系。

下丘脑参与第三脑室底部的构成。它通过一个较浅的下丘脑沟与丘脑的下部分开，并从腹侧和内侧延伸到下丘脑。上丘脑是一个体积较小的结构，由松果体和缰核组成，位于间脑的尾部和背侧区域。丘脑下方和下丘脑背外侧就是下丘脑，其前外侧与内囊密切相连。

内囊将丘脑与豆状核分开，它是脑梗死发生的常见部位。内囊包含从丘脑到皮质及从皮质到脑干和脊髓的神经纤维，这些神经纤维形成了在内囊和皮质之间可以看得到的放射冠。在大脑的水平截面中，内囊具有面向内侧的 V 形结构。内囊前肢位于豆状核和尾状核之间，内囊的中间部分称为内囊膝部，内囊后肢位于豆状核和丘脑之间。豆状核本身呈晶状体形状，由壳核和苍白球构成，而纹状体则通过内囊连接壳核和苍白球。

间脑与脑中线处的视交叉结构相关，其尾端是一个小小的中线隆起，称为灰结节。间脑从灰结节的顶端延伸至漏斗或垂体柄，从而与垂体相连。在灰结节的尾部有一对圆形隆起，即乳头体，位于脑中线的两侧。

十八、小脑

小脑是脑后部的一个部分，其背侧覆盖第四脑室。小脑通过被称为“小脑下脚”“小脑中脚”“小脑上脚”这三对粗大纤维束，与脑干直接相连。小脑由两个小脑半球组成，在脑中线处由小脑蚓部连接。小脑的上表面与小脑幕相邻。

小脑的上蚓部形成中线嵴，小脑的下蚓部则位于两个小脑半球之间的深沟内。小脑具有含较多褶皱的表面，褶皱方向呈横向。小脑的褶皱之间有不

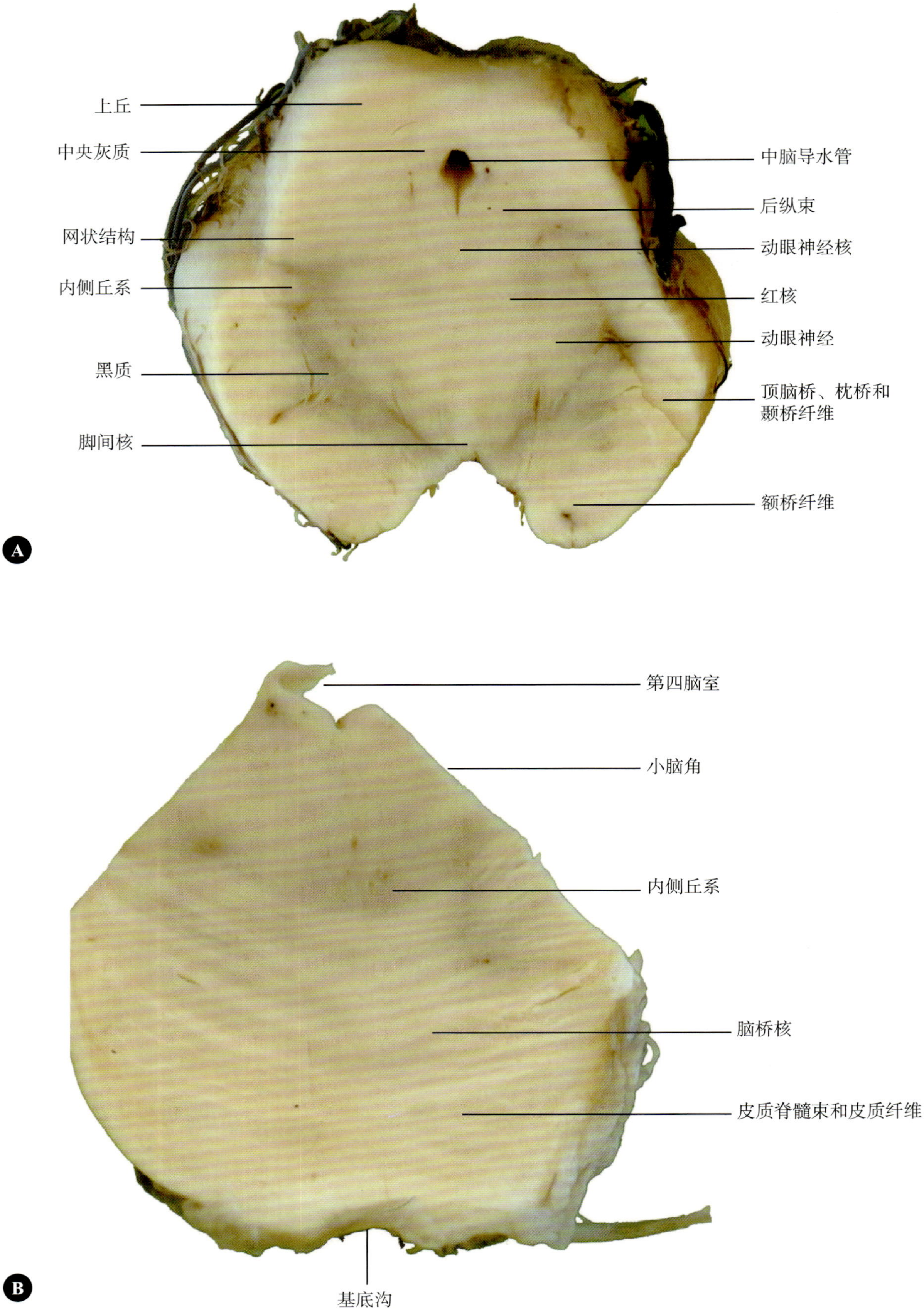
上丘
中央灰质
网状结构
内侧丘系
黑质
脚间核
中脑导水管
后纵束
动眼神经核
红核
动眼神经
顶脑桥、枕桥和颞桥纤维
额桥纤维
A
第四脑室
小脑角
内侧丘系
脑桥核
皮质脊髓束和皮质纤维
基底沟
B

▲ 图 1-9　脑干水平面

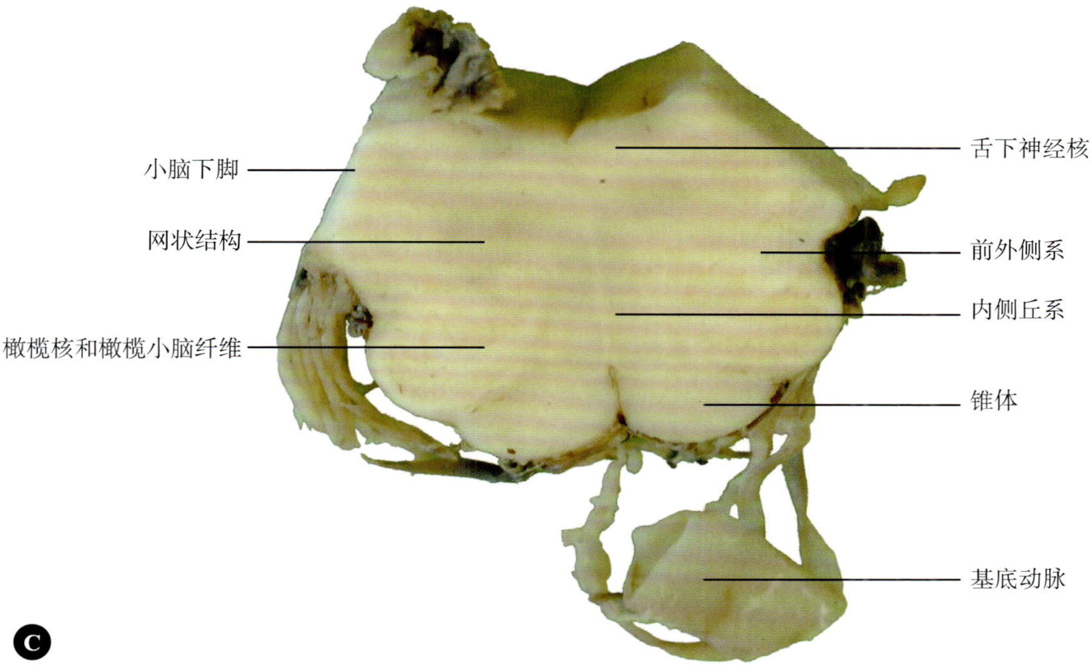
小脑下脚
网状结构
橄榄核和橄榄小脑纤维
舌下神经核
前外侧系
内侧丘系
锥体
基底动脉
C

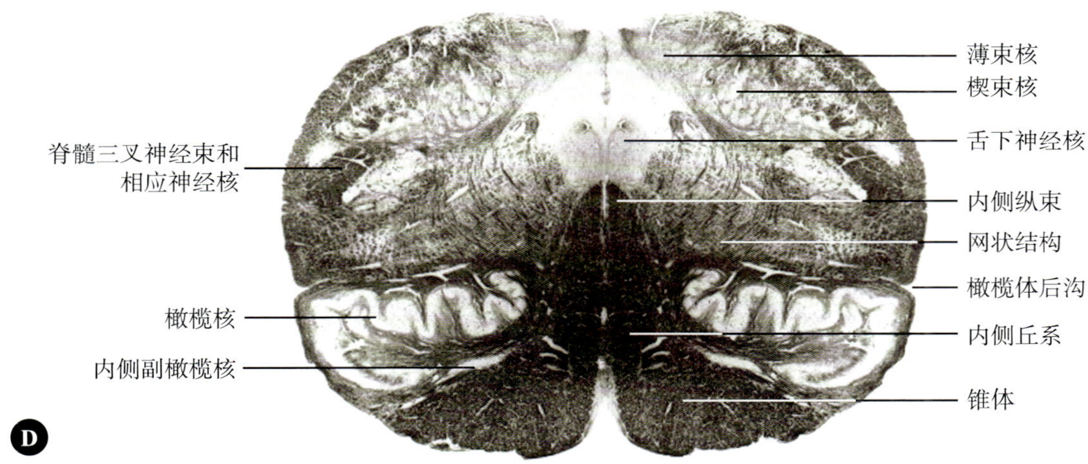
脊髓三叉神经束和
相应神经核
橄榄核
内侧副橄榄核
薄束核
楔束核
舌下神经核
内侧纵束
网状结构
橄榄体后沟
内侧丘系
锥体
D

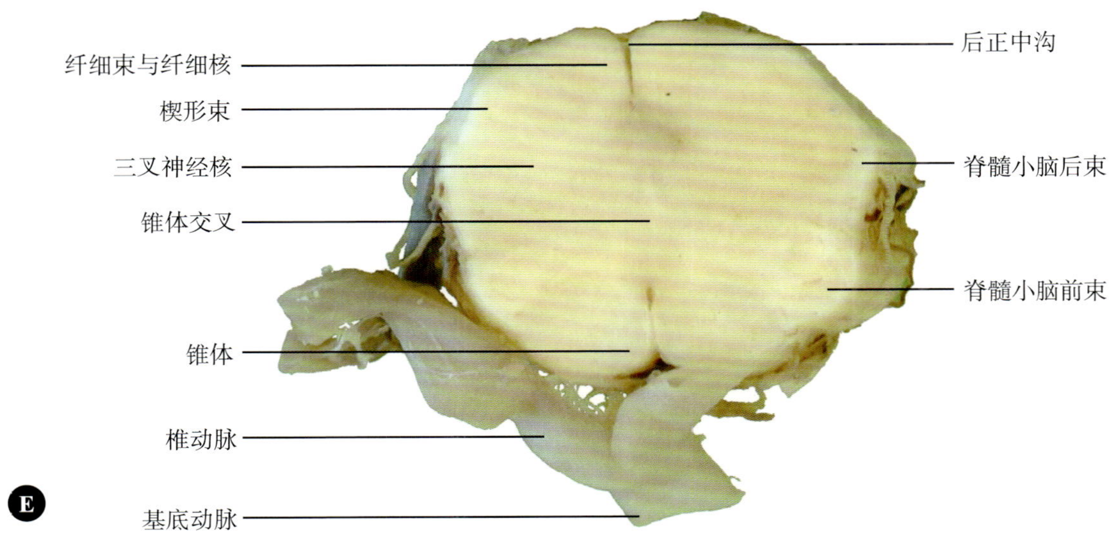
纤细束与纤细核
楔形束
三叉神经核
锥体交叉
锥体
椎动脉
基底动脉
后正中沟
脊髓小脑后束
脊髓小脑前束
E

▲ 图 1-9（续）　脑干水平面

同深度的裂隙。用某些解剖结构作为标志，可以将小脑分为三个叶。原裂位于小脑的上表面，将小脑前叶与小脑后叶分开。在小脑的下表面，后外侧裂将小脑的叶部和小脑的蚓部分开，共同形成小叶结节状叶。

从小脑的内部结构来看，小脑由灰质外层、小脑灰质和小脑白质所组成。小脑白质由进出小脑皮质的传入纤维和传出纤维构成。小脑内部的不规则神经突起，不断地向上延伸到达小脑皮质。小脑白质的深处有四对小脑核团，它们与小脑灰质、脑干和丘脑的神经核团有神经联系。小脑半球的剖面图见图1-10。

十九、脊柱

脊柱的功能是支撑躯干并保护其下方的脊髓不受侵害。脊柱的结构在出生后经历了渐进性生长和发育的变化，这些变化在成年期持续存在，此后便随着年龄的增长出现衰老性变化。脊柱的骨骼形态不仅受机体内部因素（如遗传因素、激素水平和代谢因素）的影响，还受到机械外力和周围环境等机体外部因素的影响。这些内部因素和外部因素，都会直接影响到日常生活中脊柱对于外界作用力（如压缩力、牵引力和剪切力）所做出的反应。每个人的这种反应能力各不相同，并受到职业因素及运动姿态的影响。

脊柱包括33个椎体节段，每个节段由纤维软骨性椎间盘分隔。在通常情况下，椎体的数目为颈椎7块、胸椎12块、腰椎5块、骶椎5块和尾椎4块，这个椎体总数经常会在32～35个骨块之间发生变化。

成人脊柱的颈区向前凸出，呈现出并不显著的脊柱弯曲，这就是脊柱前凸。位于胸部的胸椎曲线是向后凸出的，这是胸椎体后部曲度加深的结果。腰部曲线是呈前凸的，即腰前凸（女性的腰前凸曲线比男性更大）。脊柱前凸的形成，由椎间盘前部较深和椎体前部的楔入所导致。

脊柱的椎管沿着椎体呈曲线状走行。脊柱的颈椎和腰椎区域存在较大的自由活动度，这里的椎管宽大，呈三角形。胸椎区域的脊柱其活动度相对较小，因而椎管也较为狭小，呈圆形。这些椎管的大小差异，往往与脊髓直径的变化相一致。女性腰椎椎管在L_1～L_5的测量数值逐渐减小，腰椎的体积相对宽大。

同一区域不同类群之间的椎体形态有助于骨骼的个体识别，因为每个椎骨体、棘突、横突和椎间关节都会具有不同的形态。需要注意的是，由于椎骨结构会发生年龄变化，在老年人中就可能会出现导致椎体变宽和高度减低的形态改变，而这种变化在女性中会更为明显（图1-11）。

二十、脊髓

脊髓位于椎管的中间，脊髓的作用是将脑干连接到周围神经系统的适当节段。在成人群体中，脊髓从延髓下端在枕骨大孔水平开始一直向下延伸直至第二腰椎上缘。在这个水平面以下，脊髓逐渐变细并形成圆锥形结构。

对于孕早期的胎儿来说，胎儿的脊髓可以延伸到整个椎管的长度。随着胎龄的不断增加，当胎儿出生时其脊髓仅延展至第三腰椎的水平，这是由于胎儿脊柱的增长速度远比脊髓的增长速度要快。到了儿童时期，脊髓才慢慢延展并达到成人水平。

脊髓位于呈柱状的椎管内，因而脊髓往往可以免受因外部因素作用所致的损伤。一般只有当巨大

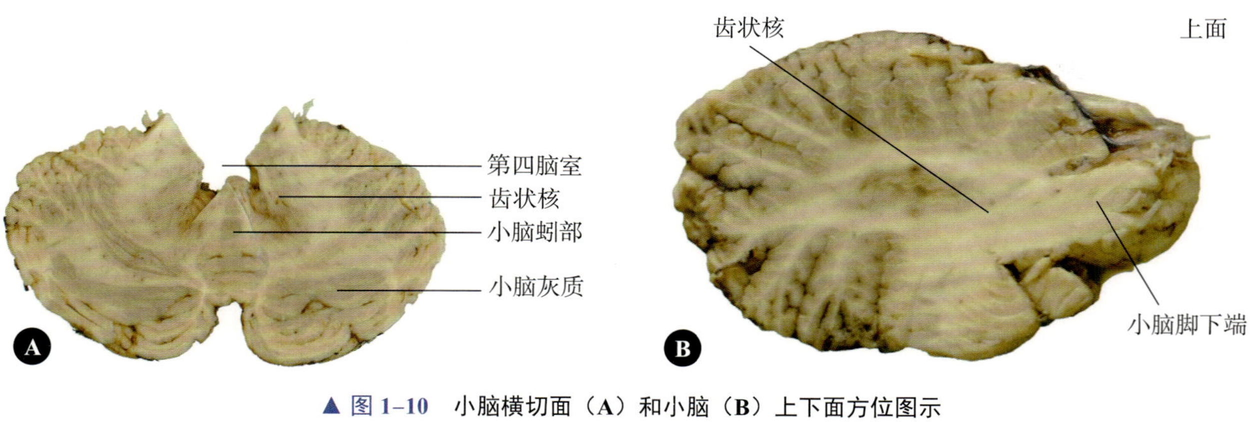

▲ 图1-10　小脑横切面（A）和小脑（B）上下面方位图示

暴力使这个如同“骨笼”的椎管造成压缩时，或是由于某种器械或其他刺器在狭窄的椎间盘之间穿过椎体时，才会使脊髓发生损伤。

就如同包绕着大脑有三层脑膜结构一样，脊髓的外面也被三层膜状结构所包绕。硬脊膜向下延伸到第二骶椎水平，其内表面被蛛网膜所包裹，而软脊膜层却被牢固地黏附在脊髓的表面。从侧面来看，脊髓被锯齿状的小齿韧带悬挂在硬脊膜鞘内，有效地在脊神经的背根和腹根之间形成一个“架子结构”。脑脊液位于脊髓的蛛网膜下腔之中，该蛛网膜下腔向下延伸直至第二骶椎的水平。硬脊膜之外是硬脊膜外腔，该腔富含广泛的椎静脉丛和部分脂肪组织。

脊髓的前面为较深的前正中裂，脊髓的后面为较浅的后正中沟。脊髓的外侧有后外侧沟，脊神经的背根就附着在后外侧沟之上。脊髓分为 31 个脊髓节段，成对的脊神经由此产生出来。脊髓的感觉纤维通过脊髓的背部（后部）进入脊髓。脊髓也有一个明确定义的背根神经节，其中包含了神经轴突的运动纤维。

感觉神经根和运动神经根合并融合成为一条脊神经，它们通过椎间孔离开椎管。当它们离开椎间孔之后又分为前支和后支，每支神经都包含了运动神经纤维和感觉神经纤维。椎管内脊神经的长度随着脊髓长度的增加而逐渐增加，直到在第二腰椎水平面处终止。在这个水平面以下，脊神经在椎管内单独形成束状结构，称为马尾。

脊髓的血液供应，由脊髓前动脉和脊髓后动脉维持。脊髓前动脉位于前正中裂内，由各椎动脉的分支血管汇合而成。脊髓后动脉通常是小脑下后动脉的一个分支，但它也可以直接起源于椎动脉，存在于脊髓后侧面。成丛的神经根动脉通过椎间孔进入椎管。主动脉瘤手术时可能会损伤到这些血管，应特别加以注意。

脊椎骨和硬脊膜之间的腔隙是硬脊膜外间隙，其中含有脊髓的动脉血管和椎静脉丛。这些被称为 Batson 静脉丛的血管内没有瓣膜结构，这些椎静脉丛与静脉系统相互贯通。椎静脉丛通过汇入骨盆深静脉或者是位于膀胱、前列腺和直肠的深静脉，最终回流至静脉系统中去。在临床上这一点非常重要，因为椎静脉丛与上述器官的静脉是相互联系的，这就有可能会使来自于前列腺的感染性病变或恶性肿瘤病变转移到椎体上去。

让我们来观察脊髓的内部结构。脊髓的横截面有一个呈 H 形的灰质区域，其中包含了感觉神经元和运动神经元。在灰质内，脊髓中央管与脑干附近的第四脑室相互连通。灰质的后角含有感觉神经纤维的末梢，而较大的灰质前角则包含了在前根内提供神经纤维的运动神经元。

在胸椎和上部腰椎段有脊髓侧角的存在，其中含有节前交感神经纤维的细胞起源。脊髓的灰质由含有上行神经束和下行神经束的白质所包裹（图 1–12）。

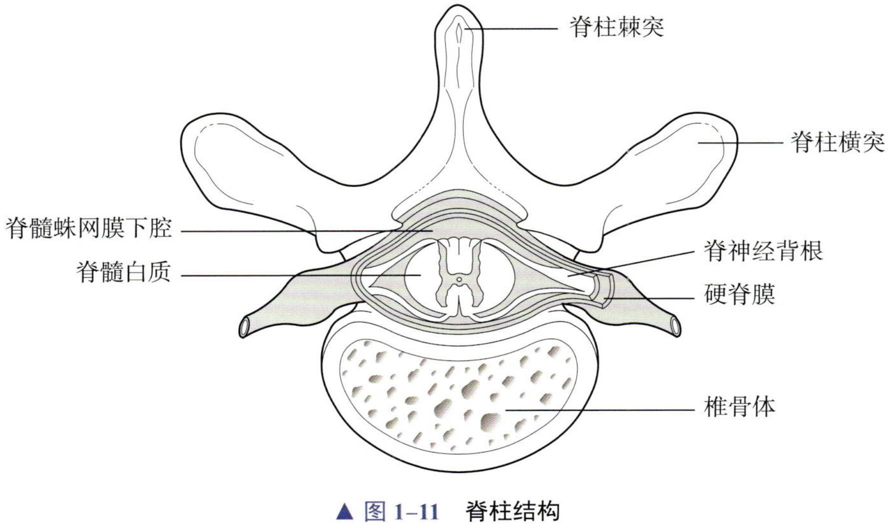

▲ 图 1–11　脊柱结构

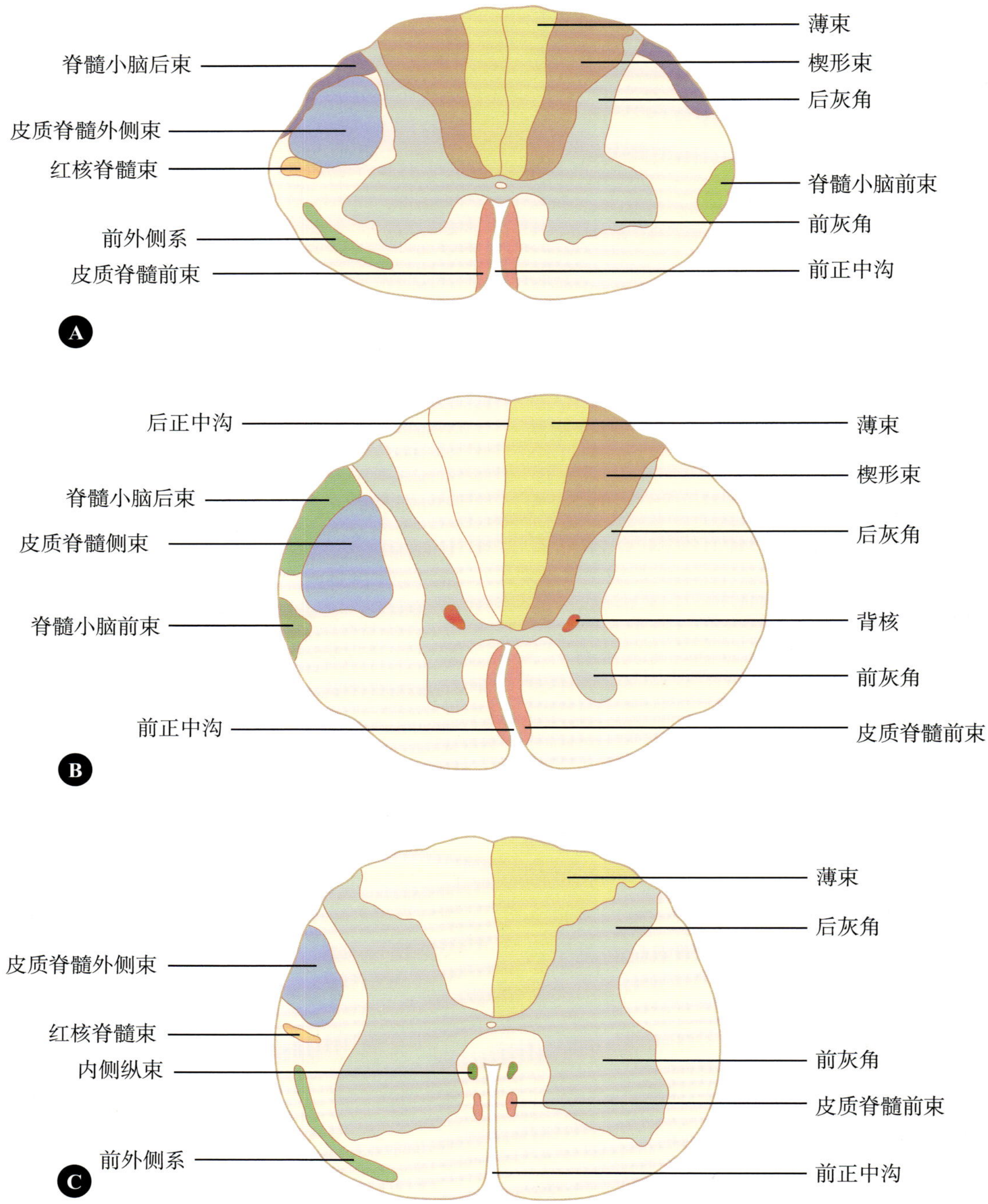

▲ 图 1–12　T_6（A）、L_3（B）和 C_7（C）的脊髓横断面

第2章 颅脑损伤临床特征

Clinical Aspects of Head Injury

Graham Flint 著

法医病理学家经常需要检查头部损伤，包括多种颅脑损伤的情况。本章的目的就在于为那些具有头部损伤的尸体检验提供一个临床背景资料。许多案件可能会成为法庭诉讼的重要内容，而病理学家就有可能会成为法庭上唯一的医学专家证人。因此，法庭就会要求这些病理学家对伤者医疗护理的各个方面加以说明，并在不偏离其病理专业领域的前提下对受害者死亡之前所发生的可能情况加以解释说明。

一、颅脑损伤的发生

头部损伤的情况非常多见，特别是在现代化城市的社会活动中发生率更高。尽管在年轻健康的青少年组及在成年人组或是在年长的老年组中，造成头部损伤的情况会有所不同，但事实上所有的年龄组都有可能发生颅脑损伤。

关于颅脑损伤的发生情况，教科书中通常会引用每年每10万人的发生率来进行描述，并按照颅脑损伤的严重程度和年龄组情况加以细分。比较遗憾的是，由于采用的研究方法不同，颅脑损伤的估算值之间也会存在一定的差异，有时差异会多达5倍甚至10倍（Brazinova 等，2016；Roozenbeek 等，2013）。

颅脑损伤最常见的原因，包括道路交通损伤、摔跌伤、遭受打击和运动损伤。有学者认为，军事创伤是一个比较特殊的损伤类别（Roberts 等，2016；Carr 等，2017）。

二、颅脑损伤的分级

颅脑损伤可以进行分级。目前有几种不同的方法可以对颅脑损伤进行分级，包括根据不同的严重程度、损伤类型及致伤机制对颅脑损伤进行分级。即便如此，当今仍然采用不同的颅脑损伤分级系统（Friedl 和 Hutchinson，2013）。常用的颅脑损伤评估分级方法，是根据患者就诊时的意识水平、昏迷持续时间和创伤后失忆时间等进行评估[1]。

神经放射学检查的影像学表现如何，这对于颅脑损伤的评估也很重要（Marshall 等，1992），该部分内容将在第3章中详细介绍。即使个别病例的数据不够完整，但传统的轻度、中度和重度颅脑损伤分级已经在一些颅脑损伤分级系统中得到了修订（表2–1）。

另一种颅脑损伤的分级方法，是在考虑到临床治疗需求的前提下进行分级的。那些意识不清醒的患者往往在首次就诊时就需要接受入院治疗，大多数患者首先必须接受临床观察，还有些患者可能需要立即接受手术治疗，而另一些患者则可能需要延迟接受手术的时间。因此，在进行颅脑损伤的分级时就应当考虑到上述各种不同情况的存在。

原发性颅脑损伤主要包括头皮损伤、颅骨骨折、脑挫裂伤，以及蛛网膜下腔出血、动脉撕裂伤和原发性轴索损伤（图2–1A 和 B），这些神经病理学损伤内容会在相关章节中具体阐述。所有这些由原发性外力作用引起的头部机械性损伤，都不可能通过医疗干预来加以逆转。头部损伤早期治疗的目的，就在于如何防止继发性颅脑损伤的发生。

原发性颅脑损伤发生之后，可以出现继发性颅脑损伤。在头部受到损伤的最初几天，各种损伤机制在人体的组织和细胞层面发挥着作用，它们助推着原发性损伤和继发性损伤的发生与发展。这些继发性颅脑损伤机制，包括氧和自由基活性机制、钙毒性机制、神经炎症机制及局部组织缺血缺氧机制

[1] 从受伤到持续性记忆恢复的时间间隔

表 2-1 颅脑损伤的严重程度分级 *

有明确的中度至重度颅脑损伤（如果存在以下一项或多项指征）
- 患者死亡原因
- 意识丧失时间超过 30min
- 颅脑损伤后失忆时间超过 24h
- 在最初的 24h 内，格拉斯哥昏迷评分的最差记录低于 13 分 *
- 开放性颅骨损伤
- 存在硬膜外出血、硬膜下出血、蛛网膜下腔出血、脑内出血或脑挫伤

有可能存在轻度颅脑损伤（不存在上述所有特征，但存在以下一项或多项特征）
- 意识丧失但持续时间少于 30min
- 颅脑损伤后有失忆情况但持续时间少于 24h
- 有颅骨骨折但硬脑膜完整
- 根据症状记录判断，可能存在颅脑损伤

有可能存在颅脑损伤（不存在上述所有特征，但存在以下一项或多项特征）
- 精神状态改变
- 局灶性神经症状
- 有头痛、恶心、头晕或视觉障碍症状

*. 在排除镇静药、酒精或其他药物影响的情况下
引自 Mayo classification（Malec et al.2007）

（见第 11 章和第 12 章）。此外，继发性损伤还可由全身的生化水平紊乱（如高血糖）、败血症及发热等因素引起。癫痫的发作也可加重脑部的损伤，特别是当患者有长时间的癫痫发作并伴有通气障碍所致的机体缺氧时。继发性颅脑损伤也可由硬膜外血肿、急性和慢性硬脑膜下血肿、脑内出血和脑水肿引起，这些继发性损伤的神经病理学改变将在相关章节中加以介绍。

硬膜外血肿形成在颅脑损伤中尤其重要，因为它可以与原发性脑损伤无关。当血肿的体积足够大且没有被及时清除，那么硬膜外血肿的存在则可能是致命的。硬膜外血肿通常会表现出所谓的“中间清醒期”，但这也绝不是一成不变的。硬膜外血肿可以有不同的大小，这取决于血液聚积的量和速度。随着血块体积的不断增加，患者可以出现嗜睡、神志不清、同侧瞳孔扩大和偏瘫，随后出现昏迷。如果没有及时手术治疗，就会出现致命性的脑干受压。

急性硬脑膜下血肿虽然经常需要手术治疗，但它的发生通常与一定程度的原发性脑损伤有关，后者对患者的预后影响可能还更大。

慢性硬脑膜下血肿、脑出血、脑肿胀和脑水肿的相关内容，后续会一一谈到。在本章的其他章节中，还会对颅脑损伤的各种并发症加以讨论。

三、颅脑损伤的诊治

（一）颅脑损伤诊治原则

颅脑损伤现场初步处理的重点，就在于维持气道畅通和尽快控制出血，以帮助预防机体缺氧的发生。出于同样的原因，在医院事故部与急诊部（accident and emergency，A&E）需要对患者进行胸部、腹部或盆部的损伤检查。如果有可能的话，还要获取患者基础疾病的病史资料。

在现有的颅脑损伤诊断与治疗指南中，对于哪些患者需要进行计算机断层扫描（computerised tomography，CT）检查，哪些患者需要入院进一步观察治疗，都做出了必要的建议（表 2-2）（National Institute for Health and Care Excellence，2014）。

（二）格拉斯哥昏迷量表

颅脑损伤最重要的一个临床观察指标是意识水平，现在几乎普遍都在使用格拉斯哥昏迷量表（Glasgow coma scale，GCS）进行记录（表 2-3）（Teasdale 和 Jennett，1974）。将患者的意识水平划分为 GCS 的三个组成部分比较有效，而且总体评分数值也是一个很有价值的研究结果。医疗人员可以通过 GCS 形成部分口头描述，来对患者的颅脑损伤情况加以评估和沟通，并为患者提供相关的医疗服务。例如，医生可对患者的“疼痛刺激睁开双眼艰难”这一情况加以记录，也可对患者的“定位刺激以记录患者发出声音”的情况加以记录，从而对患者的颅脑损伤程度加以判定。

在 GCS 表的三个组成部分中，最佳的运动反应可能是“在任何时刻都有最有效的整体脑功能检测指标”。最好的 GCS 检测指标是 15（6+5+4），最差的 GCS 检测指标是 3（1+1+1）。当患者不能言语、不能睁眼且其最佳运动反应被定位在“疼痛”时，该患者的检测情况就可以被描述为“昏迷”。

四、颅脑损伤临床检查

在伤者血流动力学情况稳定和气道通畅的情况

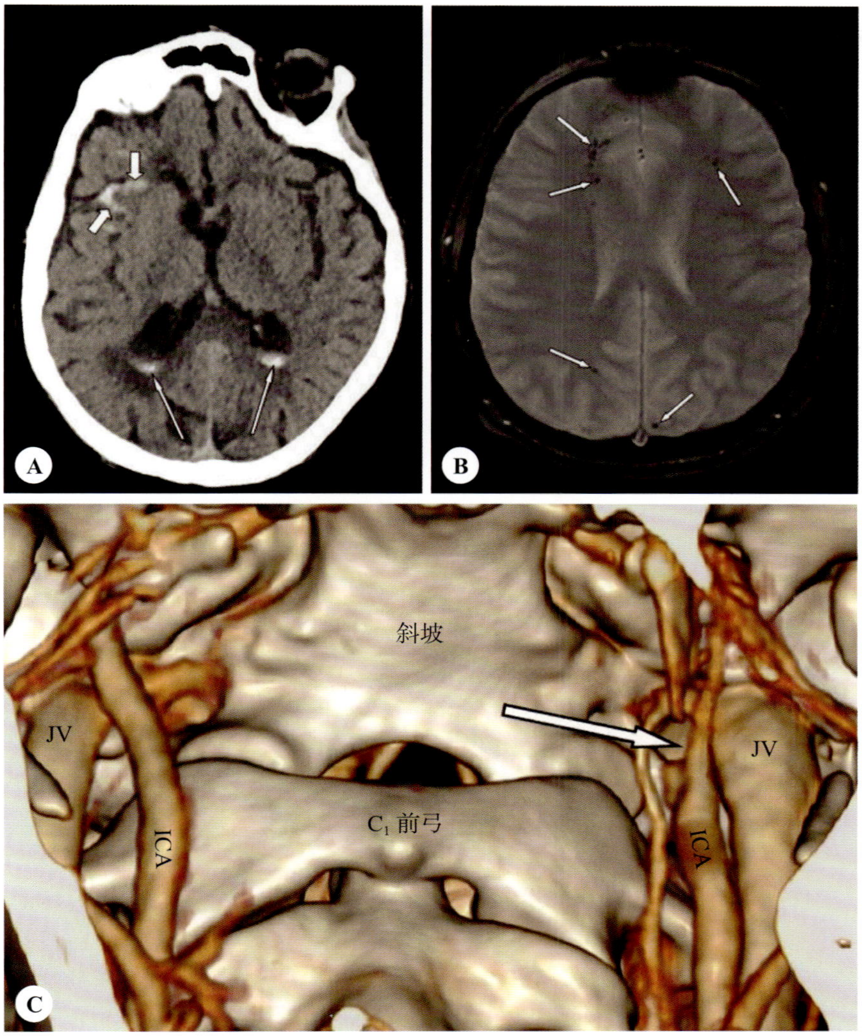

◀ **图 2-1 非手术病变**

A. 外伤性蛛网膜下腔出血。这张 CT 图像显示的是一个相对萎缩的大脑，可见右侧大脑裂（短箭）和两个侧脑室枕角处（长箭）有少量蛛网膜下腔出血。B. 轴索剪切性损伤。这张梯度回波 MR 扫描图显示多个广泛性低信号区（箭），其特征与微出血一致，提示白质内有剪切伤。C. 颈动脉夹层。这是一个三维 CT 重建图（或者梯度回波 MR 扫描图），显示双侧颈内静脉（JV）和双侧颈内动脉（ICA）。箭显示左侧颈内动脉血流不连续，这是由创伤性夹层引起的

下（后者可能需要对患者进行通气处理），就可以开展以下一种或多种临床检查。关于放射学检查的更多细节，将在本书第 3 章加以介绍。头部 CT 扫描检查，通常是整个身体 CT 筛查的一个组成部分。对于头部受伤的患者，颈椎的全面检查也十分重要。许多发达国家因其创伤机构相继建立，使患者可以被快速地转送到这些创伤机构，并随时可以接受 CT 扫描检查。

早期的颅脑成像检查存在着一个潜在性缺陷，因为颅内血肿影像可能不会在伤后的第 1 个小时就立即出现，最初的 CT 扫描结果可能仅显示为“正常”。因此，如果患者在约 4h 后仍未完全清醒或还需要进行通气处理，那么该患者则可能需要进行再次的影像学检查。

如果怀疑颅内血管有损伤，或者担心伤者头部损伤也许是由原发性血管病变（如动脉瘤性蛛网膜下腔出血）引起，那么则可以选用 CT 血管造影的方法对患者头部进行检查。

如果需要了解患者脑梗死的范围，那么 CT 灌注的方法有时就可用于患者预后的评估。MRI 检查方法，在检测颅脑损伤方面比 CT 检查更为敏感。显微镜下观察，可以捕捉到包括外伤性轴索损伤在内的诸多损伤改变。对于那些未能以预期的速度改善患者的伤情时，MRI 检查就比较适用。MRI 检查的更重要作用，在于对颅脑损伤的预后做出评估。

颅内压（intracranial pressure，ICP）监测，目前已经被广泛地应用到需要长期药物镇静和通气治疗的颅脑损伤伤者的治疗之中，尽管目前仍然缺乏明确的证据以表明 ICP 监测可以改善患者的预后（Chesnut 等，2012）。在没有观察到患者临床体征（除

表 2-2　伤者住院治疗和 CT 扫描观察指征

- 伤后任何时间出现意识改变
- 对事件失忆
- 持续性呕吐
- 严重头痛
- 癫痫发作
- 精神状态改变
- 局灶性神经功能缺损
- 颅骨粉碎性骨折或开放性骨折
- 有颅底骨折指征*
- 大面积头皮血肿
- 抗凝药物使用
- 酒精中毒
- 高能量损伤机制
- 患者为幼儿或老年人
- 怀疑非意外伤害

*. 乳突瘀青（Battle 征）；眼眶周围瘀青（浣熊眼或熊猫眼）

表 2-3　格拉斯哥昏迷量表*

睁眼反应	
自发睁眼	4 分
对语言有反应	3 分
对疼痛有反应	2 分
无睁眼反应	1 分
运动反应	
对指令有反应	6 分
有定位疼痛	5 分
身体正常屈曲	4 分
身体异常屈曲	3 分
身体伸展	2 分
身体无反应	1 分
语言反应	
有语言定向反应	5 分
语言混乱	4 分
使用不恰当词语	3 分
发出不可理解的声音	2 分
无语言反应	1 分

*. 最低得分 3 分。完全清醒和定向正确得分 15 分。得分 8 分或更低则归类为昏迷

瞳孔反应外）的情况下，持续测量 ICP 可以表明需要进行后续 CT 扫描检查，从而确定可能已经存在需要实施手术的情况。即使没有颅脑损伤的继发性改变，也可以根据 ICP 监测结果来指导颅脑损伤者的非手术治疗。

颅脑损伤预后监测模式，还包括一种微透析方法。微透析方法，为局部脑生化改变的临床监测提供了一种必要的检测手段❶，也为脑血流量和脑氧合度的检测提供了检查方法。目前这些技术方法还处于项目研究的阶段，尚未成为颅脑损伤预后评估的常规方法。

五、颅脑损伤非手术治疗

（一）伤情观察

对于那些意识清醒或只有轻度神志不清的患者，他们在入院观察和临床治疗时都会接受血压、脉搏、呼吸和体温的标准性测量，同时医生也会记录下 GCS 及其相关肢体运动的详细资料。伤情观察的频率和时间长短，由相关的医护人员与神经外科团队成员协商决定。对于年轻、健康的男性患者，或是额叶挫伤比较轻微的患者，他们或许看起来状况不错，渴望回家。对于那些甚至只有一次外伤性癫痫发作的患者，其癫痫发作本身就可能导致颅脑功能的显著失代偿，导致患者意识水平的持续性下降。对于此类伤者，就需要使用预防性抗惊厥药物来加以治疗。

（二）重症监护

那些较为严重的颅脑损伤者，他们很可能会被快速地送进重症监护室抢救，因为那里有着积极的医疗干预条件和更加密切的医学观察指征体系（Brain Trauma Foundation，2016）。如果是那些需要采取通气治疗的患者，就必须事先对他们的胸部损伤加以处理并同时保持气道通畅，否则在进行临床神经学评估时其结果就会受到一定的影响。此时，需要使用 ICP 监测方法。

在机体健康的情况下，正常的 ICP 上限约为 15mmHg，但对大多数头部受伤的患者来说，高达 20mmHg 的 ICP 是可以耐受的。如果 ICP 持续高于这个水平，那么就需要进行后续的成像检查，以便寻找采用手术方法纠正高颅压的手术适应证。否则就应该采取积极的措施尽量降低颅内压，以维持脑

❶ 葡萄糖、丙酮酸、乳酸、谷氨酸和甘油的测量水平

灌注的基本水平。

在大多数的情况下，重症监护措施包括优化血气水平、平衡动脉血压和优化血液化学成分。诸如过度换气和使用渗透药物[1]或利尿药治疗等措施，虽然可以在短期内降低 ICP，但在较长时间内则会使降颅内压无效（Berger-Pelleiter 等，2016；Burgess 等，2016）。

对颅脑损伤者使用类固醇治疗并没有任何的好处，而且更可能是有害的（CRASH Trial collaborator，2005）。那些旨在减少大脑代谢需求的医疗措施，如使用巴比妥酸盐诱导昏迷（Roberts 和 Sydenham，2012）或低温诱导（Andrews 等，2015）等方法，虽然从理论上看具有一定的吸引力，但实践证明它对严重颅脑损伤的治疗同样是无益的。

六、颅脑损伤急性外科手术

头皮撕裂伤通常在急诊室进行医疗处理，而更为复杂的头皮外伤可能需要接受整形外科手术治疗。

（一）颅骨骨折手术

线性颅顶骨骨折一般不需要治疗，但凹陷性颅骨骨折可能需要将骨质抬高。这不仅是出于美观的原因，更是因为颅骨凹陷的结果足以产生明显的大脑压迫和颅内脑中线移位。复合性凹陷性骨折通常需要进行伤口冲洗或清创处理，同时也需要进行颅骨骨质的抬高与修复处理。

导致脑脊液渗漏的颅底骨折，通常应该在伤后不久就立即采用预期的医疗处理。持续性或反复出现脑脊液渗漏的情况，则需要颅底外科医生的介入，而面部骨骼的相关损伤则需要颌面外科医生的介入。如果单眼或双眼受到损伤，那么眼科医生就可能需要介入了。

开颅手术可能对急性硬膜外血肿、急性硬脑膜下血肿及局灶性脑挫伤有益，但并非所有这些颅内血肿都需要通过手术处理加以清除。如果这些血肿的体积过大，特别是当血肿已经波及大脑的额叶或颞叶时，并且已经威胁到有小脑天幕疝形成和脑干受压的可能，那么就需要进行开颅手术以清除这些血肿了。

当 CT 扫描检查显示老年患者有较大的急性硬脑膜下血肿形成，医生们可能会存在进退两难的局面。开颅手术和血块清除术对于某些人群来说（如老年人）具有一定的手术麻醉风险，如果这些患者还具有某些合并症，那么这一切都会大大增加术后出血的风险。

颅脑损伤去骨瓣减压术的一个特别有争议的问题是，在没有局灶性血肿形成的情况下，手术对广泛性脑肿胀的治疗到底有多大的作用。尽管切除大块的颅骨骨瓣可以作为急性硬脑膜下血肿清除的辅助手段，但这种外部减压的方式对于进行性和弥漫性脑肿胀的作用仍然存在着争议。当今两项重要的研究结果涉及这个问题，并产生了不同的争议［弥漫性创伤性脑损伤的减压性颅骨切除术研究：去骨瓣减压（DECRA）］（Cooper 等，2011）。“颅内压不可控升高的颅骨切除术随机评估试验：治疗性减低颅内压”（Randomised Evaluation of Surgery with Craniectomy for Uncontrollable Elevation of Intracranial Pressure trial，RESCUEICP）（Hutchinson 等，2016），同样存在着争议。

单纯采用颅骨钻孔减压手术的治疗效果与良好的医疗恢复相比，其作用几乎是同等的（Hutchinson 等，2016）。尽管目前已经有了这方面的研究结果，即对于那些在通气前表现出良好的运动反应但随后颅内压逐渐升高的年轻患者，他们有可能会从颅骨切除术中受益，但对于那些老年患者、有明显合并症的人，以及从一开始就处于昏迷状态的个体，这样的手术干预可能会被认为是无效的。

（二）脑脊液引流术

有些医生会通过脑脊液引流来降低颅内压。这种脑室外引流的治疗方法可能非常奏效，但在头部损伤的早期治疗阶段这种脑室手术的可能性通常都会比较小。如果确实需要通过成功钻孔进入颅腔，则需要很高的颅脑手术技能，而现代图像引导技术在这种情况下就非常有帮助。通过腰椎穿刺引流来降低颅内压可以作为一种替代方法，但其前提是患者没有颅内血肿的发生。如果患者有颅内血肿的存在，那么通过腰椎穿刺降低颅内压的方法就会成为造成较大颅脊压差的风险，从而导致潜在致命性小脑天幕疝或小脑扁桃体疝的发生。

那些在尸检室发现的颅脑损伤（可以影响到颈内动脉或椎动脉）的颅内动脉夹层的形态学改变，已经越来越多地通过常规成像技术被发现（图 2-1C）。抗血小板药物治疗是为了阻止继发性血栓的形成，

[1] 甘露醇或高渗盐水

但在间隔几天之后可能会形成创伤性动脉瘤。此后，机体的血管内修复程序可能会开始启动。

七、颅脑损伤并发症

（一）颅脑损伤常见并发症

1. 创伤性癫痫 头部受伤之后的一个特殊问题，是发生创伤性癫痫的风险。约 5% 的闭合性颅脑损伤患者会在伤后第 1 周之内出现创伤性癫痫，另外 5% 会在伤后 1 周之后发生（Jennet 和 Teasdale，1981）。颅脑损伤后 24h 内所发生的早发性创伤性癫痫，一般被认为是一种诱发性癫痫，不需要长期的抗惊厥治疗。这种诱发性癫痫的存在是否会增加迟发性癫痫发作的可能，至今也还存在着不少的争议。然而，在迟发性癫痫发作一次之后，创伤性癫痫再次发作的概率会明显增加。

从长远的情况来看，当头部损伤恢复之后[1]，那些轻度颅脑损伤和中度颅脑损伤的患者发生创伤性癫痫的风险会相对较低（分别为 1%～2% 和 2%～4%），但严重颅脑损伤者发生创伤性癫痫的风险会显著上升，可达 12%～24%（Annegers 等，1998）。

如果患者有脑挫伤或脑出血存在，或者伴有硬脑膜破裂的复合性凹陷性颅骨骨折的情况，那么其创伤性癫痫发生的风险就会较高。战伤性的穿透性颅脑损伤，特别可能导致创伤性癫痫的发生（Salazar 等，1985）。对于那些持有驾驶执照的人来说，降低延迟性癫痫发作的风险是显而易见的。英国驾驶员与车辆执照局发布了明确的指导方针，规定人们在头部受伤之后，无论是否有早期外伤性癫痫的发生，都不能再继续驾驶车辆（Driver and Vehicle Licensing Agency，2016）。

2. 创伤性脑积水 创伤性脑积水很少在头部受伤的早期发生，除非颅后窝血肿阻碍了脑脊液从第四脑室的流出。从大约伤后 1 个月开始，在颅内压下降的时段就开始有脑室扩大的可能。如果血液和其他细胞碎片部分阻塞蛛网膜颗粒，这就导致了交通性脑积水的形成（图 2-2）。腰椎穿刺可以帮助患者渡过难关直到脑脊液的回流得到改善，但这种脑脊液分流的形式可能意味着永久性脑脊液分流的存在。

3. 创伤性颅骨缺损 在颅脑损伤发生之后的一定时期，可能需要进行颅脑修复手术，以修补因早期颅骨骨瓣因紧急手术切除所造成的穹窿部颅骨缺损。在正常情况下一般需要经过 3～6 个月的间隔时间，此时颅内压下降，炎症消退，大脑和颅骨之间形成了新的膜状结构，这时就可以进行颅骨成形手术了[2]。颅骨成形术既可以更新在紧急颅腔减压时所取出的骨瓣，也可以插入假体材料（如钛）作为骨瓣替代物。较小的颅骨缺陷，也可以用丙烯酸水泥来进行填充。

4. 创伤性感染 较常见的颅脑损伤并发症是慢性伤口感染（Acciarri 等，2016），而颅骨成形术的好处就在于既可以起到美容作用，又可以对大脑提供保护作用。另一个支持颅骨成形术的观点是，通过一种使脑干在颅腔内保持相对固定而不会扭曲的位置方式，从而使网状激活系统的功能变得更加活跃，使得那些较多依赖他人的患者变得对外界更有反应，并且至少在某种程度上更容易被他人护理。

5. 创伤性脑脊液漏 当发生了伤及鼻旁窦或中耳的颅骨骨折，并且同时也伤到了下面的硬脑膜，那么就有可能会出现脑脊液漏。脑脊液漏一般多表现为脑脊液鼻漏或脑脊液耳漏。如果脑脊液漏持续存在，就需要采取手术治疗措施加以干预，以防止脑膜炎的发生。

6. 创伤性脑神经损伤 关于创伤性脑神经损伤问题，就是指一些脑神经可能会因头部损伤而受到损伤，从而产生与其功能相关的临床症状。嗅觉丧失，是由通过筛状板的嗅觉神经纤维受到损伤所致。

7. 创伤性内分泌紊乱 创伤性内分泌紊乱是下丘脑或垂体损伤的结果，很容易被忽视，除非人们去特别寻找和发现它。尿崩症是一种常见的颅脑损伤并发症，往往发生在重型颅脑损伤的急性期。该病症通常会随着损伤时间的推移而逐渐消失，因为垂体后叶的下丘脑轴突会进行再生。然而在严重的颅脑损伤中，有 20%～25% 的伤者可能会发展为长期的垂体功能低下，形成至少涉及一种激素缺乏的病症（Schneider 等，2007；Tanriverdi 等，2015）。

（二）颅脑损伤长期并发症

颅脑损伤的长期并发症还包括运动损伤和心理障碍[3]，导致不同程度的残疾和残障。许多重度颅脑

❶ 相较于一般的正常人群

❷ 有时外科医生会将颅骨钻孔取下的颅骨骨瓣“储存”在患者腹壁的皮下脂肪中

❸ 这里的运动损伤是指特定的神经病学方面或躯体方面的各种缺陷

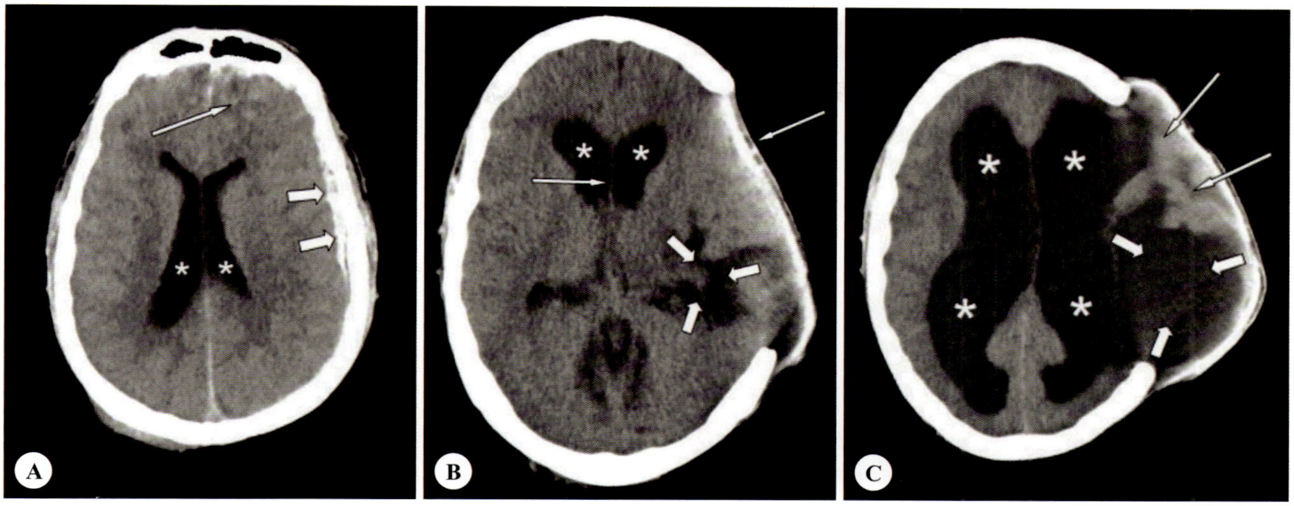

▲ 图 2–2　外伤性脑积水 CT 表现

A. 受伤后 24h CT 表现。图示中等大小的急性硬脑膜下血肿形成（短箭）和额叶挫伤区（长箭），上述损伤可导致颅内压升高，需要进行减压性颅骨切除术。在这个阶段，脑室（星）大小正常。B. 受伤 2 个月 CT 表现。透明隔位于脑中线位置（长箭）。存在中度脑腔症（短箭）。侧脑室明显扩大，脑室额角变圆钝（星）。由于临床状况正在改善，可以采取保守治疗。C. 受伤 12 个月 CT 表现。康复已趋于平稳。可以观察到脑室（星）显著扩大，导致部分发生水肿的脑白质（短箭）和覆盖于其上的大脑皮质（长箭）通过颅骨切除口向外疝出

损伤或甚至中度颅脑损伤的幸存者，已经永远无法重返工作岗位或继续接受教育，并有可能在日常生活中不同程度地依赖于他人。目前人们开发了一种颅脑损伤预后评估模型，旨在预测创伤性脑损伤的存活率（www.crash2.lshtm.ac.uk/Risk%20calculator；www.tbi-impact.org/?p=impact/calc）（MRC CRASH Trial，2008；Steyerberg 等，2008）。

从颅脑损伤者的认知、运动、感觉和其他神经功能缺陷情况，同时考虑到患者的情绪和精神障碍等情况，创伤性脑损伤的结局可以通过功能检测结果量表来加以衡量，如扩展的格拉斯哥预后量表（表 2–4）（Jennett 和 Bond，1975；Jennett 等，1981）。使用这些检测工具和手段，可以确定许多颅脑损伤的预后不良指标（表 2–5）（Murray 等，2007）。格拉斯哥预后量表结果评分，适用于大部分单次脑外伤发生的情况。慢性创伤性脑病中所见的那些反复发生的低水平创伤累积效应，将在第 14 章中加以介绍。

脑震荡综合征是一种公认的轻中度颅脑损伤并发症。虽然损伤个体并没有过于严重的身体缺陷，但患者仍然会受到各种临床症状的困扰（表 2–6）。器质性脑损伤与心理因素之间的相互作用，目前尚不十分明确。

表 2–4　格拉斯哥预后量表（扩展版）

恢复情况
• 较好：能正常生活，无机体缺陷或残疾 • 一般：有轻微的机体缺陷，但能正常生活
中度残疾
• 较好：虽有不太明显的残疾，但能独立生活 • 一般：有显著的机体缺陷，能独立生活
重度残疾
• 较好：可在家独立生活，但在其他场所不能独立 • 一般：无意识障碍，但需要依赖他人的照顾
植物状态
• 无法遵循指令或与他人沟通
发生死亡

（三）外伤性植物人状态

植物人状态又称持续性植物人状态，是一种特殊的医学状态，患者处于深度昏迷状态，丧失了认知能力，无法进行任何的自主活动，然而其脑干功能仍然存在，能够维持基本的生命功能如呼吸、心跳、血压等，颅脑外伤的发生可以导致外伤性植物

表 2-5　颅脑损伤预后不良指标

- 年龄逐渐增加
- 格拉斯哥量表评分较低
- 瞳孔反射消失
- CT 扫描显示有明显的脑中线移位、基底池消失或广泛性蛛网膜下腔出血
- 存在低氧、低血压或贫血情况
- 持续性颅内压升高
- 存在载脂蛋白 *E4* 等位基因（Panenka 等，2017）

表 2-6　脑震荡后综合征的临床症状

- 头痛
- 头晕
- 耳鸣
- 畏光和畏声
- 短期内记忆力减退
- 注意力不集中
- 烦躁易怒
- 睡眠紊乱
- 全身疲劳
- 抑郁和焦虑
- 缺乏主动性和能动性
- 性欲减退

人状态的发生。

剪切力作用局部脑损伤和脑灌注减少的联合作用，可将大脑皮质与其下的脑干中心“分离”，其结果是使重要的脑干中心发挥功能，为身体其他器官功能的发挥提供稳态的支持。不幸的是，即使脑干反射（如呼吸或吞咽反射）仍然完好，但认知反应或情感交流的功能可能很少，甚至根本就没有。如果患者表现出对周围环境的认知意识低下（尽管每个人的表现可能并不一致），那么就可以使用“最低级别意识状态”这个术语了。“长期意识障碍”一词，包含了上述的这两种情况（Royal College of Physicians，2013）。

当上脑干和包括大脑皮质在内的高级中枢仍然保持功能，但又与低级中枢断开联系时，就会出现所谓的“闭锁综合征”，提示病变累及脑桥水平的皮质脊髓束。虽然神经不可随意支配运动，但情感交流可以通过眼球运动来加以实现（第三神经核位于脑干的较高位置）。虽然那些出现闭锁综合征的人长期生存是可能的，但大多数的人其生存只能依赖于现代技术的帮助。在某些病例中，可以看到一些额外运动功能的恢复（Chisholm 和 Gillett，2005）。

八、颅脑损伤所致脑干死亡

一旦大脑发生死亡，一个人就不能作为一个有意识的人而存在。一旦脑干发生死亡，那么即使大脑皮质的电反应活动仍然可以持续一段时间，但其意识却永远无法恢复。发生脑干死亡的人，其身体的其他器官也会在几天或几周内开始出现功能衰竭。在通常情况下，患者的家属们都希望在停止使用生命维持辅助手段之前再次见到他们的亲人。家属们绝不可能要求医院做出停止抢救这一步，因为他们没有资格这样做。

在进行脑干死亡的测试之前，需要满足某些前提条件（表 2-7A）（Royal College of Physicians，2010）。当测试某患者的个体反射条件时（表 2-7B），需要具有强烈的刺激，包括用于瞳孔反应的强光刺激和用于热量测试的冰水刺激。明亮的光线用于瞳孔反应测试，冰冷的水用于热量测试[1]。最后一项也是最基本的反射测试，这就是呼吸驱动。暂停通气支持，使血液中的二氧化碳水平上升到正常水平以上，就足以启动呼吸运动。当维持充足的氧饱和度时，需要检查外耳道并清除耳垢，以使该测试精准有效。由 2 名经验丰富的医生[2]进行神经学测试，并在间隔一段时间后重复进行，以检查最初的观察误差。

九、颅脑损伤的预防

在神经外科单元采用英国国家颅脑损伤管理和治疗指南，有望出现头部损伤死亡率的降低（Fuller 等，2001；Fountain 等，2017）。然而，减少如此多的头部损伤所造成的总体负担，与其说是医疗进步的结果，不如说是技术进步的结果，并得到了开明立法的支持（Lieutaud 等，2016）。酒后驾车的危害是确定无疑的，汽车设计继续提供更多的保护，但强制引入速度调节器可以实现更多的目的。人们对运动场上持续发生的损伤越来越感兴趣（McKee 等，

[1] 如果有必要的话，需要对外耳道进行检查并清除耳垢，使得该测试方法行之有效

[2] 注册 5 年以上并有能力进行测试并解释测试结果

表 2-7　脑干死亡的诊断条件

A. 前提条件

- 有导致脑干死亡的病理学改变（如创伤性脑损伤及自发性颅内出血），并且该病理改变不可逆转
- 无机体麻痹或镇静药物遗留效应
- 有正常体温、生化指标和内分泌功能
- 血流动力学功能稳定

B. 反射条件

- 瞳孔对光反射（传入：视神经；传出：动眼神经）
- 角膜眨眼反射（传入：三叉神经；传出：面神经）
- 眼眶上神经压迫及肢体或面部运动（传入：三叉神经；传出：脊髓运动束和脊髓运动核）
- 手指甲床测试及面部表情反应（传入：周围神经；传出：脊髓感觉束和面神经）
- 冷刺激测试（传入：前庭神经；传出：动眼神经和展神经）
- 眼球运动 *（传入：前庭神经；传出：动眼神经和展神经）
- 咽部刺激呛咳反射（传入：舌咽神经；传出：迷走神经）
- 气管刺激咳嗽反射（传入：迷走神经；传出：迷走神经）
- 呼吸运动（延髓直接刺激；$PaCO_2 \geqslant 6kPa$，然后至少上升 0.5kPa）

*. 可选；存在颈椎损伤时省略

2014），特别是在防止运动员在明显的轻度脑震荡后重返运动方面，或是在灾难性的急性脑肿胀方面。接触性运动损伤见第 14 章。

非意外伤害，可发生在婴幼儿和易受伤害的成年人中。每当这些伤害进入公众视野时，都会成为令人痛心的头条新闻。对于非意外伤害的识别和预防不仅涉及医学专业，而且还涉及其他多种学科。相关内容将在第 15 章中加以讨论。

致谢

英国伯明翰大学神经创伤学教授 Tony Belli 在审阅本章内容时提出了一些比较有益的意见和建议，本章作者对该教授表示感谢[1]。

[1] 注册时间在 5 年以上，有能力完成测试并对测试结果加以解释

第3章

颅脑损伤影像学

Imaging of Head Trauma

Calvin Soh 著

在英格兰和威尔士，每年约有 140 000 人因急性头部外伤到医院急诊室就诊，约有 200 000 人入院治疗。在这些颅脑损伤的人群中，约有 20% 的人会留有脑损伤或颅骨骨折的后遗症，其中有 0.2% 的人会因头部外伤而发生死亡。从机体外部的症状和体征，一般很难确定颅脑损伤的存在。因此，颅脑影像学检查对于颅脑损伤严重程度的评定至关重要。

CT 和 MRI 横断面成像检查，是非常必要的检查手段。CT 检查和 MRI 横断面成像检查是颅脑损伤早期诊断的重要手段，因而使用广泛、方便快速，非常适合于头部软组织损伤和骨性损伤的临床诊断，同时也有助于紧急情况下的神经外科手术治疗评估。MRI 检查主要用于脑实质损伤、弥漫性外伤性轴索损伤及颅内微量出血的诊断，同时还可通过典型损伤的脑软化部位识别，从而发现先前有过头部损伤的证据。本章对 CT 和 MRI 成像原理进行简要阐述，作为对各类型颅脑损伤具体描述的前期铺垫。

一、脑部 CT 成像原理

CT 利用辐射来产生信息，通过测量 X 线束在脑组织和头颅穹窿骨的衰减程度将数据重建，最终变成图像信息。现代多层螺旋 CT 扫描仪，可以在 6～7s 的时间内获得头部扫描信息（以 0.625mm 的分辨率获得头部扫描信息），而 640 型扫描仪则可以在 0.3s 内获得头部扫描图像，分辨率为 0.3mm。然后可在软组织窗口重建图像，用以评估脑损伤、脑肿胀和脑出血的程度，通过计算的方法建立颅顶骨折和颅底骨折的诊断标准。

窗口宽度（窗宽）和窗口水平的选择是对扫描图加以描述的关键所在，因为这些扫描图的成像结果可使组织之间产生一定的对比度。在 CT 上，脑组织灰度采用一种被称为“Hounsfield”的测量单位进行测量。Hounsfield 单位（HU）是一种线性标度，水的测量值为 0HU，空气的测量值为 –1000HU。对于非常致密的骨骼，该值约为 +2000HU。

窗宽可以描述从黑色到白色的灰度延展分布，窗位为窗宽的中心。窗口水平是窗口宽度的中心，两边的 CT 数分布均匀（图 3–1）。为了区分与脑密度稍微不同的组织，我们使用了相对较窄的窗宽。在诊断颅骨骨折和气颅形成时，更宽密度范围的测量需要更宽的窗宽。事实上，软组织是比较难以分辨的（图 3–2）。

检查大脑的典型 CT 窗口设置。

- 脑　W：80；L：40
- 硬膜下　W：130～300；L：50～100
- 脑梗死　W：8；L：32（或 W：40；L：40）
- 颞骨　W：2800；L：600
- 软组织　W：350～400；L：20～60

二、脑部 MRI 成像原理

MRI 在图像采集中使用了不同的原理。氢存在于水分子中，因此它也存在于机体的所有组织中，其行动就像一个带有单个质子的微型罗盘指南针。当将其放置在 MRI 扫描仪这样的大型静态磁铁场时，这些磁性部分便沿着扫描仪孔的主磁场方位进行排列，利用射频脉冲来干扰这些微型罗盘的对准。由于这些氢质子在相邻介质中相互作用，导致重新排列达到平衡。在射频脉冲停止时会发出无线电信号，这些信号会被身体线圈中的天线所捕获，形成图像。由于 MR 成像的物理复杂特性，使得不同的成像参数产生不同的脉冲序列成像，从而最大限度地提高不同组织的对比度与分辨率。

临床实践中常见的成像序列包括以下内容。

1. T_1 加权成像（T_1W）：非常适合灰质呈灰色或

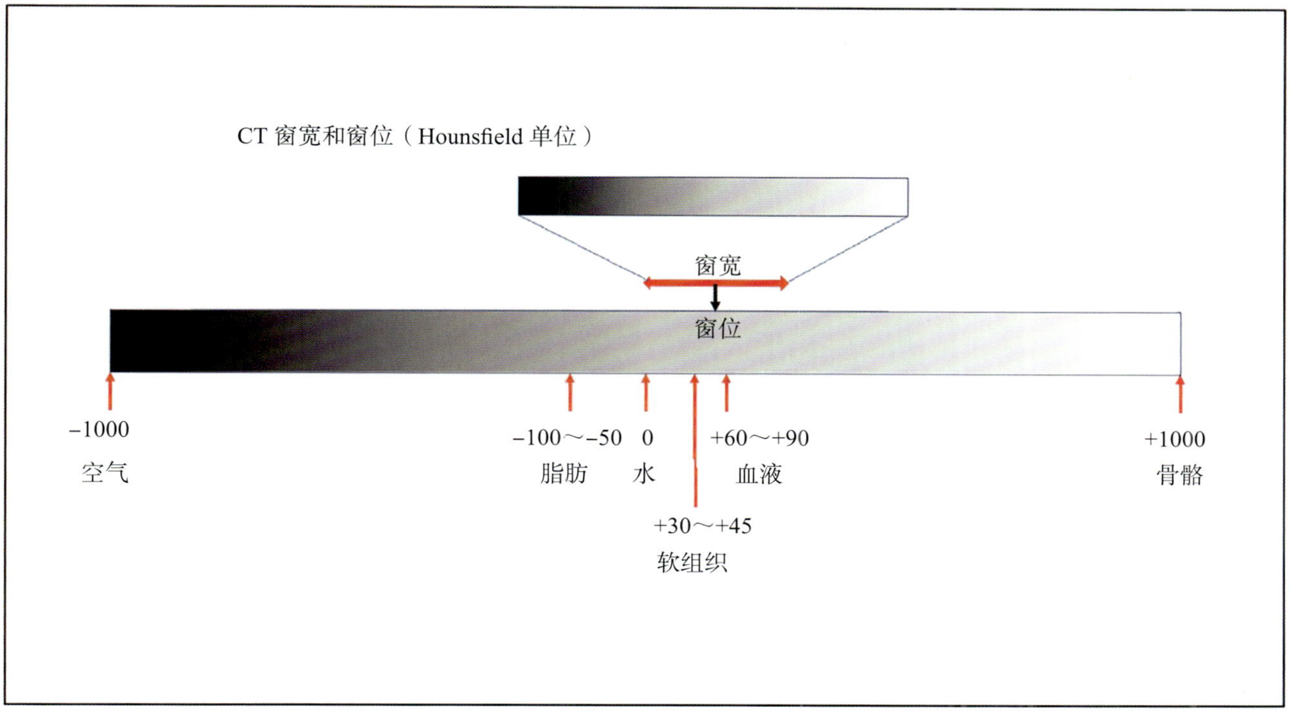

▲ 图 3-1　用于调整图像对比分辨率灰度扩散的示意

窗宽显示从黑到白的范围，窗位为中灰色区域

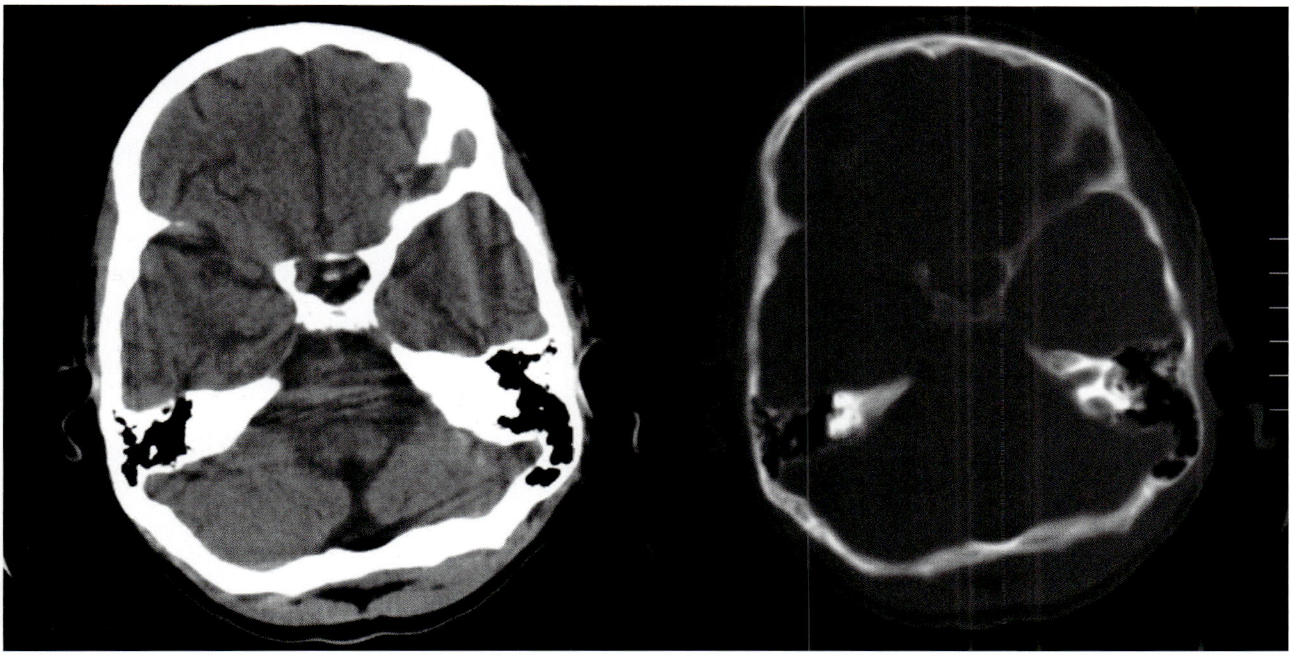

▲ 图 3-2　脑窗和骨窗

脑窗（W：80；L：40）显示脑组织为灰色，脑脊液为深灰色，骨骼为白色，脂肪和空气为黑色。骨窗（W：3000；L：800）具有更为广泛的对比范围，因此不同软组织之间的细微密度差异消失，但骨骼的白色程度仍然较低，使得位于板障内骨髓脂肪的低密度得以显示

白质呈白色的解剖结构。T_1 高信号组织包括高铁血红蛋白（血液降解产物）、脂肪、黑色素、对比剂、液态蛋白质和微钙化改变。

2. T_2 加权成像（T_2W）：通常使用于寻找病变时，因为水可以被高信号表达，并且机体的大多数急性病变过程都会涉及不同程度的液体成分增加，如组织水肿。与 T_1W 所不同的是在 MRI 图像中，灰质表达是相对白色的，而白质表达是相对灰色的，这与 T_1W 成像中所看到的图像成像效果恰恰相反。

3. 流体衰减反转恢复成像（fluid attenuation inversion recovery，FLAIR）：该成像原理与 T_2W 成像原理相似，只是在该方法中水信号会被抑制。该成像方法主要用于寻找那些有液体成分增加的病理改变，并有利于对脑脊液及其附近组织（如脑室周围白质）进行检查。在此种成像序列中，正常的灰质相对于白质来说仍然保持高强度信号。

4. T_2^* 或 T_2 梯度回波序列成像：该序列与 T_2W 序列相似，只是在采集技术上有所不同。该序列成像的外观与 T_2 相似，但所成的图像不是那么清晰，它的优点是它对血液成分非常敏感，可以增大血液成分的低 T_2 信号。例如，含铁血黄素就可以作为陈旧性出血而被检见。

5. 敏感性加权成像（SWI 或 SWAN）：这是一种对重金属、钙化形成和颅内血肿高度敏感的成像序列。

6. 扩散加权成像（diffusion-weighted imaging，DWI）：采用测量细胞外脑脊液中水分子扩散率的原理进行成像。在脑梗死和急性脑损伤的过程中，可以出现急性细胞毒性水肿。脑细胞的肿胀会减少细胞外脑脊液的体积空间，导致脑脊液循环受限。伴随着细胞外脑脊液体积的不断增加，组织水肿又导致了自由扩散率的增加。成套成像是一种同性扩散的成像方法。

7. 扩散迹线和表观分辨系数（apparent diffusion coefficient，ADC）图成像：在形成迹线和 ADC 时，必须结合信息阅读才能正确解释和描述检查结果。如果在扩散迹线呈现高信号而在 ADC 图上呈现相对较低的低信号，那么这就表明脑脊液循环受限。这种情况，常见于急性脑梗死、脓胸及脑淋巴瘤等。由于 DWI 是一种回波平面成像技术（类似于 T_2^* 成像），而它的扩散迹线图像又具有 T_2 的特征属性，因而对血肿的存在就会具有“T_2-shine-through”效应和“T_2-blackout”效应。氧合血红蛋白（超急性出血时）和细胞外血红蛋白（亚急性晚期出血时）在扩散轨迹上呈现明亮的改变，可被误认为是有脑脓肿或急性脑梗死的存在，应加以注意，在血液发生变化的所有阶段，ADC 都是普遍降低的。

值得注意的是，CT 上的图像对比可被描述为高密度、等密度和低密度三个等级，而 MRI 上的图像对比也可被描述为高密度、等密度和低密度三个等级。

三、颅内血肿成像

从影像学上来讲，颅内血肿按照血肿形成时间的不同可以进行分期。

1. 超急性期血肿（出血 6～12h）：血肿富含氧合血红蛋白。

2. 急性期血肿（出血 24～48h）：血肿富含脱氧血红蛋白（图 3–3）。

3. 早期亚急性血肿（出血 2～7 天）：细胞内富含高铁血红蛋白。

4. 晚期亚急性血肿（出血 7～14 天）：细胞外富含高铁血红蛋白（图 3–4）。

5. 慢性期血肿（出血 14～28 天）：组织富含含铁血黄素（首先血肿形成塌陷，然后在塌陷的血肿腔内其血肿的中心开始发生液化，血肿的周边被含铁血黄素染色，血肿最终会留下薄薄的含铁血黄素内衬裂隙）。

颅内血肿的发展演化进程不是绝对的，可能会因个体因素、局部环境和血肿大小的不同而有所不同。血肿形成的信号模式，仅仅代表血肿变化的不同阶段。蛛网膜下腔出血和硬膜下腔出血，往往会沿着不同的时间轴逐渐发展。虽然颅内出血的不同时间进程会影响到 MRI 信号，但它与 CT 的关联性相对较小。

急性颅内血肿 CT 密度较高。当血凝块形成时，血液的 CT 密度一般达到最初的 60～80HU。随着血凝块的不断收缩，血液的 CT 密度可以增加至 80～100HU（血肿密度可以保持长达 1 周左右的时间）。由于血肿的不断分解，虽然血液的 CT 密度随着时间的推移而逐渐降低，但其质量效应仍然存在。经过数周或数月的时间后，血肿逐渐由塌陷空腔变为狭缝空腔。

颅内血肿的 MRI 信号可以随着血肿的发展呈现复杂的变化，血肿的每个发展阶段都能在信号强度

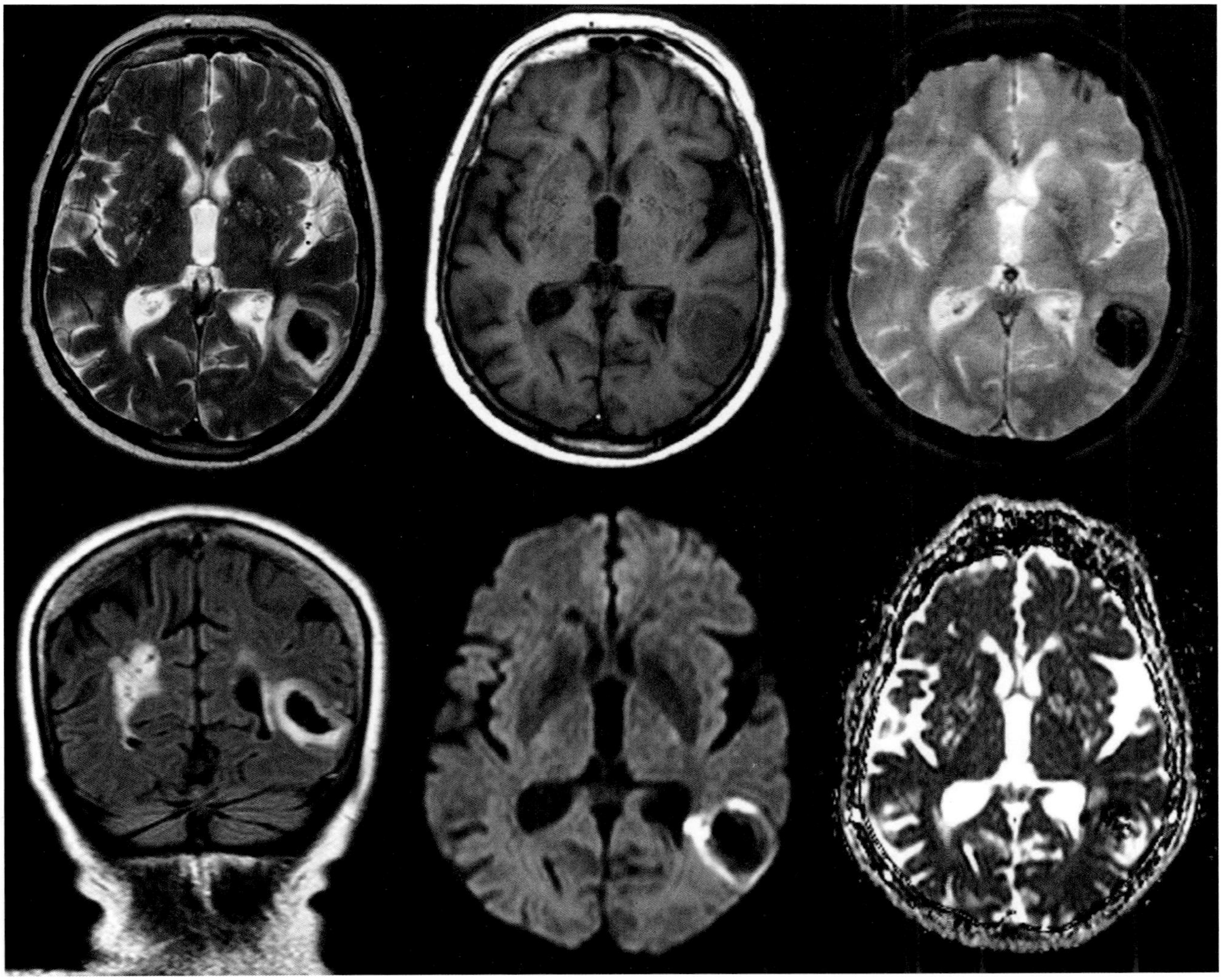

▲ **图 3-3　急性脑内血肿富含脱氧血红蛋白的 MRI 信号成像特征**

T_2 低信号，T_1 等信号，T_2^* 低信号，FLAIR 低信号，DWI trace 低信号，ADC 低信号

的变化上反映出来，这就可以在不同的成像序列有所体现（表 3-1）。关于 MRI 上不同颅内血肿发展演变的详细描述已经超出了本章的阐述范围，读者可参考 Parizel 等撰写的一篇相关综述（Parizel 等，2001）。

关于颅内血肿，其 CT 成像具有三个要点：①当发生急性出血时 CT 会呈现高密度改变。② CT 的高信号表达提示血液中有高铁血红蛋白成分。③颅内血肿在 DWI 上呈现类似脓肿的形态特征，在 ADC 上呈现低信号表达，而在扩散迹线上呈现高信号表达。进一步说，如果 CT 检查结果显示为高密度表达，则提示该颅内血肿为急性期血肿。如果 T_1 呈现高密度表达，那么由于细胞外高铁血红蛋白的存在，提示该血肿已经发展到了亚急性晚期血肿的时期。

值得注意的是，硬脑膜下血肿和硬膜外血肿从一个阶段到另一个阶段的发展速度，一般会比脑内血肿的发展速度要缓慢一些，这是因为硬脑膜具有良好的血管化状态和高氧张力，而不同血肿的信号特征是相同的。如果硬脑膜下血肿（subdural haematoma，SDH）发生再出血，那么我们就可以根据血液信号强弱的不同，进行血肿形成时间的判断。

四、颅骨骨折成像

颅骨穹窿部骨折和颅骨底部骨折，可以在 CT 扫描时通过骨窗检查加以确定。

识别颅骨穹窿部骨折本身可能并没有太大的临床意义，但它会将人们的注意力引向颅脑损伤的部位，从而利于我们对颅骨下方的脑组织进行详细检查。当我们在软组织窗口部位对脑组织进行检查时，就会发

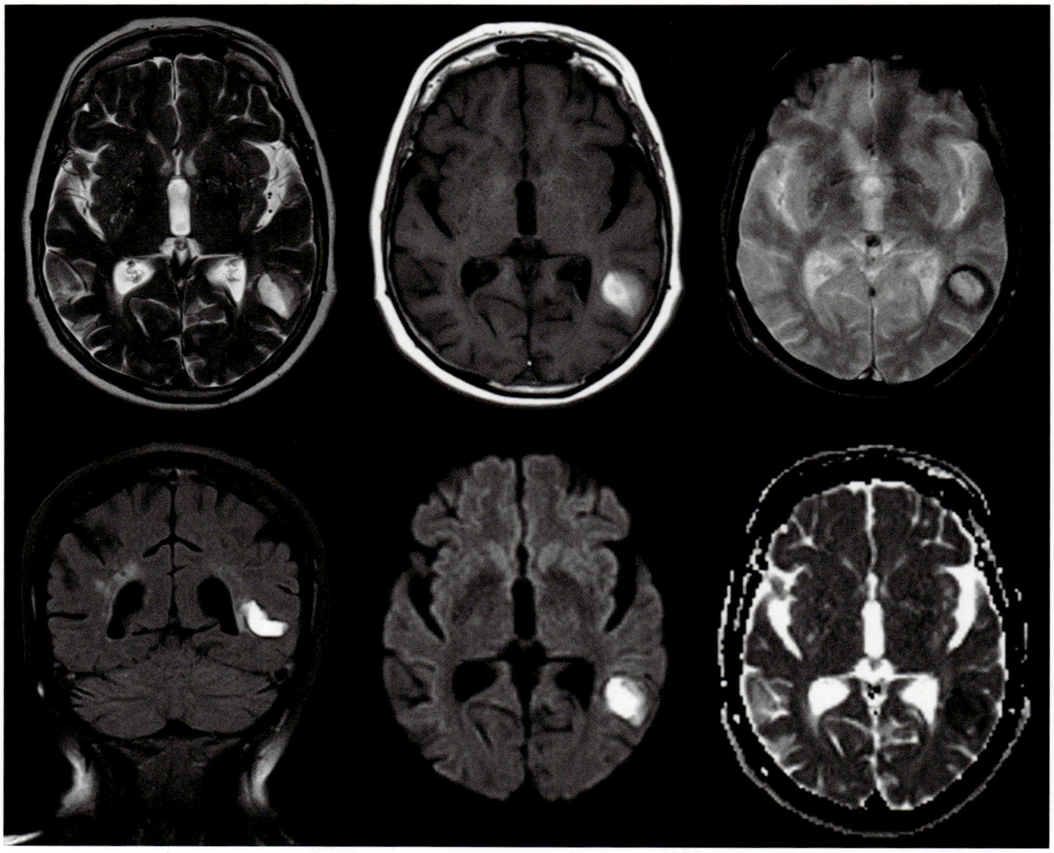

▲ 图 3-4　晚期亚急性脑内血肿形成

晚期亚急性脑内血肿的 MRI 信号特征，为出血后 25 天的扫描结果。脑组织的细胞外高铁血红蛋白表现为 T_2 高信号、T_1 高信号、T_2^* 高信号、FLAIR 高信号、DWI trace 高信号和 ADC 低信号。血肿的形态相同，周围的脑组织水肿消退

表 3-1　不同演化发展阶段血液产物的 MRI 信号特征

成像序列	超急性期（＜ 12h）氧合血红蛋白	急性期（1 ～ 3 天）脱氧血红蛋白	早期亚急性期（3 ～ 7 天）细胞内高铁血红蛋白	晚期亚急性期（1 ～ 3 周）细胞外高铁血红蛋白	慢性期（＞ 3 周）含铁血黄素
T_1 加权	↔	↔	⇧	⇧	↔
T_2 加权	↑	↓	↓	⇧	⇧
T_2^* 梯度回波	↑	↓	↓	⇧	⇧
DWI（扩散轨迹）	⇧	↓	↓	⇧	↓
DWI（ADC 图）	↓	↓	↓	↓	⇧

↑表示信号增强，↓表示信号减弱，↔表示信号强度与正常大脑相似。强度用灰度表达。白箭的加粗黑色轮廓表示血肿的边缘低信号和中心高信号

现对冲性损伤位于冲击性损伤所对应处的另一侧。

当我们对颅底骨折进行检查时，就可以确定那些穿行于颅底骨孔间的神经及血管结构是否受到损伤。当这些位于颅底的骨孔发生骨折，那么就会有较大的损伤可能，因作用力向着通过骨孔结构的神经、血管传递，从而具有因力作用导致动脉剥离或神经功能丧失的可能。

虽然 MRI 在骨折的识别与诊断中没有太大的作用，但任何被视为信号异常的影像学改变都有助于我们对颅脑损伤的部位加以确认。

五、颅脑损伤成像

颅脑损伤可以分为原发性颅脑损伤和继发性颅脑损伤。

原发性颅脑损伤是一种直接损伤，包括硬膜外腔出血、硬膜下腔出血、蛛网膜下腔出血及脑挫伤出血等。不论是出血性脑挫伤或是非出血性脑挫伤，都属于原发性脑损伤的范畴。

继发性颅脑损伤由初始损伤的后续生理反应导致。继发性颅脑损伤包括弥漫性脑肿胀、血肿占位效应所致脑移位及缺氧性脑损伤等。弥漫性外伤性轴索损伤也是一种继发性颅脑损伤，可以由力的加速或减速作用及力的剪切作用导致。

这里我们将对硬膜下出血 / 硬膜下水瘤、硬膜外出血、蛛网膜下腔出血与脑室出血、脑挫伤、弥漫性外伤性轴索损伤、脑疝形成及缺氧性脑损伤的影像学改变加以讨论。

（一）硬膜下出血和硬膜下水瘤成像

1. 硬膜下出血 硬膜下出血源于皮质静脉或桥静脉的撕裂。皮质静脉以一定的角度向前走行，最后汇入上矢状窦（图 3–5）。皮质静脉容易因枕部着力而发生破裂，而颅骨穹窿部骨折导致皮质静脉破裂的情况并不多见。皮质静脉通常位于大脑或小脑的凸起面，呈现新月形外观。皮质静脉通常不穿过大脑镰和小脑幕的硬脑膜反折处，但它们会穿过颅骨穹窿部的骨缝部分。当发生硬膜下出血时，大脑镰和小脑幕会呈现硬脑膜皱襞的不对称性增厚改变。

硬膜下出血有时会呈现血肿外观，表现出双面凸起的形态特征，这种情况主要发生在那些曾接受过神经外科手术治疗或放射治疗者的身上。硬膜下出血的 CT 形态特征有多种，如血肿尾部呈新月形、血肿边缘呈钝角形，或者血肿上方的硬脑膜线与潜在的脑内血肿直接连通等。

根据血肿的不断发展演变，硬膜下出血在放射学上可分为急性硬膜下出血（1 周内）、亚急性硬膜下出血（1～3 周）和慢性硬膜下出血（3 周以上）三种情况。

在 CT 影像上急性硬膜下出血时由于血凝块的

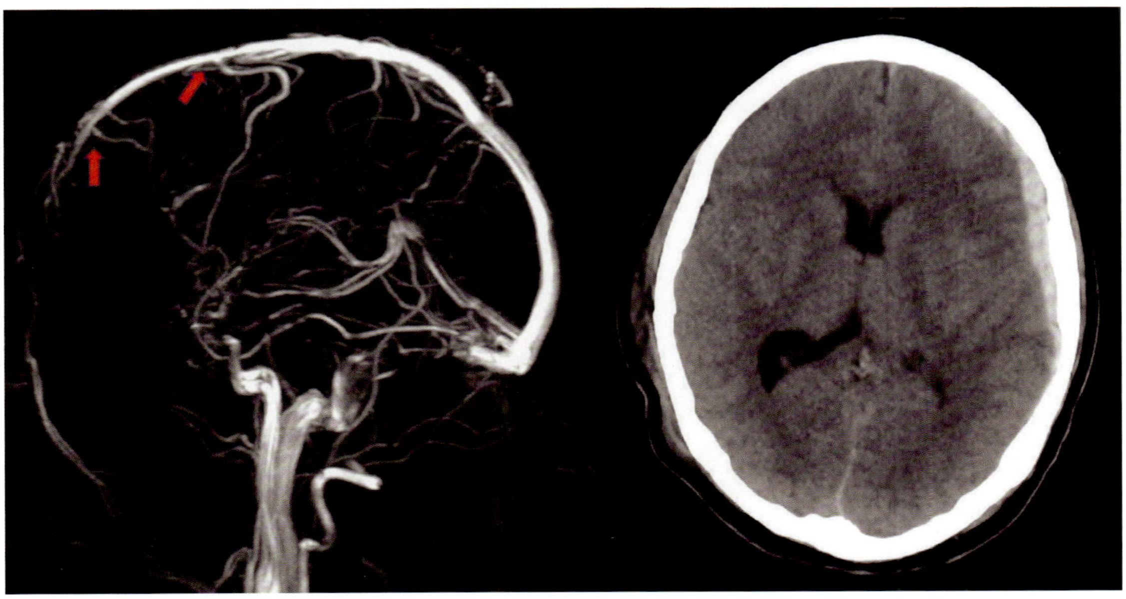

▲ 图 3–5 急性硬脑膜下血肿改变

静脉造影显示正常皮质静脉以一定角度进入上矢状窦，该静脉在矢状面易发生破裂。CT 扫描显示左额叶凸面有急性新月形高密度血肿形成

存在，致使血块与脑组织相比呈现高密度外观（图 3–5）。当出现体积较大的急性硬膜下出血、抗凝治疗出血或慢性硬膜下出血时，CT 影像上可以出现红细胞积压的水平面。这种改变也可以被视为是血肿正常演化发展的一个部分，因为血块的溶解可以导致红细胞从血液中分离出来，并由于重力的作用而发生位移（图 3–7）。硬膜下出血的血肿密度会随着时间的推移而逐渐变小，其密度先是与大脑密度持平，随后再出现低密度改变和血液吸收改变。在 CT 影像上，等密度硬膜下出血（图 3–6）呈现为一条密度相似的带状结构而均匀地覆盖于大脑表面，此时脑沟并没有到达颅骨穹窿的内表面。

在硬膜下出血的亚急性期，颅内可以形成具有占位效应的脑组织异常移位，此阶段伤者会出现亚急性硬膜下出血的各种 CT 检查异常和临床症状（图 3–7）。

在硬膜下出血的亚急性期，颅内可能会在血肿中形成新生的膜状结构，同时伴有柔脆的新生血管形成。这些膜状结构的集合部位，被视为是一种“曲状蛇行线”（图 3–8）。这些新生的血管可能会发生破裂，导致急性和慢性硬膜下出血的再次发生。在 CT 影像上，急性硬膜下出血会一改平时的低密度外观，表现为不均匀的高密度阴影。

在偶尔的情况下，由于新生膜状结构中的新生血管具有一定的脆性，这些易于破裂的血管可以发生反复破裂导致出血，其结果是亚急性硬脑膜下血肿继续增大，但血肿的密度并没有显著的改变（图 3–9）。

2. 硬膜下水瘤　硬膜下水瘤的影像学改变，呈现为形成一个覆盖于大脑穹窿面的低密度边缘层。由

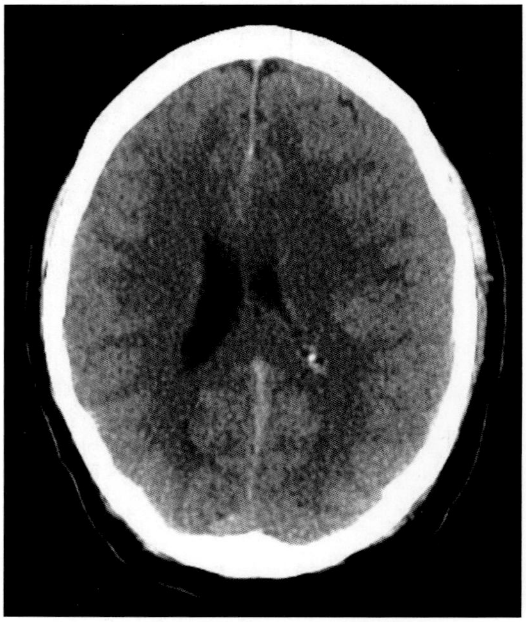

▲ 图 3–6　占位性压迫效应

CT 显示由于占位性改变导致双侧侧脑室，导致发生了不对称改变。而覆盖于左侧大脑半球表面的新月形等密度灰质带是由急性或亚急性硬膜下出血形成

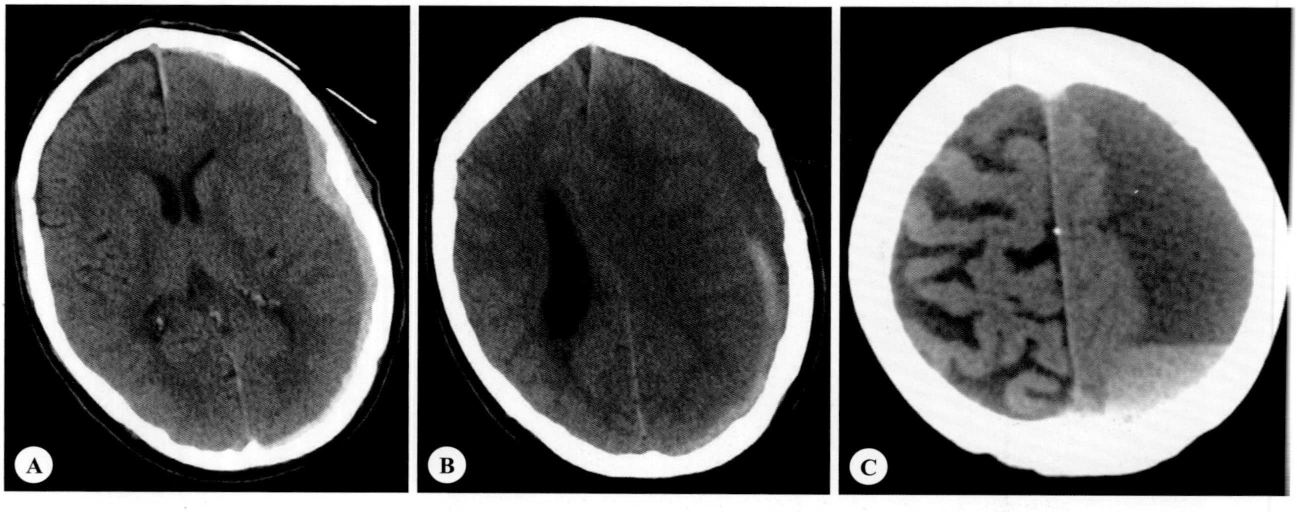

▲ 图 3–7　硬脑膜下血肿导致具有占位性压迫效应的脑异常移位

图示不同时期硬脑膜下血肿形成的 CT 改变。A. 硬脑膜下血肿形成初期 CT 扫描，显示左侧大脑表面有硬脑膜下血肿形成，血肿对其下方的脑组织产生了早期占位压迫效应。B. 硬脑膜下血肿形成 8 天的 CT 扫描，显示硬脑膜下血肿发生了演变，表现为血肿密度降低并伴随脑肿胀改变，后者导致显著的脑组织占位压迫效应和脑中线偏移。由于血肿变薄，在影像上形成了一个浅显的边缘。C. 在硬脑膜下血肿中由于其内的血细胞发生溶解，形成了血细胞比容效应的影像学改变

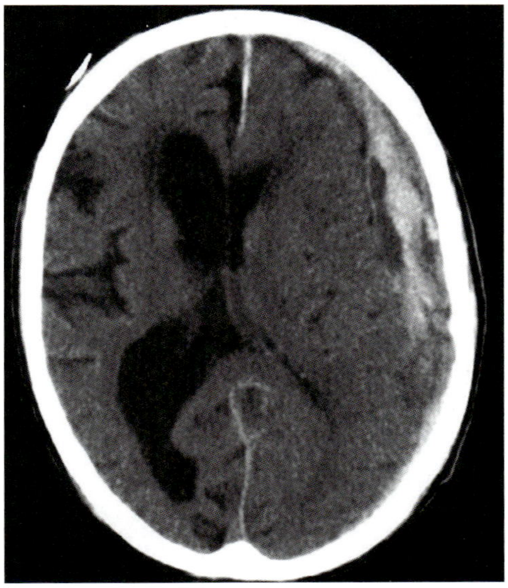

▲ 图 3-8　硬脑膜下血肿新生膜形成合并再出血

在硬脑膜下血肿亚急性期有新生膜形成，呈曲状蛇行状。图中高密度影像，提示在原有硬脑膜下血肿的基础上发生了急性再出血。当出现硬膜下急性再出血时，新生膜会形成局限性空腔，将该急性出血与原有的硬膜下出血分隔开来

于撕裂的蛛网膜与蛛网膜下腔和硬膜下腔之间的相互沟通，硬膜下水瘤的症状可以迅速出现，也可以迅速消失。在 MRI 上，硬膜下水瘤的所有成像序列的信号强度，都与脑脊液的信号强度相似（图 3-10）。

创伤后不久所形成的等密度边缘层，更可能是硬膜下水瘤而不是慢性硬脑膜下血肿。MRI 的一个缺陷，就是在颅内大脑穹窿周围会检见高 T_2 信号层，这可能被误认为是慢性硬膜下出血和硬膜下水瘤。借助 MR 特征，人们还可以发现其他颅内改变，包括矢状成像面的脑组织位移及硬脑膜静脉窦充盈等（图 3-11）。

（二）硬膜外出血成像

硬膜外出血（图 3-12），通常与颅骨穹窿部骨折及脑膜动脉撕裂同时存在。在偶尔的情况下，硬膜外出血起源于静脉，由脑膜静脉撕裂或硬脑膜静脉窦撕裂导致。静脉出血往往会使硬脑膜的骨膜层抬高，血液不会越过骨缝（图 3-13）。硬膜外出血可以穿过硬脑膜反折处，如可以穿过大脑镰底部的脑中线部位（图 3-14）。硬膜外出血，可以解释为是由横跨硬脑膜静脉窦处的骨折引起的静脉性出血。

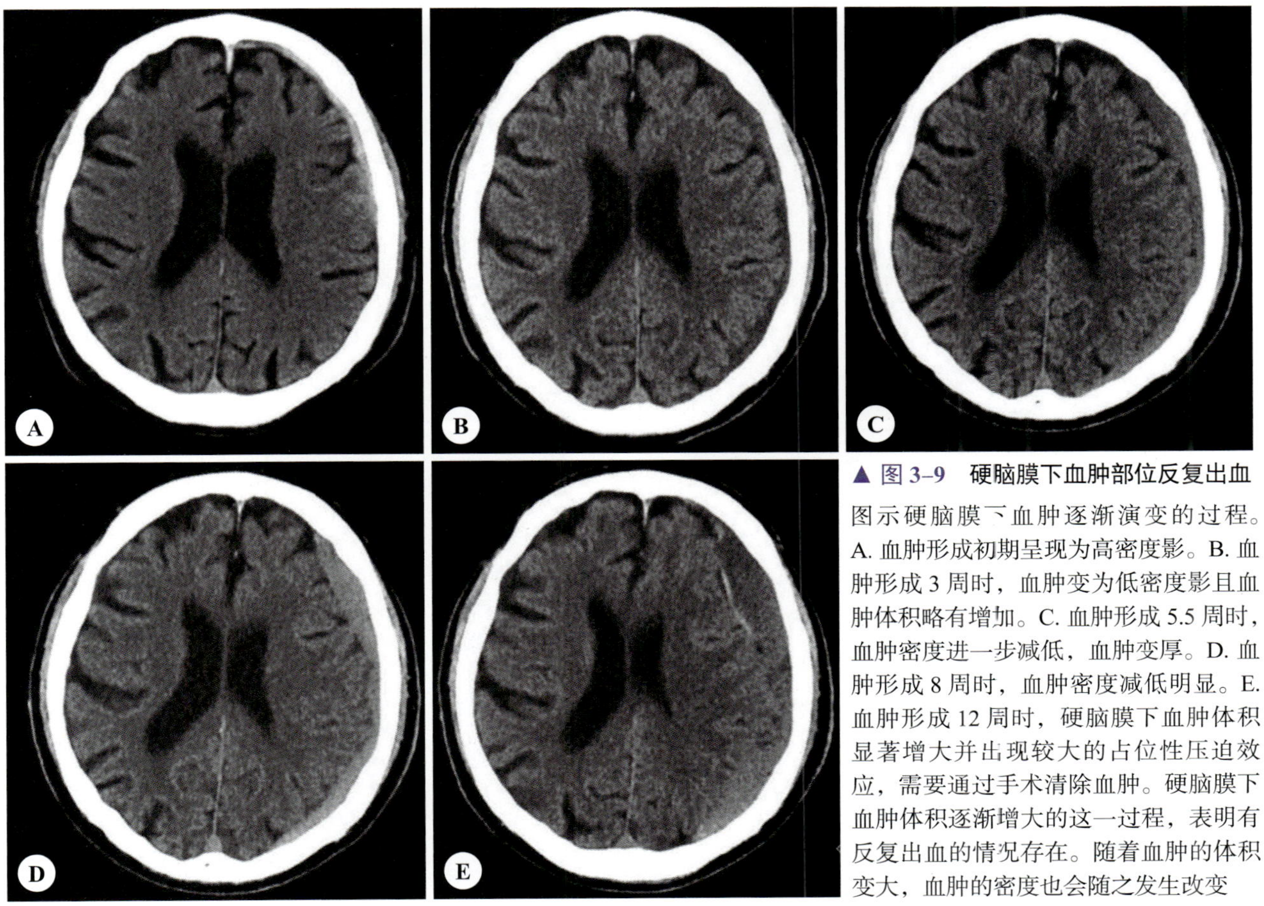

▲ 图 3-9　硬脑膜下血肿部位反复出血

图示硬脑膜下血肿逐渐演变的过程。A. 血肿形成初期呈现为高密度影。B. 血肿形成 3 周时，血肿变为低密度影且血肿体积略有增加。C. 血肿形成 5.5 周时，血肿密度进一步减低，血肿变厚。D. 血肿形成 8 周时，血肿密度减低明显。E. 血肿形成 12 周时，硬脑膜下血肿体积显著增大并出现较大的占位性压迫效应，需要通过手术清除血肿。硬脑膜下血肿体积逐渐增大的这一过程，表明有反复出血的情况存在。随着血肿的体积变大，血肿的密度也会随之发生改变

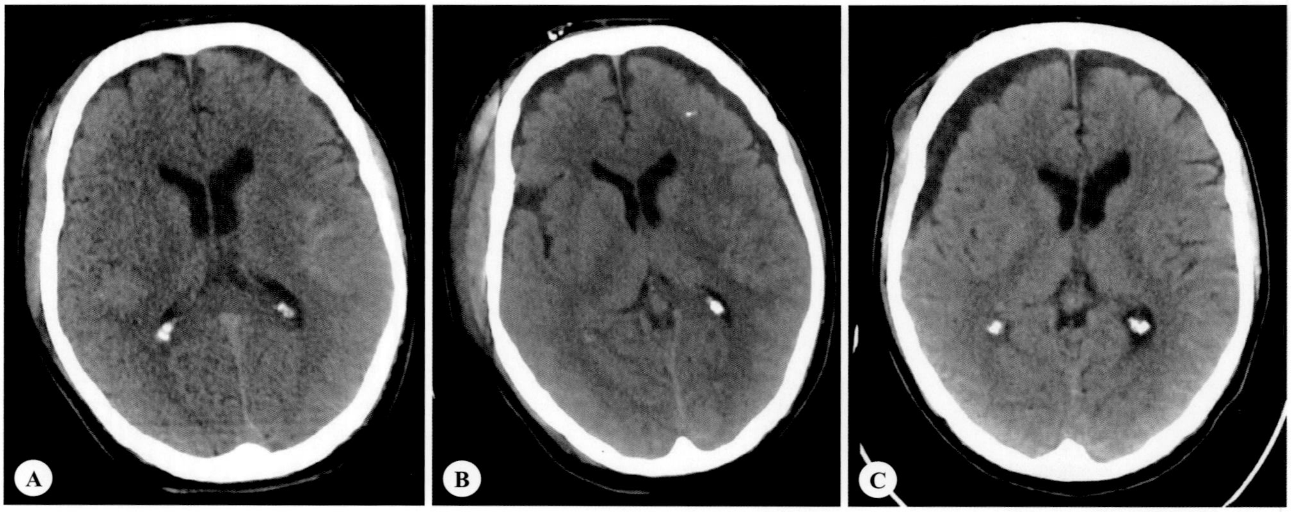

▲ 图 3-10　硬膜下积液的形成

图示硬膜下积液形成的影像学改变。A. 硬膜下积液形成初期，CT 扫描显示左侧脑裂隙（Sylvian 裂隙）内有蛛网膜下腔出血，出血区呈现弯曲的条状改变。此外，右侧额颞部有头皮软组织肿胀改变。B. 2 天后的 CT 扫描结果显示左侧额叶凸面的上方有一层低密度的液体层，为硬膜下积液。C. 18 天后的 CT 扫描结果显示位于左侧额叶凸面的硬膜下积液已经消退，但右侧额叶凸面上方新出现了一层低密度的液体层，为硬膜下积液。在上述各影像中，硬膜下积液始终表现为低密度影，几乎与脑脊液等密度

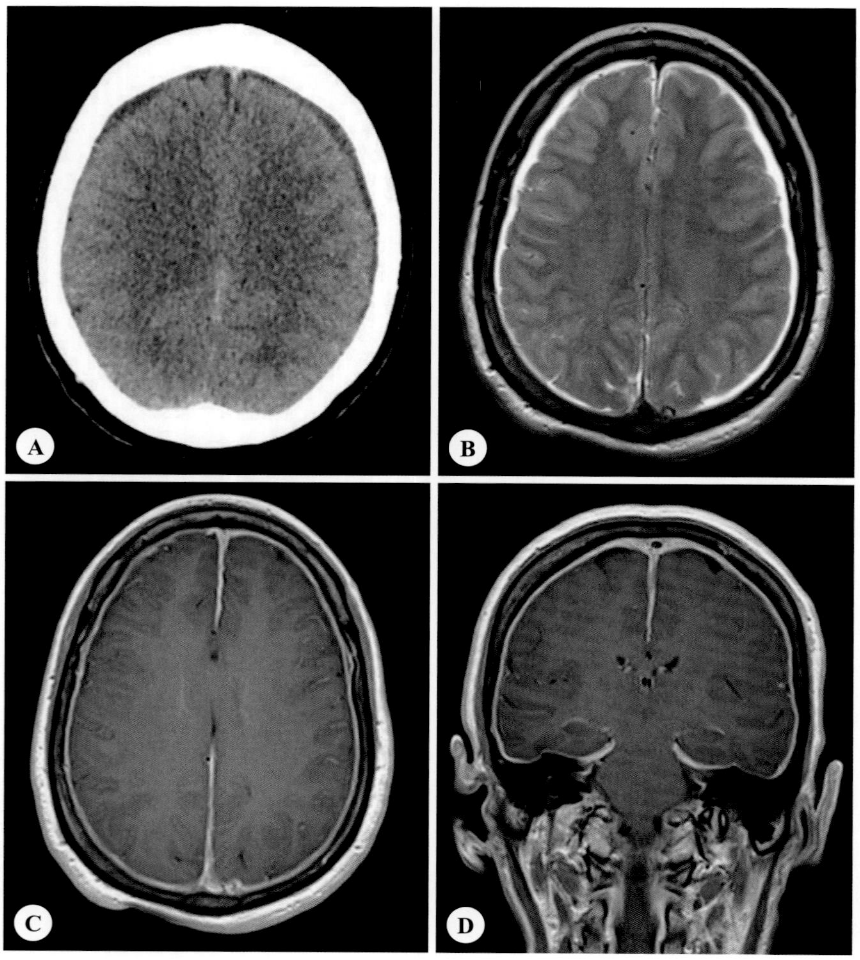

◀ 图 3-11　硬膜下积液

图示硬膜下积液改变。A. 图示左右两侧的薄层低密度影像，类似硬膜下积液改变。B. 轴位 T_2 显示左右两侧有平滑而菲薄的液体环。C 和 D. 为对比增强轴位和冠状位 T_1，显示大脑凸面及小脑幕周围的信号增强影像

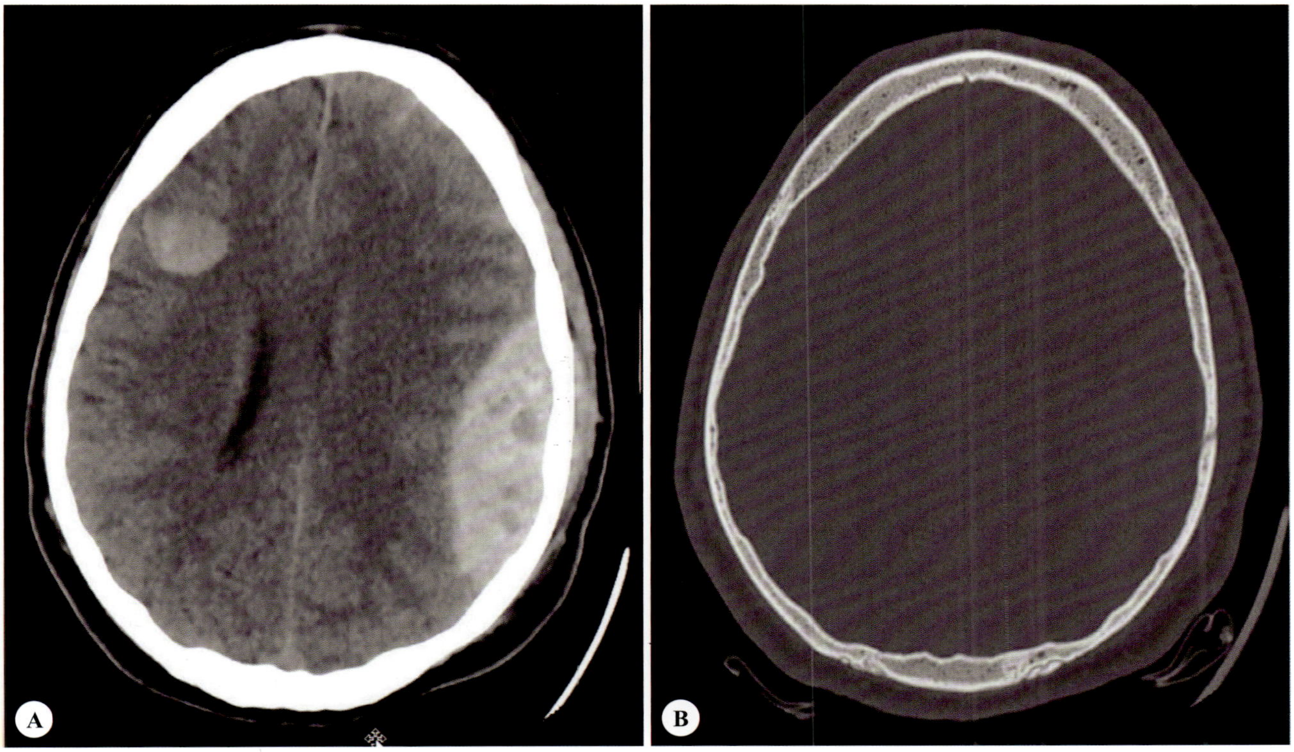

▲ 图 3-12　急性硬膜外血肿

图示急性硬膜外血肿 CT 改变。A. 图示颅顶骨骨折对应处有高密度的硬膜外血肿形成。B. 该部位对应处有头皮血肿形成，表明这里存在局部外伤的情况

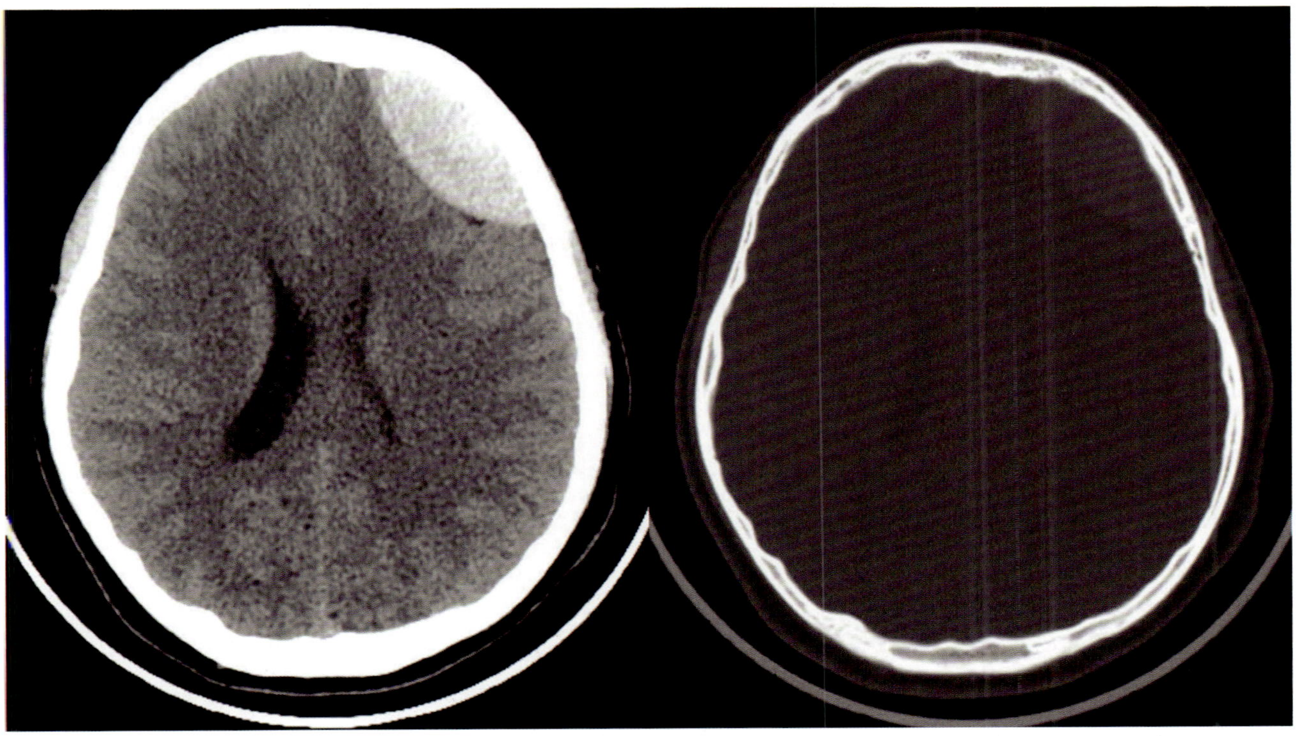

▲ 图 3-13　左额部硬脑膜下血肿

图示急性硬脑膜下血肿呈透镜状，其后缘止于冠状缝

我们应该注意急性硬膜外血肿中的“旋涡征”，这是活动性出血的特征性外观改变（图 3–15）。

发生于颅中窝前颞部的硬膜外血肿，一般被认为由蝶窦破坏引起。这时血肿呈透镜状，血肿的外侧受蝶颞缝所限制，血肿的内侧位于眶裂和蝶骨小翼的下方。这类血肿通常体积较小，出现质量效应的风险也相对较低。

（三）外伤性蛛网膜下腔出血与脑室出血成像

外伤性蛛网膜下腔出血与脑室出血，主要表现为脑沟和脑池内脑脊液空间的高密度影像，这是由小动脉和小静脉直接受到损伤而发生出血所致。基底池中广泛的蛛网膜下腔出血，可能来自于颈内动脉或基底动脉（图 3–18）。“头部外伤导致动脉瘤破裂引起自发性蛛网膜下腔出血”，当给出这个结论时

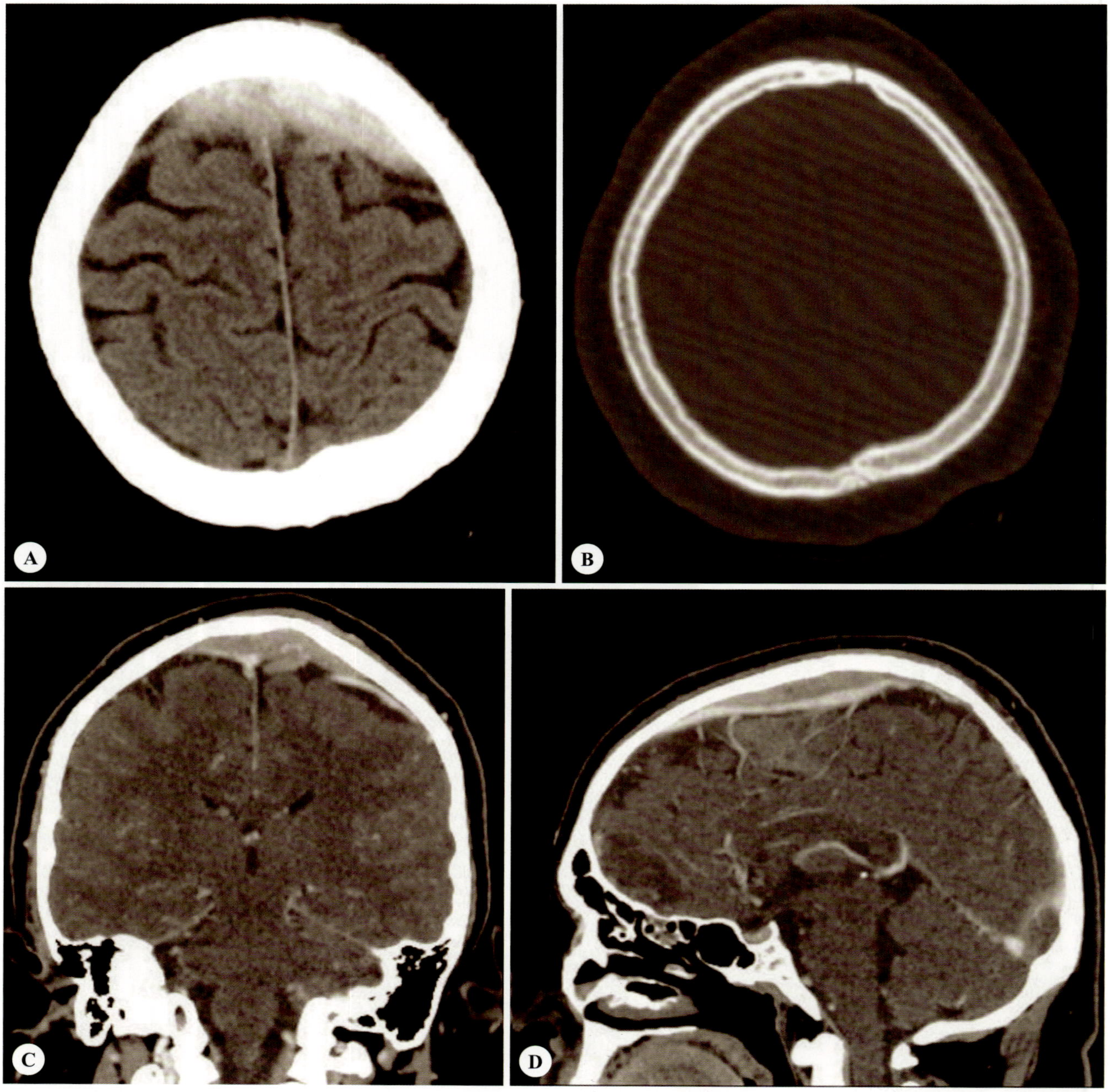

▲ 图 3–14 硬膜外血肿越过硬脑膜边界

CT 影像显示硬膜外血肿的所在部位，血肿有时可以越过硬脑膜边界。A. 图示急性硬膜外血肿跨越脑中线。B. 在 CT 骨窗中显示相应的左前额骨线型骨折。C 和 D. 静脉期增强图的冠状位重建（C）和矢状位重建（D），提示上矢状窦被硬膜外血肿挤压造成了位移

必须非常慎重。如果有怀疑，CT 血管造影检查可能会有所帮助。

在 CT 影像上，急性蛛网膜下腔出血可以表现为脑沟和脑池间隙的高密度影（图 3–16 和图 3–17）。随着时间的推移，血液被脑脊液稀释，脑沟和脑池间隙的密度逐渐降低。随着脑脊液的流动，几天后血液位置会重新分布，导致穹窿部脑沟呈现高密度阴影。蛛网膜下腔出血还可以出现在其他不同的部位，包括侧脑室枕角或三角区、环池及四叠体池等。

MRI 对于蛛网膜下腔出血的检测敏感性较低，这取决于血肿形成的不同阶段。FLAIR 成像对蛛网膜下腔出血的检测十分敏感，脑脊液腔的血液可呈现出高强度影。由于液体信号抑制，这些空间通常只具有低信号（图 3–19），梯度回波序列也会将血液检测为脑沟低信号（图 3–20）。

外伤性脑室出血并不常见，它可能是源于脑实质出血或蛛网膜下腔出血时血液从脑池和脑沟进行回流的结果（图 3–21）。当人体仰卧位时脑室内的血液可能会因脑脊液的重力作用而发生位移（图 3–22），导致脑脊液中的血液密度相对较高。

在道路交通事故造成严重头部创伤时，剪切性拉力可以导致室管膜下静脉破裂，或导致穹窿部、透明隔和脉络丛发生撕裂。Hashimoto 等在系列研究中发现，外伤性脑室出血与严重的头部损伤和高死亡率有关（研究中的 32 名伤者中，有 20 名死亡）。

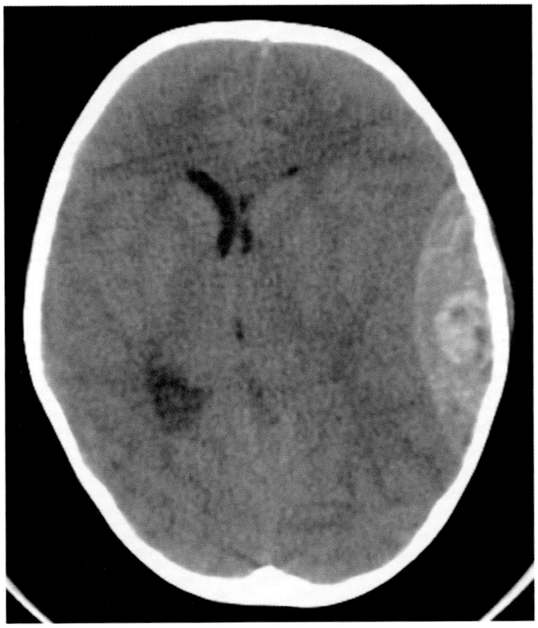

▲ 图 3–15　硬膜外出血所形成的“旋涡征”

硬膜外出血所形成的“旋涡征”是活动性出血的特征性改变。本图血肿中央的高密度部分与周边的低密度部分，共同形成了旋涡状外观，提示有活动性出血的存在

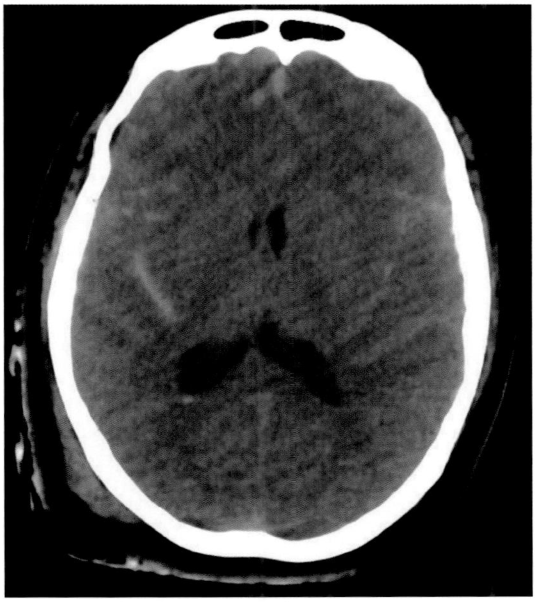

▲ 图 3–16　急性蛛网膜下腔出血和脑室出血

当在大脑沟回形成的沟窝间隙内出现高密度条形影，提示有急性蛛网膜下腔出血。右侧三角区出现的小范围高密度影，系脑室为积血所形成

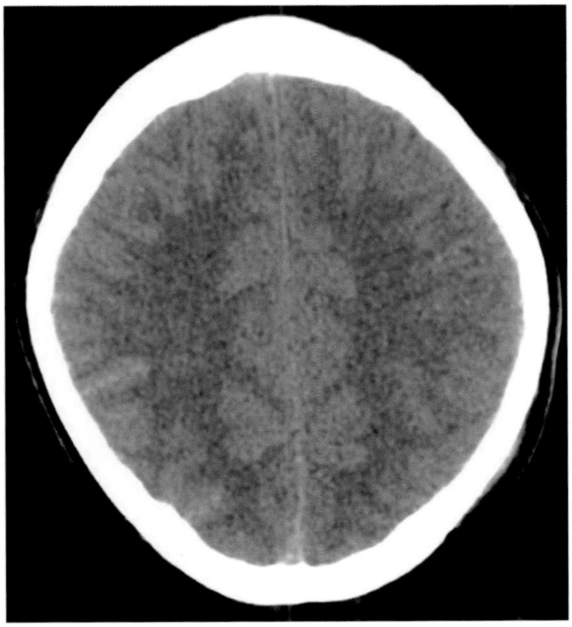

▲ 图 3–17　急性蛛网膜下腔出血

右侧大脑沟回中有高密度条形影，提示大脑沟回内有少量蛛网膜下腔出血

穹窿部和透明隔组织薄弱，是剪切性损伤的好发部位（图 3–23）。在更为严重的情况下，胼胝体可能也会受到损伤（图 3–21B）。

如果 CT 上仅表现为孤立性脑室出血而没有其他相关损伤，那么伤者就可能没有过于严重的临床表现，这种症状是由脉络膜丛血管破裂或脑室壁血管破裂出血引起的头部压力变化所致头痛改变。

（四）脑挫伤成像

脑挫伤可有出血性脑挫伤与非出血性脑挫伤之分，两者可以呈现不同的颅脑损伤影像学改变。

当颅骨穹窿部和颅底部受到外力的直接作用，就会发生脑挫伤。脑挫伤可以发生于外力直接作用的部位（冲击伤），也可以发生在外力直接作用的对侧部位（对冲伤）。脑皮质损伤往往导致脑肿胀和脑水肿，可以伴有或不伴有出血性改变。通常情况下脑挫伤多发生在脑回顶部的皮质部位，呈现基部较宽的楔形改变。典型的脑挫伤部位是在额叶前极和颞叶前极的大脑皮质，也可发生在位于颅底不规则

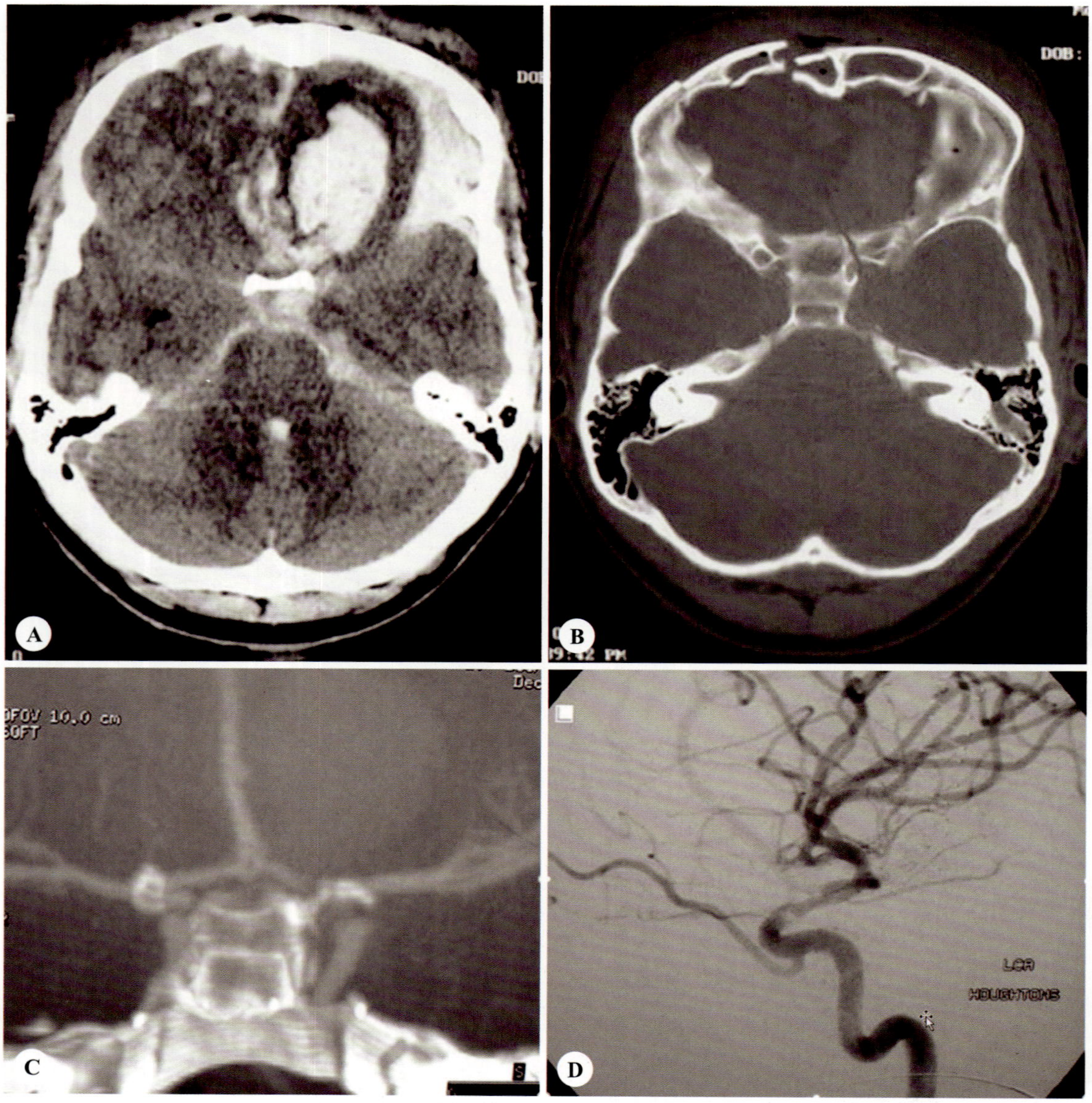

▲ 图 3–18　颅脑影像学改变

图示颅脑影像学改变。A. 脑池内存在广泛分布的蛛网膜下腔出血。位于左侧额叶下方的血肿体积较大，提示前交通动脉瘤发生破裂。B. CT 显示在蝶骨平面有广泛性颅底骨折，骨折线横穿前床突间隙基底部，向着海绵窦的方向延伸。C. CT 血管造影证实左侧海绵窦处存在颈动脉损伤，动脉向外位移。D. 左侧颈内动脉血管造影显示颈内动脉有不规则性改变，确认有外伤性动脉分离

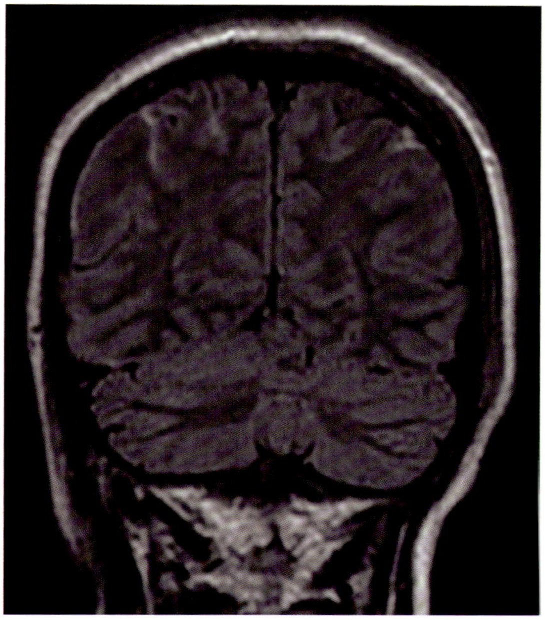

▲ **图 3-19　外伤性蛛网膜下腔出血**

在冠状面 FLAIR 图像上，右侧顶叶脑沟的高信号是蛛网膜下腔出血的影像学特征

骨质表面的额叶眶部和颞叶底部大脑皮质（图 3-24 和图 3-25）。当脑挫伤的发生部位不易被解释时，那么我们就应当对脑挫伤的起因表示怀疑了（图 3-26）。

脑挫伤发生后，在脑挫伤部位可以检见肉眼或显微镜下可见的出血灶和蛛网膜下腔血，在 CT 上脑挫伤表现为灰质区域的低密度影。当出现 Virchow-Robin 间隙时，可见呈现高密度的细线状或条纹状影像。这些影像变化在第一次扫描检查中可能并不明显，但在接下来的 24～48h 中可能会明显出现并持续发展，因为组织损伤会导致坏死和出血（图 3-27）。

MRI 在检测脑挫伤时较为敏感。皮质 T_2 和 FLAIR 高信号区域可以有或没有组织肿胀改变，而点状出血则呈低强度信号表达。梯度回波序列将出血区域检测为与 T_2 低信号相对应的低信号，由于它比自旋回波 T_2W 序列更为敏感，因此可以检测到更多的低信号区域。

（五）弥漫性外伤性轴索损伤成像

弥漫性外伤性轴索损伤（diffuse traumatic axonal injury，dTAI）是一种由脑组织旋转加速引起的剪切

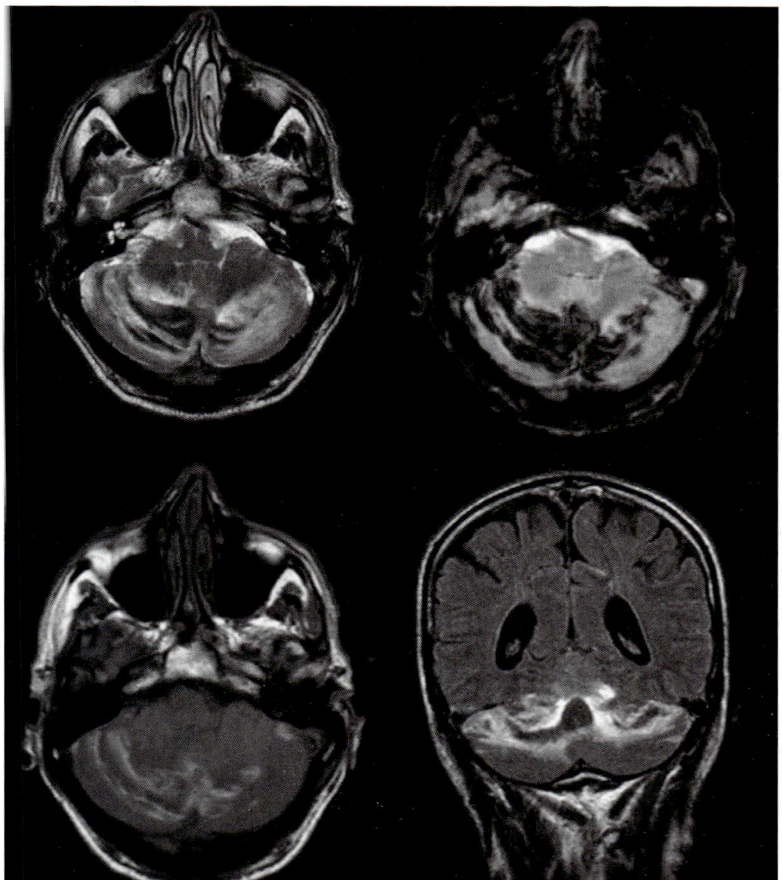

◀ **图 3-20　蛛网膜下腔出血的 MRI**

蛛网膜下腔出血的 MRI 影像学特征是在脑沟中呈现 T_2 低信号表达、T_2^* 过低信号表达、T_1 高信号表达和 FLAIR 低信号，呈条状沟回的影像学改变

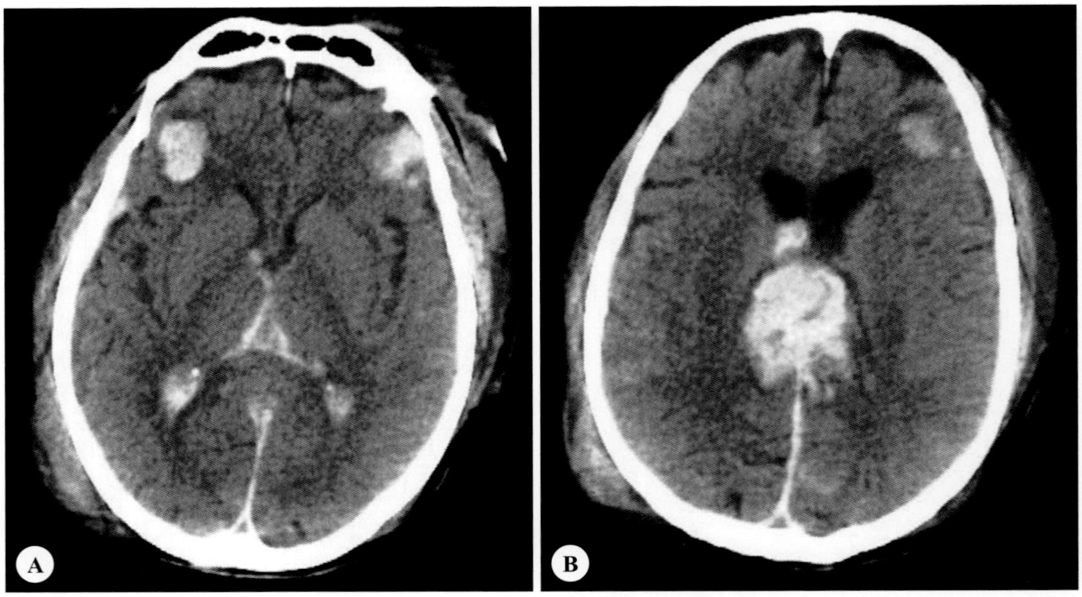

▲ 图 3-21　脑室积血

该 CT 影像显示胼胝体破裂及脑室积血，这些颅内损伤性改变由头部被踩踏所引起。A. 急性脑室积血充满于侧脑室的三角区，呈高密度改变。B. 脑中线部位的颅内血肿形成，系由胼胝体破裂所导致

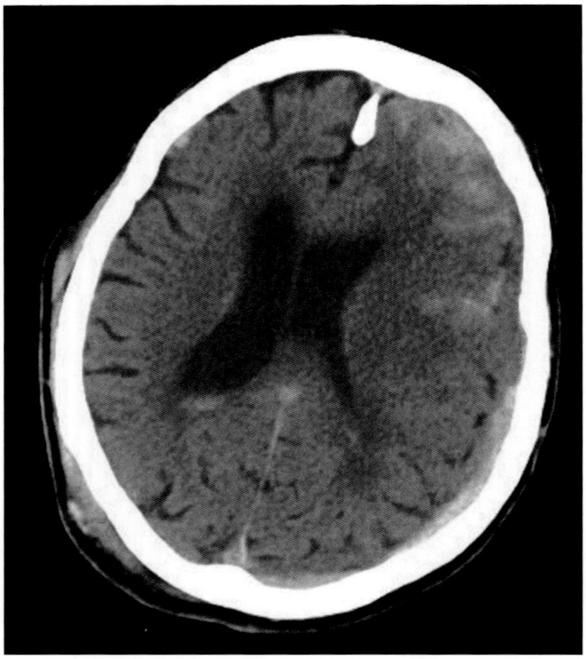

▲ 图 3-22　脑室积血

该 CT 改变显示脑室积血。图示在右侧的侧脑室内形成近水平状的平面改变，此为血液在脑脊液中发生沉积之故

应变性损伤，这是由脑组织旋转加速的速率不同导致的轴索完整性中断性损伤。应当注意的是，术语“弥漫性轴索损伤”（diffuse axonal injury，DAI）作为 dTAI 的同义词在放射医学实践中非常多用。事实上，神经病理学家们更倾向于使用 dTAI 这个术语，因为弥漫性轴索损伤作为一种病理特征，它的发生原因可能会有多种（见第 11 章）。

弥漫性外伤性轴索损伤往往较多地发生在以下部位，按其严重程度依次递增：①灰白质交界处，由于脑组织的惯性作用，在灰质 - 白质交界处的矢状面通常会受到加速度力作用（图 3-28）；②胼胝体处，因为力在冠状面加速时平面上的大脑镰限制了大脑半球的运动，而对侧大脑半球的运动则不受阻碍，因而可以导致延展性损伤（图 3-28）。

剪切应变性损伤，往往使轴索发生断裂导致神经细胞死亡。大致有 80% 的 dTAI 是非出血性的，而 20% 的 dTAI 是在损伤部位以微点状出血的形式存在、这些改变在伤后数年内仍然可在 MRI 看到。

除非在已知损伤部位有微量点状出血的存在（图 3-29），一般 CT 对 dTAI 的检测不敏感，而 MRI 在识别 dTAI 方面却要敏感得多。急性轴索断裂可以导致细胞毒性水肿并表现出限制性扩散，在扩散迹线上呈现高信号表达，在 ADC 图上呈现低信号表达（图 3-30）。标准 T_2W 和 FLAIR 序列不敏感，但可能会显示高信号的点状区域。梯度回波序列和 SWI 在检测微量出血方面非常敏感（图 3-31）。随着血肿的演变和发展，这些微量出血区域可能会随着含铁

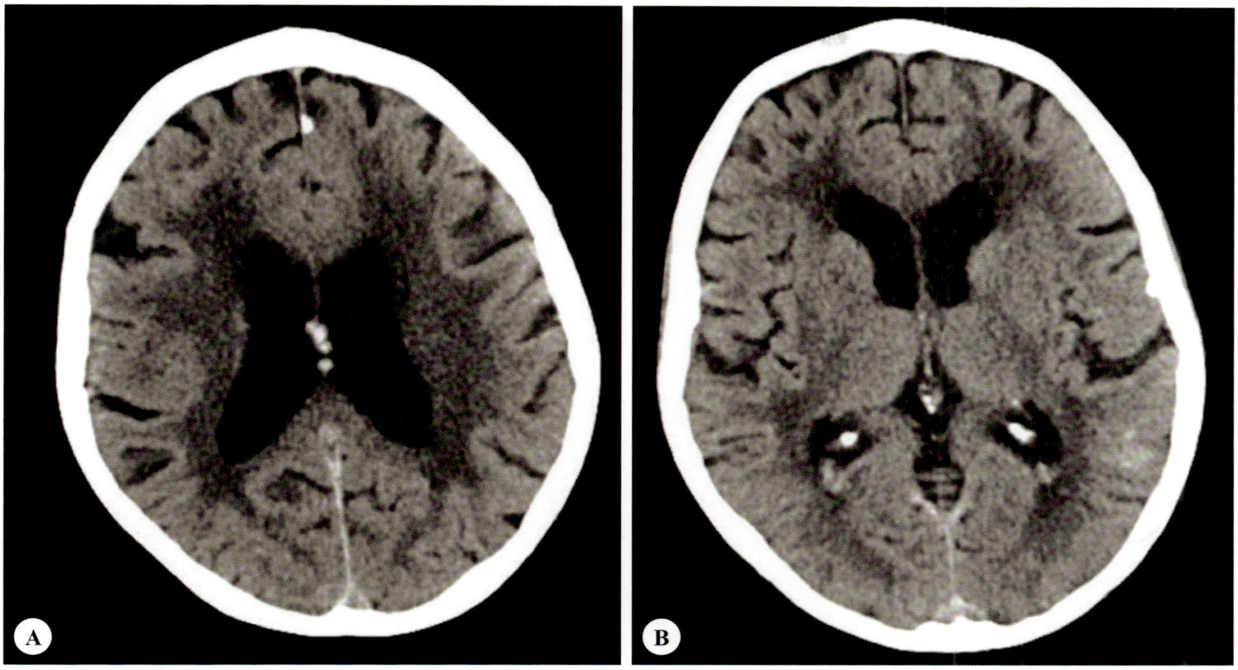

▲ 图 3-23　透明隔外伤导致脑室积血

图示透明隔外伤导致脑室积血。A. 透明隔部位有血液聚积，呈高密度影。B. 双侧的侧脑室区有少许血液聚积，呈高密度影

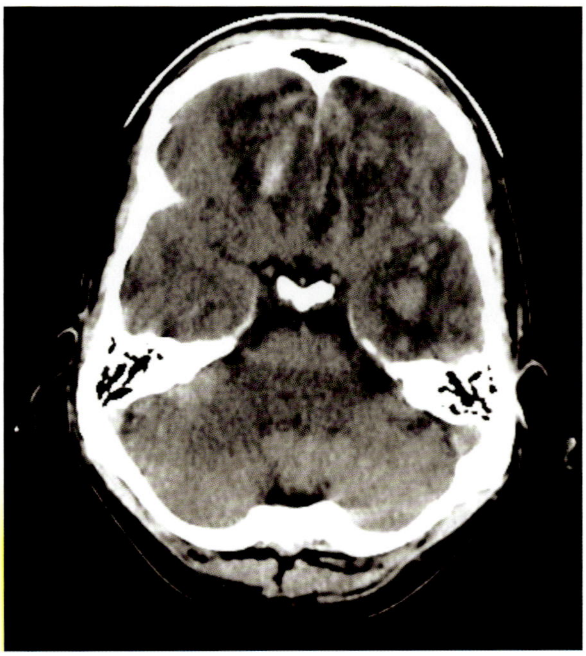

▲ 图 3-24　脑挫伤出血

双侧额叶和颞叶有局灶性的高低密度混杂区域，提示此处有斑驳状出血，这是脑挫伤出血的常见影像学改变

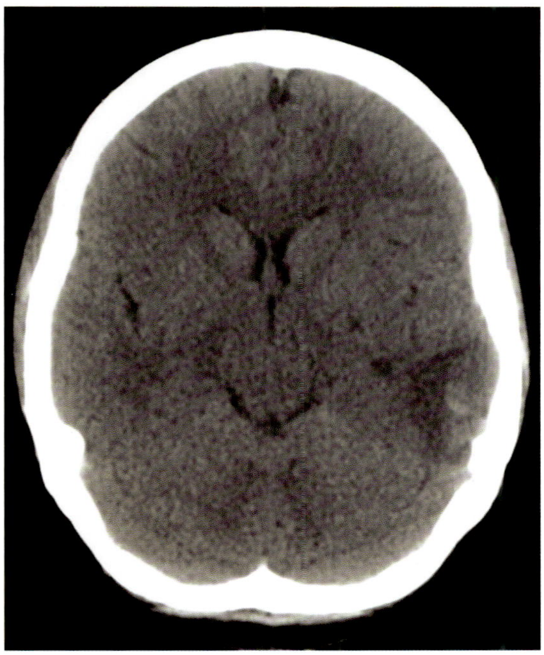

▲ 图 3-25　脑挫伤出血

左侧颞叶有贝壳状混杂密度的脑挫伤出血改变

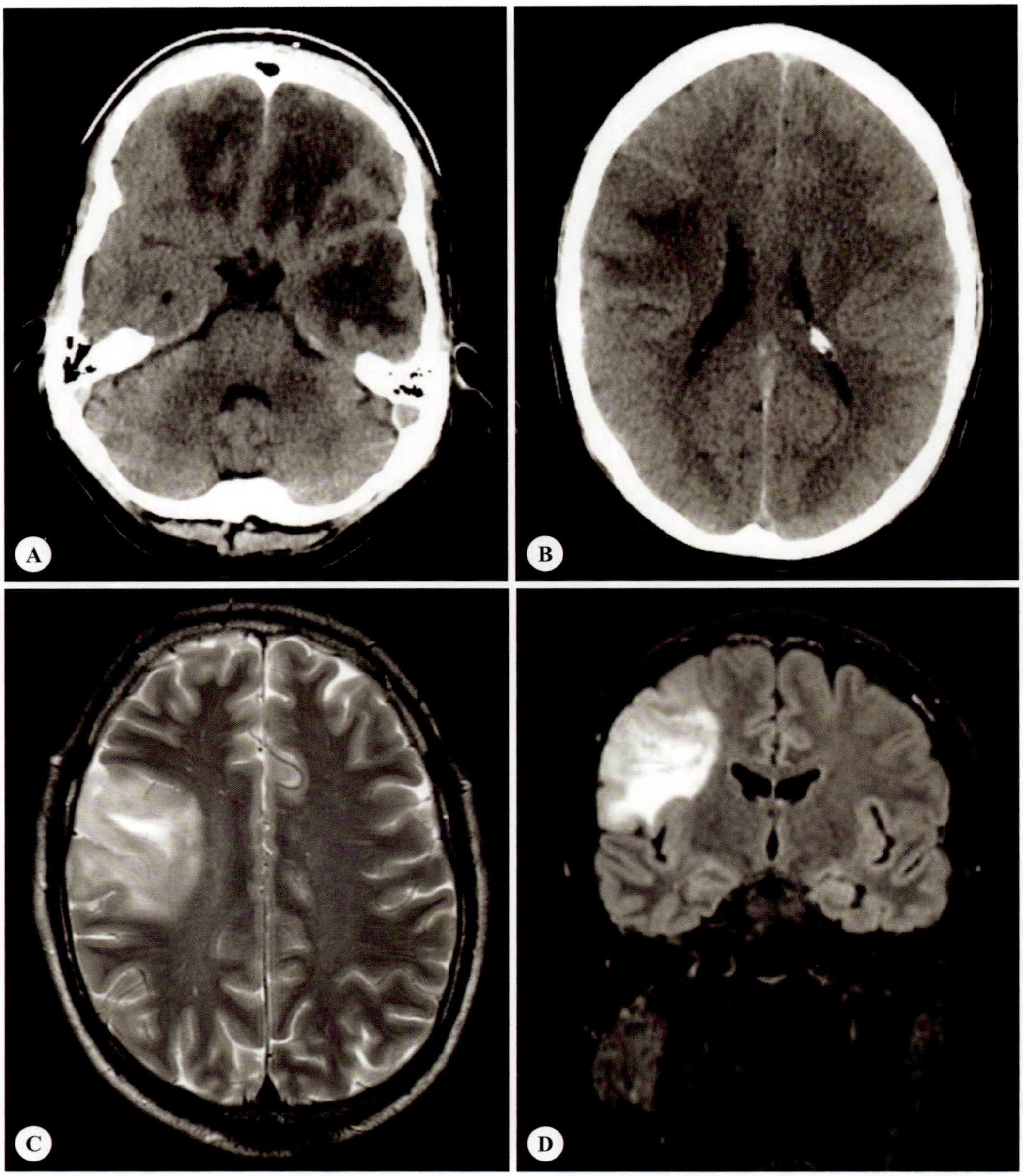

▲ 图 3–26　脑挫伤和脑肿瘤

图示脑挫伤和脑肿瘤。A. 脑挫伤位于双侧额叶和左侧颞叶的区域，为典型的脑挫伤发生部位。B. 右额叶有轮廓不清的低密度区域，系头部外伤所致脑挫伤。C. 轴位 T_2 检查证实右侧额叶有大脑胶质瘤存在。D. 冠状 FLAIR 检查证实有大脑胶质瘤存在

血黄素染色的出现而持续存在。检测这些微出血的灵敏度会随着 MR 扫描仪静态磁场强度的增加而增加，3T 扫描仪比 1.5T 扫描仪更加敏感。

六、颅脑损伤二次效应成像

（一）脑疝综合征成像

脑肿胀及颅内血肿可以导致脑疝形成，而脑疝的类型取决于脑组织位移的位置和方向。影像中双侧不对称或正常脑脊液平面消失的迹象，有助于各类脑疝的诊断。常见的脑疝综合征成像，包括大脑镰下疝、枕骨大孔疝（小脑扁桃体疝）、小脑天幕疝、小脑幕切迹上疝及颅外疝等（图 3–32 和图 3–33）。关于脑疝这部分内容，我们会在相应章节加以讨论。

（二）缺氧缺血性脑损伤成像

缺氧缺血性脑损伤的发生，与脑肿胀所致的脑灌注量减少有关，与颅脑严重创伤后心肺复苏的骤

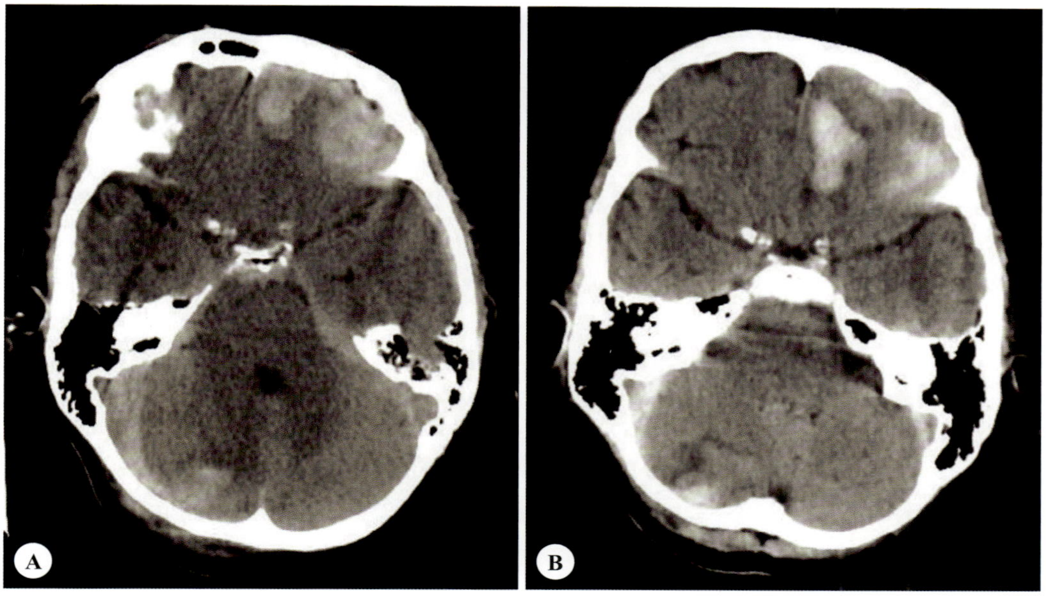

▲ 图 3–27　脑挫伤出血

A. 脑挫伤初期，CT 扫描显示左侧大脑额叶和右侧小脑有脑挫伤出血。B. 脑挫伤 7 天后，CT 扫描显示左侧大脑额叶的出血影像变得更为明显

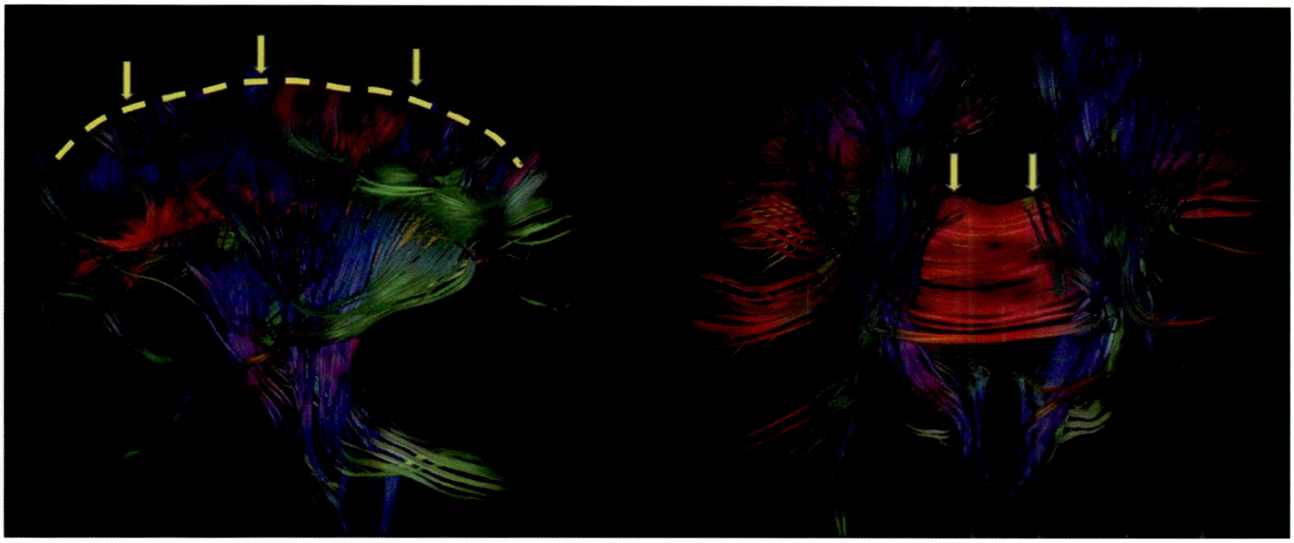

▲ 图 3–28　弥漫性外伤性轴索损伤

图示弥漫性外伤性轴索损伤，损伤由剪切力所致。弥漫性外伤性轴索损伤，往往较多发生在胼胝体和脑组织的灰白质交界处

停（如心肺复苏失败）有关。

在 CT 上，缺氧缺血性脑损伤呈现为脑组织密度弥漫性降低及脑肿胀改变（图 3–34）。由于基底神经节区的脑组织代谢较为活跃，缺氧缺血性脑损伤的早期改变可能不甚明显。随后尾状核和豆状核的密度逐渐减低，深部灰质的密度也逐渐降低。随着缺氧缺血性脑损伤时间的不断推移，整个大脑普遍呈现低密度改变。此时脑组织的灰质与白质分界消失，脑沟消失，基底脑池的脑脊液间隙空间也闭塞消失，脑室发生塌陷。在缺氧缺血性脑损伤晚期，小脑相对于大脑半球会变得致密，出现所谓的“小脑白色征”或“小脑反转征”，提示脑损伤不可逆转，预后极差。“假性蛛网膜下腔出血”改变表明大脑严重缺氧，大脑中动脉会在大脑侧裂处出现高密度改变（图 3–35）。

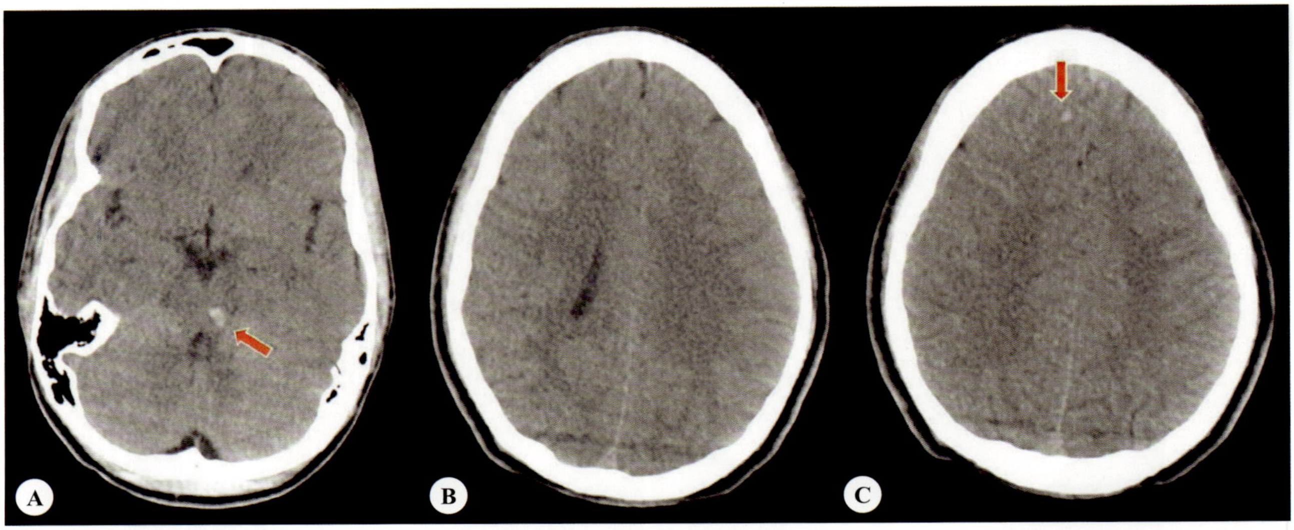

▲ 图 3-29　弥漫性外伤性轴索损伤

图示弥漫性外伤性轴索损伤的 CT 影像学改变。A 图显示中脑背外侧有微量出血灶，C 图显示额叶的灰白质交界处有微量出血灶

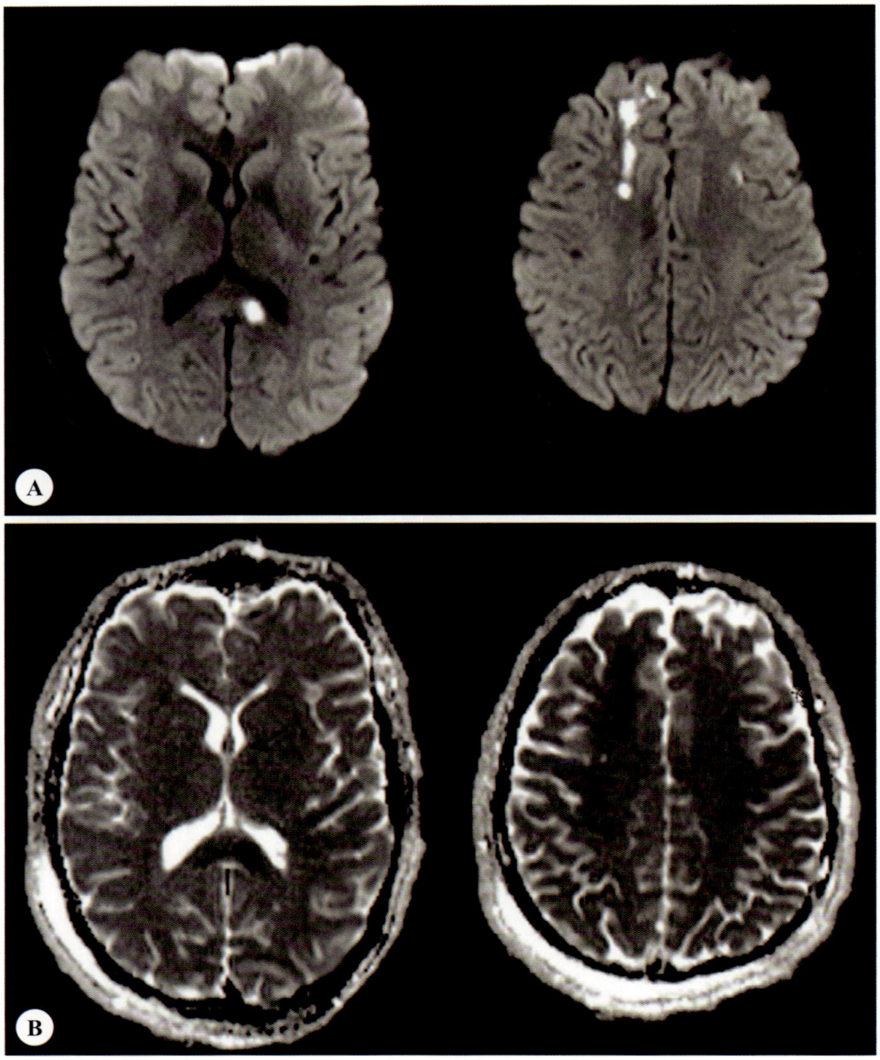

◀ 图 3-30　弥漫性外伤性轴索损伤

A. 弥漫性外伤性轴索损伤的扩散加权成像，左侧胼胝体和右侧额叶灰白质交界处显示高信号。B. 上述损伤对应的 ADC 图像，显示低信号

所谓的脑组织“分水岭梗死”，往往由脑动脉边界区域的血液灌注量不足所致。这种脑梗死通常分布于大脑前动脉和大脑中动脉的供血区，或是位于大脑中动脉和大脑后动脉的供血区，但也可能会分布于上述供血区的交界处。从影像学上看，往往会在矢状面呈现出楔形的低密度影像特征。

七、儿童非意外性头部损伤成像

在纵裂部、穹窿面及颅后窝等多处发生的脑出血，往往与 NAHI 相关（图 3–36）。伴随着缺氧缺血性脑损伤和广泛性脑水肿的产生，它们的出现往往也与 NAHI 有关（图 3–37 和图 3–38）。低衰减的硬膜下出血在 NAHI 中更为常见，这可以反映出有外伤

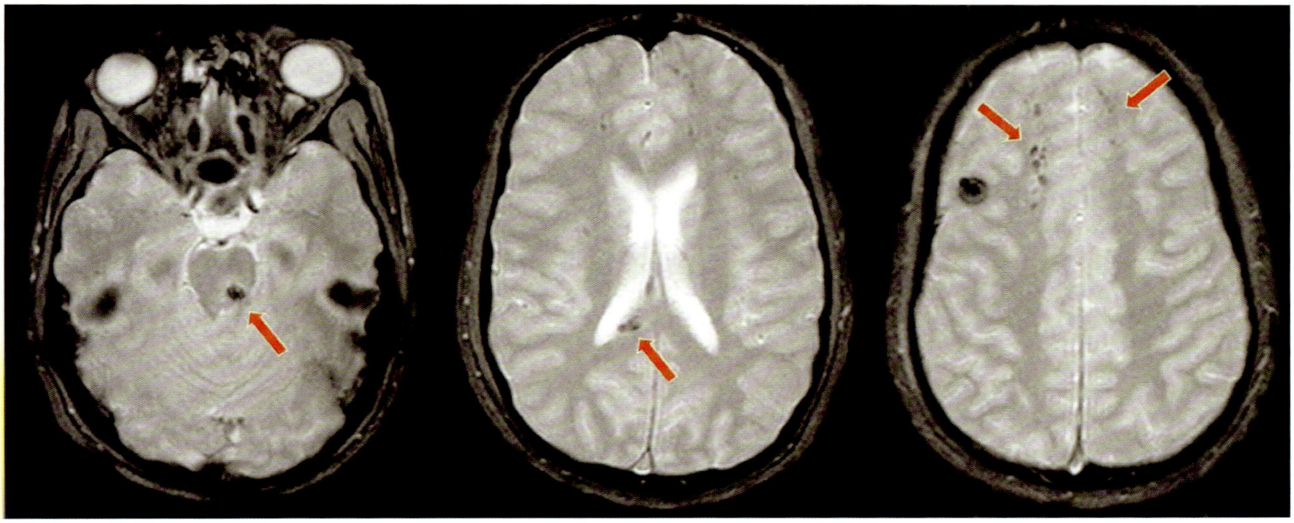

▲ 图 3–31 弥漫性外伤性轴索损伤

图示弥漫性外伤性轴索损伤的梯度回波序列成像（T_2^* 成像）。在中脑左背外侧、右侧胼胝体及双侧额叶脑回的灰白质交界处，均可见点状微出血灶

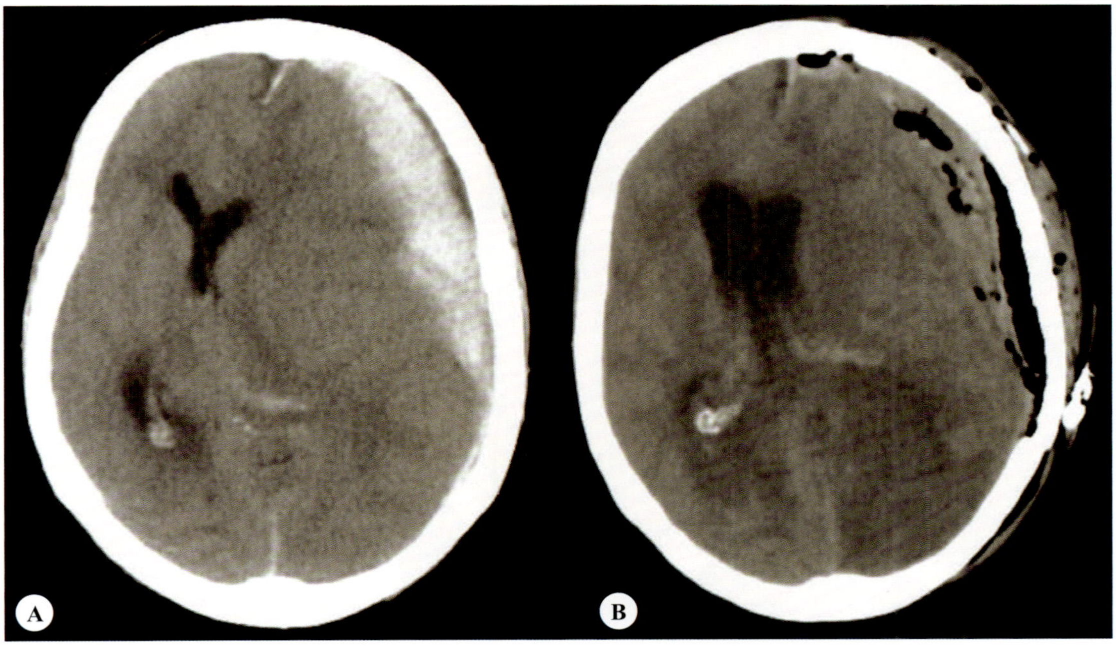

▲ 图 3–32 左侧硬脑膜下血肿导致脑疝形成和脑组织梗死

在硬脑膜下血肿导致脑疝形成的同时，可见脑中线明显偏移（A）。由于脑疝压迫同侧大脑后动脉，导致顶枕叶内侧区域的脑组织发生梗死，出现脑组织密度减低及灰质与白质分界不清的影像学改变（B）

性硬膜下水瘤的存在，而后者并不是慢性硬膜下出血的组成部分。

SDH 最常见的位置是大脑穹窿面。发生在大脑纵裂和颅后窝 / 颅中窝的 SDH，只有在严重创伤（如道路交通事故）和凝血功能障碍时才会出现。

小儿硬脊膜下腔出血，往往与非意外性损伤的发生密切相关。这里的非意外性损伤，指的是在无直接脊髓损伤的情况下所发生的硬脊膜下腔出血。在约 50% 的非意外头部损伤中，可以出现这种情况（图 3–39）。小儿硬脊膜下腔出血的发生十分少见，它的发生与一种非常特殊的损伤机制有关。颅内硬膜下出血可以延展至硬脊膜下腔出血，这就解释了为什么可以在没有直接脊柱创伤的情况下发生了硬脊膜下腔出血。

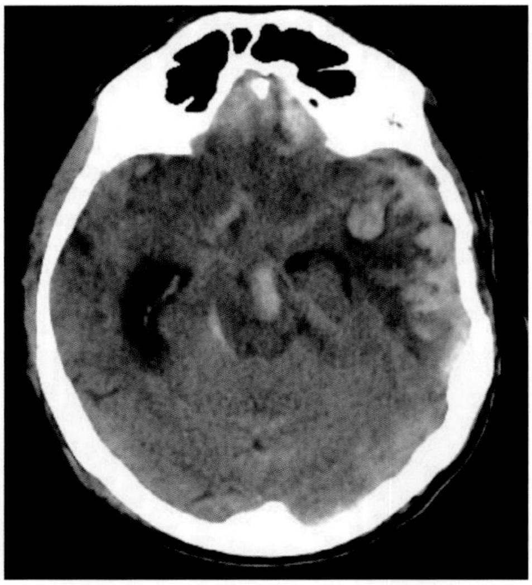

▲ **图 3–33　脑疝形成**

脑干急性出血所引起的显著占位性压迫效应，导致脑疝形成

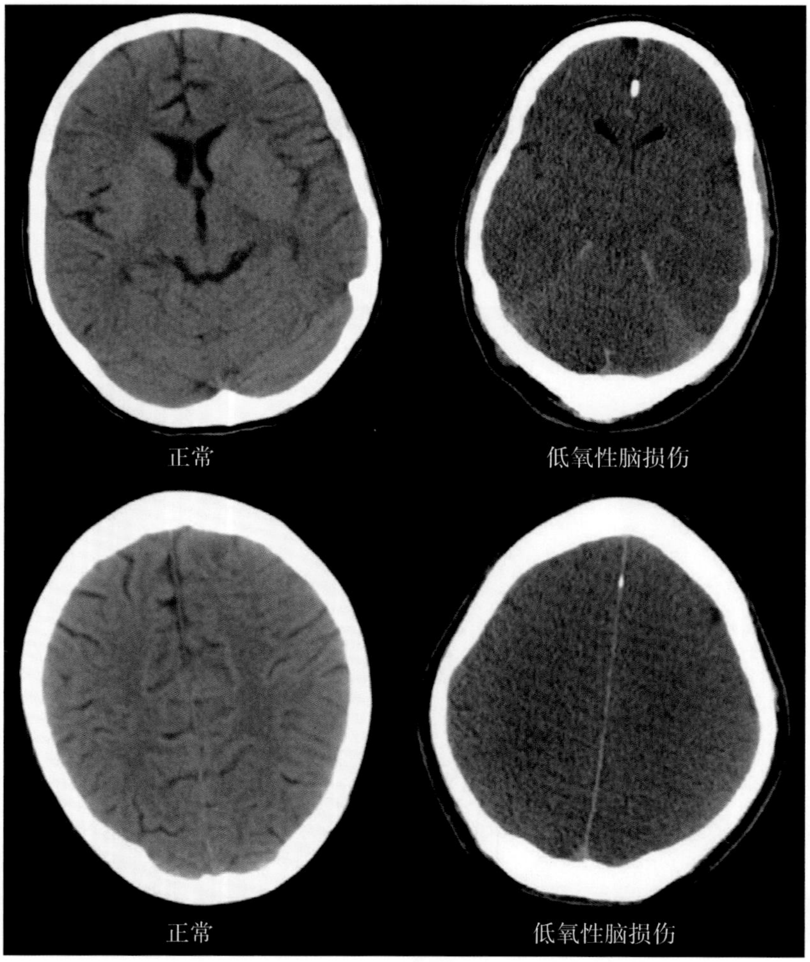

◀ **图 3–34　低氧性脑损伤**

图示低氧性脑损伤与正常脑组织的影像学对比。当发生低氧性脑损伤时，脑沟回大面积消失，脑灰质与脑白质界限不清，侧脑室和第三脑室塌陷消失

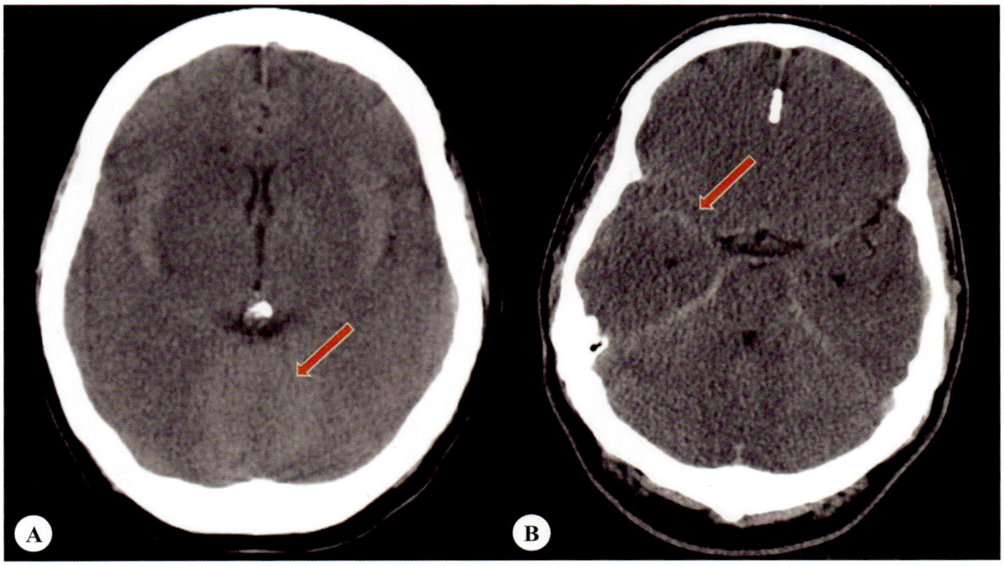

▲ 图 3-35　缺氧缺血性脑损伤晚期

在缺氧缺血性脑损伤的晚期，可出现相应的影像学改变。“小脑白色征”提示小脑的缺氧缺血性脑损伤严重，而“假性蛛网膜下腔出血征”则提示大脑的缺氧缺血性脑损伤严重。A 图显示小脑组织密度增加（即“小脑白色征”），B 图显示类似于蛛网膜下出血的影像学改变（即“假性蛛网膜下腔出血征”）

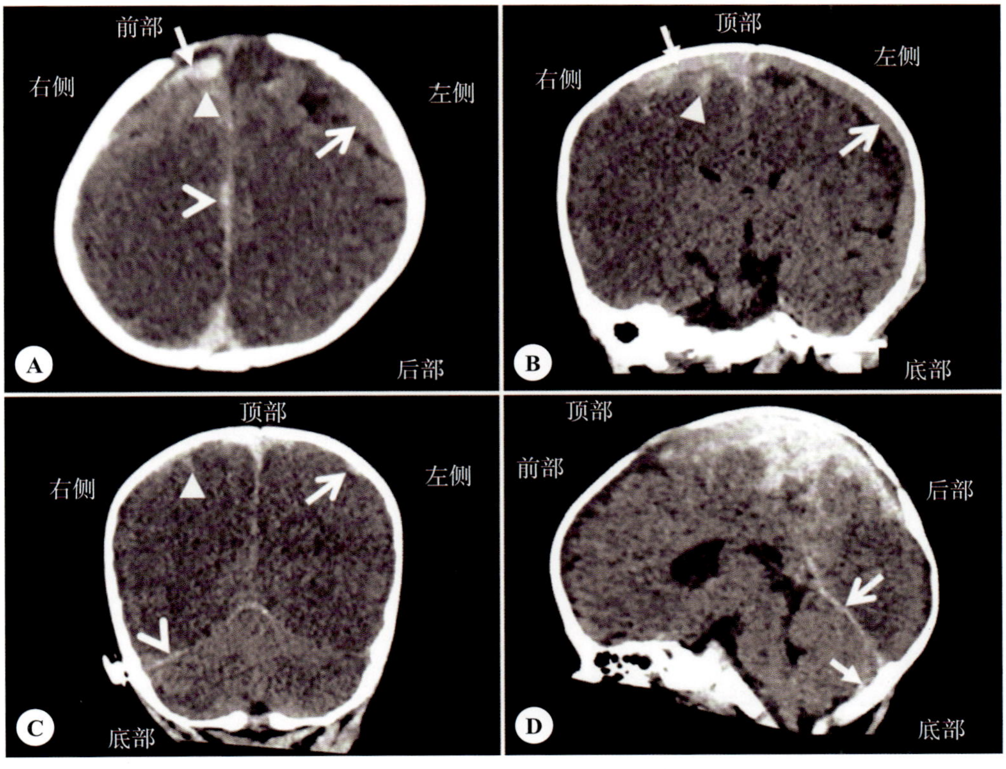

▲ 图 3-36　婴儿脑部外伤性改变

图示一名 5 月龄婴儿的 CT 扫描图像，因其突然倒地导致脑部外伤性改变。A. 在右侧和左侧的脑部额叶之外覆盖着硬膜外出血（⬅和←）以及硬膜下出血（<）。此外，还可见蛛网膜下腔出血（▲）。B. 显示位置更靠后的上述出血改变影像。C. 显示右侧蛛网膜下腔出血（▲）和左侧硬膜下出血（←），该图还显示右侧中脑出血（<）。D. 显示中脑出血（←）以及脑干上部出血（⬅）（图片由 Professor S Stivaros 提供）

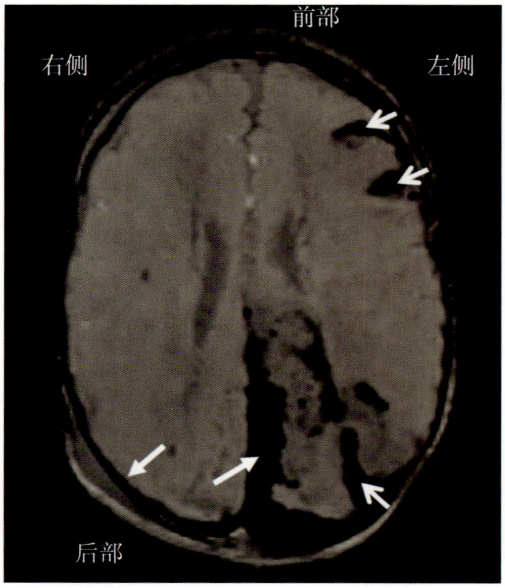

▲ 图 3-37　婴儿颅内出血

图示一名 3 月龄婴儿的 MRI 影像，显示颅内出血。图中的血液呈黑色影像，主要位于右枕叶上方所对应的硬膜下腔中（⬅）。此外，图像还显示出多发性出血延伸到大脑实质中的影像学改变（←，见第 15 章）（图片由 Professor S Stivaros 提供）

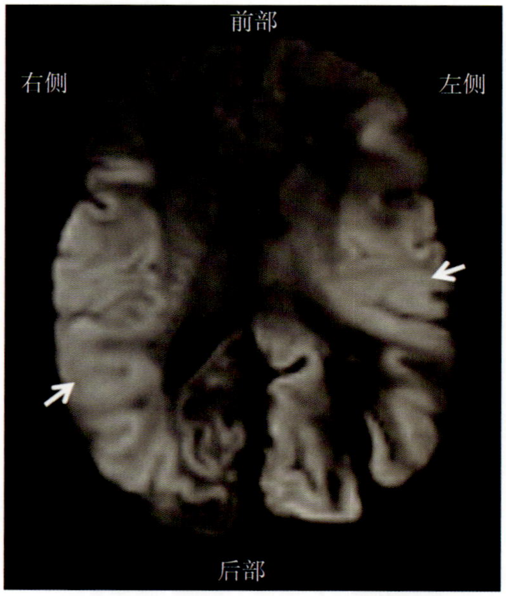

▲ 图 3-38　婴儿广泛性缺氧缺血性脑损伤

前图婴儿的脑部扩散加权成像，显示广泛的缺氧缺血性脑损伤改变。脑损伤涉及左右两侧的大脑组织（箭），损伤部位呈现出明亮的影像改变（图片由 Professor S Stivaros 提供）

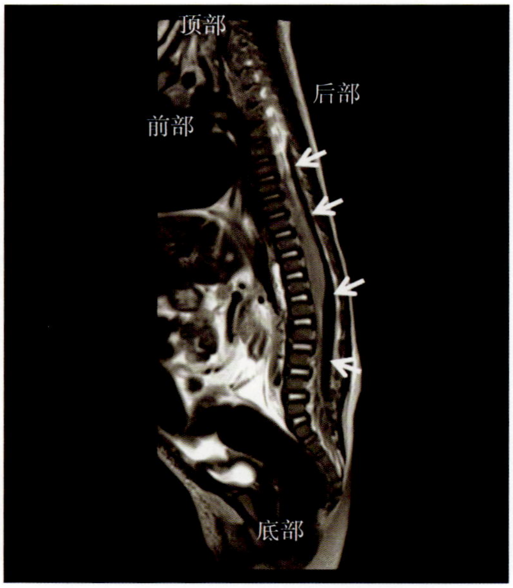

▲ 图 3-39　婴儿胸腰椎硬脊膜下腔出血

图 3-37 和图 3-38 显示的这名婴儿，其脊柱矢状 T_2 加权图像提示该婴儿腰椎后部的硬脊膜下腔有广泛性出血（箭）（图片由 Professor S Stivaros 提供）

结论

横断面成像技术对于颅脑损伤的诊断至关重要，并且 CT 和 MRI 这两项扫描成像技术具有取长补短的作用。在颅脑外伤的急性期，CT 成像是颅脑损伤早期诊断的最佳方式，因为它可以识别急性出血、脑肿胀、异常脑移位、颅骨穹窿部和颅骨底部的骨损伤。基于人体自然组织的对比分辨率，使得 MRI 具有更好的组织分辨优势。MRI 是 CT 无法替代的检查手段，适合对 dTAI 等和具有延迟并发症的伤者进行检查。

原发性颅脑损伤的生物力学机制

Biomechanics of primary traumatic head injury

第4章

Michael Jones 著

确定颅脑外伤的形成是由意外因素还是由非意外因素所造成，这是法医学调查中的一个基本问题。通常来说，法医从业者只能从第三方来获得对事件因果关系的简单描述，通过建立一个对事件本身及其因果关系的进一步理解，从而对“颅脑外伤是由意外因素造成或是由非意外因素造成”这一问题加以判断。当前人们对医学专业的理解，主要通过专业培训和实践经验从而获得医学知识，当然也还需要补充一些科学证据及对医学专业领域（如病理学、放射学和基于人群的流行病学等）的专业知识学习，以期获得对事物更深层次的理解。

一、颅脑损伤的变量因素

（一）颅脑损伤的生物力学机制研究

头部或中枢神经系统会受到不同机制的机械力作用，从而造成伤害。如果仅从实践经验和流行病学的角度来对致伤原因加以理解，这将会是一项极大的挑战，因为还有很多生物力学的变量因素也需要在成伤机制中加以考虑。如果按照接触性头部损伤来看，这些生物力学变量因素就包括作用力大小、力作用持续时间和外力作用部位等。如果是按非接触性头部损伤来看，这些生物力学变量因素就得考虑力作用的人体部位和力量传导方式，以及在力量打击时被击打物的表面性状如何，它对机械力作用会有何等的反应。

作用力通过产生形变和（或）产生加速或减速作用，从而对机体造成损害。这些机体损害，可由外力的压缩作用（材料挤兑）、张力作用（材料拉开）或者剪切作用（材料滑动）所形成。值得注意的是，一个外力在产生力作用的过程中（通常在毫秒也就是千分之几秒的持续时间内）所产生的形变、加速、压缩、拉伸和剪切这几个作用机制，一般会在受力作用的同时或者随后不久发挥作用。

自 20 世纪 30 年代以来，一些生物力学的工程师们（尤其是那些汽车和航空航天安全研究领域的工程师们），就一直对创伤性负荷与损伤之间的因果关系加以研究，他们同时也试图解决法庭调查中所需要解决的生物力学变量问题。正因如此，这就使他们具备了法医鉴定所需的损伤机制研究的独特技能、方法和认知。回顾性生物力学工程分析研究，可以通过提供描述性或推断性致伤事件的因果关系研究开始，从而帮助法医学家们开展调查。也就是说，通过事故发生中的生物力学负载环境及量化物理载荷环境的描述，可以帮助解决实际问题。在可能的情况下，我们还要将之与损伤耐受性和（或）流行病学数据进行比较，从而对伤害产生的可能性加以评估。

（二）生物力学负载环境特征研究

鉴于头部损伤生物力学机制研究中所涉及的力作用速度、力作用位置、力作用角度和力作用材料等诸多因素较为广泛，如果把人体受伤的每个单一因素都加以预测或考虑，这显然是不切实际的。具体到人体的头部来说，一个根本的原因就是当头部遭受到力的打击或者是当头部撞击到某个物体上时，那么就可能会产生多种不同的运动方式。也正是由于这些复杂多样的潜在性机体反应，导致每个伤害事件都具有其独有的特性。

生物力学负载环境的一般特征，可以帮助我们对损伤机制进行更贴近实际的研究。这里提供了一个简单的示意图，用以揭示生物力学工程师在阐述机械负荷与头部损伤之间的关系研究时所采用的思维模式（图 4–1）。

（三）机械力负载环境特征研究

头部损伤可以由接触性力作用和非接触性力作

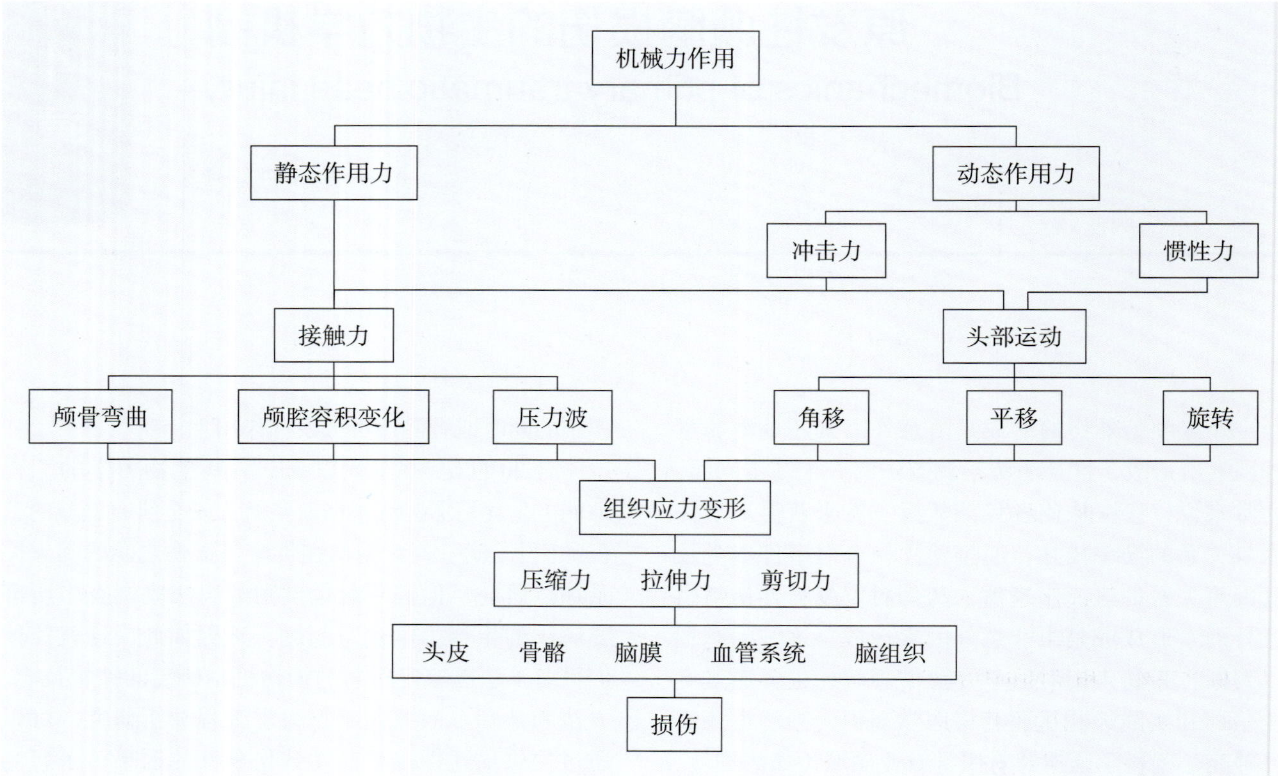

▲ 图 4-1 外力作用与路脑损伤

图示作用于头部的机械力、机体组织反应和机械性损伤之间的关系

用（即惯性负载）所产生，这些运动负载可以使头部处于一种运动的状态。当头部被某个物体打击时或者是头部撞击于某个物体表面，那么，接触力和惯性力就都会在力量冲击的那个瞬间产生出来。只有在没有头部接触的情况下，才会发生惯性载荷。

若要对头部损伤生物力学的共同特征进行评估，可以通过定义引起头部反应的条件和理解这些外部条件来加以实现。头部损伤的产生，与头部组织所受到的超出其结构 / 功能极限的压力和应变力有关。当头部组织受到的压力和应变力超出了结构和功能的极限，颅脑损伤就产生了。

压强是指材料表面每单位面积上所施加的外力（压强，P=F/A，每单位面积上所施加的力，用 N/m^2 表示）。应力被定义为材料在施加应力作用下的单位长度的变形（应力，S=F/A，材料在每单位面积上的力，用 N/m^2 表示）（图 4-2）。应变是一个无量纲单位，因为它是长度变化与原始长度的比值（$\Delta L/L$）。如果物质材料处于一种未加载的状态，那么其应变为 0。如果物质材料被拉伸到其原始长度的 100%，则应变为 1；如果物质材料被拉伸到其原始长度的 50%，则应变为 0.5。

头部的接触式力量作用形式，包括挤压作用和冲击作用。挤压作用（静态或准静态作用），指的是当头部在相对较长的时间段（超过 200ms）所受到的外力作用。当头部在相对较短的时间内（持续时间小于 50ms）被撞击在固定物体上或是头部被一个移动的物体所撞击，就会发生冲击载荷。

非接触式头部力量作用的形式（惯性载荷），是指在相对较长的时间内施加于除头部以外身体其他部分的力，这种力由在相对较长时间内施加到除头部以外的身体部分的力所产生。由这种机制产生的力量可以通过一个连杆设置（如颈部关节）而传递到头部，形成“鞭击”或“摇晃”样的损伤改变。

（四）颅骨挤压作用的生物学特征研究

实验证明，颅骨在任何方向都能承受相当大的压力而不发生骨折。颅骨直径在一个方向上的减小，是通过在另一个方向上的直径增加来实现的。挤压作用会导致头部形状产生显著的变化（图 4-3），并且通常伴有颅骨骨折的产生，特别是伴有颅底骨折和脑神经损伤。这是容易产生颅底骨折的原因，是

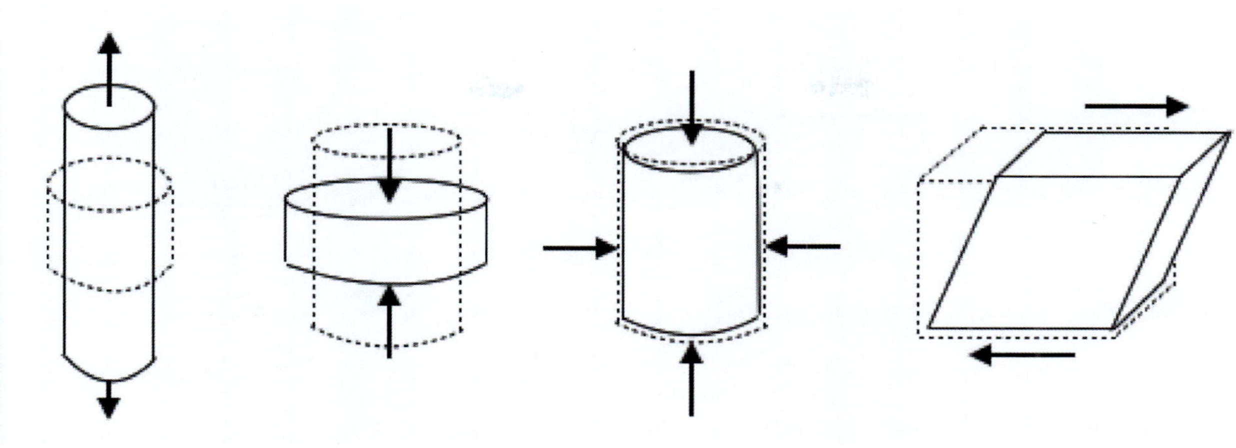

▲ 图 4-2　头部损伤形成示意

应变力受长度（受拉伸应力影响）、体积（受体积应力影响）或几何形状（受剪切应力影响）的分值变化影响

因为颅底的骨质远比颅顶部的骨质更厚，并且颅底骨的弹性也相对较差。

与挤压作用相关的创伤性脑损伤（traumatic brain injury，TBI），与力的作用有相当大的关系。与挤压作用相关的创伤性脑损伤并不十分多见，但当其确实发生时它所产生的后果，通常是继发性的局部颅骨骨折。颅骨挤压作用很少与运动相关，这主要是因为大脑不可压缩，同时脑组织和致伤物之间具有一个较高的体积模量。在头骨和脑组织之间，外部压强（即每单位面积上的作用力）会产生一个内部应力（即每单位面积上的应力）和应变（长度变化 / 原始长度）。

婴儿的颅骨挤压作用通常与双侧颅骨骨折有关，骨折发生的位置往往就位于力作用的部位，其损伤机制由图 4-3B 实箭所表示。一项已经发表的系列损伤案例研究，证实了婴儿双侧颅骨对称性骨折的发生与其头部受到两个坚固物体的挤压有关（Hiss 和 Kahana，1995）。颅骨的单次受力作用，通常不被视为是双侧颅骨骨折的原因，这时人们往往会怀疑其产生的原因可能是因为颅骨受到挤压作用，或是颅骨被多次打击。有一个目击案例提到，一个婴儿在从高 60～90cm 的混凝土台阶上意外跌落，由于其头部的脑中线位置受到力的撞击作用，最终导致双侧颅顶骨发生了对称性线性骨折（Arnholz 等，1998）。

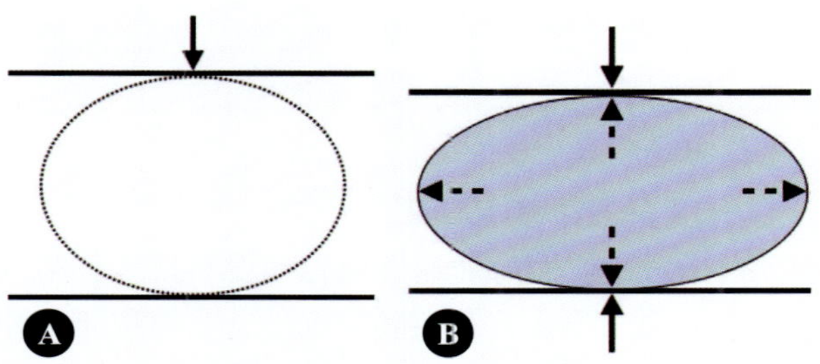

▲ 图 4-3　头部外力作用示意

A. 外力作用之前；B. 外力作用之后。实线表示外部有外力的作用，虚线表示内部有张力的分布

动态的力作用机制非常常见。动态力作用机制可以是垂直于头部的平动直线作用，也可以是斜向或切线于头部的旋转或角力作用；可以从垂直于头部施加的力平移（直线），也可以是由于倾斜（切向）力而导致的旋转作用，或者由于直接平移力通过传递运动而产生角度，在颈部围绕固定点或通过颈部作用于躯干而产生惯性作用（如“鞭打”）（图 4-4）。

在头部受到打击的过程中，无论是线性作用还是角向作用，作用力都是一个重要的因素。包括脑颅骨、面骨骼、头面部软组织和大脑组织等各结构在内的头颅部都会形成一个质心，这与单独的大脑质心有所不同。在头部施加的任何外力，都会在头颅的各个部位之间产生不同的运动。当头部受到冲击力的作用时，颈椎与脑干之间会形成不同的固定点和成角点，因为任何的外力都会在两者之间产生不同的运动。简单地说，在头颅受到打击的过程中，我们不能简单地将头部和大脑的运动描述为一个单纯的线性运动、单纯的旋转运动或单纯的成角运动。一般来说，几种运动形式总是会共同存在，当然也可能是其中一种运动形式占据主导地位。

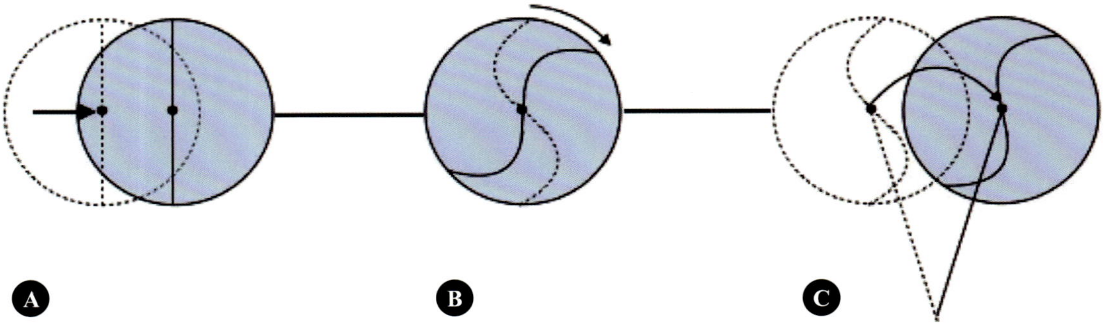

▲ 图 4-4　动态的力作用方式

平移（A）、旋转（B）和角度（C）导致产生头部加速度的示意

二、头部受到撞击时的力作用机制研究

在头部受到撞击的过程中会产生一系列不同的变量，这些变量可能与头部的受伤风险有关。可以帮助法医学家们进行相关调查的变量，包括加速度、动能、作用力、应力（每单位面积的力）和应变（长度变化与变形）。

（一）加速度或减速度

力作用所产生的加速度或减速度，使人体或物体发生运动或静止。在实际情况中，它取决于力作用之前的速度、被打击物体的机械力特征和材料特质、物体产生静止所需要的时间，以及力作用所需要接触的区域。关于这一点，可以通过将头部坠落在柔软、可变形、能量易于被吸收的物体表面（如床垫）或者是将头部撞击在坚硬、不变形、能量不易吸收的表面（如混凝土）的这两个例子来加以说明。

头部坠落到床垫上比起头部坠落到坚硬的物体表面所需的静止时间相对较长，因此产生的速率变化（加速度）也会较低。动能（质量、速度的平方乘积）会在头部大范围耗散并在床垫结构发生形变，动能也会在撞击头部所致相对较小变形的过程中被吸收。然而，当头部通过相同的距离落到混凝土上，就会在相对较短的时间内发生静止，从而产生很快的加速度。能量在头部的集中区域得到消散，并通过产生头部结构变形而被吸收，因为混凝土的结构变形可以忽略不计。

（二）头部损伤的易感性和损伤风险

加速度和时间之间的关系，已经被证明是预测头部损伤阈值的最有效指标。虽然线性加速度、旋转加速度和成角加速度都会导致头部的击打和损伤（图 4-4），但在损伤研究中我们发现，线性加速度和角加速度的分量常常是孤立存在的，因为它们之间的相互关系相当复杂。至关重要的是，我们可以对局部脑应变反应的线性加速度和角加速度的运动变量进行量化，以便了解两者在整个颅脑损伤中所起的作用。

人们通过实验，对加速度产生、加速度所需时间和头部损伤之间的关系有了进一步的了解。对于这种关系的深入理解，主要是通过对人体志愿者、尸体和实验动物受到加速度作用产生损伤、耐受性和成伤方式加以评估。我们发现，人们所观察到的损伤与加速度相关，就运动变量而言头部损伤阈值已经被开发出来。韦恩州立大学（Wayne State University）的研究人员对成人志愿者进行了雪橇撞击人体试验和尸体跌落测试。人们建立了单点线性加速度、损伤时间和损伤严重程度之间的关系，证明了头部受伤的严重程度取决于头部加速度的大小和持续时间，证明了建立因果关系的复杂性，这对头部损伤的理解具有深远的意义（Gurdjian 等，1966）。

例如，100g 的冲击力（加速度以重力加速度表示 =9.81m/s^2）持续 6ms，其结果与 200g 的冲击力持续 3ms 的损伤风险相当。与此同时，75g 的冲击力持续 10ms 提示有生命危险，而 150g 的冲击力持续 3ms 被认为是可以耐受的。尽管在现实生活中作用于头部的加速度在头部被撞击的持续时间内会有一定的上升或者下降（不是在任何给定的持续时间内所产生的单一峰值），但这项研究在定义头部撞击耐受水平和制订损伤标准等方面是具有一定价值的。该研究结果，可以用于预估不同程度的头部受伤风险（Gurdjian 等，1966）。

在由韦恩州立大学和其他研究机构所建立的“加速时间关系”的实际研究和应用中，需要开发一种能够提供标准化方法的数学表达式，从而使人们能够通过外部数据来对头部损伤的严重程度加以预估。在法医学领域，生物力学工程师们应用峰值 g 和头部受伤标准（head injury criterion，HIC）来建立头部损伤的因果关系。然而，峰值 g 方法的应用存在一定的问题，因为它在某种程度上对时间的相应影响并不敏感。这个时间段应该是一个被考量的因素，这可以通过参考早期的那些减轻机动车辆乘员及头部碰撞受伤风险的事实来加以说明。从历史上看，汽车碰撞中最常见的致命性头部损伤是急性硬脑膜下血肿（acute subdural haematoma，ASDH），它的产生主要是由于车内人员与未加衬垫的钢制车辆仪表板接触产生了较大的头部加速度。为了降低该类加速度，人们对车辆仪表板进行了填充，使得在峰值加速度和 ASDH 发生率降低的同时，让车内人员的死亡率大致保持在一个相对恒定的水平。

在上述研究中，头部受到外力作用并未发生 ASDH，而是发生了弥漫性轴索损伤。在增加车辆仪表板内部衬垫的同时不仅降低了加速度，还增加了外力作用的持续时间。人体头部并没有发生局部变形，也没有在颅骨结构中传递纵波，而是将冲击能量转化为在脑组织中传播的横波。ASDH 与高能冲击加速度和短冲击持续时间和 DAI 的发生有关，与较低的冲击加速度有关（尽管仍高于 DAI 的阈值），也和较长的冲击持续时间有关。上述情况说明除了峰值载荷之外，阈值水平的作用力与暴露时间对损伤的评估至关重要。

为了协助韦恩州的数据应用（Gurdjian 等，1966），人们开发了 HIC 来测量线性加速度 – 时间曲线的损伤区域，而无须考虑波形的形状。有关 HIC 值如下式所示。

$$\mathrm{HIC}=\left[(t_2-t_1)\left[\frac{1}{(t_2-t_1)}\int_{t_1}^{t_2}a\mathrm{d}t\right]^{2.5}\right]_{\mathrm{MAX}}$$

人们对成人尸体进行了更加深入的系列实验研究。他们将颅骨骨折和脑损伤的数据加以整理，并将其与相应的 HIC 值进行比较，开发出了特定的受伤风险曲线。该曲线最初运用于汽车碰撞的安全测试，现在也被用于其他的应用程序，包括体育竞技和现场取证等各个方面。

在车辆的碰撞测试中，车辆与障碍物之间相互产生一定的作用。碰撞测试的假人头 HIC 值为 1000（这与 16%～18% 的致命性头部损伤风险相关），这被认为是实验通过或是实验失败的阈值。关于避免头部损伤的 HIC 安全阈值，在 3 岁儿童、6 岁儿童、小体型女性、中体型男性和大体型男性中，分别为 570、723、779、700 和 670（Klinich 等，2002）。儿童假人的 HIC 值较低（仅为 800），而分别对应于 6 月龄、12 月龄和 18 月龄的婴儿，他们的假人 HIC 值分别为 377、390 和 440（Mertz 等，1997）。这些数值对于法医学相关调查来说，是非常重要的。

三、作用力撞击引起的头部损伤机制研究

头部撞击可以产生显著的惯性加速度和平移加速度（直线平移或角性旋转）。运动力学对于伤害风险的产生，具有一个显著的影响。

（一）平移运动所致的头部损伤研究

线性平移加速度的产生，可能会导致颅骨和（或）脑组织的局部损伤（图 4–5），这是由于压力和拉力都会导致颅骨和脑组织的局部变形，如产生应变性改变即长度的变化。漫反射效应相对少见，除非当线性加速度很快。

当颅骨受到局部撞击时会产生一个瞬间的变形，撞击点下方的骨质区域会发生一个向内的弯曲。由于大脑是不可压缩的，从而会在颅骨的其他区域产生一个代偿性隆起，这样一个应力就形成了（图 4–6）。

由于颅骨对压力的耐受性大于拉力，故而当拉力超过其弹性阈值时，颅骨就会在断裂之前进入到一个塑性阶段（即非弹性阶段），使得颅骨内板在颅骨凹陷处发生断裂，颅骨外板则在颅骨变形区的边缘处发生断裂。

在如图 4–7 所示的颅骨撞击过程中，无论撞击的位置如何，一个通常为圆形、椭圆形或星形的颅骨内弯曲区域都会形成，并且与撞击点有一定的关系。在颅骨急剧弯曲的区域，其内弯曲的程度远不如弯曲程度较低的区域那么大（图 4–7）。颅骨的外曲变形有时也可以发生在距离打击点较远的地方，偶尔也会产生于与打击点大致呈对角线的位置（Gurdjian 等，1950）。

（二）颅骨发生骨折的耐受性研究

当今许多科学研究内容，都集中于人类颅骨骨折的耐受性方面。颅骨骨折耐受性和颅骨骨折的“因

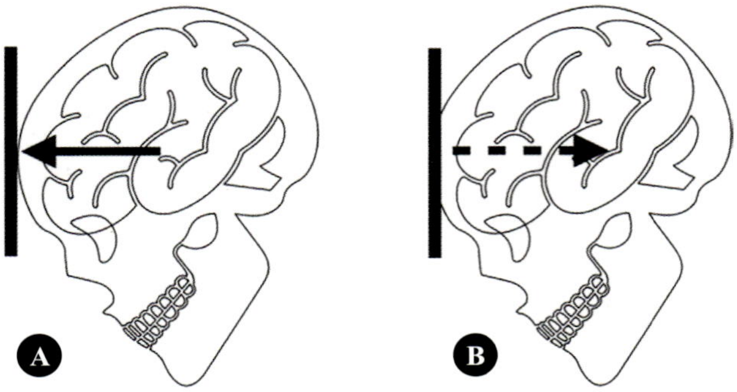

▲ 图 4–5　颅脑损伤示意图说明

垂直冲击（A）方向和对垂直冲击（B）产生的运动响应，产生了通过头部重心的平移（直线）力，可导致颅骨骨折、挫伤（与骨折相关）、硬脑膜下血肿（与骨折相关）和硬膜外血肿

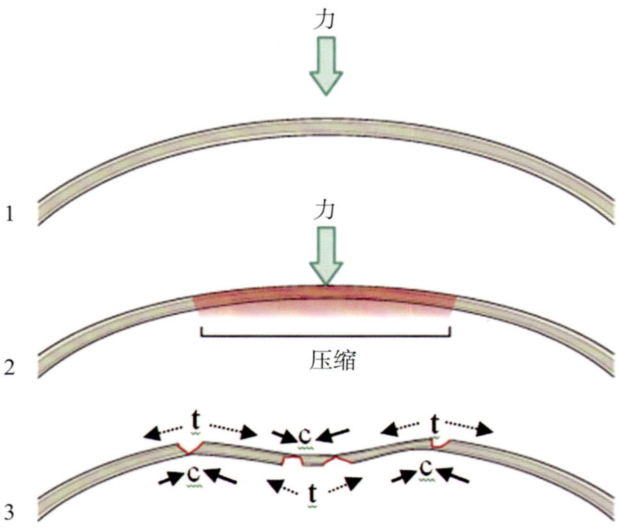

▲ 图 4–6　颅骨受力发生变形与骨折

冲击力加载过程，箭显示对骨质的压缩（c）和拉伸（t）（虚线）方向

果关系复杂性”，可以通过 Gurdjian 等（1953）的研究结果来加以说明。在该研究中，成年尸体的头部从 1～1.5m 的高度，从枕骨中部的位置撞击到一块钢板上。虽然每个个体的头部都受到了类似的冲击，但每个个体的骨折类型及骨折位置都会有较大的差异，呈现出线性骨折、多重线性骨折或星盲状骨折等多种形式。此外，颅骨骨折的发生往往位于撞击部位和远离撞击的部位，作者推测这可能是受撞击颅骨发生了内侧弯曲变形和外侧弯曲变形的结果。有理由认为，颅骨发生骨折的位置与冲击部位可以直接相关，也可以毫不相关。

人们对于力作用在颅骨顶部或顶枕部，进行

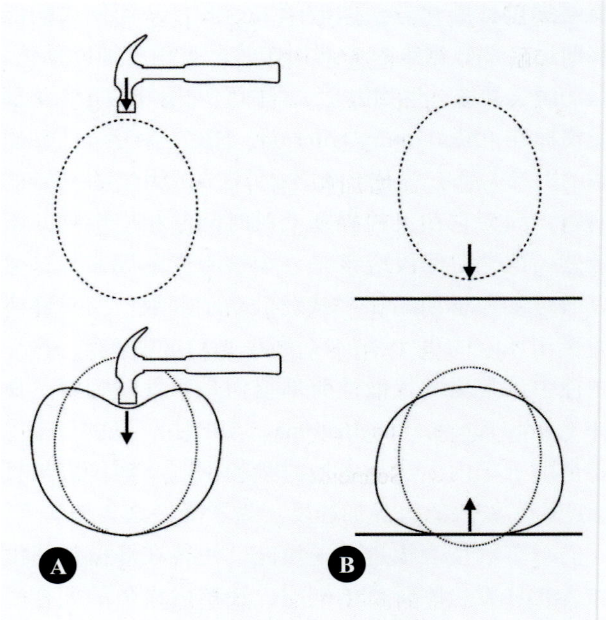

▲ 图 4–7　头部着力致颅骨变形

A. 击打所致颅骨改变；B. 颅骨撞击在坚固不易弯曲的物体表面

了更为深入的研究和观察。与成人相比，儿童头部的撞击原因和因果关系的相关研究资料较少。从那些儿科人群中颅骨骨折发生的研究结果，显示出儿童与成人颅骨骨折研究结果的一致性。研究结果表明，儿童从 1～1.5m 的地方跌落就足以导致颅骨骨折，并且在相似条件下不同个体的骨折类型差异很大（Weber，1984，1985；Loyd，2011）。

与成人的颅骨相比，婴儿的颅骨是一种相对柔软的弹性结构，当颅骨受到外力作用时可在很短时间内就发生变形。婴儿期的这种颅骨特性有很多好处，它可以让颅骨在出生时发生变形，这样婴儿的头部就可以顺利通过产道。在很长的一段时间内，人的头部可以承受较长时间的力作用。

当在较短时间施加了一个作用力（如受到打击），一般认为婴儿的头部反应都是等同的。然而研究结果却表明，实际情况并非如此。事实上，当婴儿在受到短时间外力作用时其颅骨材料会瞬间变硬。这种现象被认为是由于许多生物学组织在本质上并不具有弹性，而是通过瞬间变形来应对于作用力［应力（F/A），应变（ΔL/L）］，这样人的头部便以黏弹性的方式进行一个力的回应，表现出头部黏滞特性和弹力特性。黏弹性材料表现出在弹性材料和黏滞材料之间的相位差，即在应变的过程中表现出一定的时间滞后。因此，黏弹性生物材料对力作用的响应性和耐受性都是超速敏感的。

成人头部撞击实验已经证实，相对较大的接触性力作用和相对较大的线性加速度都会增加颅骨的应力（F/A），从而增加颅骨骨折的风险。颅骨各区域之间的骨折相对耐受性，也已经得到了证实。例如，Mertz 等（1997）的一项研究中，在峰值为 180g 的加速度作用下，颅骨骨折的风险为 5%，而在峰值为 250g 的加速度作用下，颅骨骨折的风险为 40%。额骨骨折与 4.8～5.8kN 的力作用相关，而颞顶部骨折与 3.5～3.6kN 的力作用相关（Nahum 等，1968；Allsop 等，1988；Schneider 和 Nahum，1972）。

（三）颅骨损伤继发性改变研究

1. 继发于颅骨骨折的脑挫伤　当存在颅骨骨折时，受撞击部位的脑挫伤很可能是由断裂的颅骨所释放的能量直接传递到其下方的脑膜和脑组织而产生的。故而对于颅骨骨折来说，线性加速度可以被很好地预测出来。

2. 继发于颅骨骨折的硬膜下出血　同样的机制，硬脑膜下血肿也可以由变形颅骨内所储存的能量直接释放到邻近区域（包括下面的脑膜）所产生。

3. 伴有或不伴有颅骨骨折的急性硬膜下出血　急性硬膜下出血可以发生在平移冲击、角冲击或惯性加速度的过程中（如鞭打 / 摇晃或者两者兼有）。产生 ASDH 这种损伤的一个主要原因，是因为颅骨和大脑之间有着一个不同的加速度，进而导致了 ASDH 的发生。

4. 继发于颅骨损伤的硬膜外出血　与撞击相关的硬膜外血肿，通常与颞顶区受到冲击力作用有关。尽管该类硬膜外出血与平移运动力学有关，但也还是相对罕见，仅在 0.2%～6% 的病例中发生（Kleiven，2003）。

四、角移运动导致的头部损伤机制研究

1943 年，Holbourn 首次提出了人脑对旋转运动的敏感性问题，他在凝胶模型中观察到了剪切应变模式。他认为力的平移作用对人体并无大碍，而力的旋转作用却可以导致多数创伤性脑损伤的发生，因为脑组织具有几乎不可压缩的特性。这可以通过以下理论来加以解释，即大脑的体积弹性模量（即施加压力 / 体积分数变化）大约比剪切模量（剪切应力 / 剪切应变）要大出六个数量级，因而在一定的力作用下大脑会在剪切力中发生形变（McElhaney 等，1976）。这就使得大脑对旋转力具有很大的应变敏感性，而对线性运动却只有很小的敏感性。因此，这就形成了一个较为完善的 TBI 风险指标体系（Kleiven，2006）。

还有其他的研究表明，那些最常见的严重颅脑损伤，如硬膜下出血和弥漫性外伤性轴索损伤，更容易由头部的旋转运动所造成（Gennarelli 等，1972，1987）。尽管如此，1975 年 Gurdjian 却认为颅骨的变形作用、压力作用和脑的惯性滞后作用，可以更清晰地呈现头部受伤的情况。如图 4–8 所示，斜向冲击所产生的头部运动，既有线性的力作用也有旋转的力作用。也就是说，倾斜的力量冲击会产生头部的线性运动和旋转运动（图 4–8）。1982 年，Gennarelli 等指出，角加速度的力作用可以产生所有类型的脑损伤，而 Ommaya（1985）则认为旋转可以产生局灶性或弥漫性的脑损伤，而线性平移的力作用仅限于局灶性的损伤效应。

当颅骨和大脑经历不同的加速度时（如旋转加速度、成角加速度和平移加速度），通常会产生一个更加广泛和分散的作用力。成角运动的产生，符合平移和旋转运动力学的成伤机制。显著角速度［角速度 ω（rad/s）=v/r］和角加速度［角加速度 α（rad/s^2）= Δω/Δt］以斜向或切向击打头部时，作为通过颈部传递的力作用可以使头部进入一个运动的状态。

角加速度与更分散更严重的剪切力和拉力损伤机制，可以考虑通过牛顿第一定律来加以理解。以斜向或切向击打头部，颅骨的受力处会围绕着颈椎的中轴线进行旋转。颅骨和大脑具有一个角惯性（角惯性指的是一种物质的特性，其抵抗位置发生变化），其结果是当头部受到外力作用时，相对低质量的颅骨比起相对高质量的大脑来说，它所产生的运动阻力更小。颅骨相对于大脑来说，它的移动速度比大脑移动速度要快得多，这种具有差异性的移动结果就在颅骨和大脑这两者之间产生了剪切力。

此外，大脑的特性也可以使那些密度（即每单位体积的质量）不同的区域更容易产生不同的加速度，如在灰质和白质之间的界面区域。在剪切运动中，大脑灰质中的神经细胞胞体表现出同向的响应，那些受到剪切力作用的神经轴突就会受到剪切应力和拉伸力的作用。角加速度的大小和暴露时间的长

短，决定了脑组织损伤的严重程度。

五、几种常见颅脑损伤的成伤机制研究

（一）脑震荡成伤机制研究

脑震荡是一种最常见的头部损伤，约占所有头部损伤住院患者的 70%（Kleiven，2003）。实验表明，

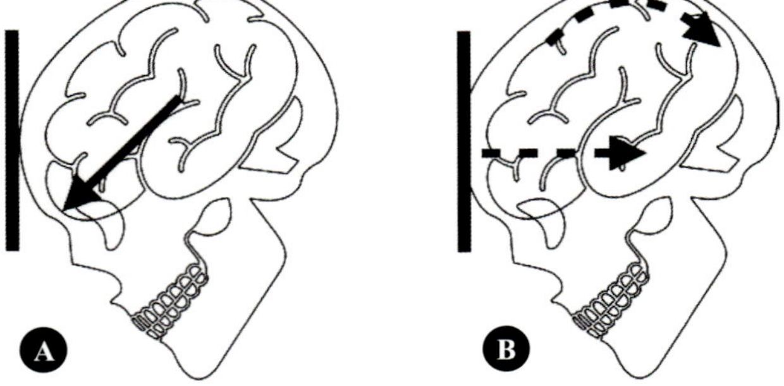

▲ 图 4–8　外力作用产生头部损伤的机制

A. 斜向冲击方向；B. 平移（直线）和旋转的运动方向，可能导致脑震荡、弥漫性创伤性轴索损伤、脑挫伤、硬脑膜下血肿和颅内血肿形成

头部受平移运动控制的灵长类动物不会产生脑震荡。相比之下，那些头部可以发生旋转的动物就有脑震荡发生的概率（Gennarelli 等，1972）。据报道，无论是平移组还是旋转组，旋转的频率和脑损伤的严重程度都会更高，超过 4500rad/s^2 的角加速度和超过 33rad/s 的角速度都会导致持续时间在 1min 以上的脑震荡的发生（Patton 等，2012）。当角加速度和角速度分别为 6383rad/s^2 和 28.3rad/s 时，被认为是 50% 脑震荡风险的阈值（Rowson 等，2012）。

（二）脑挫伤成伤机制研究

脑挫伤是最常见的头部损伤类型之一，包括脑组织坏死、出血和水肿等改变（Melvin 等，1993）。脑挫伤通常发生在脑的受力冲击部位（冲击性脑挫伤）（图 4–9A），而在远离受力冲击部位的地方也可以发生脑损伤（对冲性脑挫伤）（图 4–9B）。在没有颅骨骨折的情况下，脑挫伤的发生被认为是由过度的头部旋转使脑组织受到压力、张力、剪切力或空化效应所致（Löwenhielm，1975）。此外，1997 年 Shreiber

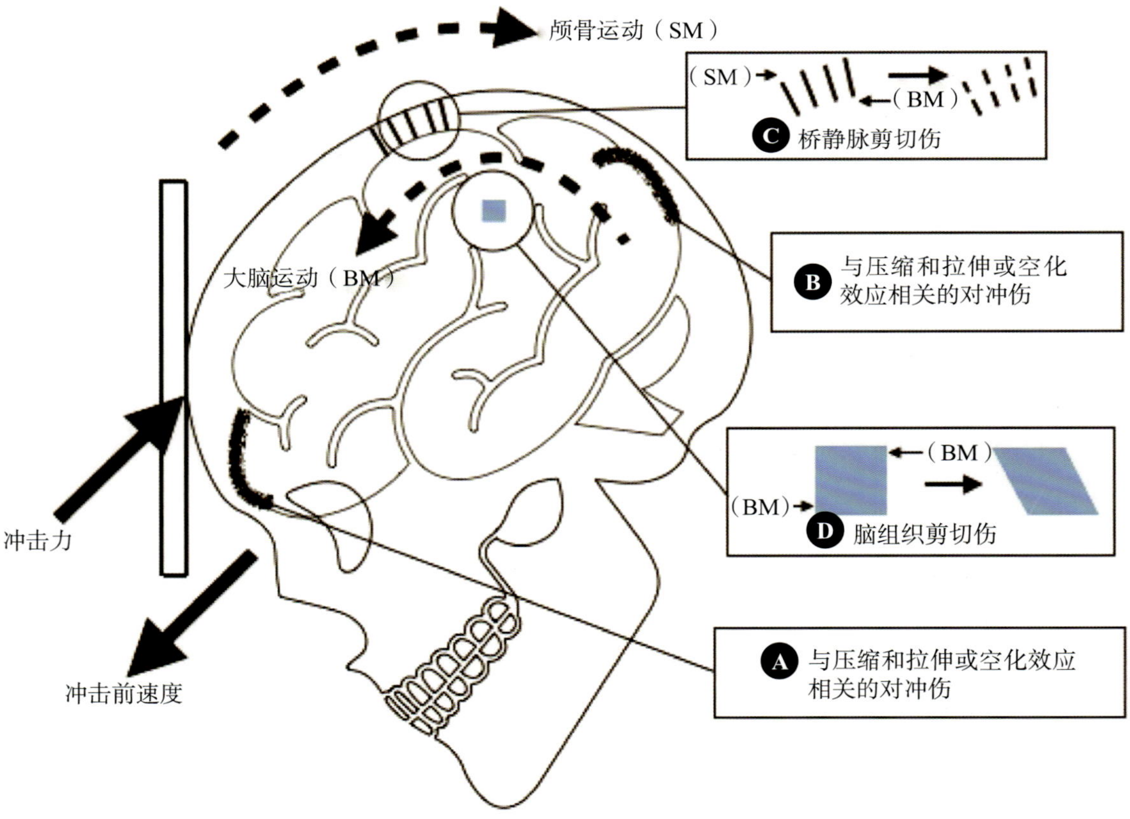

▲ 图 4–9　冲击诱发的生物力学力作用示意

A. 冲击性挫伤；B. 对冲性挫伤；C. 桥静脉剪切相应的硬脑膜下血肿、脑震荡、脑挫伤、颅内血肿形成弥漫性创伤性轴索损伤；D. 剪切作用导致弥漫性创伤性轴索损伤

等推导出了大脑皮质的应变阈值为 0.19，而在真空中诱导脑挫伤发生的风险为 50%。如前所述，这种应变只对旋转运动力学敏感，而对平移运动并不敏感（Ueno 和 Melvin，1995）。

与脑挫伤有关的空化效应，主要由高脉冲载荷通过头部传导的冲击波引起（图 4-9A 和 B）。当大脑和变形的颅骨之间发生运动不平衡，这时往往导致脑脊液（cerebro spinal fluid，CSF）产生负压，小气泡便可从脑脊液中析出。当环境压力恢复正常时，气泡就会破裂并释放能量，从而在大脑皮质和脑室周围产生可以导致脑损伤的应变力。

（三）硬脑膜下血肿成伤机制研究

硬脑膜下血肿（subdural hematoma，SDH）最常见的发生机制，是由于穿过硬膜下腔到达硬脑膜窦的桥静脉发生撕裂（图 4-9C）（Gennarelli 和 Nibault，1982）。由角加速度引起的滑动挫伤的 Nreshold 值，是通过对人体桥静脉破裂的拉伸试验（4500rad/s^2）（Löwenhielm，1974a）和人体尸体冲击试验（10000rad/s^2）（Depreitere 等，2006）所建立起来的。灵长类动物实验表明，SDH 是由较短时间和较高振幅的角加速度（Gennarelli，1983）所产生的。

1989 年，Lee 和 Haut 研究了应变速率对人类桥静脉拉伸破坏所产生的影响，确定了极限应变值大约为 0.5，认为该极限应变值与应变速率并无关系（ε=0.1～250/s）。然而，Löwenhielm（1974b）的一项早期研究却表明，随着应变速率的不断增加，破坏应变从 0.8 减少到了 0.2，从而表明了应变速率的敏感性。1987 年 Lee 等和 1999 年 Huang 等的研究发现，角加速度对桥静脉撕裂的作用要远大于平移加速度。当从平移运动模式转换到旋转运动模式时，颅骨和大脑之间的相对运动明显增大，桥静脉的应变也要大得多。

（四）脑内血肿成伤机制研究

脑内血肿（intracerebral haematomas，ICH）是脑实质内发生血液聚集，与应变阈值 0.4～0.5 相关。该应变阈值通过实验而被确立，它明确了脑静脉和脑动脉发生破裂的阈值区间。通过应变峰值的模式和大小，人们可以预测发生 ICH 的风险。

（五）弥漫性外伤性轴索损伤成伤机制研究

弥漫性外伤性轴索损伤，与位于大脑半球皮质下白质中的众多神经轴索的机械性中断和破坏有关，损伤往往由剪切作用所致。从生物力学的角度来看，弥漫性外伤性轴索损伤的发生通常与加速运动中大脑相邻区域的运动差异有关。不少的相关研究表明，通过脑组织变形的不同变量值变化（如最大平移应变值、最大剪切应变值、剪切应力值和压强值），能够对脑组织损伤的后果进行评估。

由于大脑是一种黏弹性材料，公差标准可能会取决于变形速率或应变速率。dTAI 的最大应变阈值应为 0.3。当发生神经元的功能障碍时，建议将脑应变阈值设为 0.2，有研究者认为这是 dTAI 的第一阶段。当最大应变阈值达到 0.2 时，可以证明 DAI 的发生与神经细胞死亡和神经细胞功能障碍有关（Morrison 等，2003）。

（六）挥鞭样损伤的成伤机制研究

惯性力作用及摇晃运动，都可以导致挥鞭样损伤，成人、儿童和婴儿的高能惯性损伤如图 4-9。例如，汽车碰撞事件的发生就与严重的挥鞭样力作用有关（图 4-10）。人们普遍认为，如同鞭打一般的惯性力作用可以导致弥漫性分布的 ASDH，这通常与产生“摇晃损伤”的具体场景有关。有学者认为，在没有相关因素的影响下，仅人为的手动摇晃动作就可以产生足够大的力量，从而导致 ASDH 的发生（Duhaime 等，1987；Prange 等，2003）。

事实上 Duhaime 所得出的结论是，通常被诊断为“婴儿摇晃综合征”的这类头部损伤，往往需要在头部受到冲击力作用后才会发生，而一个正常的婴儿不太可能会产生婴儿摇晃综合征。许多生物力学工程分析结果，认为仅靠摇晃动作无法产生可以导致脑部损伤的作用力阈值，如加速度、速率和作用力等的阈值。这些脑部损伤作用力阈值，是根据成年灵长类动物的研究数据所得出来的（Gennarelli 等，1982）。在许多情况下，颅脑损伤阈值已经被毫无疑问地加以应用，但是事实上汽车安全阈值与婴儿头部损伤调查的相关性，现今在很大程度上仍然是未知的。

婴儿易受惯性力作用导致损伤，与成年人相比，婴儿的头部有着更大的脑外空间，也有着更大的脑膜松弛度。由于脑组织中的那些有髓和无髓、有分化和未分化、脑白质与脑灰质之间的惯性差异，增加了婴儿脑组织对线性加速度和角加速度所致的脑损伤致伤风险，这就是导致婴儿脑膜和桥静脉剪切断裂的重要原因，也是发生婴儿脑内轴索损伤的原因所在。

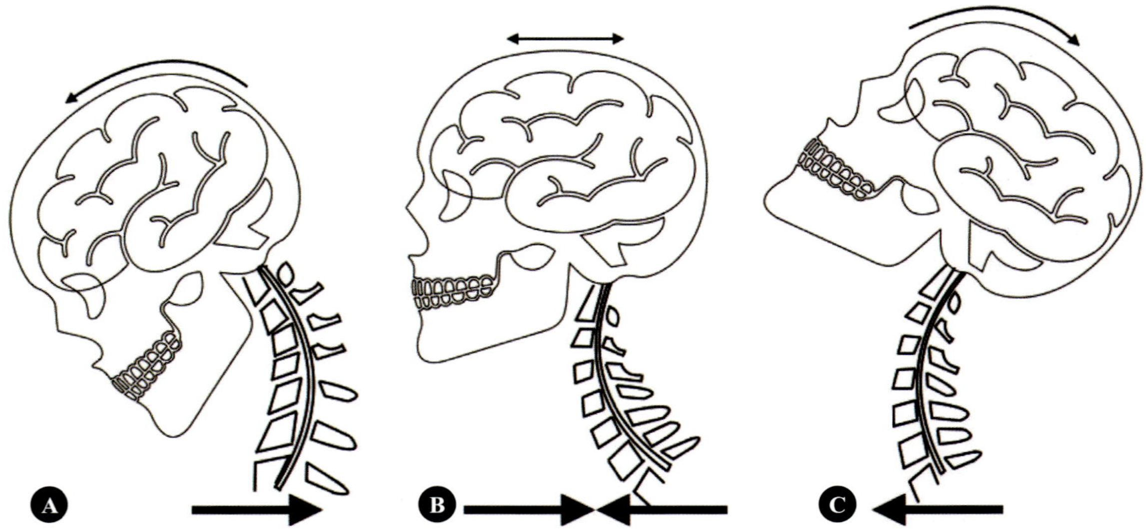

▲ **图 4–10　挥鞭样损伤力作用机制**

头部惯性作用所致损伤，粗箭显示躯干运动（加速度），细箭显示头部角运动（加速度）

婴儿摇晃损伤的成伤机制，包括角运动机制和线性运动机制。

首先谈谈角运动机制。目前一些针对婴儿的机械力学和计算模型，已经被开发出来。人们试图模拟人类婴儿摇晃所致脑损伤的生物力学机制。那些通过模拟人体损伤的机械实验装置，其研究结果提示在产生震动的过程中，成年人并不能出现超过损伤阈值的角加速度和加速度，目前人们将之归因于 ASDH 10、11、12 和 13 的产生过程。在所有的研究中，Noracic 的震动频率分布在 2.5～5 周 / 秒（Hz），它所产生的头部最大平移加速度、头部旋转加速度和头部旋转速度分别为 1737m/s²、10216rad/s² 和 61rad/s（图 4–11）。迄今为止，还没有任何研究表明在没有相关因素的影响下，不需要其他冲击力而仅靠摇晃动作就可以产生超过发生 SDH 的损伤阈值。目前大多数研究结果，都集中在婴儿特定颅脑损伤评估阈值（即当头部旋转加速度为 1000rad/s² 和头部旋转速度为 20rad/s 时）（图 4–11）。

再来谈谈线性运动机制。与角运动相类似的是，线性运动所产生的头部加速度峰值通常会在 10～15g，而受伤的最低阈值通常被认为是 50～60g。由于受伤的较低阈值通常被认为是在 50～60g，摇晃

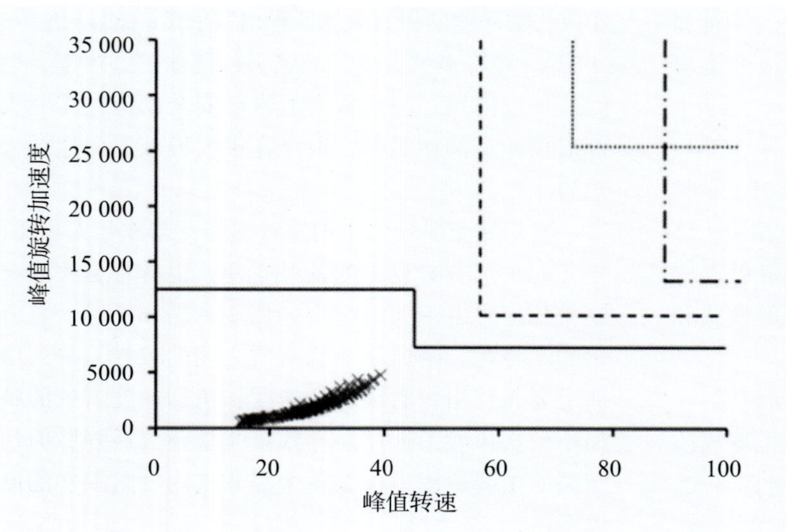

◀ **图 4–11　婴儿颅脑损伤评估阈值所有模拟中的旋转加速度和速度为 ×，显示 1 月龄婴儿颅脑损伤耐受水平**

—— 50% 脑震荡耐受水平（Ommaya，1985；Klinich 等，1996）；---- 脑震荡耐受水平（Duhaime 等，1987）；-·-·- 脑震荡耐受水平（Thibault 和 Margulies，1998）；…… 硬脑膜下血肿耐受水平（Duhaime 等，1987）

动作通常被认为是造成急性脑损伤的原因之一。经过实验证实，头部冲击可以产生超过 50～60g 的加速度。如果线性运动机制这个假设可以被接受，那么就可能会有另一种解释。

2003 年，Cory 和 Jones 进行了婴儿假人摇晃实验，实验产生了类似 10～15g 的峰值线性加速度，这时在头部晃动的前后偏移期间，他们观察到了在假人下颏、颅枕区、胸部和上背部（C_7 水平附近）的这些区域中，有显著的周期性终点脉冲产生（脉冲值高达 50g 以上）。这样，当头部损伤测量（HIC）用于评估加速时间脉冲时，有 70% 超过了严重头部损伤的冲击参数。那些包括硬脑膜下血肿（临界负荷值，HIC=800，Stürtz，1980）和所有冲击力超过婴儿的 HIC 阈值，都被定为 377～440（Mertz 等，1997）。

结论

当力测量技术还处于起步阶段时，人们就开始了头部损伤的力学研究。实际可测量的唯一参数就是线性加速度，它成为量化和关联头部撞击损伤严重程度的基准。虽然角加速度被提议可以作为竞技性脑损伤的一个评估参数，但其技术测量的本身限制了它的发展和应用。这两种基于加速度理论的相互竞争，导致了一种错误的认识，即头部损伤要么是纯线性加速运动的结果，要么是纯角加速度的结果。尽管这两种情况都不能存在于真实生活中的创伤性头部损伤，但研究人员通常还是采用线性加速度或角加速度的方法，对头部损伤的情况加以研究和考量。

那些在法医环境中工作的生物力学工程师们，通常依赖于资金雄厚的汽车安全损伤标准和阈值范围开展工作。HIC 是基于线性加速度而设置的。在过去的 50 年中，与汽车相关的头部受伤数量显著减少，这在很大程度上证明了 HIC 的设计是正确的。然而，HIC 也受到了安全工程界的批评，因为它显然没有考虑到由人类头部角加速度导致的伤害。因此，角加速度对人类影响的研究后来得到了比线性加速度研究更大的重视，人们试图通过建立角加速度来推测出头部损伤阈值的极限。

研究人员不断地专注于既定的基于加速度方面的研究，这一事实导致对其他更难测量的参数研究的时间延迟，因为这些参数本身可能会对颅脑损伤的产生原因提供更为详细的信息。然而，基于脑部对接触性运动损伤研究的不断投资，越来越多的头部损伤耐受阈值也正在被加以研究，研究的内容包括线性平移加速度、张力、压力、剪应力、剪应变、应变速率和空化效应等。

研究人员们目前正在对头部损伤问题开展全方位的研究，研究范围包含了从纳米微观到宏观的所有尺度。局部性、区域性和全球性的测量方法，正在越来越多地应用到头部损伤的物理和计算机建模方法之中。与此同时，以生物力学工程为主导的流行病学研究，也正在定义着现实世界中颅脑损伤的发生情况。这些监测数据为计算工具提供了关键的输入内容，它们将为继续提高测量解剖区域内组织反应特定模拟的分辨率和准确性起到作用。借助这些新的技术，人们可以将那些来自纳米和微观尺度的研究信息与来自宏观研究的相关信息相结合。人们最终可以为颅脑损伤的发生原因和机制研究及因果关系的评判，提供更多的信息和见解。

第5章

法医神经病理学检验技术

Techniques

Helen Whitwell 著

本章主要阐述尸体检验方法，重点介绍法医神经病理学检验技术。本章并不打算写成一个全面详细的尸体检验工作指南，而是着重于从司法鉴定案件及司法实践实战，谈谈法医神经病理学检验技术中大家应该注意的一些环节。关于颅脑损伤尸体检验方面的更多细节见第 15 章。在英国和许多其他司法实践地区，对于具有头部损伤或者涉及法医神经病理学其他问题的案件来说，尸体检验工作都是由司法机构委托进行的。书面委托是一种比较好的委托形式，事实上委托函件通常为来自于相关办公室的传真函件或电子邮件。

一、尸体检验操作规范

所有法医学案件的处置，都需要开展全面的尸体检验。英国皇家病理学家学院（Royal College of Pathologists）和英格兰及威尔士的法医科学监管机构（Forensic Science Regulator），发布了法医病理学家执业守则和操作规范（*Code of Practice and Performance Standards for Forensic Pathologists*，2018），主要适用于英格兰和威尔士的法医学案件。苏格兰还专门为法医病理学家设置了一个单独的工作代码（Royal College of Pathologists，2016a）。在神经病理学尸检实践的过程中，皇家病理学家学院（Royal College of Pathologists，2010）专门针对创伤性脑损伤的尸体检验程序提供了一个神经病理学操作指南，其标准文本包括 Waters（2010）、Dawson 和 Neal（2003）、Esiri（2006）。

在许多头部外伤的病例资料中，都会包含一些包括放射学检查结果在内的医院记录。如果可能的话，在尸体检验之前与神经放射科医生一起进行沟通交流是十分必要的。在相互的沟通过程中，应该特别注意了解包括神经外科手术细节在内的各个医疗程序具体内容（图 5–1），这就避免了事后“损伤是否真实”这一混淆概念的存在，如在医疗过程中是否存在“心室分流器或颅内压监测仪置入”的情况（见第 18 章）。除此之外，任何与案件有关的其他病史细节的沟通和了解，都是必不可少的。

人们应当认识到在死亡调查的最初阶段，上述这些资料可能并不太多，往往还需要进行进一步的案情调查，有时甚至会需要一个较长的时间。在事后的尸体检验报告中应该加入这方面的说明，即“今后有可能会对病史审查的内容加以修改，或者甚至会更改最初的鉴定意见”。在一些成人病例中，特别是对于那些有枪伤、烧伤、头面部广泛性损伤及尸体腐败的尸体，放射性检查更是必不可少。在某些情况下，可能还需要进行死后血管造影检查（见第 9 章）。基于 CT 技术的尸体检验方法，当今已经被越

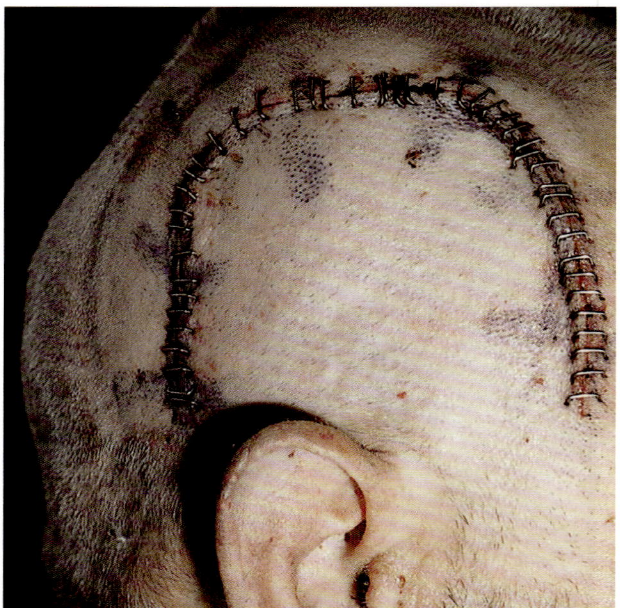

▲ 图 5–1　头皮切口周围软组织瘀斑系头部手术所致

来越多地建立起来。目前已经有了一个关于“猝死案例”的尸体检验方法（Rutty 等，2017），但该方法对于可疑刑事案件死亡个体是不建议使用的（Royal College of Pathologists，2016b）。

二、尸检信息规范记录

病理学家所做的记录，包括手写记录、图表记录及那些口述磁带记录，这些记录资料都应当作为证据加以保存。对于任何需要进入刑事诉讼程序的案件，照片记录是必不可少的。病理学家应该制作可以描述骨折情况及其他损伤的绘图，有时还需要制作供法庭质证的尸体检验规划。交给陪审团使用的首选材料往往是尸体检验规划，而不仅仅是给他们照片资料。计算机技术的发展和运用，可以帮助将这些尸体检验规划进一步完善。

还有一些尸体检验前所需采用的头部检查方法，包括脑脊液检查（主要用于微生物学检验）和毛发收集。对于毒理学检查来说，毛发的收集应该包括发根的收集（见第 19 章），毛发的收集可以提供与现场勘察相关的法医学分析。上述这些检查方法最终采用与否，可以视不同的案件情况具体确定。

三、尸体检验

（一）尸体外部检查

任何头部损伤的描述都有利于损伤程度的评估，这将在第 6 章详细介绍。

（二）尸体内部检查

1. 头部检查　在对头皮进行检查时应当记录头皮损伤的位置和范围，其中也包括颞肌等肌肉在内的损伤情况。损伤描述应当包括对损伤时间的描述，即对近期损伤或损伤天数的描述。不应该对头皮损伤的时间给出过于硬性的界定，因为损伤时间的判定只能是一个大概的估算。在老年性群体，头皮挫伤出血可持续数周甚至数月。

头颅外部的再次检查也是必要的，它有助于我们找到一些新的发现。头皮挫伤范围可能会比头皮的外部损伤范围更大，足踢头部往往会导致更深层次的头皮组织如肌肉组织的挫伤出血（图 5–2）。神经外科手术，可能会直接导致头皮瘀伤或软组织出血的情况（图 5–3）。当一个人长期处于昏睡状态时，其后枕部可能会出现如同头皮挫伤一样的头皮改变。在许多情况下，头皮的瘀点性出血可以是一种死后改变，无诊断意义。我们不应该将死后皮肤点状或瘀斑性出血视为一种机体窒息的征象（图 5–4）。

2. 颅骨检查　颅骨的去除，可以借助电锯或手锯来完成。对于有开颅经验的人来说，手锯开颅对硬脑膜和大脑组织所造成的损坏似乎更小。应当特别注意的是，一定要避免由于开颅所造成的人为颅骨骨折（见第 7 章）。尸体检验时一定要对硬脑膜进行剥离，以利于颅骨骨质的检查。此外还应当对面部

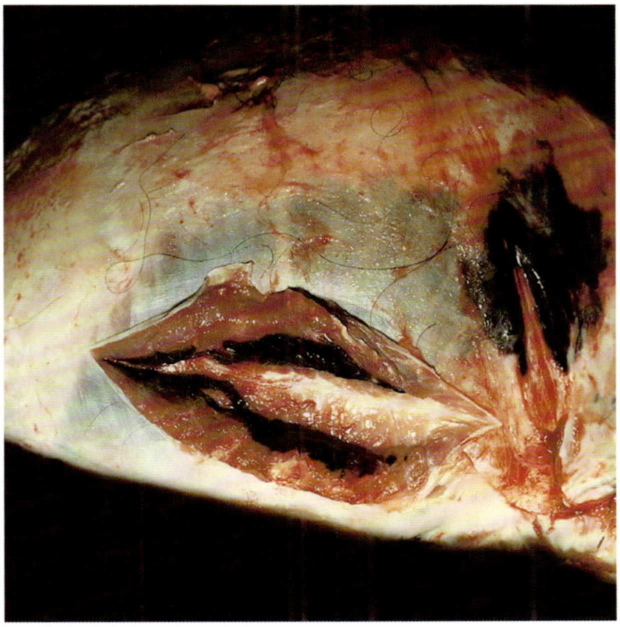

▲ 图 5–2　足踢导致颞肌组织出血

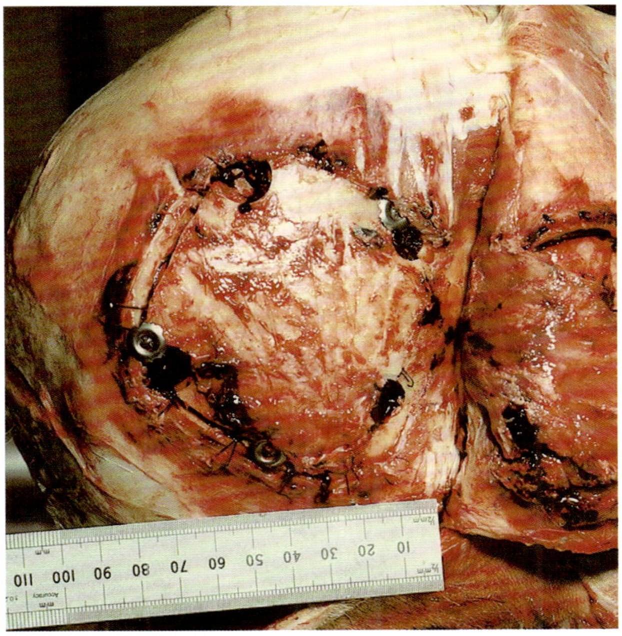

▲ 图 5–3　神经外科开颅手术导致骨瓣周围软组织出血

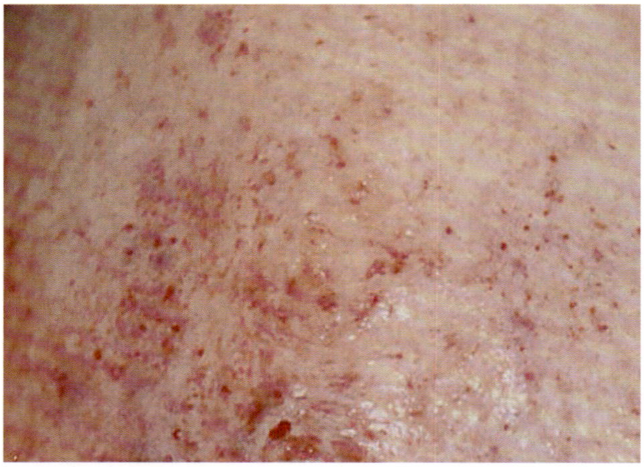

▲ 图 5-4 头皮组织出血性瘀斑系死后形成

结构进行检查，以评估有无面部的软组织损伤或面颅部的颅骨骨折。还应当注意的是，颌面部的软组织挫伤（如面部拳击或扇耳光）往往只有在深层解剖时才会被发现。

四、尸检中的神经病理学检验技术

（一）常规检查技术

在去除颅盖骨后应当立即进行神经病理学检验，以检查是否存在颅内血肿（如硬脑膜外血肿或硬脑膜下血肿）及蛛网膜下腔出血的情况（图 5-5）。如果怀疑有外伤性蛛网膜下腔出血，同时外伤史和案件环境条件也符合外伤性蛛网膜下腔出血的发生情况，那么则应当通过大脑外部形态的观察，来明确是否有外伤性蛛网膜下腔出血的存在（图 5-6）。外伤性蛛网膜下腔出血往往位于大脑半球的较低位置，这将在第 9 章详细介绍。包括脑膜炎和脑肿胀等在内的其他颅内情况，在开颅检验的当时就可能立即被发现。当大脑被移除之后和被固定液固定之前，当发现下述情况时应该当场进行记录。

在神经病理学检查中，当发现下述情况时应该当场进行记录。①硬膜外血肿和硬脑膜下血肿的检验及其出血量评估，包括脑桥撕裂伤在内的脑挫裂伤评估。②颅内静脉窦血栓形成。③关于 SDH 的描述，通常需要给出一个大致的出血体积估算。④手术治疗相关物品的识别，如动脉瘤夹或线圈等。⑤动脉瘤描述。⑥颅内疾病描述。⑦脑内血肿描述。⑧其他情况描述。

关于动脉瘤描述：这应该在脑组织被固定之前完成，因为当脑组织被固定之后动脉瘤就很难再

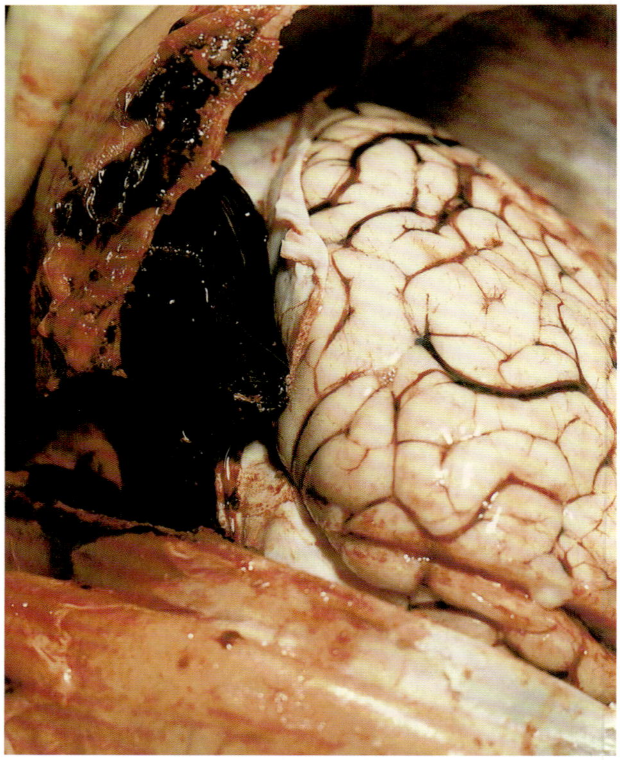

▲ 图 5-5 在去除颅骨时发现有急性硬脑膜外血肿形成

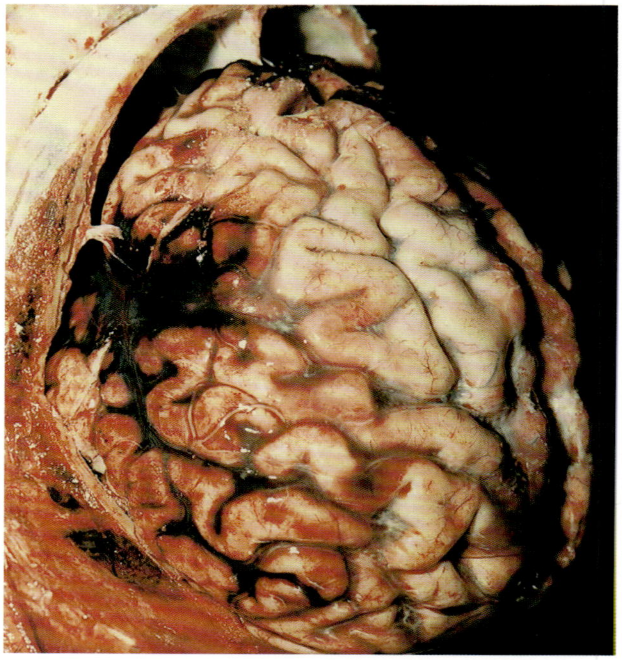

▲ 图 5-6 去除颅骨后可见创伤性蛛网膜下腔出血

被识别。如果可能的话，应在检查动脉瘤当时冲洗掉血凝块，然后再沿着动脉行走的路径进行剥离性检查。

包括脑膜炎在内的颅内感染性疾病应仔细检查，

这可能是颅腔基底部位的主要疾病。

脑内血肿的检查，应注意在使用固定液固定脑组织之前进行，更不要形成人为的脑组织破坏。

脑组织应该新鲜称重（见后述“脑重标准”见表 5-1 至表 5-3）。然而应该记住的是，这些只能是一个脑部检查的指南。在移除大脑之后应注意对脑组织外观进行观察，特别应该观察与脑肿胀有关的脑外观改变（见第 12 章）。应当将硬脑膜从颅骨表面进行剥离，以便针对颅骨进行有无骨折改变的描述。其他的颅脑检查方法，应包括脑垂体的取出及检查等。应当充分显露中耳、内耳、眼眶和鼻窦结构，以期获得一些新的发现，如可以检见颅内感染的存在。

是否需要移出脊髓进行检查，这完全取决于临床情况。我们可以采取标准检验技术中的脊髓前路检查法或脊髓后路检查法，对脊髓进行规范检查。如需显露高颈区或颅颈交界处，应当首选脊髓后路检查法。在某些情况下如遇有压缩性骨折或椎动脉创伤（见第 9 章），那么采用脊髓与脊柱整体切除的检查方法可能会更为恰当。

（二）新生儿和婴儿大脑的取出

小儿脑组织外部检查，应当包括先天性脑异常检查和脑外伤检查。沿着颅骨的骨缝打开颅腔，以便显露脑组织。如果在水下进行脑组织取出，那么脑组织就会呈现“漂浮”状态。

我们可以采用一些特殊的方法，使脑组织的固定过程加快。如果需要将检验完毕的脑组织尽快归还尸体，那么我们可以采取将 20% 福尔马林液在 37℃温箱中放置 2～3 天的方法来固定脑组织，以加快脑组织固定所需的时间。当怀疑颅后窝有异常情况时，我们建议采用“后路检查法”对颅后窝进行检查（见第 15 章）。

（三）脑组织的保留与归还

当存在神经病理学问题时，保留脑组织的做法是明智的，特别是当案件涉及诉讼程序时尤为如此。把脑组织进行保留时应当提供完整的书面材料，包括同意将脑组织予以保留的书面材料。这时还需要不断地签署一些文件，这不仅包括大脑保留的场所位置和保留机构，同时还包括脑组织的蜡块和切片材料。尽管在某些头部损伤案例中神经病理学改变并不明显（如存在勒死或刺死等其他类型的加害案件），可能会在稍后的时间才发现那些最初检查时未能发现的问题。如果神经病理学改变不太明显，那么就无法得到满意的结果。辩护律师也会提出一系列问题，包括头部损伤之后的生存时间及是否存在潜在性自身疾病等。

近年来在英国和其他国家，在法律问题或知情同意问题不太明确的情况下，尸检后的器官保留问题引起了较大的争议（Burton 和 Wells，2001；Redfern 等，2001），这就造成了神经病理学中脑组织保留的极大困难，即使是法医学案例也是如此。即便在埋葬尸体之前将大脑归还尸体，也会存在相当大的压力。法庭科学监管机构在一个名为“法医病理学与组织保留的法律义务”（Forensic Pathology and Tissue Retention，2020a）的文件中解决了这一问题，该文件不仅涵盖了人体组织法（2004）（Human Tissue Act，2004）的内容，同时也解决了人体组织保留与刑事司法系统（英格兰和威尔士）的关系问题。这是一个属于英格兰和威尔士的独立法规（Forensic Science Regulator，Home Office，England and Wales，2020b）。

如果因某些原因不同意较长时间地保留大脑，那么即使采用福尔马林液中固定数天后再切脑检验，也比用新鲜脑组织立即切开检验的效果更好。这通常也是切实可行的，因为在许多情况下尸体埋葬或其他方法处理尸体都需要几天的时间，而在可疑刑事案件中这个时间通常还会更长。应该注意的是如果大脑组织不被保留，那么一些重要的信息就可能会丢失，这一点在儿科病例中尤为突出。在儿科病例中如果神经病理学检验不够规范，也会导致重要信息的丢失（Walsh 和 Moore，2003）。有人曾经尝试采用组织微波固定的方法来固定脑组织，这种方法具有一定的优点。

大脑在尸体检验之后立即返回尸体的做法（见后述“用于脑固定的快速微波固定法”）。然而对于那些复杂的案例，当组织固定不透时，那么从这样的大脑组织所制备的切片必然会出现一定程度的人为变化，这可能会让如今所建立起来的神经病理学技术（或个人经验）对标准参考文本的解释变得困难。

病理学家可能会立即归还大脑，特别是在死亡原因虽已明确但未能允许保留大脑的情况下。在这种情况下，可能会允许保留少量的样本。最重要的是病理学家应当在报告中对大脑的检查范围加以记录，并同时阐述未能详细解剖的原因，以防日后出现医学法律问题。

（四）脑组织固定后检查

在标准的神经病理学检验中，大脑固定 3～4 周后就可以进行脑切片检查了。这时有关的死亡经过详情和其他相关资料可能也已经准备到位了。进一步的大脑切开和检查记录是非常必要的，记录内容应包括大脑切开前和大脑切片制作的所有相关记录。如果硬脑膜与大脑一起保留，那么必要时就应在多个部位进行硬脑膜取样，特别是在有硬膜外血肿或硬脑膜下血肿时更是如此。在对大脑进行切开检查之前，应当检查脑的基底部血管情况。

小脑和脑干应与大脑半球分开检查。小脑可以在水平面上切开，以便获得更详细的检查结果。首先在中线部位切开两个小脑半球，然后在每个小脑半球约 5mm 的地方将小脑进行水平切开。大脑半球切开的标准方法是冠状切。最开始通过乳头体进行切脑，然后再以 1cm 的间隔将大脑半球切开。小脑的解剖细节见第 1 章。

（五）大块脑组织样本制作

是否需要进行大块脑组织样本制作，这取决于各个案件的具体情况。婴儿头部损伤和缺血缺氧性脑损伤所致轴索断裂的详情见后述“头部损伤微观脑损伤分布的最少脑块取材建议”，婴儿意外猝死（sudden unexpected death in infancy，SUDI）的详情见后述“SUDI 病例的脑组织取样规范”，疑似小儿痴呆的详情见后述“痴呆症评估的脑组织最小推荐区块”，癫痫猝死的详情见第 13 章，慢性脑梗死的详情见第 14 章。

（六）脊髓检查

脊髓检查时应当先进行硬脊膜的外部检查，以明确有无形态学改变。硬脊膜鞘可以从前面或后面打开，以便进行脊髓的检查。应根据各案例的具体案情不同，进行脊髓的组织学采样。采取损伤水平的横切面脊髓取样，有助于在冰冻切片上进行中性脂质和髓磷脂染色，这也有助于脊髓受伤时间的推测（Dawson 和 Neal，2003）。

（七）神经病理组织学染色

在法医神经病理学实践中，常规使用的神经病理组织学染色方法包括 HE 染色、β- 淀粉样前体蛋白（β-APP）染色及 CD68 或 Iba-1 免疫组织化学染色。此外，Perls 染色法染色对含铁血黄素的检测十分有用。重要的神经病理组织学染色方法，包括 Masson 三色胶原蛋白染色法（Masson trichrome for collagen）、弹性 van Gieson 染色法 EVG（EVG elastic van Gieson）、Alcian 蓝染色法（Alcian blue-PAS and Movat）、刚果红或β-A4 淀粉样蛋白免疫细胞化学染色（Congo red or Beta-A4–amyloid immunocytochemistry）等。其他染色方法的选用取决于临床病史，如可以采用神经退行性疾病的免疫细胞化学染色，或脱髓鞘疾病的髓鞘染色等。

（八）向控方或辩方指派人提供人体组织

向辩方或辩方指派人提供组织的病理学家，有权对组织样本进行检查，并审查由验尸官、警察和（或）控方及辩方所获得的结果。相关指南材料，包含在内政部和法医科学监管机构“向英格兰和威尔士国防部门提供人体组织”（2020b）的文件中。只有在获得适当授权（警察或检察机关）或法院委托（2020b）的情况下，经警方授权的样本才能转交给代表辩方的人员。

（九）医源性损伤检验

与医院治疗有关的医源性损伤改变，包括以下几个方面。

1. 头皮挫伤出血　可能与医院手术治疗有关（图 5–3）。

2. 开颅凿孔导致脑疝形成　严重肿胀的大脑组织可能会通过开颅部位的骨性手术钻孔处向颅腔外疝出，并在脑疝的边缘产生出血性压迫性组织坏死。当脑组织发生出血性坏死或者缺血性坏死后，会随之产生不同程度的脑组织水肿（见第 12 章）。颅骨手术钻孔部位可见脑组织疝出，形成颅外疝（图 5–7）。

3. 脑室导水管损伤　脑室导水管损伤可能会产生各类出血，包括大脑皮质出血、大脑白质出血及胼胝体出血。

4. 非灌注性大脑损伤　这将在第 12 章中加以介绍。

（十）死后人为改变检验

脑组织的死后人为改变，主要有脑组织固定不良所致的组织扭曲不平及组织腐败等。如果在固定大脑组织时由于悬吊大脑不够小心，那么还有可能产生脑组织固定不良的人为改变。当新鲜大脑半球组织块出现严重的扭曲变形（图 5–8），就可能会使后续的脑组织检验发生困难。当脑组织片块被新鲜固定而使组织固定不透，那么这些脑组织块也可能会变得扭曲不平。如果在每个脑组织的大片之间都

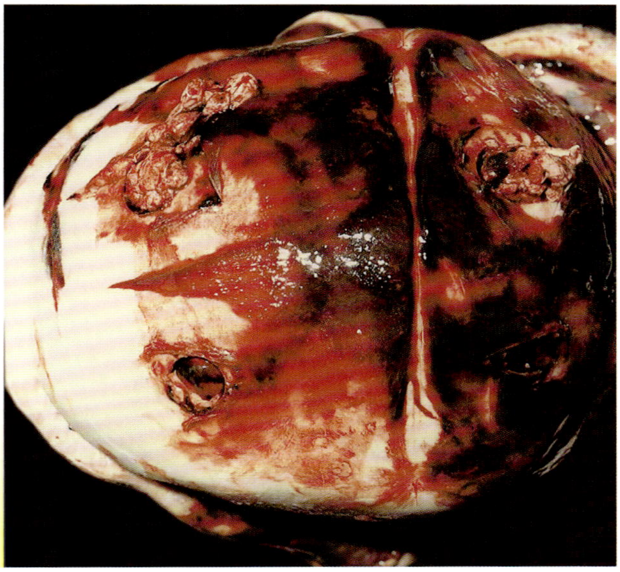

▲ 图 5-7　颅外疝形成
颅骨手术钻孔部位可见脑组织疝出

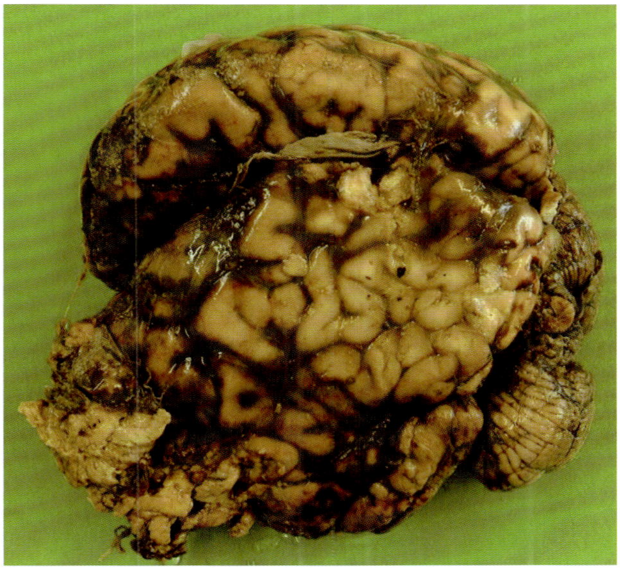

▲ 图 5-8　死后脑组织变形
脑组织固定时由于脑的固定悬挂不佳所造成的脑组织变形

使用吸水纸，使大脑半球的每一半都被放置在桶的底部，这样就可以减少脑组织片块发生扭曲的程度（Dawson 和 Neal，2003）。

尸体腐败的相关变化，指的是当人体组织固定过迟，组织通过腐败细菌的作用而产生“瑞士奶酪”假象，如脑组织空腔形成（图 5-9A），腐败脑镜下组织学检查，可以显示腐败性细菌菌落形成（图 5-9B）。

脊髓的死后改变，指的是脊髓组织在取材时过度按压导致脊髓的局部软化改变，甚至导致“牙膏效应”的产生，从而导致脊髓的内部结构发生扭曲。这时组织学观察可以发现相应的人为改变，如可以检见神经元缩小，特别是可以看到螺旋状扭曲的神经元和深染的细胞核，这可能会与缺血缺氧性神经细胞损伤相混淆，应予以注意（见第 12 章）（图 5-10）。

五、几种特殊尸体检验方法

（一）婴儿意外猝死检验

婴儿意外猝死的死因确定特别困难，具有一定的挑战性。“婴儿意外猝死”这个术语适用于婴儿时期（即出生第 1 年内）的死亡描述，死亡的发生突然而意外。关于这方面的内容，将在第 17 章进行讨论。在某些情况下，尽管 SUDI 的病因可以确定（如先天性心脏病或机体感染），但在许多其他情况下即使完成了全面的尸体检查，却仍然无法找到确切的死因。

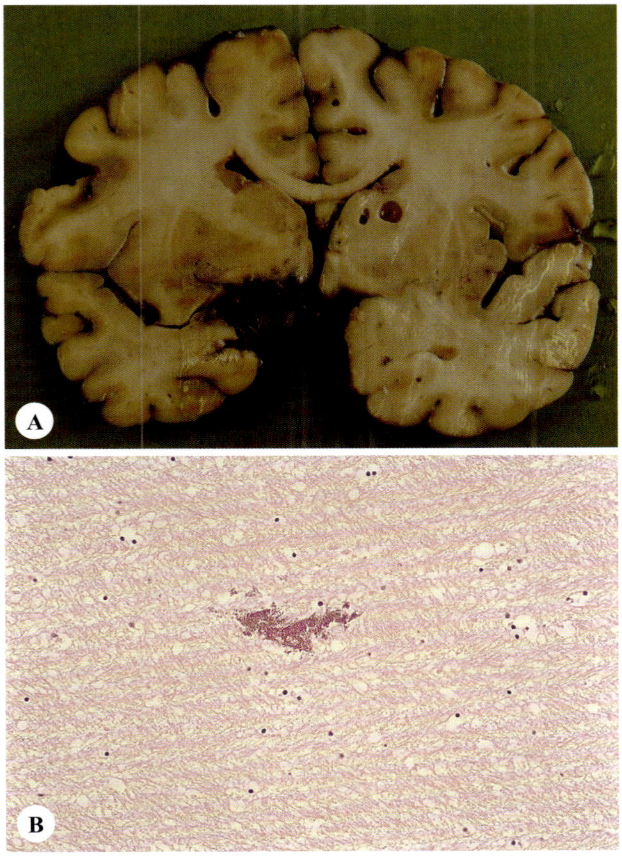

▲ 图 5-9　腐败脑组织形态学改变
A. 死后脑腐败性改变，右侧基底节处可见囊性空腔形成；B. 基底节组织学观察可见死后细菌菌落形成

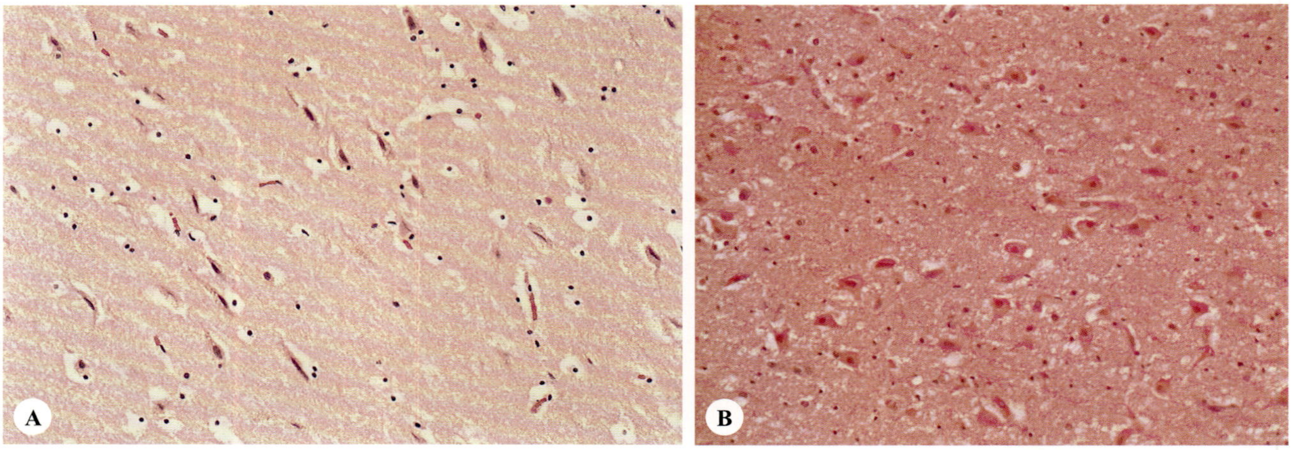

▲ 图 5-10　脊髓死后改变

A. 神经元缩小伴螺旋状神经元形成；B. 上述螺旋状神经元改变，不应与生前缺氧缺血神经元变化相混淆

这类死亡的术语，在使用上有很大的不同，如婴儿意外猝死又称为婴儿猝死综合征。在皇家病理学家学院和皇家儿科学院（Royal College of Pathologists and Royal College of Paediatrics）的联合报告中（2016c），包含了婴儿意外猝死的尸检规程细节。在做出此类死因诊断时，必须排除机体损伤所致死亡的情况（见第 15 章）。至于脑组织保留与否的问题，应该由病理学家根据具体情况来决定。神经病理学检查的具体方法见后述“SUDI 病例的脑组织取样规范”。

（二）猝死的病理学检验

除了上述尸体检验程序外，还应该对其他各项内容进行检查。事实上这些检查内容已经包含在一般尸体检验的范围之内，如对左心室肥厚的心脏检查、心肌梗死检查、附壁血栓检查或心房血栓检查，以及从主动脉弓到颈动脉间的动脉粥样硬化程度检查，其中也包括了糖尿病和高血压等多种疾病在内的证据采集。

中枢神经系统的检查程序包括了椎动脉的检查，该检查程序与第 9 章的大脑基底部蛛网膜下腔出血检查相同。应当对从颈动脉起始部到颅底颈动脉的所有动脉血管进行逐一检查，其中包括对海绵窦在内的静脉系统检查。在这项检查中，往往需要在组织固定和组织脱钙之后进行（Langlois 和 Little，2003）。在青年群体中还可以采用基因分析方法，对速冻大脑、骨骼肌和血液进行检验。

（三）感染机体病理学检验

所有的法医学案件都存在着潜在性的高风险，其中很大一部分来自于静脉注射吸毒人群。随着吸毒者人数和与之相关的传染病种的日益增多，同时伴随着包括肺结核病、丙型病毒性肝炎和 HIV 所致获得性免疫缺陷综合征等感染性疾病的不断出现，目前的尸体检验就需要在那些具有高风险防范的尸体检验室完成。尽管能够采取适当的个人防护措施，那么一个标准的尸检间可能也就足够，但从慎重的角度考虑，建设一个具有防护性功能的特殊尸体检验室还是必要的。

大多数的病毒及 HIV 机会性感染的病原体，都容易被甲醛灭活。在尸体检验时可能还是需要进行额外的病毒学检验，包括聚合酶链氏反应分析。

对于疑似或者是已经确诊的克雅病例，包括在青年成人中所发现那些变异类型，尸体检验就应在配备额外的专门性尸体检验室进行。克雅病的尸检细节，可以在专科神经病理学的文献中找到（Dawson 和 Neal，2003）。

最近学者们也对 COVID-19 死亡病例进行了尸检，有关神经病理学检查将在第 18 章中加以介绍。

（四）癫痫猝死病理学检验

癫痫猝死（sudden unexpected death in epilepsy，SUDEP）尸体检验和神经病理学检查的细节内容，将在第 13 章加以介绍。

（五）其他原因死亡病理学检验

其他原因所致猝死的检查包括以下内容。

首先，硅藻检验。在疑似溺水死亡的病例中尽管包括长骨在内的其他组织可能被用于硅藻检验，但 CNS 组织往往还必须用于硅藻检验。硅藻是水生单细胞植物，具有由二氧化硅组成的外膜（图 5–11）。不同种类的硅藻，它们在形态上有着许多的不同。它们广泛分布于湖泊、河流和海洋等自然水体中。硅藻分析方法见后述“硅藻检验程序”。

其次，毒物检验。对于任何颅外血肿的形成，都应该进行一氧化碳和酒精的毒物学分析。对于病理学家来说，他们可以根据不同案件情况对不同毒性物质进行检测，但在这种情况下，最好寻求毒理学专家的建议。

最后，神经化学检查。在疑似兴奋性谵妄死亡或抑制性死亡的情况下，可以保留速冻的脑组织。应当保存包括位于前颞极水平的基底神经节组织，保持组织块厚度为 0.5～1cm，将之速冻在液氮中并保存在 –70℃的环境中。这样我们就可以进行神经化学检查，特别是多巴胺受体的检查。上述情况属于开放性问题，见第 19 章（Mash 和 Staley，1999；Stephens 等，2004）。

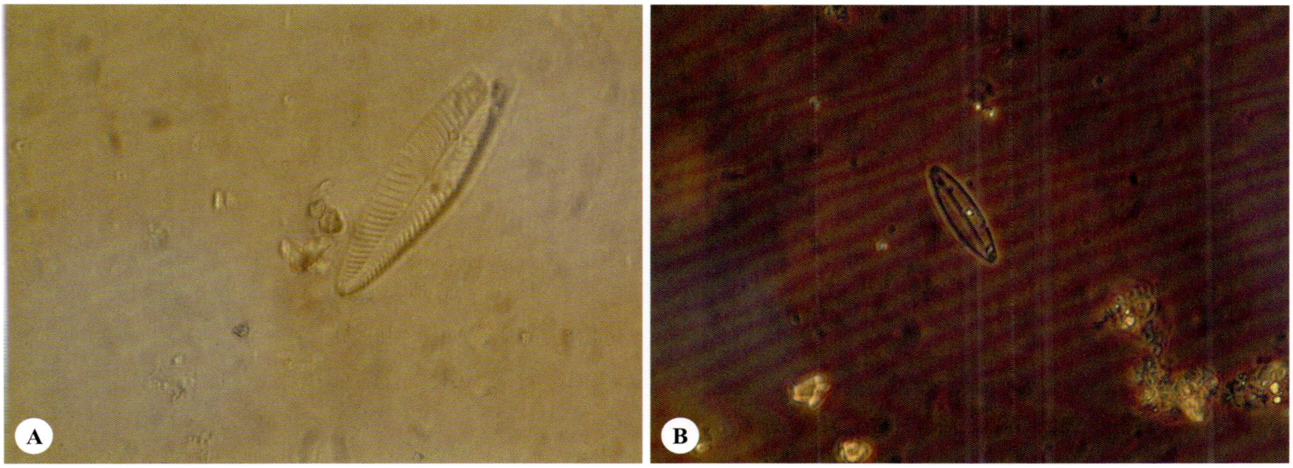

▲ 图 5–11　硅藻的形态

A. 硅藻（来自肺部）；B. 经酸性组织消化的硅藻（相差显微镜）

附：相关数据及技术

1. 脑重标准　见表 5–1 至表 5–3。

表 5–1　正常成人脑重量（包括软脑膜）及其脑大小

	男　性	女　性
成人全脑重量（g）	1400（正常范围 1100～1700）	1275（正常范围 1050～1550）
成人小脑重量（g）	147（正常范围 136～149）	133（正常范围 127～137）
C ：C 比例（%）	10～11	10～11
矢状径（cm）	16～17	15～16
垂直径（cm）	12.5	12.5

引自 Dawson, T.P. and Neal, J.W. 2003. Neuropathology Techniques. Arnold.

表 5-2　婴儿与儿童的脑重量

年龄（月）	重量（g）	年龄（月 / 岁）	重量（g）
刚出生	362	14	927
1	415	16	985
2	469	18	1021
3	529	20	1054
4	558	24	1098
5	619	36	1184
6	641	4	1228
7	680	5	1251
8	717	6	1267
9	758	7	1281
10	797	8	1292
11	830	9	1275
12	860	10	1314

注意：性别差异大约在 5 岁时变得明显，这是列举的平均值（数据汇编于多个来源）

引自 Dawson, T.P. and Neal, J.W. 2003. Neuropathology Techniques. Arnold.

表 5-3　儿童及成人脑重量

年龄（岁）	男性（g）	女性（g）
10	1440	1260
15	1440	1280
20	1450	1310
30	1440	1290
40	1430	1290
50	1410	1280
60	1370	1240
70	1350	1230
80	1310	1171

改编自 Dekaban and Sadowsky（1978）.

引自 Dawson, T.P. and Neal, J.W. 2003. Neuropathology Techniques. Arnold.

2. 用于脑固定的快速微波固定法

- 像平常一样从颅腔取出脑组织。
- 将脑组织放入塑料脑桶中，加入 10% 福尔马林液，盖上塑料桶盖。
- 盖上盖子时不要完全密封。
- 使用普通家用微波炉（高温加热 20min，低温加热 20min）。
- 静置冷却（约 20min）。
- 用冷水冲洗脑组织。
- 取材切脑。

注意：婴儿脑组织的温度处理时间，为高温处理 10min 和低温处理 10min。

3. 头部损伤微观脑损伤分布的最少脑块取材建议（图 5-12）

- 针对创伤性轴索损伤。
  - 胼胝体和脑中后部的白质冠状切。
  - 胼胝体。
  - 深部大脑灰质（包括内囊的后肢部）。
  - 小脑半球。
  - 中脑（包括小脑上脚交叉部）。
  - 脑桥（包括小脑脚上部或小脑脚中部）。
- 疑似非意外损伤的婴儿头部损伤。
  - 脑桥和延髓。
  - 所有上颈段脊髓。
- 针对缺血缺氧性脑损伤。
  - 所有脑皮质区域样本（额叶、顶叶、颞叶、枕叶，包括动脉边界区）。
  - 脑灰质深部。
  - 海马体。
  - 小脑半球。
  - 脑干。

注意：如果使用小尺寸玻片（3 英寸 ×1 英寸），应该取每个上述区域的两个样本。还应切取任何可见病变的代表性脑块（1 英寸 ≈2.54cm）。

经 Blackwell Publishing Ltd. 许可转载，改编自 Geddes，Whitwell and Graham 2000.

此外，任何可见的病变区域均应进行采样。

特殊染色 β-APP、CD68 及 Perls，根据具体情况加以选取。

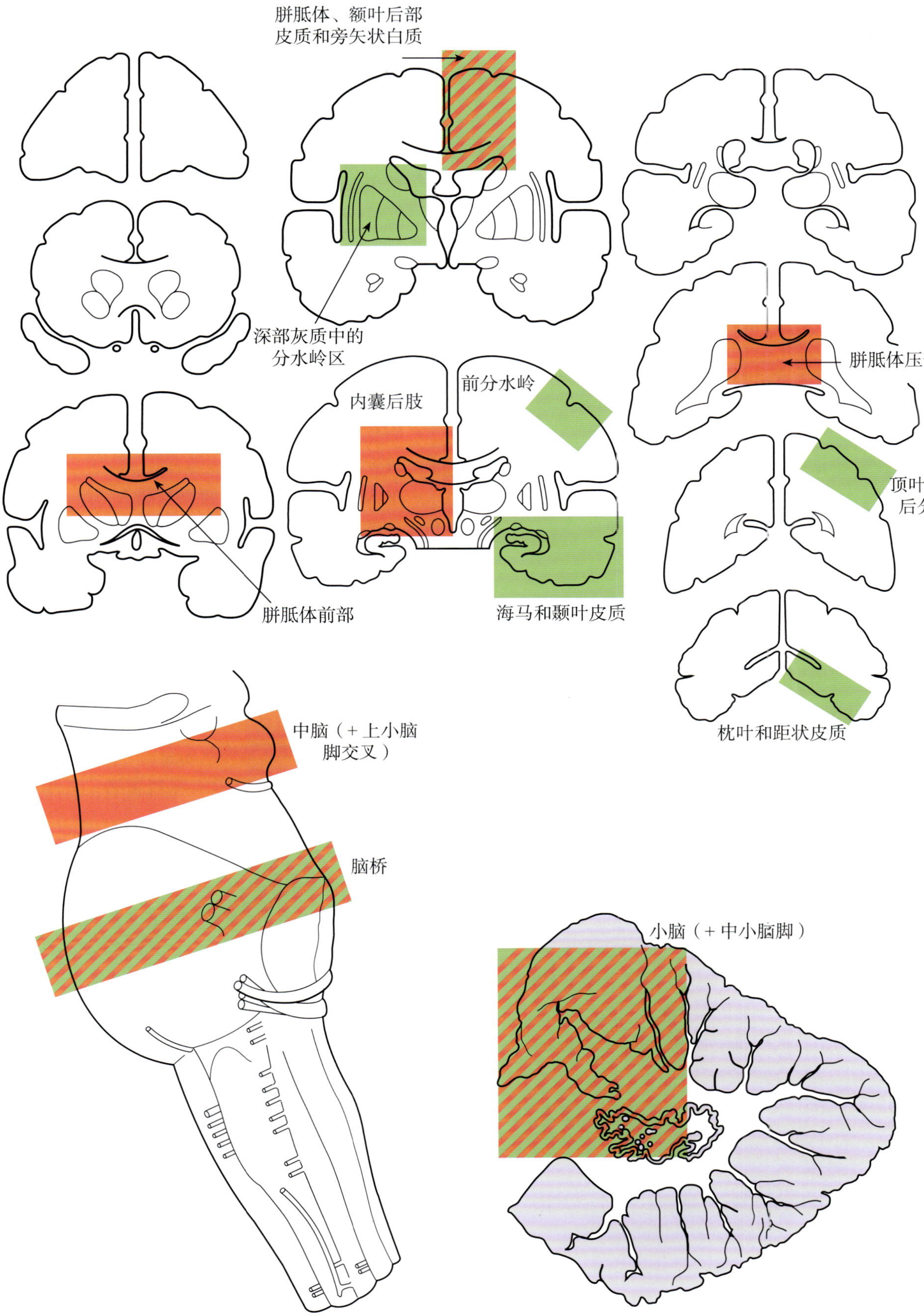

▲ 图 5-12　创伤脑组织采样规范

4. SUDI 病例的脑组织取样规范（图 5-13）

- 额中回。
- 胼胝体中段。
- 基底节。
- 顶叶皮质。
- 尾状核。
- 丘脑。
- 海马体。
- 环裂。
- 小脑上部。
- 中脑及整个延髓。
- 加上任何可见病变的部位（如疑有创伤的部位），见前述“头部损伤微观脑损伤分布的最少脑块取材建议”。

5. 痴呆症评估的脑组织最小推荐区块（特殊染色）

大脑：包括海马体、内嗅皮质和颞下回。

- 颞上回和颞中回。
- 颞叶前端。
- 额中回。
- 基底神经节（位于乳头体水平）。
- 丘脑。

小脑：小脑部分，包括小脑皮质和齿状核。

脑干：包括中脑与黑质。

- 脑桥，包括蓝斑（色素核）。
- 延髓。

此外，还应在肉眼观有明显萎缩的区域和任何局灶性病变处取样（如在腔隙性梗死处取样）。可以进行以下抗体免疫组化检测。

- Tau 和 β- 淀粉样蛋白：中脑、脑桥、海马体和嗅皮质、小脑、基底节、颞上回和颞中回、枕叶条带部和枕叶后条带部。
- α- 突触核蛋白：中脑、脑桥、海马体和邻近的纵沟、额中回、颞上回和颞中回。
- pTDP-43：海马体、杏仁核、额中回、颞上回和颞中回。

6. 硅藻检验程序

取材：新鲜肺脏 *、肝脏 *、肾脏、脾脏或大脑。

* 为首选组织，所需新鲜组织（肺脏及肝脏）的量为每种 100g。

注意：应在现场采取水样进行检验，没有水样将无法进行硅藻的定性和定量分析。

方法

- 使用相衬显微镜进行观察。
- 采用示意图和数字摄影方法对检出的硅藻类型和数量加以记录。
- 只有在现场水样中检出硅藻时才能从新鲜组织中继续进行硅藻检验。
- 在一级生物安全柜中，使用以蒸馏水清洗过的镊子将组织样品放入干净的烧瓶中。如果样品太大，可使用以蒸馏水冲洗过的手术刀将其切割成小块。
- 将烧瓶转移到通风橱中，加入 100cm^3 浓硝酸。
- 用干净的瓶盖盖住烧瓶，并在通风橱中将容器放置 48h。
- 将组织分散在溶液中使用热板缓慢加热，直到体积减少到 30cm^3，并加以冷却。
- 加入 20cm^3 浓硫酸，缓慢加热直至溶液变黑。
- 用浓硝酸部分填充于一个分液漏斗中，并将龙头调节到缓慢滴入焦化溶液处。
- 在缓慢滴入硝酸的同时缓慢加热溶液，直到溶液变成浅稻草色。
- 如果可见大量残留物，应在盐酸中 60℃水解。
- 冷却后以 3000 转的速度离心溶液部分，并通过吸管去除上清液。
- 重复以上步骤直到烧瓶为空。
- 用蒸馏水冲洗烧瓶以去除残留物，并像先前的步骤一样对液体进行离心。
- 如果沉淀物来自肺组织样品，去除最后的上清液，并向沉淀物中加入 0.5cm^3 的蒸馏水。
- 使用塑料一次性移液管悬浮沉淀物，并将液体转移至带塞的微量离心管（1cm^3 体积）中。
- 在干净的玻片上滴一滴经前述步骤处理过的液体，盖上玻片后使用相衬显微镜进行观察。
- 如果沉淀物是肝脏或其他组织样品，将残留物减少到一个大滴的量，并观察玻片上的所有物质。
- 记录检出的硅藻类型和数量，用示意图和数字摄影仪进行记录。
- 将水样中找到的硅藻与组织提取物中找到的硅藻进行硅藻种类匹配检查。

致谢：以上硅藻检验方法由 Ian Newsome，Department of Forensic Pathology，University of Sheffield 提供。

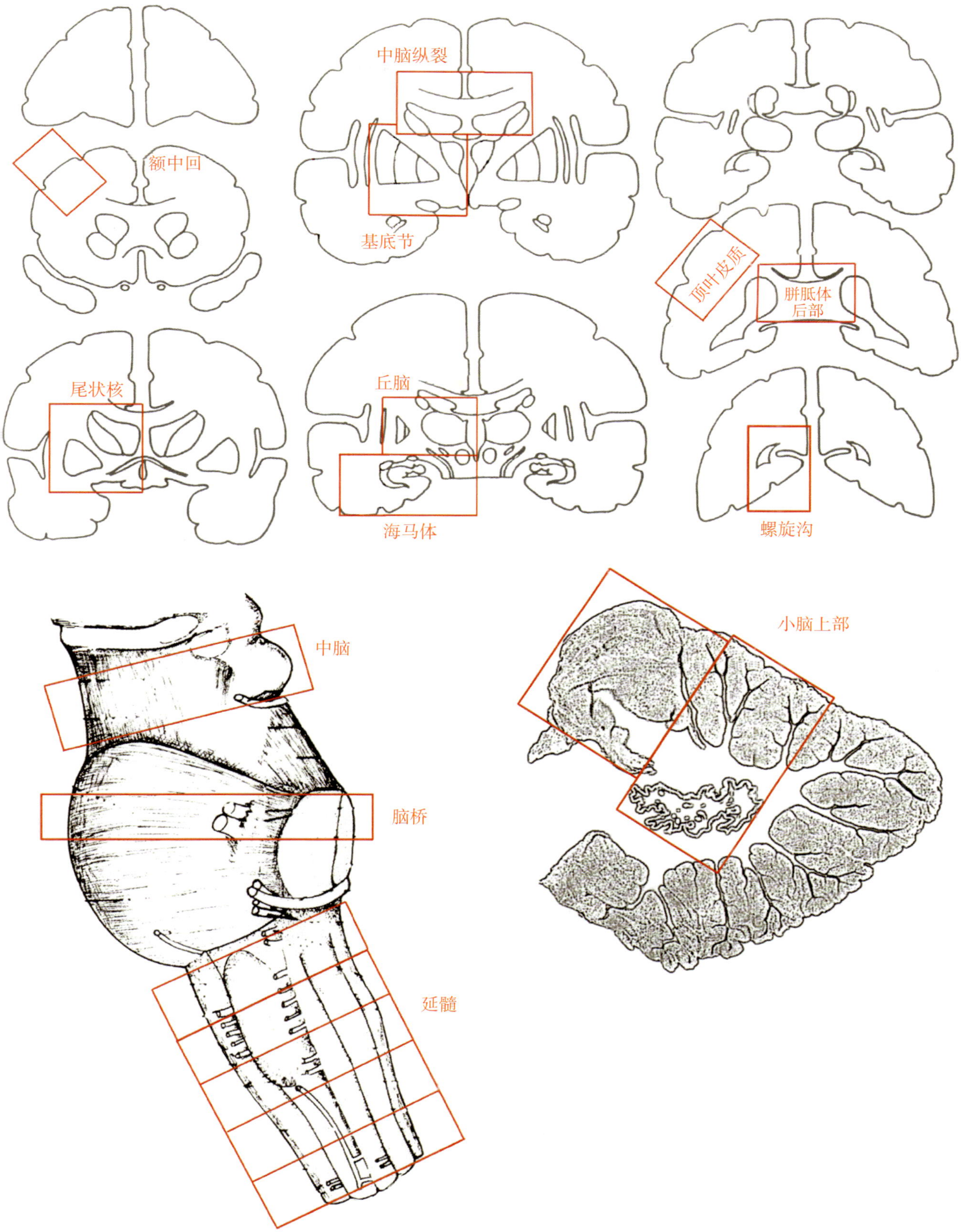

▲ 图 5–13　婴儿意外猝死（SUDI）的脑组织取样规范

第6章

头面部损伤与枪弹损伤

Scalp, facial and gunshot injuries

Christopher Milroy 著

体表损伤的检验是法医学工作的核心内容，损伤的形态特征为我们提供了关于机体外部损伤和内部损伤因果关系机制研究的相关信息。本章主要对头皮损伤和颜面损伤加以讨论，同时对枪弹损伤进行阐述。我们应该注意的是，本章所谈的头面部损伤与身体其他部位的损伤之间，是有一定相互联系的。在进行尸体检验时应该采用系统的检验方法，并对损伤情况加以记录，包括损伤类型、损伤大小、损伤形状和损伤颜色，以及可以与适当解剖标志相对应的损伤部位。医学上对创口或损伤的描述，可能与法律体系中对创口或损伤的定义不太一致。枪弹损伤是指具有特定损伤形态的一类损伤，在本章中会有专门的部分加以论述。由于穿透性损伤与体表损伤具有一定的内在联系，本章也会涉及枪弹损伤的相关内容。

一、损伤的法律定义

Black's Law Dictionary（Garner，2019）将损伤描述为是一种“伤害”，尤其是指皮肤裂开的那类损伤，而机体损伤可以描述为“对人身体的物理伤害”，但这两者并不一定具有相关性。在英国法律中已经确立了判例法，指出必须涉及皮肤全层的破裂才能将之称为“伤口”，即表皮层和真皮层都必须有完全性破裂（Moriarty v Brookes，1834）才能叫作“创伤”。在气枪弹丸击中眼睛造成眼内出血但并没有击穿眼睛表面的案件，就不应当被认为有伤口形成［C（a minor）v Eisenhower，1984］。擦伤在法律上不属于伤口（M'Loughlin，1838）。对于锁骨骨折来说，如果锁骨表面的皮肤没有破裂，也不能称之为伤口（Wood，1830）。

虽然法律上对伤口或创伤的定义有所限制，但通常存在用其他法律条文来对损伤加以解释的情况。然而，在进行伤口描述时，应该详尽了解报告中所使用的司法领域法律释义（如果有的话），这对损伤的认识是有所帮助的。“割伤”“表面撕裂伤”“深度擦伤”等术语会令人感到困惑不解，这有可能会导致医学所指的损伤与法律条文中所指的损伤有所冲突。

二、损伤的尸体检查

为了更清楚地显示头部的损伤，在尸体检验时需要剃去头发。令我们惊奇的是，浓密的头发往往可以覆盖住严重的损伤，让我们难以对这些损伤加以识别。

损伤的照片应该是彩色的。在对受伤部位进行拍摄时应该使用测量标尺或称比例尺，而且拍摄的角度也应当与被拍摄物呈直角，而不是呈倾斜的角度。如果有必要，对于一些损伤，如咬伤或者是有一定形态的瘀青改变，应该使用直角尺以便于测量（图 6-1）。应当考虑使用紫外光等专门性技术，这样可以很好地增强损伤的外形特征（Hempling，1981；Krauss 和 Warlen，1985）。对于一些具有特殊形态特征的损伤，如由鞋子造成的损伤，目前法医学家更倾向于使用黑白照片进行拍摄，这样就可以将拍摄的照片与数据库中所保存的鞋样照片进行比较。许多执业医师会根据事先准备好的身体绘图，来记录伤者的受伤情况。

在尸体检验时，伤口的外观可能会随时发生一些变化。擦伤可能会变得干燥，并且会变得比较突出，尽管它们的大小不会有明显变化，这一点与挫伤有所不同。当尸体检验时，挫伤的大小可能会较前有所增加，并且其颜色会变得比较明显。因此，在第二次尸体检验时可能会发现一些最初尸检不太明显的瘀伤。

必须注意的是，损伤不能与腐败的早期变化相混淆，也不是最初尸体检查所呈现的出血改变。如果有必要，应当对皮肤进行显微镜检查。显微镜检

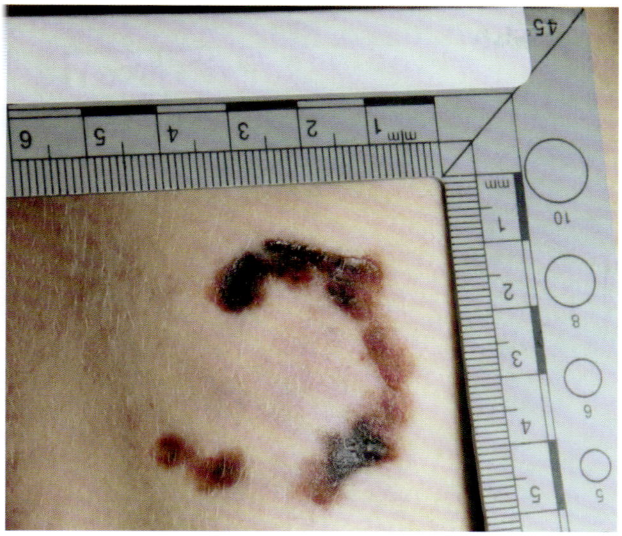

▲ 图 6-1　带有直角标尺的咬痕照片

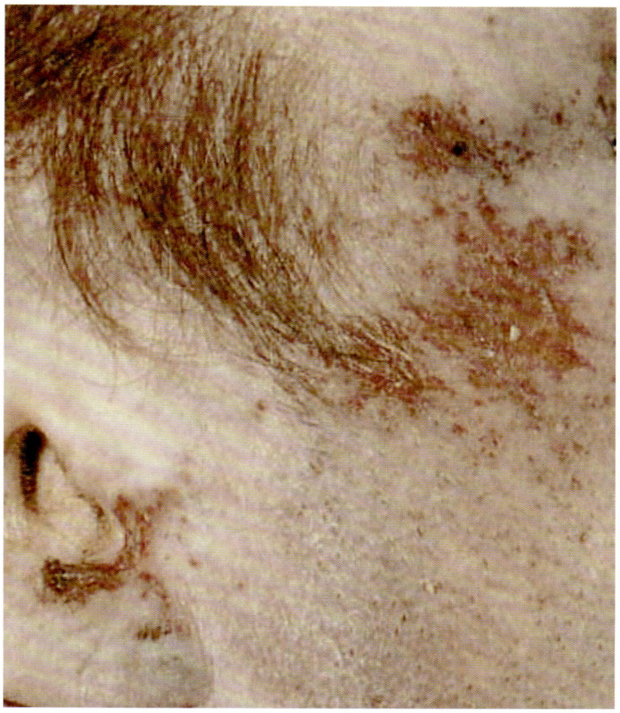

▲ 图 6-2　跌倒导致面颅骨突起处皮肤挫伤

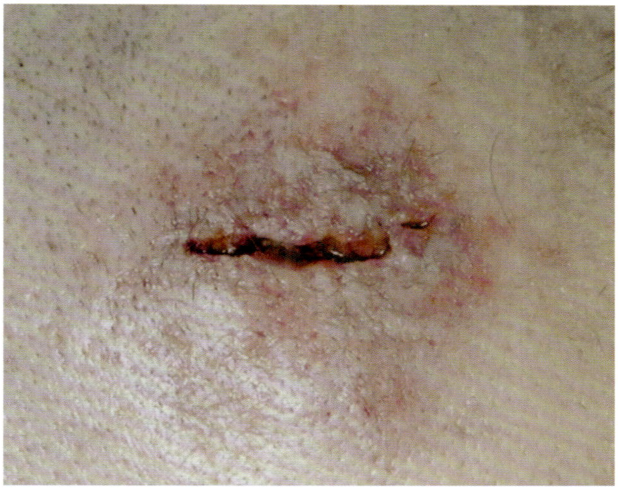

▲ 图 6-3　跌倒导致枕部撕裂伤形成创口周围有擦伤和挫伤

查还有助于确定损伤的时间，这在本书的稍后部分会详细说明。

三、损伤的常见类型

（一）擦伤

单纯的擦伤是指仅仅涉及表皮组织的损伤，擦伤愈合后不留瘢痕。擦伤可以是由皮肤的切向运动所造成的，或者是由致伤物直接的压擦作用所形成。在头部和面部，擦伤通常发生在人摔倒时。当一个人向前跌倒时，如果这个人不能控制自己的跌倒动作，那么其脸部的突出部位就会受伤（图 6-2）。跌倒可能会导致枕部或顶枕部的擦伤、挫伤或撕裂伤（图 6-3），足踢可能会导致皮肤的擦伤。

当皮肤表面有明显的切线痕迹时，通过其在皮肤上的位置形态可以明确力作用的运动方向。体表的印痕擦伤在有图案的物体作用于皮肤时可以形成，典型的例子就是勒痕。当眼镜佩戴者被击中面部，其面颊就可能会出现擦伤和撕裂伤。如果在鼻梁或眼睛周围看到这种损伤，就应考虑受害者佩戴眼镜的可能性，因为这些信息并不总是孤立存在，而这是我们可以加以利用的信息（图 6-4）。

擦伤也有可能是死后形成的，特别是当擦伤呈黄色时，如在死后拖动尸体时可以形成。死后当呕吐物中的胃酸溢出时，有可能会在口腔周围看到类似擦伤的改变（图 6-5），应注意鉴别。

（二）瘀伤

瘀伤是由于皮肤受到创伤所形成的损伤，外力致使血管破裂后血液流入到组织之中，特别是当发生在深层组织时。瘀伤通常又称为挫伤。古老的术语“ecchymosis”，有时也会被人们用到。在法医实践中，必须用非医学专业人士所能够理解的医学专业术语，对损伤检查的结果加以描述。如果可以使用更为简单的专业术语，那么则建议优先使用。陪审团成员可能更容易理解“黑眼圈”，而不太容易理解“眶周血肿”。

最小的出血类型是点状出血，点状出血是在皮

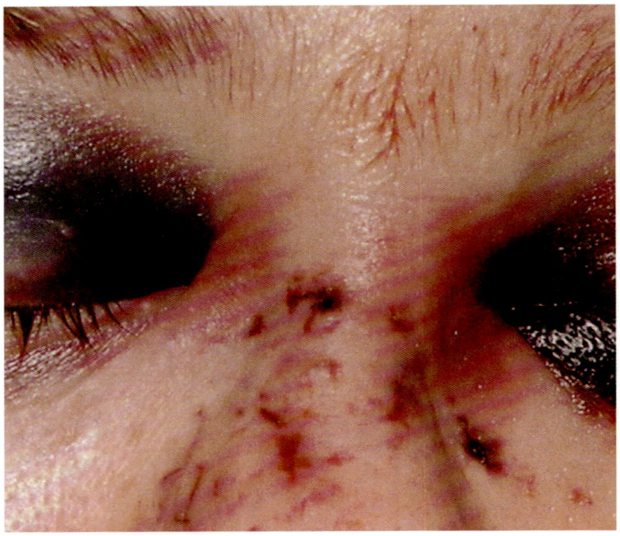

▲ 图 6-4　颜面部损伤

鼻梁和鼻侧处的擦伤，当眼镜破损时可以形成。黑眼圈改变由潜在的眼眶骨折引起

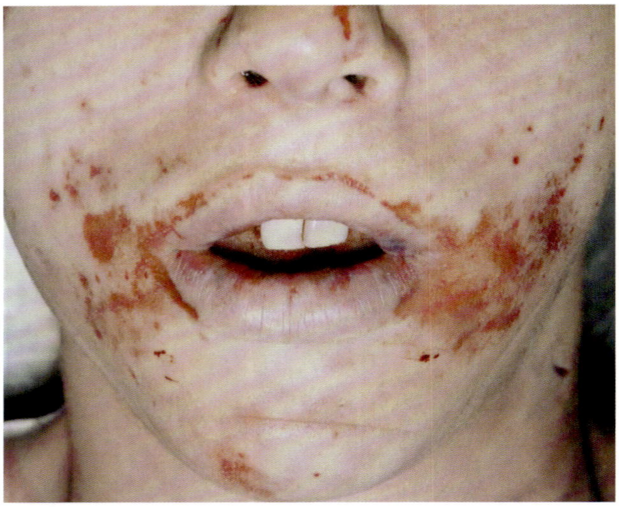

▲ 图 6-5　死后呕吐物溢出引起的尸体皮肤毁损死后改变

肤和内脏所发现的如同针尖大小的片状出血区。虽然点状出血经常会被描述为一种“窒息征象”，但实质上它们绝不是窒息的特征性改变。在许多不同的死亡原因或者非致命死亡的案例中都可以看到点状出血，在眼周、眼睑、面部和耳后都可以看到，有时也可以出现在黏膜表面（图 6-6）。尸体解剖头皮剥离后所看到的头皮下点状出血，是一种比较容易识别的死后现象，不应该被解释为生前出血（见第 5 章）。如果没有发现其他的外力所致体表出血点（如颈部受到外部压力作用），那么点状出血在确定死亡原因方面就没有太大的意义。

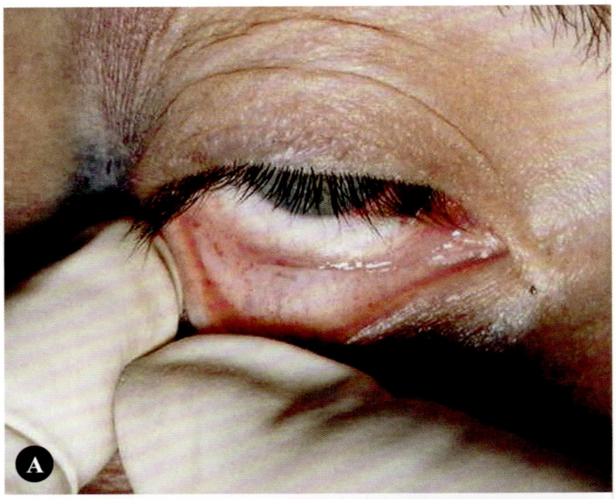

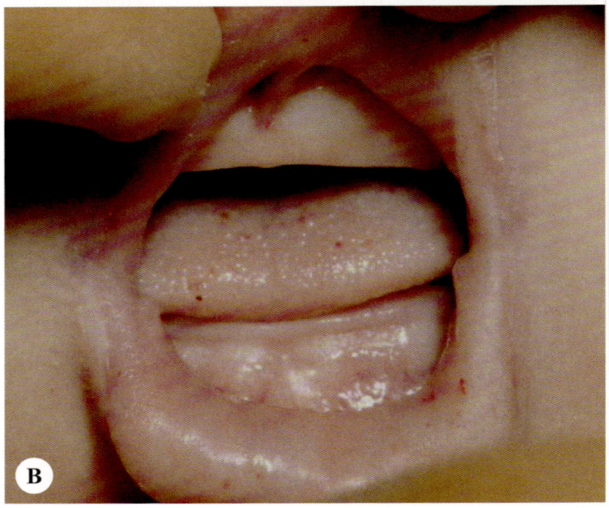

▲ 图 6-6　黏膜点状出血

A. 眼结膜点状出血；B. 口腔黏膜点状出血

瘀伤的形态可能会有所不同，这取决于造成瘀伤的致伤方式、成伤部位和成伤时间等因素。在施暴后瘀伤会发生颜色变化，利用这些颜色变化往往可以帮助推断损伤时间。在法医学实践中，法医病理学家试图将新近瘀伤和陈旧性瘀伤这两者加以区分。尽管如此，研究表明在试图确定瘀伤的成伤时间时，必须采取非常谨慎的态度（Grossman 等，2011）。事实上标准的法医病理学教科书的分析结果显示，根据瘀伤颜色的不同来推测瘀伤的形成时间，会存在着惊人的差别（Wilson，1977）。

新鲜的瘀伤通常是蓝色或红紫色的，它们会随时间经历一系列的变化，从棕色、绿色再转变到黄色。然而，这一瘀伤颜色转变的顺序有时也会有所不同，这取决于一些其他的相关因素，如瘀伤的大小和部位、伤者的年龄、目前医疗状况及伤者所具有的其他特殊情况。

Maguire 等在 2005 年研究指出，试图根据临床观察或照片特征来确定儿童瘀伤的形成时间是没有科学依据的，这在儿童保护程序中也不应该这样做。尽管红色或蓝色的瘀伤可能提示是新近出现的瘀伤（通常定义为 24～36h 内出现），但在较为陈旧的瘀伤中有时也可能会呈现出红色和蓝色的改变。棕色瘀伤可能是新近瘀伤，但也可能是陈旧性瘀伤。

在关于瘀伤形成时间的研究中，1991 年 Langlois 和 Gresham 认为唯一可靠的发现，是黄色瘀伤至少在 18h 之前所形成。1996 年，Stephenson 和 Bialas 在对儿童进行检查时发现，黄色瘀伤至少是在 24h 前形成的。然而，Mosqueda 等在 2005 年却发现，在一些 65 岁以上的患者中，黄色瘀伤可以发生于 24h 以内。因此在确定瘀伤形成时间时，必须特别谨慎。一般来说，当瘀伤的大小和部位相似但颜色却明显不同时，这很可能是瘀伤的成伤时间有所不同。

皮下组织大量出血称为血肿，血肿是头部受伤的一个重要发现，尤其是在幼童群体。在头皮血肿形成时，头皮外表的瘀伤很可能无法被发现，只有在尸体检验时才能明确头皮瘀伤的存在。婴幼儿潜在的颅骨骨折和颅内损伤风险，会随着头皮血肿的大小和血肿存在的位置而逐渐增大，其中颞部血肿和枕顶部血肿与颅骨骨折的关系最为密切，而额部血肿则与颅骨骨折的关系不大。无血肿形成的颅骨骨折，常见于 3 月龄以下的婴儿（Greenes 和 Scutzman，2001）。

有时瘀伤也可能会出现特殊的形态改变，也就是说瘀伤可以反映致伤工具的形态特征。头部受伤一个比较常见的例子，是受害者被鞋脚踩踏致伤（图 6-7）。仔细记录这些损伤十分重要，因为鞋子的类型可以通过与数据库的数据比较来加以确定。另一种比较典型的损伤形态，是由棒球棒或类似圆柱状的物体所形成的损伤。这些致伤物通常会使人体组织形成“电车轨道”样的挫伤改变，其中心区域呈白色，两侧有挫伤带形成（图 6-8）。

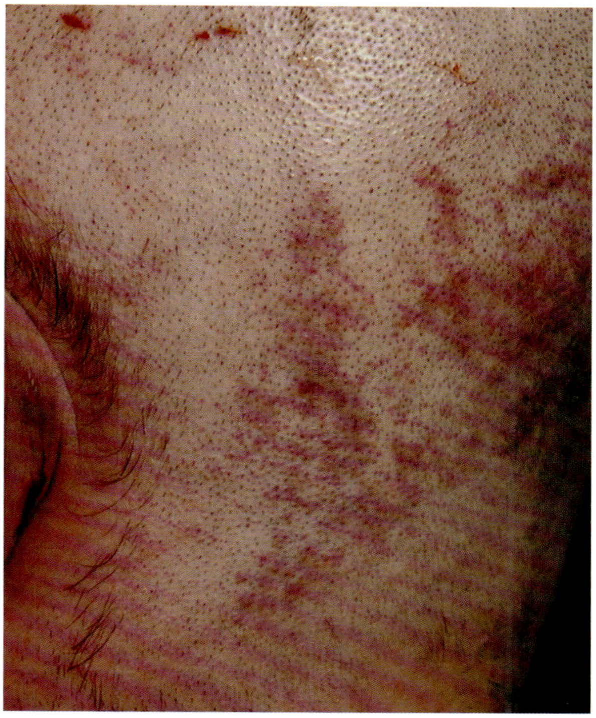

▲ 图 6-7　踩踏伤

鞋脚踩踏造成的图案状皮肤损伤

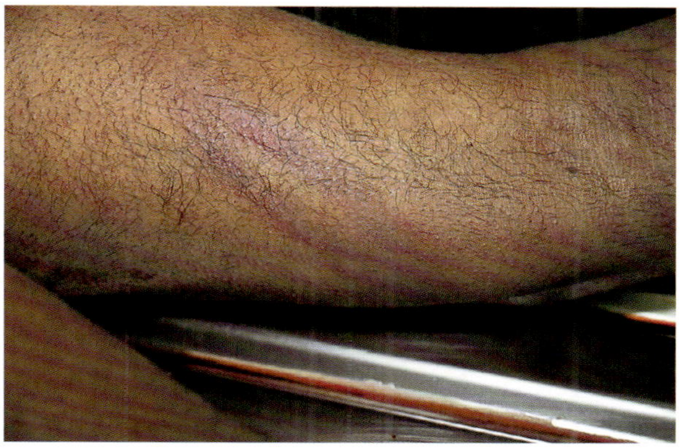

▲ 图 6-8　棍棒伤

棒球棒击打形成的条状皮肤损伤

另一种可以在面部出现的具有一定形态特征的损伤是咬伤（图 6-1），这些损伤还可能与擦伤和撕裂伤伴存。当怀疑有咬伤存在时，应向法医牙科学的专家们进行咨询。性爱所致咬伤通常出现在头部和颈部，事实上这是由吸吮所致的损伤，而不是真正意义上的咬伤。当口部被打击时，口腔内部的观察十分重要，因为这里是面部损伤发生的常见部位，这些损伤通常与牙齿的存在有关（图 6-9）。

瘀伤的出血可能会通过组织间隙发生位移，所以额部的损伤可能会因重力的作用而使血液下移并停留在眼部的周围。鼻子的骨折出血，也可能会导致双侧眼部发青。一般认为瘀伤是一种生前损伤，而死后也可能产生瘀伤样改变，但此时需要使用比血液循环尚存在时更大的力量，才会产生类似的改变。1985 年，Polson 等用木棒击打死者的枕部，同样也造成了枕部的瘀伤样改变。因此，当一个人因头

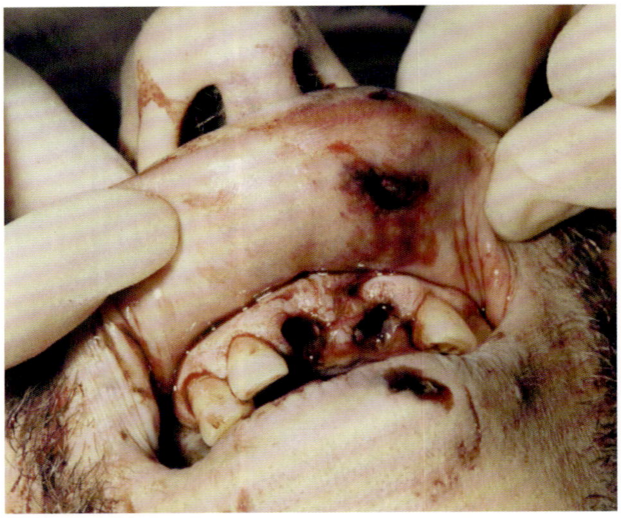

▲ **图 6-9 面部拳击伤**

唇黏膜挫伤和撕裂伤并伴有牙齿损伤，由口部受到拳击所形成

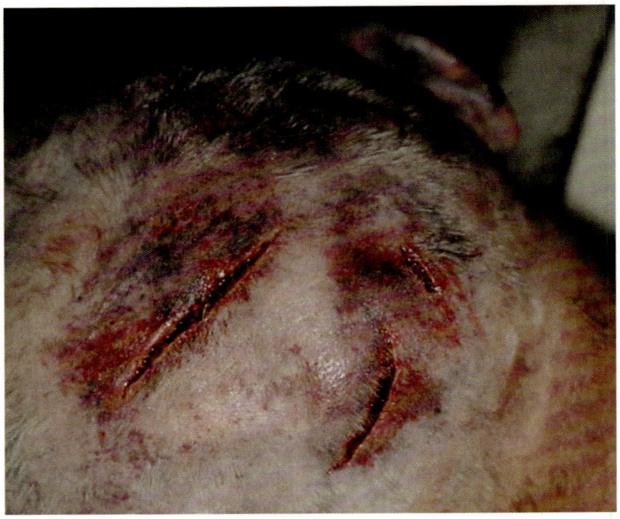

▲ **图 6-10 头部钝器伤**

头皮多处条状撕裂伤，由钝器打击所致

部受伤死亡后如果尸体仰面平卧停放数天，或者根本不能排除死后有人曾对尸体有过粗暴处理，那么要将枕部的瘀伤归因为生前创伤，就应该特别谨慎。

（三）撕裂伤

不少的医生和一些不具有医学专业资质的人士都将创口称为撕裂伤，他们并没有将撕裂伤与创口区分开来。撕裂伤是由钝器作用引起的皮肤破裂或撕裂。头部是一个特别容易发生皮肤撕裂伤的部位，因为这个区域的皮肤与其下部的颅骨紧密相连，因此当钝性暴力作用于头部时，头皮就会被颅骨迅速挤压。相比之下，若想要在胸部或腹部造成撕裂伤，则需要更大的力量。面部的撕裂伤可以是拳头打击所形成，但拳头一般不太容易造成颅顶头皮的撕裂伤，除非施暴者手上戴有戒指、指节套或类似的东西。

面部撕裂伤常发生在颅骨突起的部位，也包括眼眶和上颌骨。随着皮肤下面的骨骼发生严重损伤，骨质会在损伤的过程中划破并穿透皮肤组织。1993 年，Ainsworth 和 Hunt 描述了一个不太寻常的例子，当对鼻子打击时力量推动鼻子上移，导致鼻骨穿透皮肤后又回缩到原来的位置，这就导致了鼻尖皮肤的弧形撕裂伤。当施暴者击中受害者的牙齿时，他对下颌的击打通常不会造成皮肤撕裂，即使下颌骨发生骨折也是如此。被条状物打击头皮形成的撕裂伤，可能是条形的也可能是稍微弯曲的（图 6-10）。人在跌倒时，头部也可会形成条形的撕裂伤（图 6-3）。

与切创有所不同的是，挫裂创的创缘不规整，创口边缘往往伴有挫伤和擦伤，创腔内有组织间桥。与锐器创不同的是，挫裂创的创口处毛发可能是未被切断的。此外，挫裂创的创腔内往往可检见泥土等异物成分。那些位于面颊部或者双眼下方的诸如撕裂伤、挫伤和表皮擦伤等这类钝器损伤，往往是穿鞋足踢导致的结果（图 6-11），该类损伤往往会造成黑眼圈改变（Teare，1961）。用铁锤等大型工具进行头面部打击时，所形成的创口形态可能会变得不太规则（图 6-12）。

伤口的形状可以反映所使用致伤工具的形态特征，一个典型的例子就是被锤类击打后所产生的月牙形撕裂伤（图 6-13）。枕后部的撕裂伤往往是摔倒后所形成的创口改变，在创口形成的同时往往会伴有擦伤和挫伤的形成（图 6-3）。如果头皮上有多处撕裂伤，那么这些撕裂伤就有可能是他人打击所致，当然这也不能证明就一定是他人打击所形成。例如，一个醉酒的人可能会摔倒、爬起来、再摔倒，这样就会形成不止一次的头皮撕裂伤（见第 17 章）。

口腔部位的拳击会造成嘴唇内侧的瘀青和撕裂伤，这时可能并未出现面颊外部的损伤（图 6-9）。这里唇内侧瘀青和撕裂伤的形成，可能与牙齿结构密切相关。在由于加速度摔倒所造成的严重头部损伤中，最常见的一种外伤形态就是口唇内侧检见被重击所形成的撕裂伤，这时常常伴有枕部擦伤和撕裂伤的形成。系带撕裂伤是儿童虐待的一个重要损伤特征（见第 15 章）。

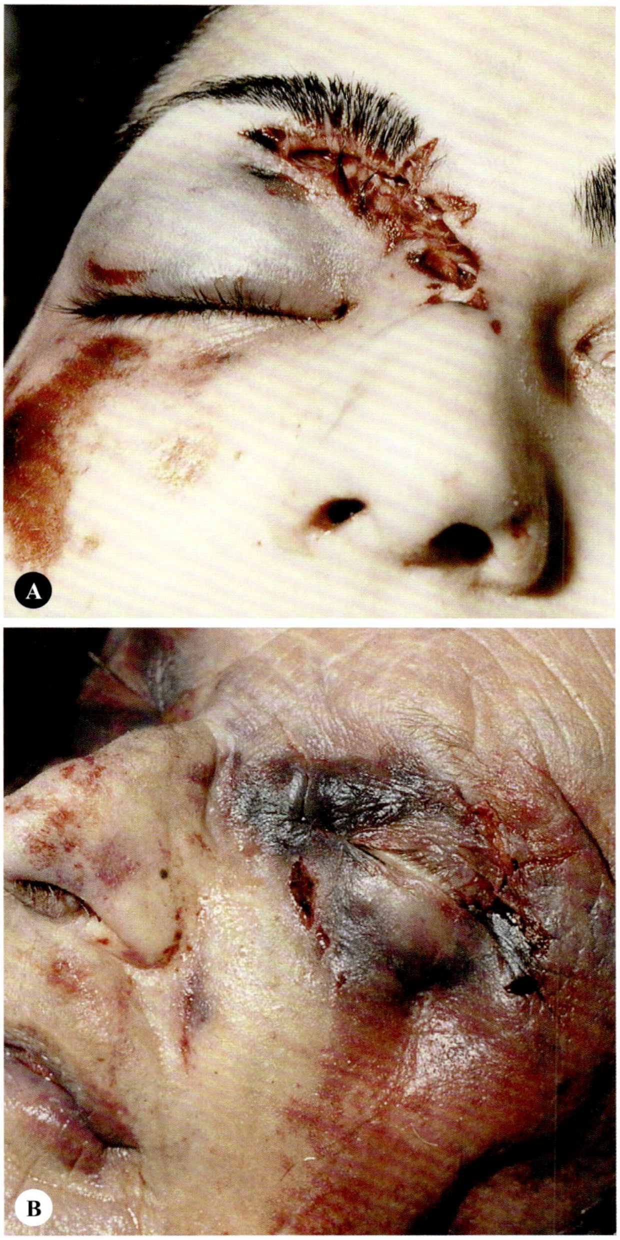

▲ 图 6–11　足踢形成的面部损伤

A. 由于足踢形成眉骨下方的皮肤撕裂伤；B. 足踢形成面部皮肤浅表撕裂伤和软组织挫伤

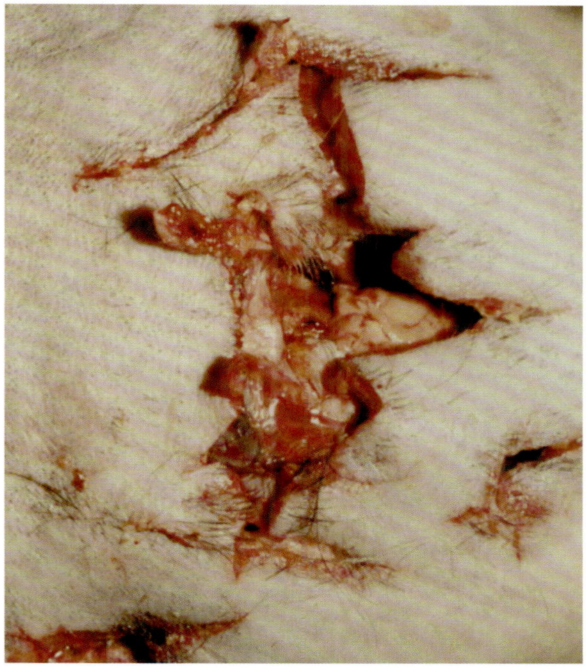

▲ 图 6–12　面部铁锤伤

由铁缍锤击形成的位于面部的不规则形撕裂口

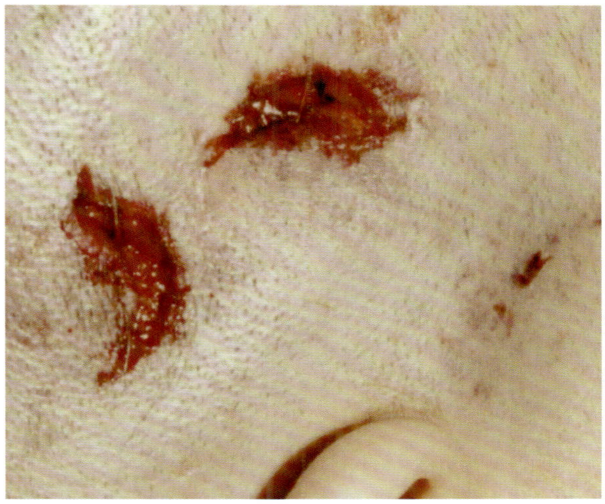

▲ 图 6–13　面部铁锤伤

由锤类击打形成的新月牙形撕裂伤

（四）切创和刺创

切创和刺创是由锋利的致伤物所形成的创口，创口边缘整齐。手术刀片所形成的创口是一种典型的锐器创。任何锋利的物体都能形成切创，而破碎玻璃的划伤作用可以是造成面部致命性损伤的重要原因。头部切创虽然常见但很少致命，但当切创伴随着撕裂创的同时发生，就有可能导致死亡。

头部自残的伤口可能是出于自杀，也可能是为了某种个人利益所为。如果是为了某种个人利益由伤者自己形成损伤，那么这些损伤的位置就会比较浅表，而且通常不会涉及眼睛或嘴唇等面部敏感的区域。

相比之下，大多数致命性的刺创都位于躯干（尤其是胸部），但偶尔也会以穿透伤的形式出现在头面部（图 6–14）。对于刺创这类的损伤，应当按照损伤部位、损伤大小、力作用方向和损伤深度，对损伤

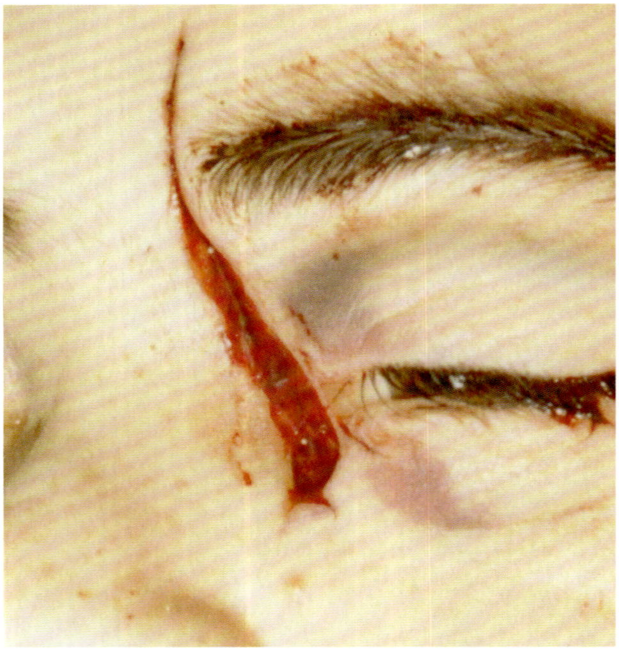

▲ 图 6-14　头面部穿透伤的刺创穿透眼部

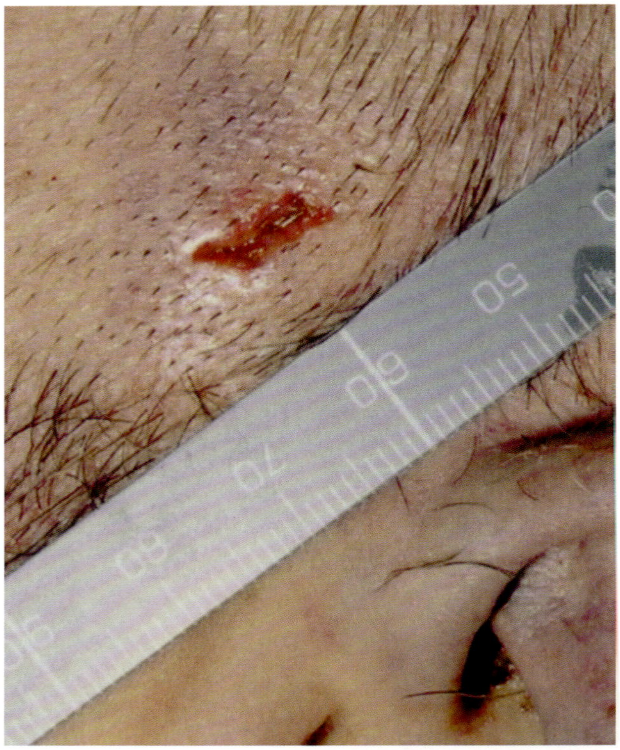

▲ 图 6-15　螺丝刀造成的较小皮肤刺创口

情况加以描述和记录。

有些刀具所形成的损伤，虽然根据其形态可以推断该损伤是单刃刀具还是双刃刀具所致，但在很多时候这类损伤是无法确定致伤物的。由于受害者发生体位移动，同一个刀具可能会造成伤口大小的不同变化。有些致伤物有锯齿状边缘，但这种形态有时也无法根据伤口形态对致伤物加以判断。头部的刺伤可能会穿透颅骨，但即使没有穿透颅骨的话，伤口的形态也可能会因撞击颅骨运动方式的不同而受到明显的影响。一些锐器致伤工具尤其是那些剪刀类工具，可能会形成形态更不规则的创口。比较钝的致伤工具（如螺丝刀），也可能会形成穿透性创口。在这种情况下，螺丝刀可以只产生一个很小的裂缝状创口，从而掩盖致伤工具穿透脑组织所形成的损伤程度（图 6-15 和图 6-16）。

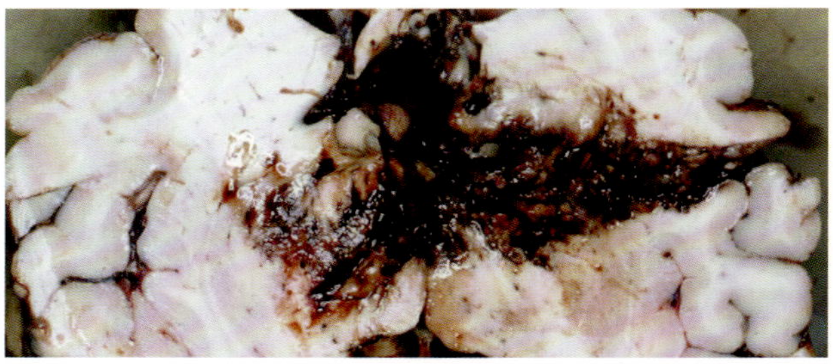

▲ 图 6-16　螺丝刀穿透颅腔引起脑损伤

（五）砍伤

砍伤常由具有较钝边刃的重型物体所形成，如斧头、砍刀或切肉刀等。砍伤通常位于人体的头部。砍伤发生时皮肤组织可以呈现锐器伤和钝器伤的双重特征，即既有锐器创的创口特征，又有钝器创的伤口特征。当头部受到砍击时，位于皮肤下面的颅骨也会形成损伤（图 6-17）。类似的损伤还见于人体被螺旋桨撞击时，此时通常会检见较大的平行排列的创口。

（六）灼伤

灼伤可以由干热（烧伤）或湿热（烫伤）作用所致，或者由身体接触化学性物质所产生。烧伤可按损伤深度分为三级，即皮肤浅层烧伤（Ⅰ度烧伤）、皮肤深层烧伤（Ⅱ度烧伤）和皮肤全层烧伤（Ⅲ度烧伤）。湿热的作用特点是导致皮肤烫伤（Ⅰ度烫伤），而干热则可以造成上述三个级别的组织损伤。

在房屋火灾等大面积燃烧时，或是在蓄意焚尸导致尸体破坏时，我们往往可以看到尸体的大面积毁损，此时可以出现肌肉和骨骼的大面积显露。完全性的机体毁坏是罕见的，这需要较长时间的高温作用。广泛性的烧灼可能会导致头皮组织的裂开，这时我们千万不要把烧灼所致的皮肤裂开与生前皮

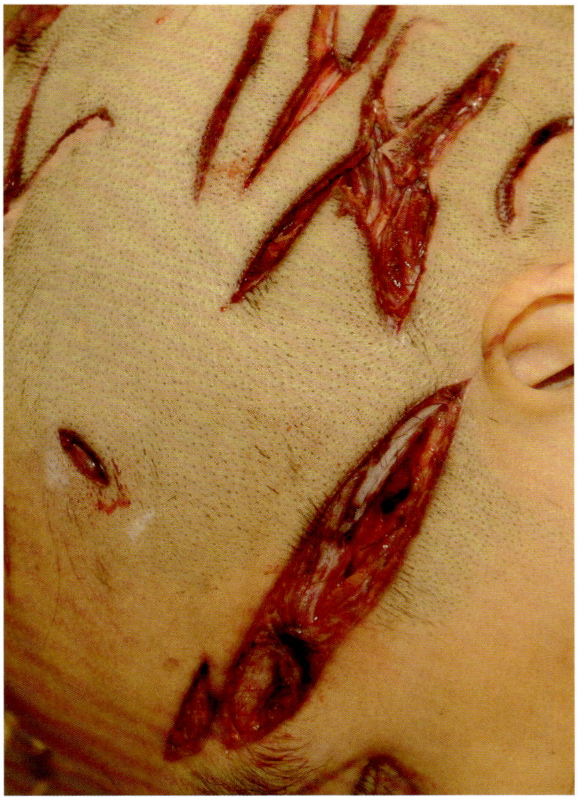

▲ 图 6–17　头部砍伤

头部受到砍刀砍击形成皮肤损伤，位于皮肤下面的颅骨也会形成损伤

肤损伤相混淆。头部严重烧灼的尸体，通常会有假性颅骨骨折（热骨折）形成（图 6–18）和硬膜外热血肿形成（见第 8 章）。

（七）电流损伤

电流会对皮肤造成损伤，损伤程度可以是难以辨别的局部微小损伤，也可以是高压电流所造成的机体广泛性损伤和破坏。当一个人爬上电塔时，电流烧伤通常遍及头部及身体的其他部位。有时还会有人为因素故意造成烧伤的情况，如将香烟等按压在皮肤上。这种伤害往往在有虐待儿童的情况下发生，是儿童虐待的一种典型皮肤改变。

（八）火器损伤

火器损伤是造成头部穿透伤的常见原因。枪械主要有两类，即有膛线的膛线枪和无膛线的散弹枪。膛线枪可以是短管枪或是长管枪，枪管上有一系列的凹槽结构。这些凹槽是螺旋形的，螺旋数量各枪支会有所不同，它们按顺时针或逆时针的方向进行排列。枪支的膛线结构使得子弹在飞行中具有陀螺般的稳定性。火器伤创口特征的检查，为枪支类型

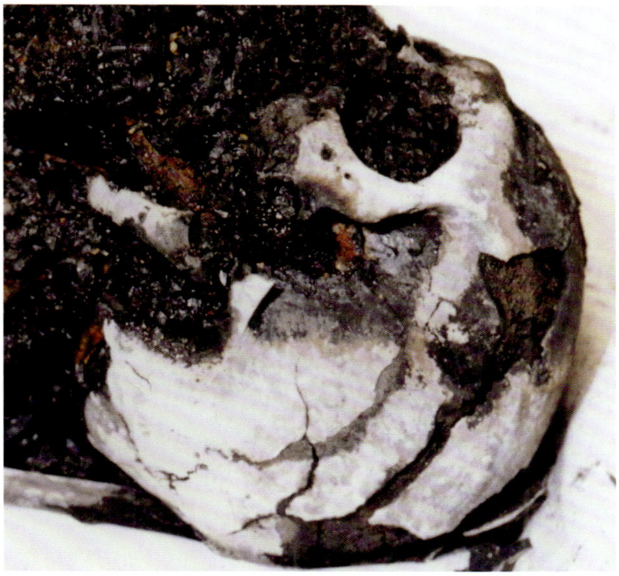

▲ 图 6–18　火灾死亡时颅骨出现的假性颅骨骨折

和射击距离的推断提供了重要的信息。

如果要精确地确定枪支的射程，这就需要应用适当的弹药进行射击试验。在对可疑枪击致死的死者进行尸检之前，应当进行尸体的 X 线拍摄（图 6–19）（DiMaio，2016；Besant Matthews，2000）。当机体有多处枪弹创口存在时，并不能排除有枪击自伤的可能性（Kury 等，2000）。

四、步枪枪弹伤

步枪型枪支通常每次只能发射一颗子弹，不像霰弹枪那样可以同时发射多颗弹丸。手枪主要有两种类型，即左轮手枪和自动装弹手枪。左轮手枪的初速度通常在 200m/s 左右。自动装弹手枪用弹簧弹匣装载子弹，每发射一颗子弹后就会有一颗替换的子弹重新进入射击仓，直至子弹被全部射出。自动装弹手枪的弹壳会被自动弹出，不像左轮手枪的弹壳那样会一直保留在射击仓内，直至最后通过手动清空弹壳。自动装弹手枪在半自动模式下，每次扳机发射子弹时子弹都会被送入射击仓，而在全自动模式下子弹会在扣动扳机时不断发射，直到所有子弹用尽。自动装弹手枪的初速度通常远比左轮手枪要大，速度可以高达 300～360m/s。

所有的 0.22 步枪通常具有较低的类似于手枪的初速度，而其他长管膛线枪通常具有较高的初始速度，其速度往往超过 300m/s。高威力的膛线枪，如军用步枪，可能会具有 600～1200m/s 的初始速度。

所有这些引用的速度，都会根据所使用的弹药类型而有所不同。

（一）接触射击枪弹创

头部接触射击时通常枪支与皮肤的接触是紧密的，这时皮肤接近于颅骨。当枪支的气体成分进入枪弹创口时，会连同枪支的其他喷射物（包括枪支底火、枪支推进剂和子弹）一同进入创口。从枪弹创的外表面来看，可能只有极少的火药烟灰和燃烧粉末残留，这往往需要借助显微镜检查才能确认这是接触性射击的创口。由于枪口气体中含有很高比例的一氧化碳成分，致使人体组织往往呈现粉红色，而化学分析的方法通常可以显示局部组织有碳氧血红蛋白和碳氧肌红蛋白的存在。

当在头颅表面形成枪口接触射击时（最典型的是头部接触射击），那么枪管的气体就会进入皮肤，而当这些气体离开皮肤进入颅腔时所产生的压力往往会导致皮肤裂开，从而产生星状或十字形的撕裂伤（图 6–20）。

在仔细检查枪弹创时，往往可以在创口的边缘发现细微的烧灼改变和火药烟灰。枪弹创裂开的程度，往往取决于枪支射击所产生的能量。动能较低的子弹，它们所产生的皮肤撕裂程度较小。在中距离射击或是长距离射击时，当子弹击中突出的骨质我们就可以看到皮肤的裂开。当枪口与皮肤紧密接触时，枪口形态就可能会被印在皮肤表面而形成擦伤，即枪口印痕（图 6–21）。当枪口与皮肤接触不甚紧密时，枪口形成皮肤擦挫伤的可能性就相对较小，但会在枪弹入口与皮肤之间形成一个狭小的间隙，因而在射入口周围会留下一个环状的火药烟灰和燃烧颗粒改变。

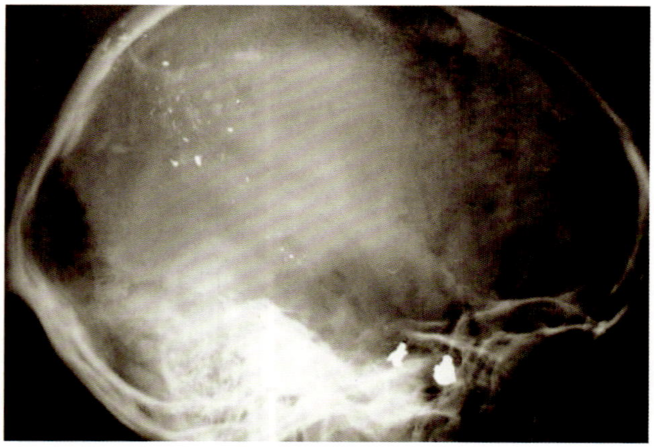

▲ 图 6–19　头部 X 线检查

图片显示 0.22 口径枪弹所致的枪弹损伤特征（接触性射击）

在一个有夹角的接触射击中，枪口只是部分接触皮肤，致使枪口的气体和火药成分会从皮肤与枪口之间的缝隙中逸出，从而在皮肤上留下一个偏心的染色图案。如果这个皮肤与枪口之间的缝隙足够大，那么未燃烧的火药粉末就可能会大量逸出，其结果是在枪管与皮肤接触的另一侧也看到枪支火药成分的存在。

（二）近距离射击枪弹创和中等距离射击枪弹创

近距离射击枪弹创的形成，往往发生在枪口接

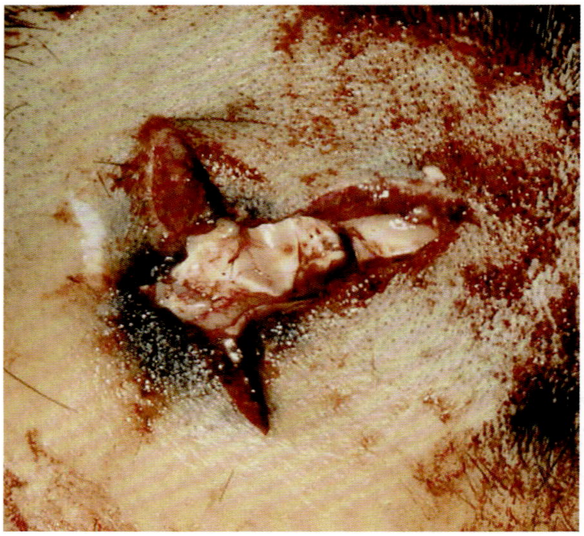

▲ 图 6–20　头部接触性枪弹创

创口具有星盲状射入口的形态学特征

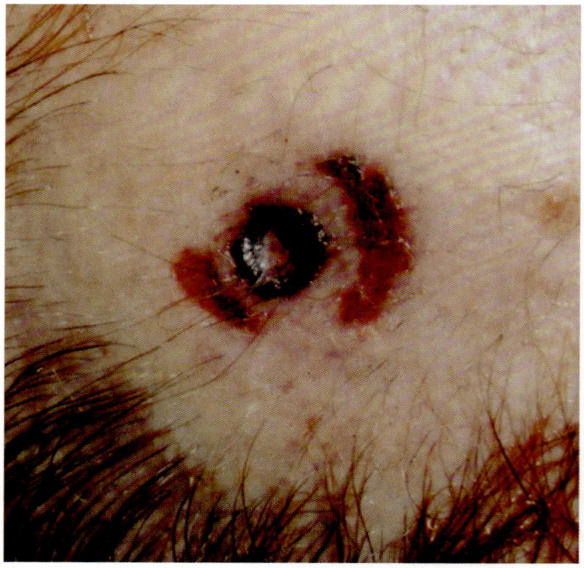

▲ 图 6–21　接触射击枪弹创

损伤具有接触性枪弹创的射入口特征，创口有擦伤的形态学改变（枪口印痕）

近但并未接触皮肤进行射击的情况下。典型的近距离射击枪弹创的形态学外观，是射入口周围皮肤因受热而有炭末附着使皮肤变黑，并且可能还会存在未燃烧的粉末。如果枪管与皮肤成一定角度，那么枪管烟灰的分布就会偏离射入口。枪弹创不会有挫伤轮，因为枪口部没有与皮肤相接触。

当枪口离开皮肤进行近距离射击时，未燃烧的火药粉末就会在皮肤上产生小点状火药颗粒烧灼改变（即"枪弹火药斑纹"）（图 6–22）。此外，火药颗粒还会从枪管中喷射出来并沉积在皮肤上。上述火药烟晕和火药颗粒的形态改变取决于许多因素，包括枪支和弹药的类型、枪管的长度和射击的距离。当枪口离枪口足够远时，与具有较短枪管的枪支相比，那些具有较长枪管的枪支其烟灰沉积会位于距射击目标更远的地方。一般来说，手枪在 20～30cm 的射击范围内可以看到烟灰和火药颗粒，当然根据子弹所使用火药的不同，枪弹烟晕也会出现在一个更大的范围。

球状粉末的发散距离，远比现代使用的片状粉末要远得多。随着射击距离的不断增加，烟晕粉末的图案会变得不再那么密集而是变得更加的分散。在相同的弹药和射程下，短管枪支远比长管枪支更容易产生广泛的分散图案形态。当然，身上穿着的那些衣服也会影响这些烟晕图案的形成。

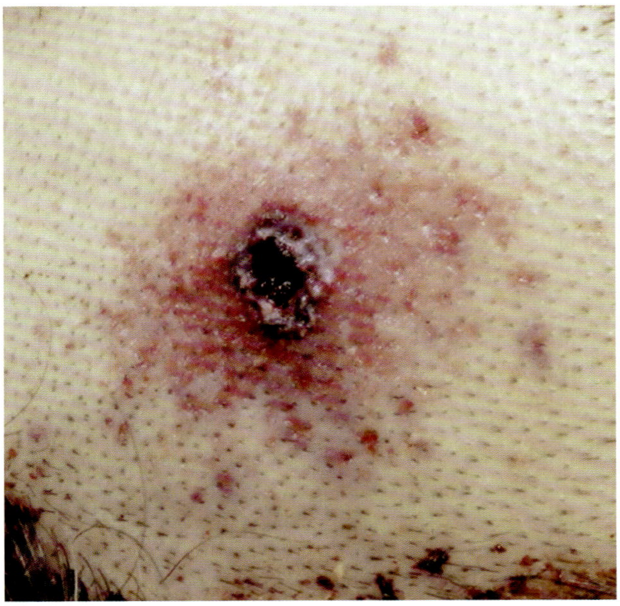

▲ 图 6–22　枪弹火药烧灼改变

近距离射击枪弹创的创口周围具有火药颗粒烧灼特征

（三）远距离射击枪弹创

远距离射击枪弹损伤的特点是，创口没有火药烟尘和粉末颗粒的沉积，对于手枪来说这个射击距离是 60～100cm。就像针对所有火器伤一样，我们应当进行枪弹实验，以确定更为精准的射击距离。当射击距离超出了粉末颗粒和火药烟晕可以沉积的范围，那么就无法推测枪支的最大射程，因为这个推测的射击距离可能是几米也可能是数百米。衣着可以影响烟晕图案的形成。如果被射击者身穿衣服，并且是被枪弹以一个中等距离射击，那么所有的火药烟尘和粉末颗粒都可能被衣物所吸附，使射入口看起来就像一个远距离射击的射入口一样。

远距离枪弹射击所形成的创口，是一个周边有多个较小放射状撕裂口所形成的中央组织缺损（图 6–23），创口可以有擦拭轮也可以没有擦拭轮，但无论如何皮肤上一定没有火药烟尘和粉末颗粒沉积。当射击途中的任何中间遮挡物（如玻璃）被击中，就可能会改变枪弹创的外观。反弹过来的子弹（或称跳弹）也会由于子弹的不稳定性，从而形成形态不规则的射入口（Burke 和 Rowe，1992）。

（四）擦过枪弹创

如果子弹以一个较小的角度击中皮肤，那么就可能会形成不同形态的多种创口。当子弹以切线方向射击时，所形成的枪弹创有时又称为"非典型枪弹创"，子弹从皮肤表面擦过而形成多处皮肤组织撕裂。子弹的方向可能并不明显，如果没有意识到子弹可以形成这样的损伤，那么我们就有可能会将这类枪弹创误认为是非枪弹伤。如果枪支靠近皮肤发射，那么就可能会在伤口的一端看到粉末颗粒和火药烟晕。如果子弹以一种非常低平的切线方式作用于皮肤，那么就会在皮肤表面形成表皮擦伤或沟状皮肤损伤。

（五）颅骨损伤

当子弹击中并穿透颅骨时，通常会产生一个具有斜面特征的孔状颅骨损伤，颅骨内面的骨孔斜面往往要比颅骨外面的骨孔斜面要大（图 6–24），而射出口的形态则恰恰相反，通常会有一个"外斜面"（图 6–25）。有时也会在一些射入口看到"外斜面"，这种情况最多见的是接触性射击，但远距离射击有时也可能会产生这种现象。颅骨的枪弹切向创一般被称为"沟状枪弹创"，这时颅骨可能会有不同程度的穿透性损伤。

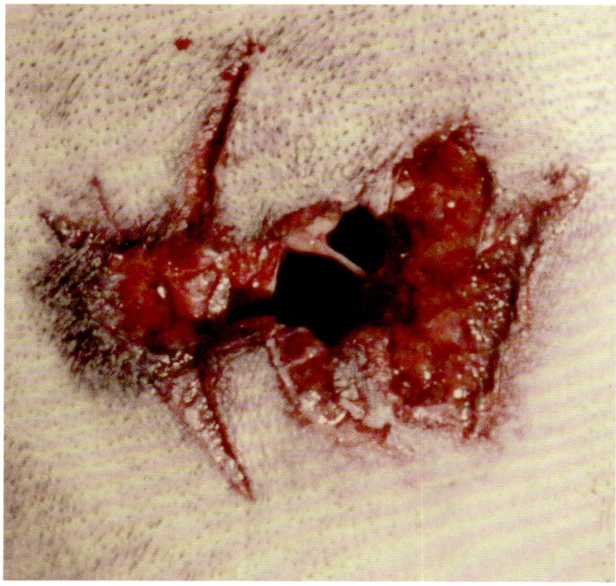

▲ 图 6–23　枪弹射入口

枕部远距离射击的射入口枪弹创

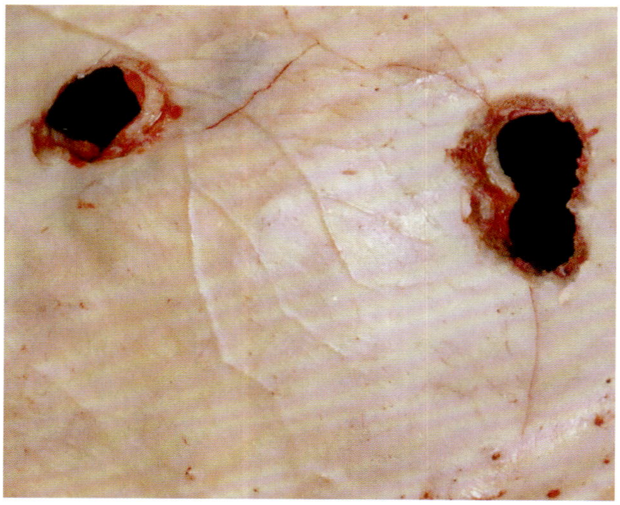

▲ 图 6–24　枪弹颅骨射入口

颅骨内表面可见骨质呈斜面的创口（颅骨内面的骨孔斜面往往要比颅骨外面的要大），由猎枪子弹所形成

枪弹导致的颅骨损伤，可有不同的形态特征。如果是一级沟状枪弹创，那么仅仅是颅骨外表受到损伤。如果是二级沟状枪弹创，那么枪弹的压力波会使颅骨内板发生破裂。如果是三级沟状枪弹创，颅骨外板会发生碎裂，颅骨内板会发生骨折，颅骨的碎片可能会被嵌入到脑组织中去。当子弹穿透颅骨时，颅骨有时会形成紧密相连的一个射入口和一个射出口。当子弹以较浅的角度击中颅骨时，就可能会产生一个“锁眼样”创口。在大多数情况下，子

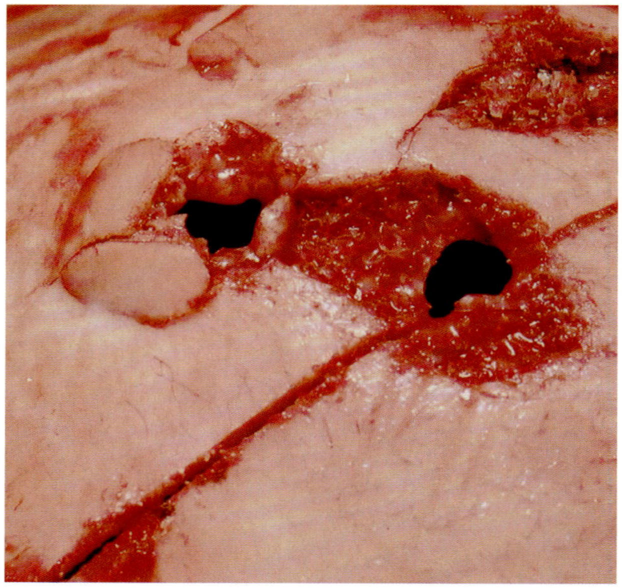

▲ 图 6–25　枪弹颅骨射出口

颅骨外部可见呈斜面的创口（颅骨内面的骨孔斜面往往要比颅骨外面的要小），由猎枪子弹所形成

弹在穿透颅骨时会发生断裂，此时小部分的子弹成分会穿过头皮而大部分子弹成分则穿透颅骨，在这个过程中可以产生一个锁眼形状的枪弹创口，该创口的一侧是典型的枪弹入口，而创口的另一侧则有“外斜面”存在。

在检查颅骨枪弹伤的创口时，往往可以看到从射入口向外呈辐射状排列的骨折孔洞。继发性骨折，往往是由于颅内压升高的结果。与其他头部损伤一样，眼眶的眶板部分发生继发性骨折的情况较为常见。瞬时空腔的形成，会使骨质产生二次破裂。当颅骨被严重毁坏时，我们利用强力粘胶可以将颅骨进行拼接使头颅外形重建，这样就可以帮助我们对枪弹的射入口和射出口加以辨认和识别。

（六）枪弹射出口

子弹高速穿过人体组织后往往会变得不再稳定。与子弹进入组织时所产生的射入口相比，当子弹向组织外移动射出时往往会产生形态不规则的射出口（图 6–26），当然情况也并非总是如此。当子弹穿过皮肤时会使皮肤组织向外推移，导致皮肤组织的撕裂。射出口往往呈星芒状或裂缝状，从创口表面来看有时就像是由其他致伤工具所形成的一样。

五、猎枪枪弹伤

当利用霰弹枪进行射击时，子弹的所有包含物，

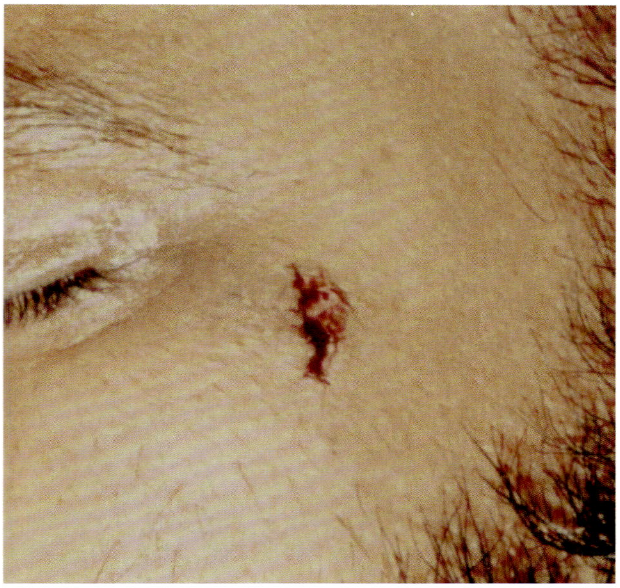

▲ 图 6–26　形态不规则的枪弹创射出口

如子弹的填充物连同枪弹的气体、燃烧物和未燃烧的火药、烟灰、雷管和子弹材料等，都会从枪管中被射出。上述所有这些物质都会影响到枪弹创口的形态特征，后者取决于子弹的具体内容和枪弹发射的距离（Breitenecker，1969）。在子弹发射时弹丸可以是单个弹丸或多个弹丸，它们通常都由铅制成。枪弹创创口的部位特征，在确定创口的形态方面也具有相当重要的作用。

（一）接触射击枪弹创

头部的霰弹枪接触性射击是典型的自伤情形。头部往往是枪支自杀的常见部位，枪管可以置于下巴下方、口中或太阳穴处，有时枪管还可能会放在耳后或脸颊上。头部的这些枪弹损伤往往会造成头颅的毁灭性外观，形成颅骨和大脑的严重破坏，这完全是子弹和枪口气体所产生的结果。这时，大脑组织可以从受损的头皮和头骨中被推挤出颅腔（Harruff，1995）。

当枪弹射入口位于口腔时，人们可以看到嘴唇的挫伤和撕裂伤。当进行口腔内部的检查时，通常会发现硬腭处有射入口形成，同时有火药烟灰和黑色火药粉末的附着。

如果选择额头作为射击点，那么有可能会形成一个呈切线方向的枪弹创口。在枕骨部位形成的枪弹射入口，最大可能是由他人所为，尽管在这个部位偶尔也会有因自杀行为而形成枪弹创。当枪口与皮肤接触时，枪口部位的皮肤会产生擦伤。当皮肤损伤比较广泛且血染严重时，有可能较难确定接触性射击的创口特征。对很好进行对合的枪弹创口进行检查，有时可以观察到组织重建之后的创口特征。

（二）近距离射击枪弹创 / 中间距离射击枪弹创

当霰弹枪在距离身体 1～2cm 的地方发射时，就会出现火药烟晕和火药颗粒。与膛线枪支一样，霰弹枪发射后是否有火药颗粒的存在，就取决于子弹的类型和枪管的长度了。枪弹内不同的填充物，可能会造成额外的损伤。例如，使用塑料物品作为子弹填充物时，子弹在射击时该塑料填充物会被打开而形成一个花瓣状结构，该结构特征可以反映到皮肤组织的表面，当然这也取决于枪弹的射击范围（图 6–27）。

在近距离射击时子弹填充物会进入到创口内，从而不会出现可以让人识别的填充物损伤。所有 0.410 弹药都有三个花瓣状结构，它们所造成的损伤在 7.5～12.5cm 的范围内可以看到。那些口径为 12～20 的霰弹枪，其子弹有四个花瓣状结构，它们所造成的枪弹损伤可以在 30～90cm 的范围内看到。

随着枪支和射击目标之间的距离不断增加，枪弹创口的烟灰和火药粉末也逐渐减少，直到它们不复存在。这时射击范围开始变宽，从而产生一个较大的射入口。从 0.410 枪支发射的子弹来看，其枪弹射入口会在较短的射击距离内不断变宽。当射击距离大约在 1m 以上时，射入口的直径会在 2.5～4cm，这在一定程度上还取决于枪管的属性。当射击距离达到 1.3m 时，枪弹射入口就可能会出现极不规则的外观，卫星弹丸就会穿透枪弹射入口周围的皮肤，形成创口周围的卫星创口。

（三）远距离射击枪弹创

随着枪支射击距离的不断增加，子弹的射击会变得颇为分散。子弹会围绕着中央的射入口呈卫星状周边分布，越来越散开，直到不再有中央射入口的存在。图中显示子弹呈现出一种扩散状的射击状态（图 6–28 和图 6–29）。在这样的射击距离，较小的子弹不太可能穿透组织，除非它击中一个如眼眶这样的薄弱区域。

（四）创伤弹道学

从传统意义上讲，当枪弹创被描述为高速枪弹创或低速枪弹创，这主要取决于子弹飞行的速度。当子弹以 330m/s 以上的飞行速度（在空中近似声速）飞行时，即被称为高速子弹，而低于这个飞行速度的子弹则被称为低速子弹。

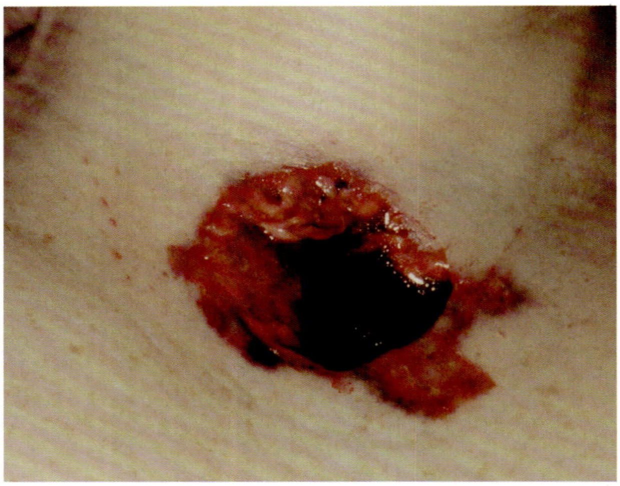

▲ 图 6–27　颈部猎枪子弹形成的创口

显示由子弹花瓣状填料所形成的花瓣状损伤形态

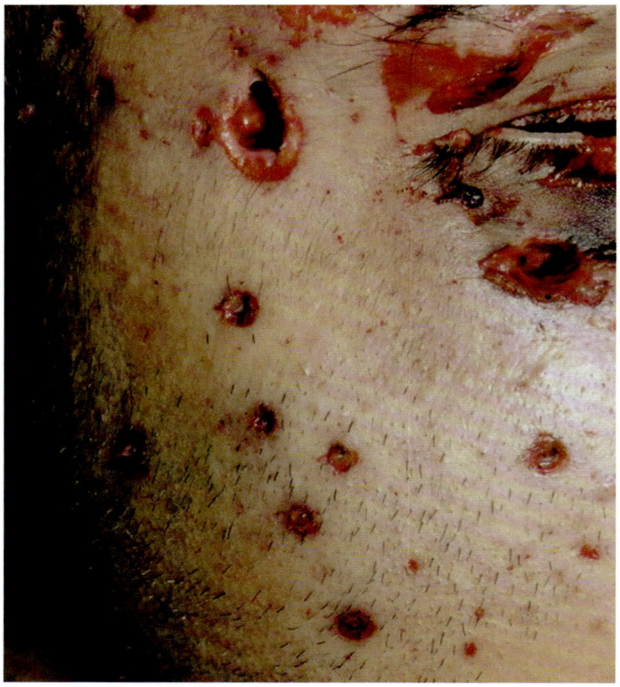

▲ 图 6–28　猎枪远距离射击，子弹除形成中央的射入口外，还在该创口周围形成卫星状分布的多个弹口

$$E=\frac{1}{2}MV^2$$

子弹穿过人体所释放的能量，可以由以下公式所表示。

$$E=\frac{1}{2}M(V_1-V_2)^2$$

在这里 V_1 是子弹进入人体时的初始速度，而 V_2 则是子弹离开人体时的瞬时速度。虽然子弹的速度是

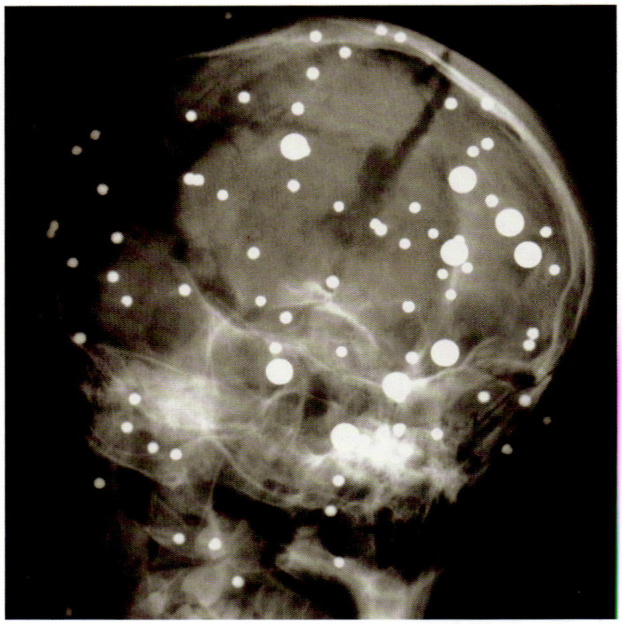

▲ 图 6–29　猎枪弹丸

本图为图 3–28 的颅骨 X 线，显示不同大小的猎枪弹丸

导致机体潜在性伤害的一个重要组成部分，但子弹对身体所造成的伤害类型，还是取决于子弹的结构、子弹所保持的完好程度及子弹所射击的不同组织。

伤口现在被称为“低能和高能之间的转移性创口”。能量可以通过皮肤发生转变，它可以使皮肤及沿途的其他组织发生撕裂、挤压和碾碎，但通常也只有那些与子弹路径轨迹直接接触的组织才会受到直接的损伤。当能量转移到子弹路径之外的其他邻近组织时，则不再会造成明显的组织损伤（Mahoney 等，2005）。

在高能转移性损伤及子弹直接造成的损伤中，有两种其他的损伤方式，即冲击波伤和空化损伤。当子弹穿过人体组织时，子弹可以通过高能传递使所接触的前方组织受到压缩，这时一个球形的冲击波便会在子弹的前方产生并加以传播。这种冲击波的传播速度约为 450m/s，接近于水中的声速。肌肉、大脑和肝脏等固态人体组织，特别容易受到这些冲击波的伤害。当冲击波沿着血管进行传播时，就可以把损伤带到距离传播轨道一段距离以外的地方。

高能转移导致机体损伤的第三个原因，是暂时性空化现象的产生。当子弹穿过人体组织时，能量会被释放到局部组织中。当组织向前和向外移位时，就会形成一个巨大的空腔。这个空腔往往只存在几毫秒的时间，它是在负压的作用下形成的。当上述

的负压作用形成时，细菌和其他外部物质都可以被吸入到这个空腔之中。大脑、肝脏和肌肉作为一种固态器官，特别容易受到空化现象所致的损伤。由于肺组织的密度较小，故而肺的受损程度就比较小。

当子弹速度超过 760m/s 时，人体组织就失去弹性，此时空化过程就变得极具爆破性，因为组织在膨胀后不再具有回缩的能力。当子弹的速度超过这个速度时，子弹对组织的破坏性就会更加严重。

一颗稳定的子弹直接穿过肢体时可能只会释放 10%～20% 的能量，而一颗不稳定的子弹可能会释放 60%～70% 的能量。一颗没有射出去的子弹会把自身百分之百的能量传递给机体。瞬时空腔形成的模式，取决于子弹类型的本身。肥皂和明胶等实验材料的使用，为我们提供了何时瞬时空腔可以形成的相关信息。

例如，一颗全金属外壳的子弹（如标准的 NATO 7.62mm 军用子弹），它在空化现象开始之前会产生一个狭窄的通道。NATO 7.62mm 是一个序列为 15cm 的量化标准（Kneubuehl，2011）。一个全金属外壳的子弹，可以在空化现象形成之前穿行并通过机体。当使用软头子弹时，如当使用一种被用于狩猎的 7.62mm 的子弹时，该子弹在穿透皮肤后会立即产生空化现象。在 19 世纪 90 年代，位于印度 Dum-Dum 的英国工厂生产出了第一批软头子弹，这给敌方军队造成了重大的损失。由于这种子弹的使用颇有争议，1899 年的海牙公约（*Hague Convention*）禁止了这种子弹在战争中的使用。

（五）枪弹损伤所致脑部改变

脑部弹道损伤的形成，可能与子弹所形成的脑部挫伤性改变有关。这种挫伤性改变在子弹的射出口也可以发生。当颅内压升高时，可以表现为脑回变得扁平及有小脑扁桃体疝的形成（Kirkpatrick 和 DiMaio，1978）。在枪弹创道内，可以检见肉眼可见的组织损伤（图 6–30）。当出现出血性脑坏死区时，坏死边缘区域的脑组织呈粉灰色。此外，还可以出现较为“偏远”区域的损伤。当然也可以有脑出血的发生，或伴有损伤所致的硬脑膜下血肿或硬膜外血肿的形成。

受伤后存活时间在 90min 以上的伤者，其大脑的显微镜检查往往可以显示轴索损伤，这时整个大脑半球和脑干 β-APP 呈阳性反应（Koszyca 等，1998）。研究人员对存活不到 90min 的 20 个伤者的

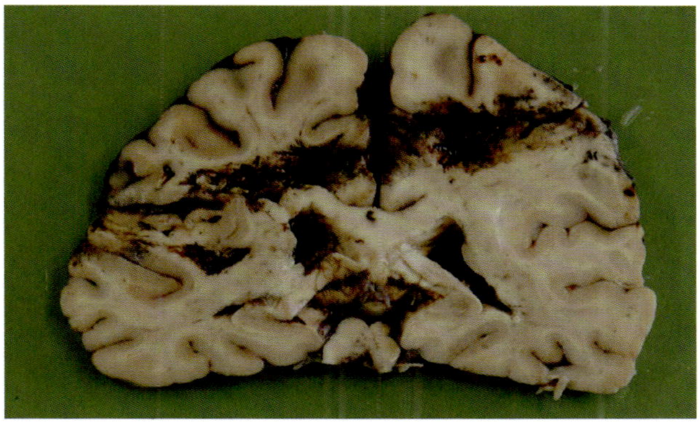

▲ 图 6–30　枪弹伤创道
图为大脑半球的冠状切面，从损伤的分布显示出枪弹创的弹道轨迹

大脑组织进行了瞬时空化相关研究。这些伤者被能量低于 500J 的子弹击中，其中 17 发子弹源于手枪（3 发子弹来自于低速步枪）。显微镜检查结果显示，在弹道周围出血区的周边形成了一个带状的星形胶质细胞损伤区。离弹道的距离越远，损伤的程度越是轻微，这种损伤改变在 18mm 的距离内仍然可以被检见（Oehmichen 等，2000）。

当子弹穿过大脑之后，往往还会穿出颅骨。如果子弹穿过大脑之后并没有穿出颅骨，那么子弹就可能会反弹到大脑，或者更常见的情况是子弹在颅骨的周围沿颅骨内板呈平行走行，导致在大脑皮质形成一个沟槽状的损伤轨迹（DiMaio，2016）。

对于任何一颗回收的子弹，都应当十分小心地加以处理，以备随后的子弹检查。不能使用金属钳来钳夹弹头，因为金属钳可能会在弹头表面留下痕迹。为此，检查子弹时应该使用塑料钳。

六、罕见头面部损伤致伤物

（一）气动子弹

气动子弹造成人体死亡的事件时有发生。头部是人体最容易被气动子弹所穿透的部位，气动子弹可以通过眼睛、太阳穴或前额部进入颅腔。气动子弹所形成的损伤直径，大概与子弹弹丸的直径相当。在气动子弹损伤的创口周边，往往会出现一个较小的环状表皮剥脱边缘，但创口周围不会出现火药燃烧的迹象。本图显示由 Rimfire 0.22 步枪在近接触射击或接触射击时所形成的气动子弹损伤（图 6–31）。如果气动子弹作用于人体皮肤，那么就会在皮肤上留下枪口印记。各种枪支的枪口印痕可能会有所不

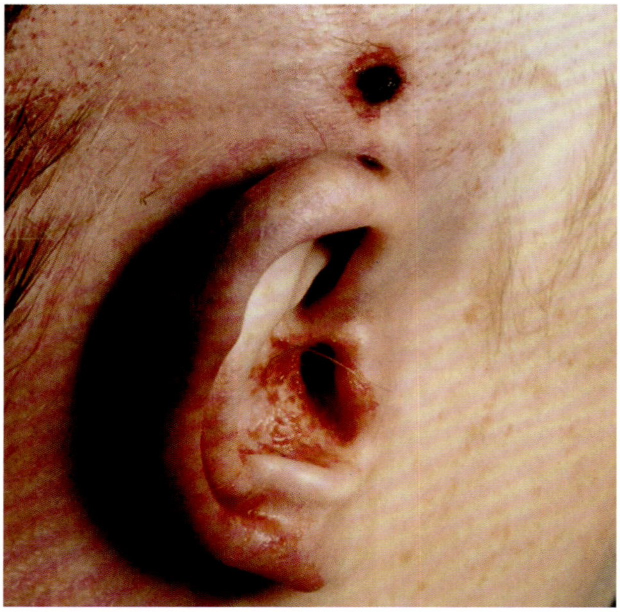

▲ 图 6-31 Rimfire 0.22 步枪子弹近距离射击的射入口

同，如果枪支还在，那么就应该将枪支与该创口的外观进行比较（Milroy 等，1998）。气动子弹也可能会被非法改装，其他的武器可能也会被改装。这些自制的武器，有时也被称为“乡村枪支”或“zip 枪支”（Book 和 Botha，1995）。

（二）橡胶子弹

随着城市骚乱问题的日益严重，同时伴随着使用非致命性武力用以示威的这种需求不断提升，目前已经研发出各种可以造成伤害但又不会造成过度伤害的武器。1970 年，英国驻北爱尔兰的安全部队引入了一种通常被称为“橡胶子弹”的橡胶用具，作为一种控制暴乱的工具。橡胶子弹为一种坚固的圆柱形橡胶体，长 15cm，头部为圆形，基座直径为 3.5cm，重约 140g。橡胶子弹被设计用于在 20～40m 的射程内发射，其目标是击打暴乱者的下肢。1970—1975 年，英国一共发射了 5.5 万根橡胶子弹，其致命性也在此期间被明确地显现出来。在此期间，有 3 人死于橡胶子弹。

橡胶子弹将塑料警棍取而代之，成为一种防暴手段。这些橡胶子弹由一种被称为四氟乙烯的材料所制成，呈圆柱体形，长 10cm，头部扁平而没有尖端，底座直径为 3.7cm。这种橡胶子弹重 135g，枪口初速度为 71m/s，能量为 325.1J。自从 1975 年被首次使用以来，橡胶子弹已经在北爱尔兰被发射了 6 万多发，子弹的稳定性好。在北爱尔兰已经有 14 人因此发生了死亡。橡胶子弹的稳定性往往集中于子弹射击的一端，但有时也会通过子弹的反弹作用造成被射击者的伤害。有 10 名受害者头部中枪，有 4 名胸部中枪。通常来说，这些伤口会形成环形的皮肤组织擦伤和周围组织瘀青。橡胶子弹损伤的形态特征，显然与“D”或“LR20”电池被使用有关（Crane，2000）。

以色列军方既使用塑料子弹也使用橡胶子弹，但他们所使用的橡胶子弹与英国使用的橡胶子弹在结构上有所不同。Hiss 等曾将这些橡胶武器进行了报道（Hiss 和 Kahana，1994；Hiss 等，1997）。塑料子弹重 0.85g，被装在 5.56mm × 45mm 大小的弹夹中。子弹由聚氯乙烯制成，以 1250m/s 的初速度和 663.7J 的能量进行发射。

橡胶子弹一共有四种不同的子弹类型，即两种球形子弹和两种圆柱形子弹。球形子弹的直径为 1.8cm，子弹完全由橡胶制成，就像一个圆柱形子弹一样；另外两种子弹是用钢做的，外面有一层橡胶外壳。橡胶子弹重 8.3g，初始速度为 75～100m/s，动能为 23.3～41.5J。橡胶子弹和钢质子弹的重量均为 15.4g，初速度为 100m/s，动能为 77J。

Hiss 等报道了 10 例由橡胶子弹所致死亡和 7 例塑料子弹所致死亡的案例。橡胶子弹和钢制子弹是在 9 个箱子中被分别发现的。致命性穿通伤穿过了死者的头部和胸部，但其中 3 例虽然没有穿透胸部，但他们的胸椎被击中了。2002 年，Mahanja 等报道了 2000 年 10 月以色列军队对阿拉伯以色列人使用橡胶子弹和塑料子弹的具体情况。该报告显示，在 152 例伤者中有 3 例死亡，有 2 例发生了眼部的穿透性损伤。此外，他们对伤者的头面部骨折的情况也进行了报道。

（三）人道屠宰仪子弹

人道屠宰仪往往被兽医们所使用，或者被屠宰场用来杀死大型动物。人道屠宰仪主要有两种类型，它们所发射的子弹动能较低。这些动物屠杀设备，有时也被用于人类自杀。当人体被子弹击中后，可以显示出子弹接触部位的损伤形态特征，包括子弹与皮肤接触部位的擦伤等改变。伤者的身体表面，有时可能会留下类似于被非火器致伤物穿透所形成的损伤形态特征（Hunt 和 Kon，1962）。

（四）弓弩

人们在不少的报道中，详细描述了弓弩所形成的损伤情况（Gresham，1977；Claydon，1993；Downs 等，1994；Byard 等，1999）。弓弩可以造成致命性损伤，其损伤可以类似于火器伤的形态特征，特别是当弓弩被从人体组织移除时更是如此。即使弓弩在相当远的距离，也可以造成人的致命性损伤。弓弩中的十字弓通常以 61m/s（200ft/s）的速度发射，射程约为 270m。

弓弩可以是直弩，或者是箭头上带有许多刀片的箭头。这两类弓弩所形成的伤口外观截然不同。如果弓弩是箭头上带有许多刀片的那种类型，那么伤口的形状就极具特点，其创口形态取决于刀片的数量，可能是 2 个，或 3～4 个。这些刀片形成了典型的创口特征，反映了弓弩的形态。具有圆形头部的弓弩往往会产生圆形的刺入口，类似子弹射击所形成的枪弹射入口。如果弓弩的螺栓被拆下，就可能会遇到较大的困难来推测皮肤入口如何形成，因为弓弩的入口形态类似于枪伤。

七、防卫性损伤

防卫性损伤，指的是当被害者试图抵挡加害者的致伤物或拳脚攻击时在其手部、手臂和腿部所留下的损伤。火器伤也可能与防卫性损伤有关。对于防卫性损伤的检验和识别十分重要，因为这些损伤可以表明受害者在被袭击的过程中试图要保护自己。防卫性损伤通常在被害者的手部或手臂形成，常常提示被害人有用上肢遮挡并保护头部的动作。从损伤位置和损伤数目的情况，可以提示加害人的打击部位在头部。

八、皮肤损伤的组织学改变

有学者投入了很大精力，应用显微镜技术对皮肤损伤进行观察（Raekallio，1980，2003；Parai 和 Milroy，2015）。在开放性损伤形成之后，我们最初看到的变化是嗜中性粒细胞的集中现象，这在伤后 30min 就可以出现，并且可以持续数小时。当损伤发生 4h 之后，组织中开始出现嗜中性粒细胞浸润，紧接着是单核细胞的浸润。在最初的 24h 内以嗜中性粒细胞的数量占主导地位，在接下来的 24～28h 内单核细胞的数目逐渐增加。成纤维细胞在 48～72h 后开始增生，并可见有纤维蛋白的产生。在伤后 16h Martius 染成呈鲜蓝色。在伤后的 2～4 天，伤口周围会出现成纤维细胞，在伤后 4～5 天可以看到新生毛细血管的生长。擦伤或创口的上皮化改变，可在伤后 3 天内完成。

在接下来的数日里，胶原蛋白不断沉积，成纤维细胞数目逐渐减少。上皮细胞的减少需要 5～7 天的时间。伤口愈合是通过血管减少、细胞退化和胶原蛋白恢复来完成的。在伤后 14 天，上皮细胞不断增生使损伤基底部修复。通常大约在受伤 4h 之后，挫伤的组织中会出现嗜中性粒细胞的炎症反应。在这个阶段及后续的阶段中，伤口中仍然可以看到形态完整的红细胞。伤口中完整形态红细胞的检见，不应解释为新近受伤。含铁血黄素在伤后第 3 天开始出现在伤口中，这可以作为推测受伤时间的一个有用的指标。当然我们还需要考虑过去在同一部位是否有过受伤的情况，致使含铁血黄素在当时就已经存在。偶尔在组织中也会发现血凝素，但通常它到伤后第 9 天左右才会出现。

学者们在关于伤口愈合的组织化学和免疫组织化学研究方面，已经发表了相当数量的研究成果。针对不同抗原的各种抗体已经被广泛使用，其中就包括纤维连接蛋白。纤维连接蛋白早在伤后 20min 就可以在伤口中出现，但较多的情况是在伤后 4h 出现。在伤后 90min 时间质细胞黏附分子（interstitial cell adhesion molecule，ICAM-1）就可以出现，而在伤后 1h 选择蛋白反应就可以呈现阳性结果。我们可以使用标记抗原加以检测，如成纤维细胞增殖和胶原蛋白形成等。

2002 年，Grellner 对促炎细胞因子在人类皮肤创伤中的作用进行了研究。关于 IL-1β 和 IL-6，它们在伤后 15～20min 其表达性就随着表皮活性的增高而开始强增。在两者中，IL-1β 在 30～60min 后表达增强，IL-6 在 60～90min 后表达增强。伤后 2h 之后，可以观察到对这些 IL 产生反应的白细胞。TNF-α 在伤后 15min 时开始出现变化，在伤后 90min 时显著增强。尽管这些检验技术可以为我们提供较为准确的损伤时间描述，但从本质上看它们仍然是一种研究工具，对于案例工作来说它们可能没有太多的实际价值。详细讨论，读者可参考原著（Betz，2003）。

第7章 成人颅骨骨折

Adult skull fractures

Helen Whitwell　Philip Lumb　著

骨折的定义是，由于应变力和拉伸力的作用导致骨质的连续性受到破坏和异常断裂。颅骨骨折通常不会直接导致人体死亡，而更多的是骨折可以被看成是一种力作用的标志。颅骨骨折导致的死亡，其实是颅骨骨折所伴随的脑损伤结果。颅骨骨折较多的情况是由直接外力所导致，较少的情况是由间接外力所形成。例如，颅后窝的环形骨折，就是由高处坠落产生的间接外力所形成的。

一、颅骨骨折的检查与记录

颅骨骨折的生物力学原理是比较复杂的。颅骨在外力作用下可以发生变形，当这种颅骨变形的程度超过了颅骨的弹性极限，就会发生颅骨骨折。如果是颅骨局部受到打击，则会导致颅骨凹陷性骨折。如果颅骨受到较大范围的外力作用，那么则会发生线性骨折。总的来说，颅骨骨折越严重，说明施加在颅骨上的作用力越大，那么造成大脑底部损伤的概率也就越大（Leestma，2014）。作为一名法医工作者，应对颅骨骨折进行详细的检查和客观的记录。关于颅骨骨折的生物力学机制，在前文中有详细介绍。

颅骨骨折的检查和记录是必不可少的。颅骨骨折时往往可以出现诸多的颅骨损伤特征，我们必须对此加以记录。案件现场信息和尸体所处现场的检查，以及对事故场景的分析解释，包括对致伤工具的辨认等，这些都对我们有很大的帮助，对此我们必须加以记录，还应该对衣着情况进行检查，特别是应该对戴在头上的帽子等物进行检验，因为衣服的穿着及帽子的佩戴可能会改变头皮损伤及颅骨骨折的外观。

放射学检查在某些情况下具有一定的损伤指示性作用，如在火器伤、穿透伤或肇事逃逸中所发生的损伤，放射学检查都会起到积极的作用。放射学检查在识别异物和为骨质损伤提供证据时，尤其有用。对于那些在医院一直存活的伤者，应当对他们包括放射学资料在内的所有医疗记录进行查阅。

与检查所有其他损伤一样，在进行颅骨骨折的检查时应该进行拍照，必须使用比例尺进行颅外和颅内多个方位的拍照。在对头部和身体其他部位进行检查和拍照之后，应当把头皮向前和向后翻转以利于检查。在解剖颞肌和刮除骨膜之前，应当从四个方位对头颅进行拍照，包括左右两张照片和前后两张照片，这样就可以记录下与颅骨骨折相关的改变。在完成头部损伤的拍照时，还应该做好能很好显示损伤特征的近距离拍照。应当用解剖刀剔除附着在颅骨上的骨膜并清除血液，以便清晰地显露骨折线。同样，还应当将颅骨表面的颞肌剔除，使得行走于颞肌之下的骨折线易于显露。

尸体解剖时有必要时将头皮尽可能地进行前后翻转，以便于显示颅骨骨折线的走行与分布。当然这时可能还会涉及需将面部皮肤进行剔除的问题，因为只有这样才能很好地显示骨折线从颅顶骨向面颅骨不断延展的连续性。如果有必要的话，还需将枕部头皮一直向下剥离直至到达颈项部的区域。那些一直延伸到枕部区域的颅骨骨折在常规尸体时可能很难被拍摄到，但是当尸体面部向下呈俯卧状时就比较容易做到了。所有照片的拍摄，都应当使用比例尺。

在完成充分的拍照记录之后，笔者更倾向于将颅骨骨折的情况进行绘图记录，同时将骨折线测量的情况加以记录。当然也可以使用“计算机绘图法”，对颅骨骨折的情况进行测量和记录。在摘除颅盖骨的过程中，我们可能会发现颅骨的某些区域有骨质塌陷和骨块脱落，这些都应该记录下来。颅骨应当用骨钻钻开，以便保持硬脑膜的完整性。在采用骨钻钻开颅骨的过程中应当尽可能避开骨折线，以便保留骨折线的完整性。在颅骨被取下的瞬间应该快速抓拍一张照片，这样就可以固定颅内血肿的原始位置了。一旦颅盖骨被取下，那么颅内血肿就有可能随之离开原位而滑落。

如果硬脑膜及软脑膜仍然完好，就很容易确定颅内血肿所在的位置，也容易将颅内血肿与骨折部位和颅内脑损伤的位置进行比较。当取出大脑后，应当小心翼翼地将附着于颅底的硬脑膜去除。对于年轻死者来说，用软组织剥离的方式就可以完成大部分硬脑膜的分离。在老年人群体，硬脑膜会更多地附着在颅骨上，这时我们就需要使用硬脑膜剥脱器来对硬脑膜加以剥离。当所有的硬脑膜被移除之后，我们就可以仔细检查颅骨的内部结构，并且再次记录骨折线的分布情况并加以拍照。我们在对颅底骨进行检查时可以将颅骨进行轻轻地牵拉，这样就可以使骨折线两侧的颅骨轻轻分开，让骨折线更容易被我们检见。

在完成颅骨的观察和记录之后应当对颅骨的厚度进行测量，尽管有人对其价值持怀疑态度。每个成年人的颅骨厚度有所不同，部分区域的骨质结构（如枕骨隆突和矢状嵴）会相对较薄也相对脆弱。有许多病理学家将额骨和顶骨的颅骨厚度进行测量（6～10mm），同时将颞骨的厚度（4mm）和枕骨的厚度（15mm）进行测量（Saukko 和 Knight，2016）。颅骨厚度可以随同尸检照片一起加以记录，同时应该在尸检报告中附上正常的颅骨厚度变量值。以上做法，有助于对那些复杂案例中的颅骨骨折及颅脑损伤加以解释（该检验方法在后述“颅骨整合重建”中给出），并在颅骨结构重建之前和重建之后加以说明（图 7–14）。

二、颅骨线性骨折

颅骨的线性骨折较多发生在较大面积的外力作用时，如头颅与地面接触所形成或是被平面物体打击所形成。线性骨折约占颅骨骨折的 70%。当颅骨被外部力量撞击后，颅骨的外力撞击部位会发生内弯，而撞击部位的周边会发生外弯。线性骨折是由颅骨外弯引起的，然后骨折线通常会由撞击点向外伸展，并向颅骨结构薄弱的区域（特别是颅底）不断延伸。Gurdjian 使用“应力涂层”的方法，对钝性力撞击后的颅骨变形模式加以研究（Gurdjian 等，1950）。他将颅骨的第一个外弯区域，确定为主应力水平区域。随着撞击力的力量不断增加，在次级和第三次应力区会出现更多的线性骨折。

（一）枕部线性骨折

单纯的枕部线性骨折，最常见的发生原因是人在摔跌的过程中形成。当一个人醉酒或是失去意识而摔倒时，就会产生一个无保护意识的加速度，从而导致其枕部着地而致伤。在老年群体中，可能有更多发生“晕厥”的风险，这就可能导致他们无保护性地摔倒，因后枕部着地而受伤。在法医实践中，加速运动通常通过对头面部打击而获得。我们应该通过面部损伤的检查和面部深层部位的解剖，最终明确头面部损伤的着力点和成伤机制。

面颅骨骨折有时会被鉴定为“外力直接打击的结果”。当面颅骨骨折发生时，常与钝力作用所致的不同类型的多种钝性损伤（包括撕裂伤和挫伤出血）相伴存。摔倒所致的加速度，往往由面部受到重击而获得。加速度也可能产生于当一个人在拉拽一个物体之时（如拉拽一个手提包），当其突然失去对物体的拉拽时就会产生一个加速度。一个比较典型的例子，就是头部可以因加速运动而撞击于某个坚实物体的表面，如撞击到人行道或柏油路面。老年人更容易出现颅内血肿，其中特别容易发生硬脑膜下血肿，这很可能与老年人的脑容量减少有关（Leestma，2014，Hartshorne 等，1997）。

从外观上来看，头皮可能会显现钝性物体打击的迹象，显现出物体打击所出现的擦伤、瘀伤和撕裂伤。枕部可以产生各种类型的线状骨折，这些线状骨折可以是延伸至枕骨骨缝的垂直骨折，也可以是沿着颅底蜿蜒而行的水平骨折（图 7–1 和图 7–2）。一般来说，颅骨的骨折线往往会避开坚硬厚实的枕内隆突而向前延伸（Saukko 和 Knight，2016）。线性骨折可以直接穿越枕骨骨缝而一直延伸至颅底并进入颅后窝，而在颅后窝骨折线通常又会沿着一条复杂的路径越过枕骨骨缝到达颅前窝。在这个过程中撞击所产生的能量会从撞击点不断扩散，致使骨折线从着力点开始向颅后窝进一步延伸。比较常见的情况是，当人体以加速度跌倒时，脑组织可以形成对冲性脑挫伤和脑裂伤（见第 10 章）。在这种情况下，发生于眶板的对冲性骨折并不少见。

（二）颞骨鳞部线性骨折

颞骨鳞部线性骨折是指发生于颞骨鳞部的颅骨

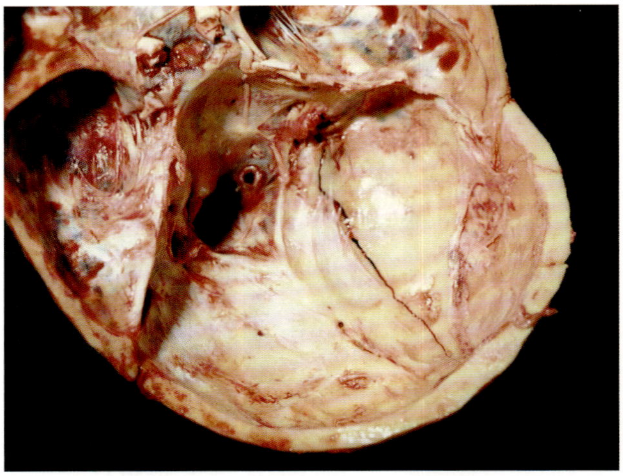

▲ 图 7–1　人体向后摔倒所致的枕骨线状骨折，骨折线沿纵向的方向延伸

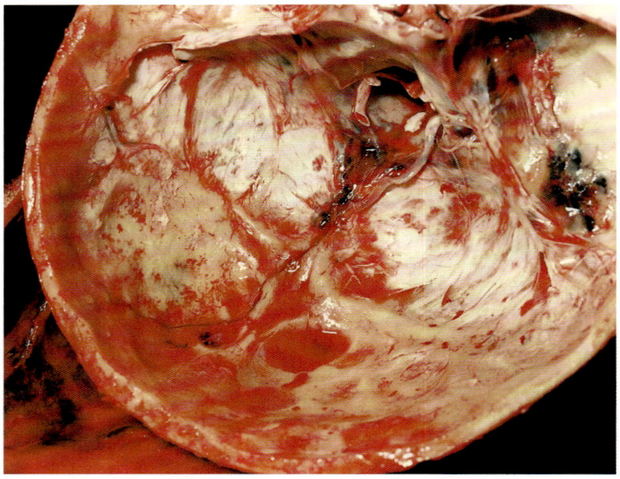

▲ 图 7–2　内枕突枕骨骨折的骨折线沿颅底蜿蜒而行

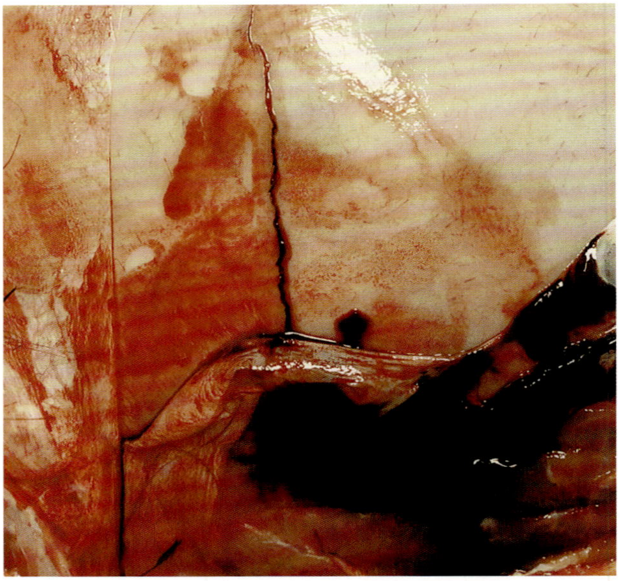

▲ 图 7–3　颞骨鳞部线性骨折伴急性硬脑膜外血肿形成

骨折。由于这里的骨质比较薄弱，故而特别容易发生骨折。颞骨鳞部骨折的发生，通常是因该部位受到直接的外力作用所导致（如被高尔夫球的球棒所打击），或者由于人体跌倒所形成。该部位的骨折，可能会伤及位于颅腔深部颞骨鳞部附近的脑膜中动脉。当脑膜中动脉被伤及时，就会导致硬膜外血肿的发生（图 7–3）（见第 8 章）。

（三）额部线性骨折

额部线性骨折经常会发生在当头部向前方加速跌倒时，也可以发生在额部受到直接打击（如足踢）时。额部线性骨折通常与头皮撕裂伤和头皮挫伤等头颅损伤并存。额骨骨折最常见的是垂直方向的骨折，骨折线向面部下方和颅骨的后侧不断延伸。大多数的额部线性骨折位于人体与地面接触部位的同侧，然而有时也会出现骨折线向颅后弯曲延展或远离着力区而越过颅中线的情况。骨折线可能会在骨缝的位置终止，从而导致额侧或矢状侧的骨缝发生分离。

对于额骨的线性骨折来说，有时我们也会看到有呈放射状分布的多条较短骨折线伴存。骨折线可以向着多个方向延伸，如可以通过眶上嵴进入眶顶，再向后延展进入颅前窝（图 7–4）。骨折线也可以向眶内延伸，经过眶内侧壁和泪骨最终下行至上颌骨（图 7–5）。这些颅骨骨折有时也会累及硬腭。与枕骨骨折一样，钝器损伤最初着力点的确定非常重要。有时额部骨折也可以反映出头部二次着力的情况，这些加速力很可能与粉碎性或凹陷性骨折有关。

（四）纵向铰链骨折

额骨骨折可能会是复合性损伤的一部分，如形成纵向铰链骨折的一个部分（图 7–6）。当枕骨受到高速撞击时，特别容易发生纵向的铰链骨折。当枕骨受到冲击时，冲击力会使颅脑的前部分迅速撞击到坚硬的颅骨表面而致伤，这种情形较多发生在行人道路交通事故之中。如果行人被高速的汽车保险杠或后视镜撞到，那么这个撞击力就会导致伤者发生大面积粉碎性颅骨骨折、凹陷性颅骨骨折或 Mosaic 骨折。这个首次冲击的力量会驱使颅面部以一定的速率撞击到路面或路边其他物体，这就导致了头部二次撞击伤的形成，造成前额部颅骨骨折的发生。

伴随着一种高能的力量，原发性冲击的骨折线

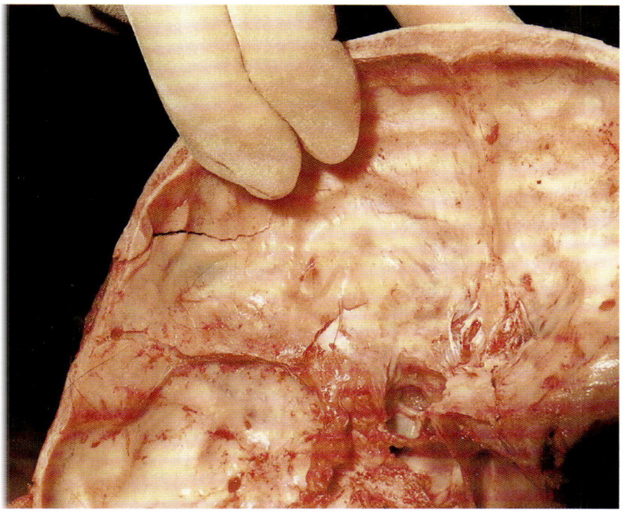

▲ 图 7-4 前额部线性骨折的骨折线延伸至颅前窝

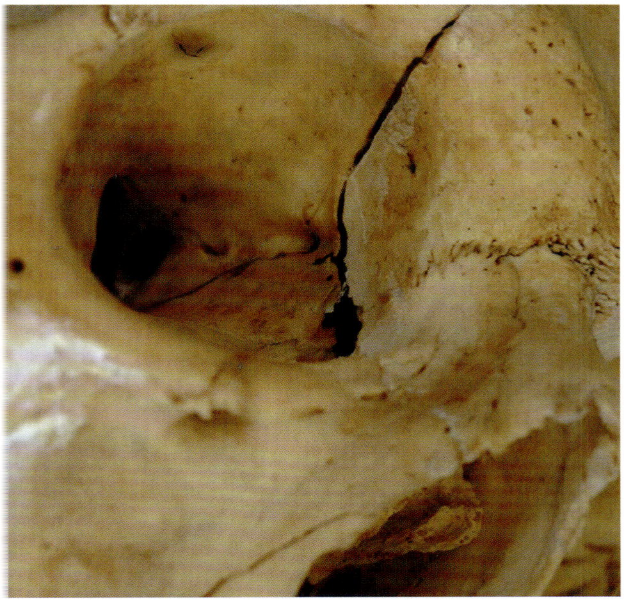

▲ 图 7-5 面颅骨骨折，位于额骨的骨折线向眶内延伸后继续向下延续至上颌骨

和继发性冲击的骨折线（如额部骨折线）都会向颅底延伸，这两类骨折线均在枕骨大孔处终止。在尸检去除颅盖骨时，会看到使头颅变成左右两半的“纵向铰链骨折”。原发性和继发性颅部撞击所形成的颅骨骨折线也可能在颅腔内相通，也就是额骨骨折的后伸部分与原发性骨折复合体的前伸部分相连。如前所述，当同时存在原发性和继发性撞击时，伴有额骨骨折的继发性撞击部位通常位于原发性撞击部位的对侧，因为与脑中线偏移的原发性撞击部位会使颅骨远离作用力作用的区域。

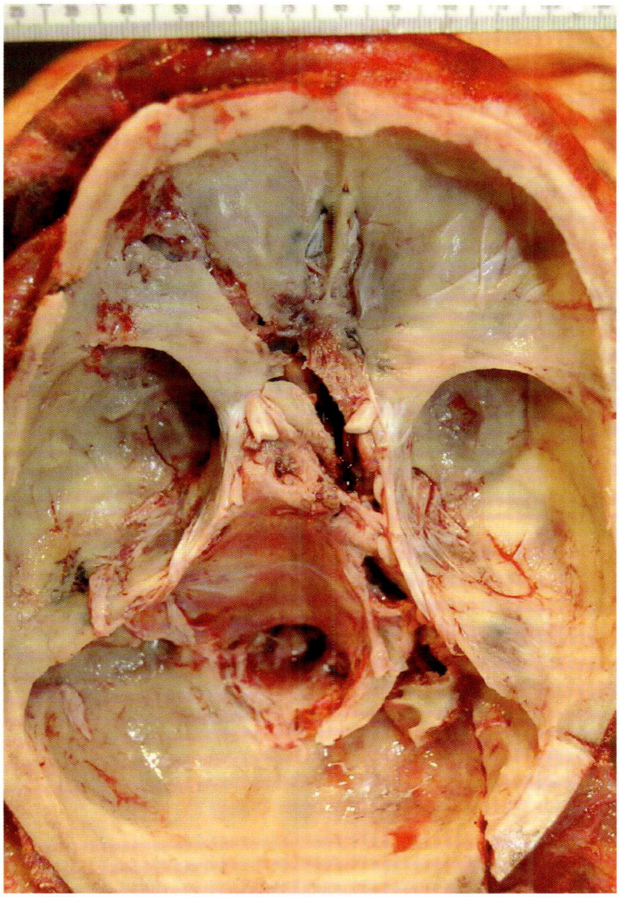

▲ 图 7-6 骨折线纵向延伸的铰链骨折

三、Puppe 法则及颅骨骨折类型

（一）Puppe 法则

Puppe 法则是一条重要的法则，在法医学实践中，Puppe 法则可用于推测颅骨骨折的发生顺序。由不同的两起钝性外力所致的损伤事件，可以通过颅骨损伤的外部特征来加以证实。当受伤后首先形成第一条颅骨骨折线，由钝器所致的其他后续颅骨骨折线将会在第一条骨折线处终止，也就是后续骨折线绝不会越过第一条骨折线（Saukko 和 Knight，2016），这就是 puppe 法则。图 7-7 中给出了损伤的具体描述。

（二）颅骨凹陷性骨折

颅骨凹陷性骨折，是由颅骨局部受到外力作用所形成的颅骨骨折。当颅骨受到外力作用时，其形态上可以只有颅骨压痕而没有真正意义上的颅骨骨折。随着作用力强度的不断增加，颅骨的内板可能会首先发生骨折，然后内板和外板可以同时发生骨折。当作用在头部的力量强度进一步增大，头

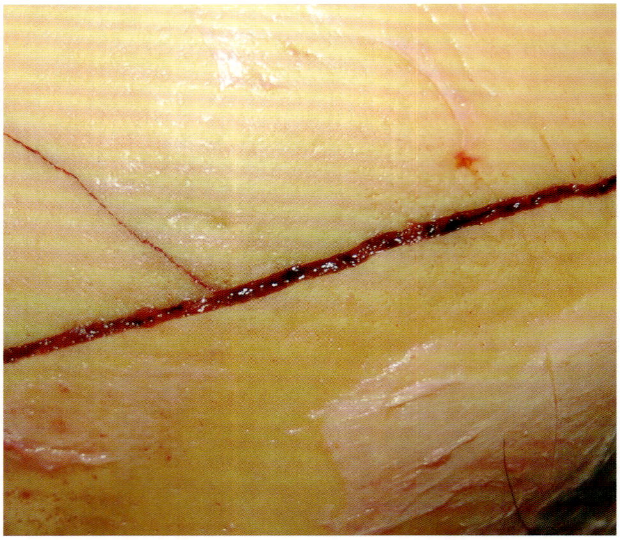

▲ 图 7-7　**Puppe 法则**

第二次骨折的骨折线垂直终止于先前第一次骨折的骨折线

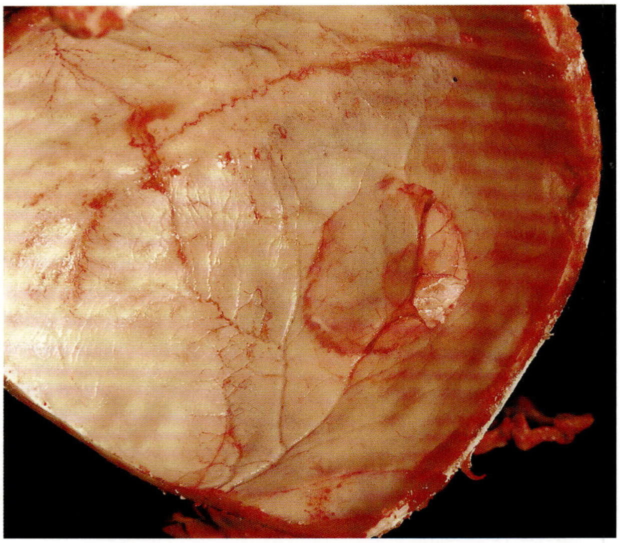

▲ 图 7-8　**颅骨骨折**

锤击形成凹陷性颅骨骨折，可以伴有脑挫伤或脑裂伤的存在

颅就会发生粉碎性骨折或凹陷性骨折（Shapiro 等，1988）。颅骨骨折可以使颅骨下方的脑膜发生破裂，同时由于力量的传导还可以直接导致脑挫伤或脑裂伤（图 7-8）。

头部受到打击时力量会在一个较小的区域发生传递，从而反映出致伤物作用面的形态特征。有时一个切向打击会出现一个楔形的打击面形态，这点应当引起注意。头皮外部损伤的形态特征，往往有助于我们判定致伤物的作用面特性。在法医学实践中，锤子、石块和棒球棒等类的钝性物体往往是常见致伤物中更为多见的致伤物。凹陷性骨折也可见于车辆交通事故中，此时要么是人体与车辆中的一些突出部位接触，要么就是行人被车辆的某个部位所撞击。

（三）Pond 骨折

Pond 骨折指的一种较浅的凹陷性骨折，在骨折处形成一个有塘状形态的凹面。Pond 骨折多发生在婴儿柔韧的颅骨。事实上，当 Pond 骨折发生时仅仅是颅骨表面呈现凹陷形态而并没有出现真正意义上的骨折（Saukko 和 Knight，2016）。

（四）Mosaic 骨折

Mosaic 骨折是由粉碎性骨折、凹陷性骨折及线状骨折共同组成的骨损伤类型。在 Mosaic 骨折中，可以看到有多条呈放射状发散的线状骨折从外力作用的中心部位向周围骨质不断发散的这样一个复杂的外观特征，线性骨折的骨折线不断地被粉碎性骨折和凹陷性骨折的骨折线所截断。为此，Mosaic 骨折又被描述为“蜘蛛网状骨折”。

Mosaic 骨折一般由致伤物严重打击头颅后形成，而不是由高坠产生的减速运动形成。Mosaic 骨折可由颅骨局部变形或颅骨整体变形所致，导致这类损伤的致伤物包括车辆保险杠、后视镜或车辆其他的突出部位。由 Mosaic 骨折所形成的损伤，在 Cheung 等所报道的无人机交通事故损伤中也有报道（Cheung 等，2017）。从 Mosaic 骨折的发生部位，可以推测从高处坠落地面的首次地面作用部位。除非头部与如前所述的物体接触，否则 Mosaic 骨折通常一般不会出现像额面部被重击那样的加速损伤。由于力作用部位的广泛性，与这些骨质损伤相关的头皮损伤可能会呈现出一种广泛性的非特异性形态，从外表上看仅呈现出擦伤和撕裂伤，然而在头皮的深层中通常会表现出更为广泛的头皮软组织挫伤出血。

（五）环状骨折

环状骨折是环绕枕骨大孔的环状骨折。当一个人从高处向地面坠落时，就会发生颅骨的环状骨折。环状骨折的发生提示力量通过上部颈椎传送到大脑的底部，环状骨折往往会发生在那些颅骨顶部受到较大外力冲击之时。对脊柱仔细检查，有可能会发现椎体的骨折。对下肢和骨盆的检查也十分必要，有时可以推测主要着力部位是在双腿部还是在臀部。在道路交通事故中，特别是涉及骑乘摩托车人，有时也会遇到这种情况的发生。环状骨折通常与铰链骨折相伴存（Mason 和 Purdue，2000）。

独立发生的环状骨折，可以由颈椎过屈或颈部过伸引起。从生物力学上来说，围绕并附着在颅骨底部的韧带会使颅骨更加稳定。颅骨的剧烈摆动会导致颅骨的基底部受力，从而在枕骨大孔的周围形成一个环状骨折。从环状骨折的骨折机制来说，当摩托车车手头上佩戴较重的头盔，那么就有可能会增加颅骨骨折的风险（Konrad 等，1996）。死后 CT 成像检查，有助于识别摩托车事故所致颅骨损伤的具体成伤情况（Bell 等，2017）。

（六）横向铰链骨折

前文描述了较为罕见的纵向铰链骨折。典型的铰链骨折，是指在颅骨底部所发生的从颅底的一侧延伸到另外一侧的颅底横向骨折（图 7–9）。当颅盖骨被去除后，可观察到颅底骨被分开形成前后两个部分。典型的横向铰链骨折，骨折线从颅底一侧的颞骨岩部向前延伸，通过垂体窝后再到达对侧的颞骨岩部。横向铰链骨折在道路交通事故中最为常见（见第 17 章），包括安全气囊所造成的机体损伤（Perez 和 Palmatier，1996）。横向铰链骨折也可见于从高处坠落时的初始性力量冲击，这时颈椎会受到钝性力量的冲击，从而产生铰链骨折。

（七）对冲性骨折

对冲性骨折又称传播性骨折，往往发生于远离撞击点的部位（图 7–10）。对冲性骨折往往是孤立的线性骨折，偶尔也可以呈现杂乱的骨折形态。这类骨折最常位于筛板或眶顶（Hein 和 Schultz，1990；Asano 等，1995），其他的出现部位包括充满气体的骨质，如泪骨、蝶骨（蝶窦）和额骨（额窦）等处。对冲性骨折最常发生在跌倒时，此时后脑枕部着力。当子弹穿过颅骨时导致颅内压增加，也会导致对冲性骨折的发生。

颅前窝骨折包括穿过眶顶的穿透伤和直接性创伤，以及道路交通事故所形成的玻璃碎片穿透眶部和眶顶形成的骨质损伤，这些都不是对冲性骨折。我们应当注意的是，虽然放射线检查可以识别玻璃，但并不是所有的玻璃碎片都可以通过这种方法被发现。

（八）复合性颅骨抬高性骨折

复合性颅骨抬高性骨折的发生比较罕见，它的发生原因包括利器作用和道路交通事故所致（Prasad 和 Anmol，2017）。

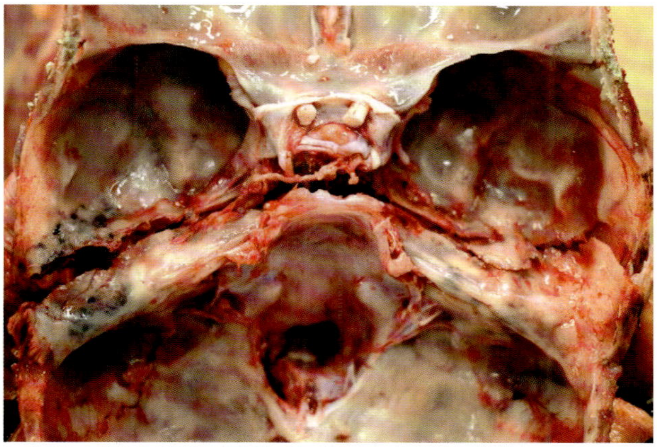

▲ 图 7–9　颅底横向铰链骨折

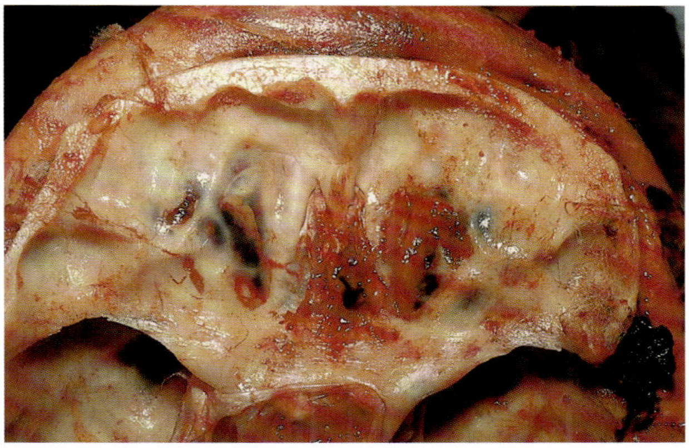

▲ 图 7–10　跌倒枕部着地形成位于颅前窝的对冲性骨折

四、颅骨骨折的组织学特征

颅骨骨折的愈合过程与长骨骨折的愈合过程有所不同。在现有的医学文献中，关于颅骨愈合时间的组织学演变报道甚少。当颅骨骨折发生愈合时，内骨膜被硬脑膜取代。由于硬脑膜中几乎不含成骨细胞，所以在骨折愈合的过程中可以没有明显的肉眼可见的骨痂形成，这里所出现的可能只是一种组织修复适应的过程。

确定颅骨骨折的形成时间十分困难，通常只能根据组织学改变来做出一个大致的推断（Leestma，2014）。骨折的愈合可能会受到多种因素的影响，包括感染、缺氧、骨折稳定性、组织空间如何，以及损伤严重程度等。颅骨骨折愈合时间的判断，应当与其他损伤类型的组织学改变相结合。例如，在检查颅骨骨折组织学改变的同时，如果能辅以血肿或头皮挫裂伤的组织学改变以及骨折面含铁血黄素染色，就可以更好地帮助我们对骨质损伤的时间加以推断（图 7–11）。

当颅骨骨折发生之后，受伤的骨髓腔、撕裂的硬脑膜，以及受损的外骨膜等结构都会立即发生出血（图 7-12）。在骨折发生后的数小时内，骨折边缘会发生骨质坏死。受伤形成的血肿可能会在伤后 1 周左右的时间消散，血肿部位会出现纤维化情况（Robbins 等，2020）。受伤后不久骨质便开始愈合，由纤维组织、成骨细胞和破骨细胞共同组成的骨痂结构开始生长。

骨折发生后活跃的骨质重建程序开始启动，骨痂的形成可以伴随着骨质吸收和成骨细胞的骨基质合成而被显现出来。在骨折发生 1～2 周的时间，我们可以在骨折的部位看到新生骨质的生长。在骨质重建后，有可能无法确定骨折部位。对于骨折时间的推断，CT 扫描方法比起传统的放射学方法更为有用。尽管从组织学检查方法来看更为有效，但当放射学检查和组织学检查两者结合时，对于骨折时间的推断会更为准确（Cappella 等，2019）。

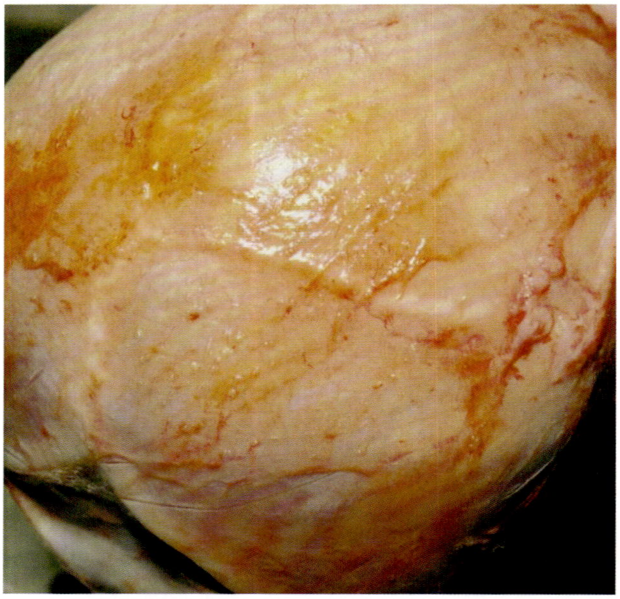

▲ 图 7-11　骨折处含铁血黄素形成

骨折处可见含铁血黄素染色，这在判定颅骨损伤时间方面具有一定的意义

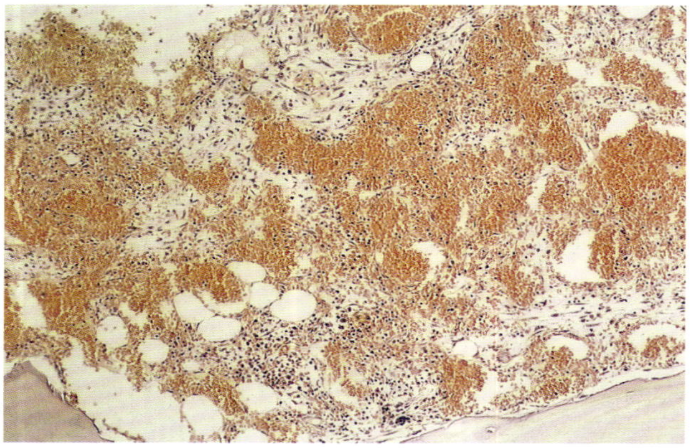

▲ 图 7-12　颅骨骨折部位有血肿形成

五、颅脑损伤所致法医学问题

（一）瘀伤

颅底骨折通常与远离头皮撞击部位的软组织挫伤有关，这也包括了乳突部位的软组织瘀伤（称为“Battle 征”）（图 7-13）和双侧眶周软组织挫伤，此时血液可以从双侧鼻腔和耳道流出。如果我们怀疑眶周青紫并非由眶部受到外力作用所致，那么眶周青紫这个特征就不应被认定为是外力作用的部位。如果考虑眼部青紫是由直接暴力引起的损伤，那么就应当在伤者临床情况允许的情况下（如伤者在伤后存活了一段时间）对眼部进行规范性检查，以寻找眼部受到直接创伤的证据。眼部直接受伤的特征，包括视网膜震荡和晶状体创伤性改变。

（二）创伤性癫痫

创伤性癫痫尤其容易发生在凹陷性颅骨骨折之后，可能会持续至伤后几个月或者更长的时间。创伤性癫痫的诊断，需要将头部损伤与癫痫发作联系起来，还需在下诊断之前进行详细的神经学检查，

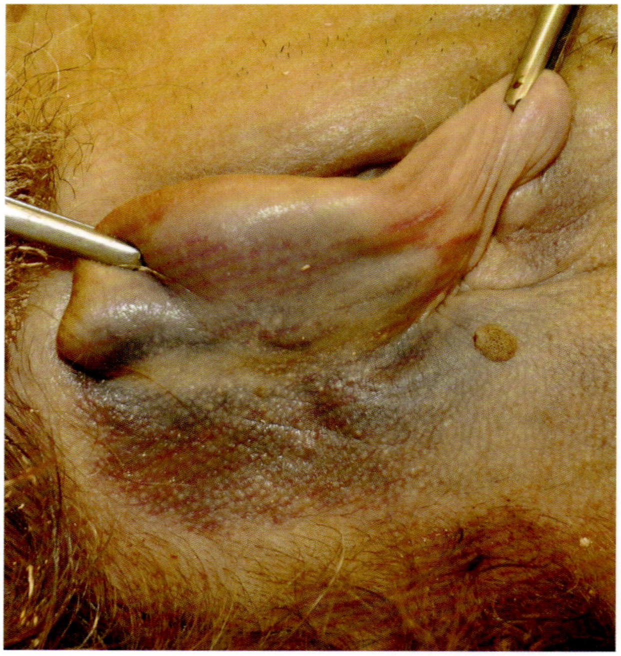

▲ 图 7-13　乳突部位出现淤伤称为 Battle 征

只有这样才能最终加以确定。创伤性癫痫，可以在发生头部损伤后的一段时间导致死亡。头部损伤和创伤性癫痫的并发症，见第 2 章和第 13 章。

（三）颅内感染

颅内感染包括脑膜炎和脑脓肿，最常见的是由肺炎球菌或葡萄球菌引起。颅内感染可以由颅脑损伤所致外部伤口感染（如穿透性枪伤）直接导致，也可以由颅前窝骨折或鼻窦骨折所造成。特别是当高速致伤物作用造成广泛组织损伤时，更易发生颅内感染。与复合性骨折（包括复合性凹陷性骨折）相比，单纯的线性骨折发生感染的机会相对较少。在一些案例中，颅内感染的存在时间可能会持续并延续到伤后几周甚至更长的时间（见第 2 章和第 18 章）。

附：颅骨整合重建

有关颅骨整合重建（图 7–14），由 J.Crane 教授提供下述具体的方法和步骤。

1. 用 10% 福尔马林固定所有颅骨骨片及头皮、硬脑膜或血块。
2. 用流动的清水仔细冲洗颅骨骨片，小心别让流水将小的碎骨片冲走。
3. 用手术刀小心地刮净所有的颅骨骨片，并通过触摸所有组织以尽可能地寻找到颅骨碎片。
4. 将颅骨骨片放在水中清洗。
5. 将颅骨骨片浸泡在稀释的过氧化氢液体中，以漂白颅骨（约 5% 的浓度）直至颅骨变白（通常需要 1 周的时间）。
6. 将颅骨骨片放在水中清洗。
7. 颅骨骨片浸入无水酒精中 2～4h 进行脱水。
8. 将颅骨骨片放在纸巾上晾干，然后置于氯仿中脱脂。定期更换氯仿并检查骨骼脱脂情况，所需时间因脂肪含量而异。这个过程平均需要 3 周的时间。
9. 用纸巾擦干颅骨后放入 60℃培养箱 1h，看似潮湿的地方表明仍有脂肪的存在。
10. 将颅骨骨片脱脂和干燥后，清除任何残余的组织碎片及血液等物质。
11. 首先用透明胶带把颅骨骨片固定在一起。在颅骨严重破碎的情况下，可以同时使用其他的辅助手段，包括绘制骨片平面图，或是在每个颅骨碎片的内面进行参考标记，如字母标记或数字标记。
12. 如果有必要，可以将这些颅骨碎片用少量的氰基丙烯酸酯胶把它们连接起来。还可以利用血管轨迹法、骨缝连线法或颅骨厚度法，来帮助完成颅骨整合重建工作。
13. 使用自硬化模型塑料将颅骨碎片进行连接并显示颅骨裂缝。配制硬化模型塑料的水溶液，用移液管将其注入骨折处的骨缝缝隙中，待凝固几分钟后刮除多余的硬化模型塑料。
14. 当颅骨整合重建工作完成后，再用砂纸对颅骨进行处理。
15. 最后再在颅骨表面涂上几层透明的哑光清漆，必要时可以使用抽气通风柜。

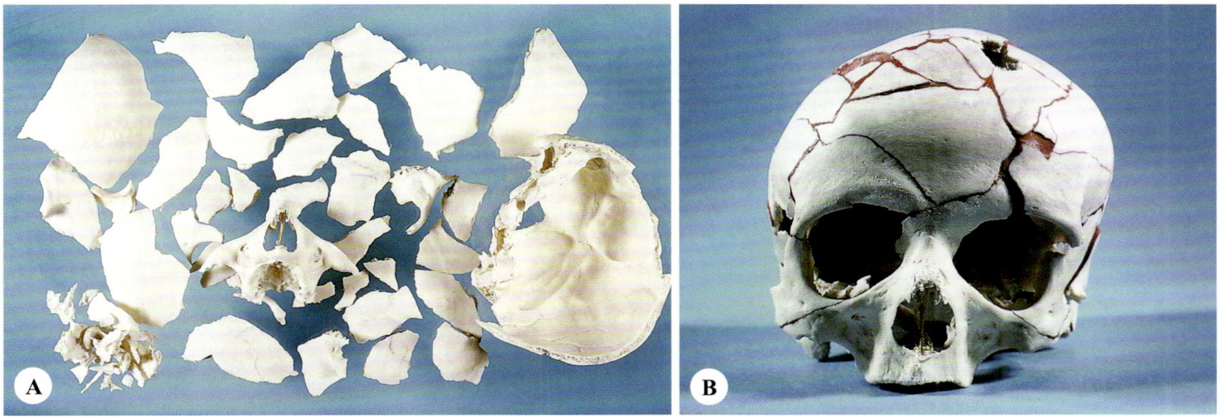

▲ 图 7–14　由头部枪伤导致复杂性颅骨骨折的颅骨重建

A. 颅骨重建之前；B. 颅骨重建之后（图片由 Professor J Crane 提供）

第8章 硬膜外血肿与硬脑膜下血肿

Intracranial haematomas Extradural and subdural

Helen Whitwell 著

本章对各类颅内出血加以讨论，其中主要包括硬膜外血肿［extradural（epidural）haematoma，EDH］和硬脑膜下血肿。蛛网膜下腔出血在第9章进行讨论，颅内创伤性出血和颅内非创伤性出血在第10章进行讨论，而颅内创伤性出血和颅内非创伤性出血这两类颅内出血，已在第1章法医解剖检验程序中有所涉及。

一、硬膜外血肿

（一）硬膜外血肿的基本概念

在临床医学与法医学领域，硬膜外血肿又称硬膜外出血。硬膜外血肿发生在颅骨和硬脑膜之间，这种类型的出血在致死性头部损伤中占5%～22%（Smith等，2015）。大多数硬膜外血肿的形成，都与位于颞骨鳞部附近的脑膜中动脉后支破裂有关，并且常与颅骨骨折相伴存。较少的一部分单纯性硬膜外血肿，其形成可能是静脉源性的，特别是那些发生在颅后窝的硬膜外血肿，较多的属于静脉性出血所导致。

儿童硬膜外出血伴颅骨骨折的情况不太常见，有研究者认为这与儿童的颅骨弹性有一定关系。由于颅骨弹性的存在，外力作用往往导致儿童颅骨发生变形，而不是颅骨骨质断裂。只有当颅骨骨折发生导致硬脑膜表面的血管发生撕裂，才会引发硬膜外血肿的形成（Mealey，1960；Mazza等，1982）。

对于大多数硬膜外出血的案例（占20%～30%），其出血可以发生在包括颅前窝和颅后窝在内的任何颅内区域。据部分学者研究后认为，儿童硬膜外出血的发生率较高（Koc等，1998）。随着神经放射学的不断实践与应用，人们现在已经开始意识到那些“纯粹”的硬膜外出血其实并不像过去想象的那么常见。颅内成像的研究结果显示，大约50%的硬膜外出血与硬膜下出血和（或）挫伤性脑损伤相伴随（Phonprasert等，1980；Servadei等，1995a）。硬膜外出血的发生及其死亡，不仅受到其他颅内损伤或颅内疾病的影响（特别是当受到脑挫伤改变或创伤性轴索损伤的影响），同时还受到如有无医院诊断延误或者医院手术治疗不当等诸多因素的影响（Servadei等，1995）（见第10章和第11章）。

（二）硬膜外血肿临床特征

硬膜外出血是由于头颅局部受到外力作用而产生。硬膜外出血的发生，最常见于跌倒事件或道路交通损伤事件。在这些事件中，其他类型颅脑损伤的发生也比较多见。硬膜外出血的发生，多与头部外伤史有关。

硬膜外出血的典型临床特征，是在头部受伤后立即出现一段时间的意识不清状态。意识不清发生的时间可以非常短暂，随后进入意识恢复期（即中间清醒期）。由于血液在颅内积聚，从而产生颅内占位效应的临床特征，患者可以因颅内压急剧升高而最终陷入临床昏迷的状态。中间清醒期的时间间隔长短不一，其范围可以从几分钟到数小时不等，但很少持续到1天以上的时间（见第2章）。其他类型脑损伤的存在，可能也会对硬膜外出血的临床特征产生一定的影响。

硬膜外出血导致死亡的原因，主要是由于逐渐升高的颅内高压致使脑干受压，最终导致死亡。越来越多的学者开始认识到，硬膜外出血的发生和死亡不仅会受到颅内其他伤病的影响，同时也受到医院诊断延误及手术治疗不当的影响（Bricolo和Pasut，1984）。头部受伤后应当立即进行早期头颅扫描，否则可能无法掌握硬膜外出血的发生和进展（Mandavia和Vilagomez，2001；见第2章）。

（三）硬膜外血肿尸体特征

根据头部受到外力作用的不同，尸体外部的改变完全可以是不同的。毛发不仅可以掩盖头部的损伤，也可以在一定程度上改变头部损伤的形态。擦伤通常与头面部接触地面有关，而当使用棍棒、锤子或其他致伤工具造成头部损伤时，可能会出现头皮组织的裂伤。除非机体具有致伤工具所形成的特殊形态特征，否则仅从伤口的外部观察，是不太可能将特定的致伤工具与已经形成的机体伤害联系起来的。如果损伤是简单的瘀伤或撕裂伤，就更加无法辨别机体损伤到底是由地面接触所致还是由某种致伤物打击所致（见第 6 章）。

由于硬膜外出血是由头颅局部受到外力作用所形成，那么头部的损伤就应该与头皮组织的挫伤和头皮下面的颅骨骨折密切相关。当对颅骨和大脑进行检查时，我们会发现最常见的改变是颞骨鳞部的骨折。这个区域颅骨很薄，骨折相对容易产生。在约 15% 的案例中并没有出现相应的骨折，骨折发生在其他部位也不是太常见。

硬膜外出血的常见部位是颞顶部。当发生硬膜外出血时，有时可见硬脑膜从颅骨内面剥离开来，也就是颅骨与硬脑膜之间被血肿结构所分离。随着血肿形成时间的不断延续，硬膜外血肿会形成一个卵圆形的“发髻”状物块（图 8–1），使得相邻的大脑组织逐渐受压形成凹陷，而当去除血肿后会在脑组织表面留下凹陷状改变。血肿的体积各不相同，依各案例具体情况而定。在致死性硬膜外出血的案例中，其出血量通常在 75～100ml，甚至可能还会更多（Leestma，2014）。硬膜外出血的出血量检测往往比较困难，尤其是对于那些事前没有怀疑到有颅内出血的案例。随着伤情的不断进展，会出现典型的颅内压升高、脑疝形成和脑干受压的情况。

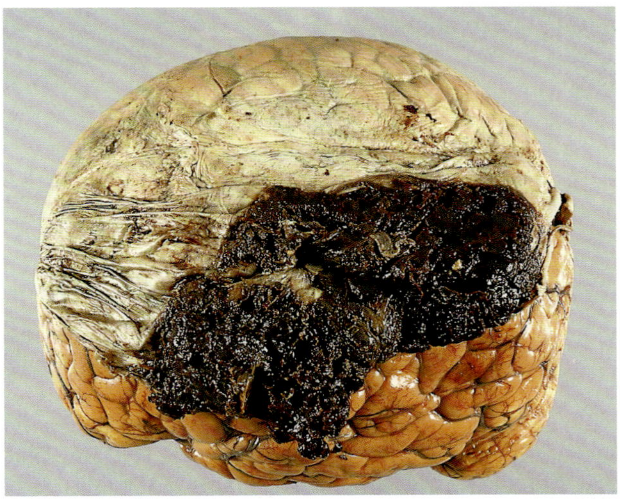

▲ 图 8–1　骑行自行车摔倒导致急性硬膜外血肿形成

如果伤后采用了辅助人工通气，那么呼吸机所致的脑变化（呼吸机脑）也会进一步出现，从而加重脑部的改变。脑挫伤发生的区域，可以在颅骨骨折的部位或者说位于头部受到力量打击的地方。在一些具有硬膜外出血的案例，除了检出硬膜外出血改变之外，也可能会发现脑挫伤或脑裂伤等脑损伤改变。

硬脑膜和颅内血肿的组织学检查，对于硬膜外出血的诊断可能并无多大帮助。然而人们开始认识到，在硬膜外出血的人群中有 13%～15% 的人可能会有一个更为漫长的时间过程（Tatagiba 等，1989；Viljoen 和 Wessels，1990）。当这种情况发生时，组织学观察就可能会显现出它的作用和特征。例如，组织学观察可以显现 8 种颅内血肿特征和与血肿有关的多种组织学改变，包括炎症细胞浸润、含铁血黄素沉积及肉芽组织形成等。

（四）硬膜外出血的常见问题

1. 硬膜外出血的漏诊问题　尽管硬膜外出血的漏诊情况比较少见，但有时仍会发生。这可能是因为伤者的受伤史不清，或者是因为伤者在受伤后很快出现了意识丧失而使人无法了解到其生前受伤的情况。颅骨骨折可能不一定会被发现，要么是因为没有对伤者进行放射学检查，要么是射线片检查结果被误读。伤者若有酒精中毒或其他毒药物的使用，那么就可能会出现相应的诊断，从而忽略硬膜外出血的存在。

儿童的硬膜外出血诊断特别困难，因为儿童硬膜外出血伴随颅骨骨折的情况并不多见，或者因为家长对儿童的受伤史并不清楚。

在有犯罪可能的前提下，有时在法庭上可能会出现这样的辩护：“如果当时对伤者进行了适当的诊断和治疗，那么伤者就不一定会发生死亡。”从神经外科专家那里获得对该类问题的咨询建议十分必要，除非已经证明又有新的医院救治行为，否则很难赢得这场争论。当然如果陪审团在判案时有所“同情”，那就该另当别论了。

2. 硬膜外出血形成时间的评估问题　在法医学专业领域中，硬膜外出血的受伤时间评估可能对某些事件的确定至关重要，特别是当只有极为模糊的受伤史或疾病史时，或者是当有证据表明一个案件中同时有多个事件相继发生时更是如此。非常遗憾的是，仅从形态学表现我们不太可能给出一个以小时为单位的受伤时间推断。在这样的情况下，我们有必要根据神经外科专家的意见，从临床病理的角度对受伤时间进行更为详细的评估，而不是任凭病理学家依据自己的个人经验来给出偏离其专业领域的个人意见。

（五）硬膜外出血的特殊情形

硬膜外出血有时会在伤后 10～14 天内非常缓慢地发生，并在几周内自行消退。很显然，认识这一点对硬膜外出血时间的确定具有非常重要的意义。除了外伤性硬膜外出血，还有一些其他硬膜外出血的情形，如自发性硬膜外出血及火灾所致热血肿形成。

1. 自发性硬膜外出血 在很少的情况下，有时也会出现自发性硬膜外出血的情况（Henderson 等，2001）。自发性硬膜外出血的发生，最常见的原因是血管畸形（Benzel，1995；Mustafa 和 Subramanian，1996；Matsumoto 等，2001）。其他比较罕见的原因，包括颌面感染（Griffiths 等，2002）、颞下颌关节炎（Carroll 等，2000）及 Langerhans 巨细胞增多症（Lee 等，2000）等病变。有学者发现，抗凝血治疗与椎管内自发性硬脊膜外出血的发生，也有一定的关系（Rodriguez 等，1995）。

2. 火灾所致热血肿形成 目前已知的事实是，硬膜外血肿的产生与火灾的发生有密切关系。当头部暴露在高温中便会出现颅骨破裂，硬膜外血肿便可以出现在硬膜外间隙之中（称为热血肿）。热血肿形成的机制尚不清楚，但热血肿的分布与头骨烧焦的部位有较大的关系。热血肿的血液可能来自于颅骨本身，也可能来源于静脉窦。一般来说热血肿广泛分布在两个大脑半球的表面，通常热血肿的分布是双侧性分布，但有时也可呈单侧性分布。由于血液的沸腾，热血肿看起来呈现出一种海绵状或蜂窝状外观（图 8–2）。

对于那些死因不明的疑难法医学火场案例，我们可以进行血块的一氧化碳含量检测，同时将检测结果与“火灾发生时死者当时是否还在存活”的事实进行证据关联（Saukko 和 Knight，2016）。如果血肿发生在活体火烧期间，那么热血肿中就应该像循环血液一样含有一氧化碳成分。在大面积烧灼的尸体，生前烧死和死后焚尸的鉴别仍然会存在一些困难，尤其是当尸体存在“热骨折”时更是如此。

二、硬脑膜下血肿

（一）硬脑膜下血肿基本概念

硬脑膜下血肿又称硬脑膜下出血，是指颅内出血时血液聚积在硬脑膜下腔，它在颅内血肿中发生率最高。在硬脑膜下血肿形成时，可见硬脑膜和大脑表面之间出现血液成分。根据伤后时间的不同将硬脑膜下血肿进行分类，分为急性硬脑膜下血肿、亚急性硬脑膜下血肿和慢性硬脑膜下血肿（chronic SDH，CSDH）。硬脑膜下血肿的分类经历了一些不同的时间认识变化。人们曾经试图在血肿的形成时间判断方面进行一些大胆的尝试，但结果却不尽人意。

一种比较偏向于临床实践的硬脑膜下血肿检测方法已经被人们提了出来，该方法主要是基于硬脑膜下血肿的不同外观进行分类。例如，急性硬脑膜下血肿中含有血凝块成分，亚急性硬脑膜下血肿中含有血凝块和液体两种成分，而慢性硬脑膜下血肿中则基本都是液体成分。越来越多的放射扫描方法也被加以采用，这就使得人们从放射学的角度可以对硬脑膜下血肿进行更为精准的定义和分类（见第 3 章）。

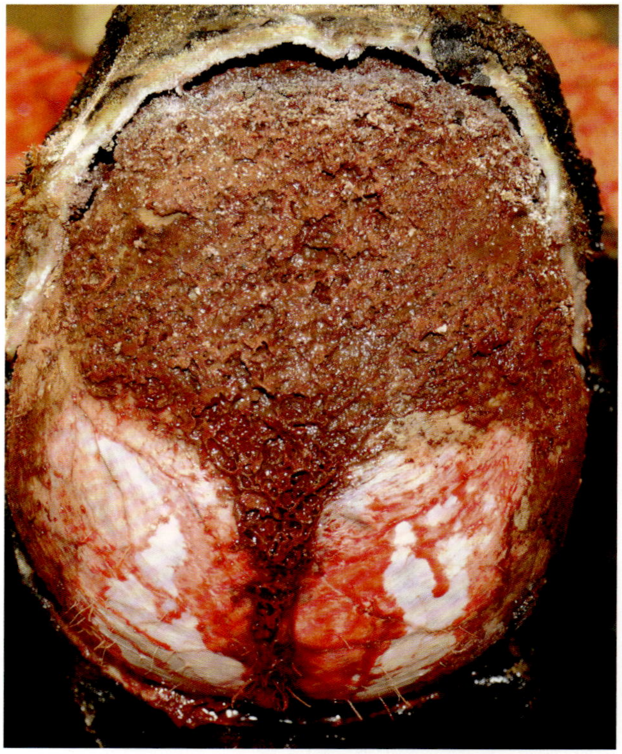

▲ **图 8–2 外观呈蜂窝状的热血肿**

请注意将该图与图 8–1 和图 5–5 所示的急性硬膜外血肿进行形态比较。热血肿在大脑半球具有更为弥散性的分布，呈蜂窝状外观

（二）急性硬脑膜下血肿

1. 急性硬脑膜下血肿产生机制 急性硬脑膜下出血的临床特征，与急性硬膜下出血的发生机制有关。急性硬膜外出血是一种由局部冲击性损伤所致的颅内出血，而急性硬膜外出血则是由脑皮质表面和硬膜窦之间的桥静脉撕裂所引起的颅内出血。桥静脉的分布比人们普遍认为的更为广泛，它们更容易在硬脑膜的边界部位受到损伤（Smith 等，2015）。由皮质动脉所致的动脉性出血，也可以导致急性硬膜下出血的发生。

尸检分析表明，由动脉破裂引起的急性硬脑膜下出血通常位于颞顶部，而由桥静脉破裂引起的急性硬膜下出血通常位于额顶部和矢状旁区（Maxeiner 和 Wolf，2002）。大多数急性硬脑膜下出血是由摔倒或头部遭受打击所造成（占 72%），而低速交通车辆事故导致急性硬脑膜下出血发生的概率往往较低（占 24%）（Smith，2016）。

有关灵长类动物的实验研究表明，急性 SDH 往往发生在跌倒或遭受打击等具有较高加速度或是具有减速运动的损伤之中。在发生道路交通事故的情况下，减速度的速率相对要慢得多（Gennarelli 和 Thibault，1982）。急性 SDH 发生的生物力学机制问题，见第 4 章。曾经有学者报道，在审讯过程中所发生的剧烈摇晃动作，会导致 SDH 和 dTAI 的产生（Pounder，1997）。然而对于该类事件的调查结果，却表明“遭受打击”这个因素在那些颈部结构发育不全的个体中肯定也是发挥了一定的作用，而且在任何情况下只要存在严重的脑肿胀时，dTAI 的诊断就无法得到证实（Geddes 和 Whitwell，2003）。

在不考虑其他因素的情况下，SDH 所发生的部位不应被视为是外力作用的部位。在诊断 SDH 时，其他头部损伤改变包括外部伤口、头皮挫伤和颅骨骨折的检查是必要的。脑挫伤和脑肿胀往往是包括 dTAI 在内的创伤性轴索损伤的重要特征。脑实质损伤的存在，是临床表现和预后评估的重要依据（Wilberger 等，1991）。

约有 13% 的 SDH 没有合并脑部损伤，仅仅是单纯性硬脑膜下出血独立存在。在这些单纯性硬脑膜下出血的案例中，其临床病理表现主要是颅脑占位性改变的相应形态学改变。SDH 有一个比 EDH 更加宽泛的时间过程，若想要通过临床病理改变来确定损伤发生时间，一般会比较困难。

许多潜在性疾病的存在，可能会使该个体更容易发生急性 SDH。这些潜在性疾病，包括痴呆性脑萎缩、酒精性脑萎缩及凝血性疾病（其中也包括抗凝治疗所致的脑组织受损）。还有一些其他的情况可能也与自发性 SDH 有关，如动静脉畸形、肿瘤性病变和颅内动脉瘤破裂（O'Sullivan 等，1994；Bromberg 等，1998；Han 等，1999）。

乙醇可以被封闭在急性硬脑膜下出血的血肿之中，这时如果对血肿的乙醇浓度加以检测，那么就可以会对乙醇中毒状态的判定有所帮助（Riggs 等，1998）。

2. 急性硬脑膜下血肿形态学特征 急性硬脑膜下出血，可以表现为新鲜血液扩散至单侧或双侧大脑半球（图 8-3）。在约 20% 的成人案例中，SDH 出血分布于两个大脑半球（Whitwell，2001）。单纯的急性硬脑膜下出血会形成血肿，并可迅速导致人的死亡（DiMaio 和 DiMaio，2001）。尽管对急性硬脑膜下出血的出血量评估会比较困难，但这一步还是

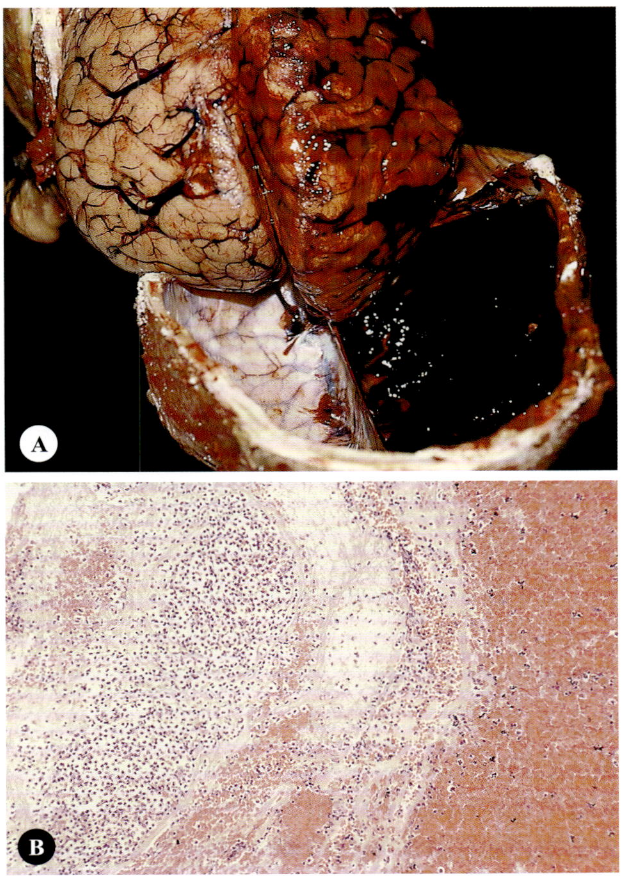

▲ 图 8-3 急性硬脑膜下血肿形成

A. 伴有脑水肿的急性硬脑膜下血肿；B. 急性硬脑膜下血肿组织学改变，主要可见红细胞、纤维蛋白和白细胞聚集

必不可少。约 50ml 或更多的出血可以导致临床症状的出现，当出血量达到 100ml 以上时就可以致人的死亡（Davis 和 Robertson，1997）。当成人出现大脑半球间硬脑膜下出血，提示有潜在性凝血功能障碍的可能（如血友病或者接受抗凝治疗）（Bartels 等，1995）。

颅内动脉瘤的检查应该在脑组织固定之前进行，因为当脑组织固定之后就会使 Willis 动脉环的解剖结构不清，动脉及其破口的检查会比较困难。在脑组织仍然新鲜还未固定的情况下，如果有脑水肿存在，那么对于脑萎缩的评判就会比较困难。这时需要及时进行脑组织称重，然后待脑组织固定之后再行称重。

有学者试图通过对比剂注射的尸检研究，来确定桥静脉的损伤情况。研究结果显示，人们在硬脑膜下腔中发现有静脉对比剂的渗漏（Maxeiner，1997）。这项检查技术不仅需要融入放射学专业的知识，而且还相当耗时。因此，该技术还不是一个适用于目前尸体检验的成熟技术。急性硬脑膜下出血的其他相关发现，包括脑挫伤、外伤性轴索损伤标志物改变和蛛网膜下腔出血等。

急性 SDH 的组织形态学改变，详见后文。

3. 急性硬脑膜下出血的常见问题

(1) 既往受伤史或疾病史问题：明确先前的头部损伤史或潜在性基础疾病，这在法医学鉴定方面具有十分重要的意义。这些潜在性损伤或疾病，包括酒精性脑萎缩、痴呆性脑萎缩及外伤性癫痫等。关于急性硬脑膜下出血的诊断，对于患者既往受伤史和癫痫发作史的详细了解就显得十分重要。我们可能会发现更多的潜在性问题，包括血管畸形和颅内肿瘤等。在个别的情况下，我们可能很难就潜在性疾病或相关改变在大脑外伤中所起的作用做出一个确切的评价。

(2) 急性硬脑膜下出血的损伤机制问题：在人体受到打击的情况下，人们有时会辩称“是由于 SDH 的发生或者是由于脑部病理疾病的发作才导致摔倒的出现，摔倒是导致急性硬脑膜下出血的原因而不是由头部受到直接打击所导致”。详细的临床病理分析，以及对外伤相关细节的了解，这对于急性硬膜下出血的诊断与考量都是至关重要的（见第 17 章）。尽管如此，头部受伤事件各个组分的辨别也是十分困难的。婴儿 SDH 在第 15 章介绍。

（三）慢性硬脑膜下血肿

1. 产生机制　慢性硬脑膜下血肿的形成，其形态学特征是在大脑表面形成膜状结构，并且随着时间的不断推移，这些膜状结构有可能会随着时间的增加而不断扩大。在组织学改变方面，这些膜状结构和血管通道的形态会变得典型。由于毛细血管的管壁很薄，非常容易发生自发性破裂，即使没有受到创伤也会再次出血。一个较小的慢性硬脑膜下血肿，有可能在因其他原因死亡从而进行尸体检验时才被偶然发现。随着血肿体积的不断增大，伤者的一些较为相似的临床症状（如痴呆症样症状、脑卒中样症状及占位效应症状），也都会逐渐地显现出来。

慢性硬脑膜下血肿（chronic subdural hematoma，CSDH）是一个特殊的独立体系。尽管 CSDH 可能由急性 SDH 或者硬脑膜下水瘤发展而来，或者也可能是自发地出现（Smith 等，2015），但无论怎样，它与急性 SDH 的关系尚不清楚。慢性硬脑膜下血肿的膜状结构，已被确定就是液体渗出和血肿再次形成的主要根源。血肿内一些脆弱血管，在血管生成素、血管内皮生长因子及其他相关因子的刺激下不断增生。由于纤维蛋白的持续溶解，血肿中便出现了高含量的纤维蛋白原降解产物，后者阻碍了血凝块的形成，也阻止了持续性出血的发生。此外，血肿的组织膜和液体成分中也会出现炎性反应（Edlmann 等，2017）。新生的膜状结构可以从增殖的硬脑膜边界细胞发展而来，并不断进行膜的增生（Wittschieber 等，2015）。

对于 CSDH 的发生，老年人群有着一个更高的发生率（Fogelholm 和 Waltimo，1975；Kudo 等，1992；Asghar 等，2002）。CSDH 的发生似乎存在着某种种族差异。据报道，日本人的 CSDH 发生率相对较高。流行病学数据显示，男性的 CSDH 发生率比女性要高，这也可能与该群体创伤较多发生有很大关系。

尽管 CSDH 这类损伤被认为比较轻微，而且也只有约 2/3 的人曾经发生过 CSDH（Sambasivan；1997；Missori 等，2000；Asghar 等，2002），但目前认为仍然有很大一部分 CSDH 与创伤有关。在较少的人群中，其实并没有发现他们有外伤史。极有可能的情况是，CSDH 的发生只需要一个极小的创伤，因为在发生萎缩的大脑中，就有那些离开皮质表面进入静脉窦的桥静脉，因为它们相对较长也比较柔弱而容易发生断裂和出血。

其他的 CSDH 易感因素，包括抗凝治疗等。现今多数研究结果，仍然还未能将急性硬脑膜下出血、亚急性硬脑膜下出血和慢性硬脑膜下出血区分开来。根据凝血酶原时间的测量结果，SDH 的风险与抗凝水平呈现一个成比例上升的趋势（Hylek 和 Singer，1994）。

脑脊液漏引起的颅内压降低（无论是医源性低颅压还是自发性低颅压），也被认为会导致 SDH 的发生（Giamundo 等，1985；Chen 和 Levy，2000）。在医源性颅内压降低的情况中，当施加于桥静脉的牵引力不断增加，或者当脑室导管与分流末端的距离增大，就会产生一个较大的颅内负压，这被认为是 CSDH 形成的一个促成因素（Chen 和 Levy，2000）。

导致慢性硬脑膜下出血的其他可能存在的情况，包括癫痫（Fogelholm 和 Walterimo，1975）和酗酒（Fogelholm 和 Waltermo，1975；Stroobandt 等，1995；Sambasivan，1997）。作为创伤的其他危险因素，如脑皮质萎缩、凝血功能障碍及酒精成瘾等因素，都有可能对 CSDH 的发生起到一定的促成作用（Soderstrom 等，1997）。血管异常、原发性或继发性颅内肿瘤的发生，也被报道与 CSDH 有关（Popovic 等，1994；Cinalli 等，1997；Alimehmeti 和 Locatelli，2002）。

2. 大体形态学特征 关于 SDH 的典型形态学改变，其出血部位基本是位于大脑半球的凸起面。血肿的颜色是相对均匀的，或者至少能够显示出最近出血的区域。膜状结构大约在 3 周时间形成，此后膜状结构会变得更加厚实，呈现一种“橡胶状”外观。血肿囊腔中的固态物因发生区域的不同而颜色各异（图 8–4）。数周后，液化的血凝块形态外观类似于机油。

SDH 的其他特征包括大脑组织的凹陷，凹陷的大脑可以伴有或不伴有脑中线偏移。在病程发展缓慢的案例中，脑组织凹陷的情况通常较为突出。位于硬脑膜下血肿下方的蛛网膜可能会发生颜色的改变。伴随 SDH 出现的其他情况，包括老年性脑萎缩、

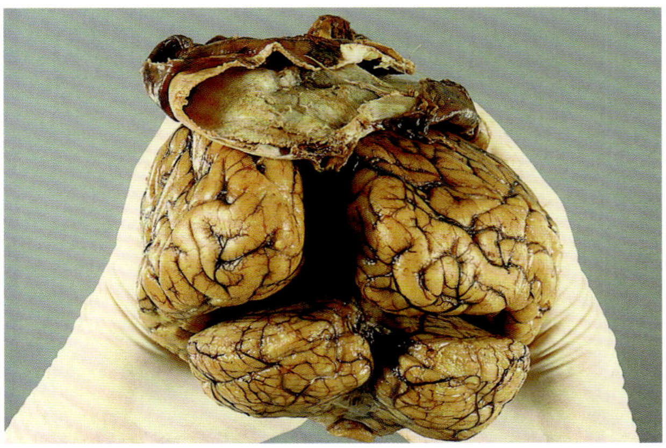

▲ 图 8–4 慢性硬脑膜下血肿

双侧慢性硬脑膜下血肿形成处可见厚实的囊壁结构

痴呆性脑萎缩、酒精性脑萎缩、老年性脑梗死或既往头部损伤的病理改变。

那些伤后已经经历了一段时间的案例，其头皮擦伤可能已经不复存在，特别是那些没有明确的外伤史案例，或者是在仅有相对较小的头部创伤时更是如此。头皮出血可能会持续相对较长的一段时间，尤其是在老年人（Perper 和 Wecht，1980），他们有可能会在头皮下形成血肿。不论是哪一种血肿，都应当进行组织学检查。

3. 组织学细微特征 关于 SDH 形成时间的文献数量相当有限。Munro 和 Merritt 于 1936 年出版了一本指南性书籍至今仍在使用，Knight 所撰写的 *Forensic Pathology*（Saukko 和 Knight，2016）关于 SDH 组织学改变的阐述，也具有一定的指导性意义。表 8–1 涵盖了 SDH 的主要特征。

表 8–1 硬脑膜下血肿的演变

血肿形成时间	新鲜红细胞与纤维蛋白
2～5 天	部分红细胞溶解，巨噬细胞出现。成纤维细胞开始出现在硬脑膜表面
7 天	成纤维细胞浸入血凝块。硬脑膜层可见成纤维细胞。大约有 12 层细胞的厚度。蛛网膜一侧的成纤维细胞较少
14 天	红细胞逐渐溶解，出现巨大的新生血管。硬脑膜的纤维细胞层大致相当于硬脑膜厚度约一半。在蛛网膜一侧有纤维膜形成
28 天	血凝块液化，出现新的出血区域。靠近硬脑膜的纤维细胞层与硬脑膜厚度相似，具有完整的蛛网膜层
1～3 个月	巨型新生血管形成并伴有继发性出血。膜状结构透明变性
3 个月以后	膜状结构变厚，其中可有钙化改变

应当尽量采集硬脑膜样本。在急性 SDH 中，血肿中包含了不同程度的带有新鲜红细胞和纤维蛋白的新鲜凝块。在伤后 24～48h 内，有嗜中性粒细胞浸润，随后数天内出现巨噬细胞浸润。MHC Ⅱ 类和单核细胞 / 巨噬细胞抗原的免疫组织化学检查，可能对 SDH 的检查有所帮助（Al-Sarraj 等，2004）。红细胞发生破裂的时间有所不同，完整的红细胞可以维持

数天或更长的时间。几天后，成纤维细胞便进入到血凝块之中。

早期 CSDH 具有一个可以被识别的膜状结构。非常神奇的是，通常这个膜状结构的厚度只有几个细胞那么厚（图 8–5）。到伤后 4 周时，这个膜状结构的内膜和外膜便在 1～3 个月内逐渐发生透明化（图 8–6），同时出现新生毛细血管再生的情况（图 8–7）。晚期 CSDH 的膜状结构增厚，具有膜融合特征，由成纤维细胞层逐渐形成的，这种膜结构可能还会有钙化或骨化的发生。这些 CSDH 外观形态只能作为一般的指南，因为不同的个体之间其发生发展具有一定的差异。

4. 硬脑膜下积液基本改变 硬脑膜下积液（又称硬脑膜下水瘤），指的是硬脑膜下间隙内有透明的粉红色或是黄色的液体聚集。硬脑膜下积液的分布通常是双侧性的（指的是分布于双侧大脑半球），而在许多的案例都发现了创伤的存在。硬脑膜下积液形成的机制，一般认为是由于蛛网膜撕裂导致脑脊液漏到硬脑膜下间隙中所形成（Smith 等，2015）。据报道，轻微的创伤可以导致蛛网膜囊肿形成，而当蛛网膜囊肿发生破裂时就会导致硬脑膜下积液的发生（Parsch 等，1997；Gelabert González 等，2002）。硬脑膜下积液的发生部位，并不一定仅仅局限于存在急性 SDH 的大脑一侧。这一现象的产生，支持“硬脑膜下积液的形成代表着一个单独的体系”这一理论（Wittschieber 等，2019）。

5. 慢性硬脑膜下出血的常见问题 从临床上要将外伤事件与慢性硬脑膜下出血的发生与发展联系起来，可能会比较困难。充分了解有关事件的发生过程，是至关重要的。从一开始到出现典型的慢性硬膜下出血的发生，所需要的时间进程是 3～4 个月。

在法医学事务中，较多发生的通常是一种创伤性打击事件，如在抢劫案中老年受害者头部直接受到打击，或者在抢夺手提包时因受到外来打击导致摔倒在地。应当获取从案件发生以来的各种照片证据和其他文字性证据。有关受害者事前和事后的临床状态证据，对于这些证据的全面采集是非常必要的。这些证据，有可能会提示受害者被打击以后其大脑功能下降的情况。

CSDH 的诊断比较困难，尤其是老年人群更是如此。如果没法进行 CSDH 的诊断，那么就有可能会引发一个潜在性的关于可治伤病的诊断错误和治疗延误问题，这在法律实践中可能具有一定的意义。

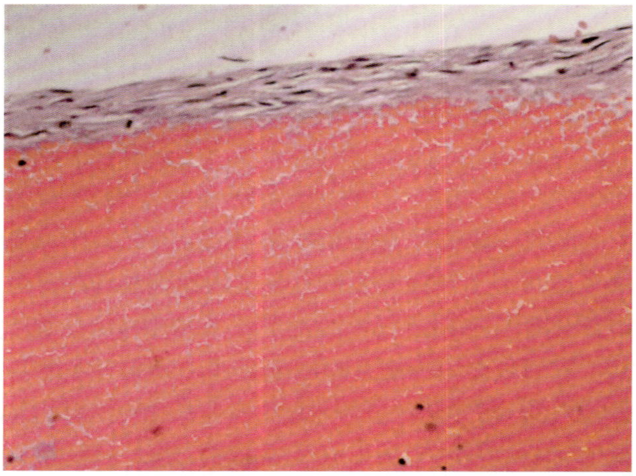

▲ 图 8–5 早期薄层新生膜形成，具有成纤维细胞成分

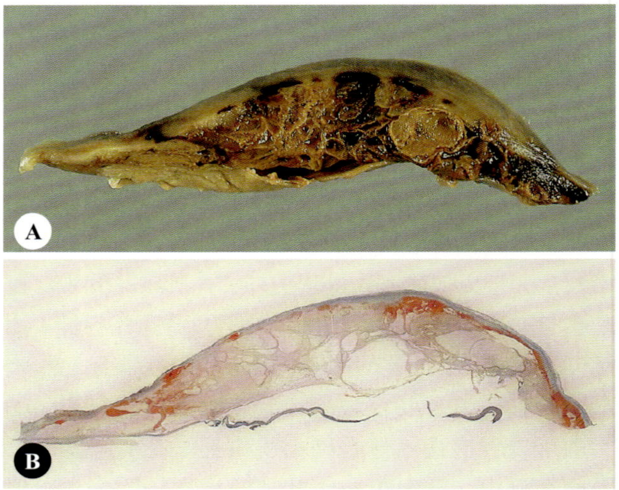

▲ 图 8–6 慢性硬脑膜下血肿

具有新生膜和多房血肿区域的慢性硬脑膜下血肿形成（3 个月）。A. 肉眼外观；B. 弹性 Van Geisson 染色的低倍镜观察

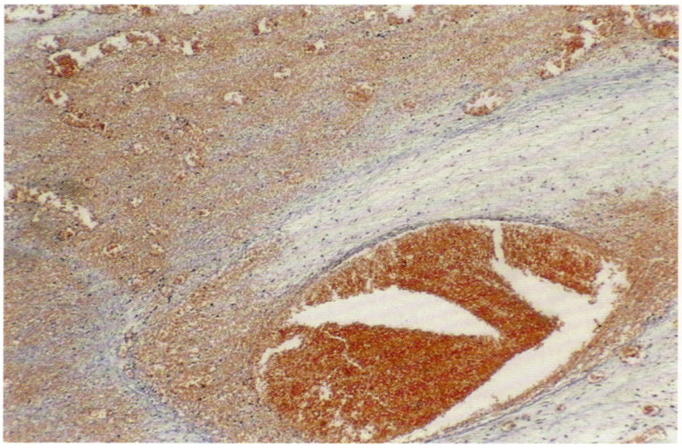

▲ 图 8–7 巨大新生血管形成伴继发性出血改变

蛛网膜下腔出血与脑血管损伤

Subarachnoid haemorrhage and cerebrovascular traumatic pathology

第9章

Daniel du Plessis　Paul Johnson　著

本章重点介绍外伤性蛛网膜下腔出血、脑血管损伤和病理性蛛网膜下腔出血的相关问题。对于那些类似于血管疾病的创伤性改变，以及那些看似为创伤性改变但实为疾病性病变的问题，本章也一并加以讨论。

一、外伤性蛛网膜下腔出血

（一）伴有创伤性脑损伤的外伤性蛛网膜下腔出血

外伤性蛛网膜下腔出血是一种常见的颅内出血性改变，它往往与脑挫伤等原发性颅脑损伤相伴存。图中显示的是一种典型的位于脑组织表面的局灶性大脑蛛网膜下腔出血改变（图 9–1），这种出血改变往往由颅内小血管受到剪切性外力作用所引起。

当出现颅内压升高时，伴随而来的是脑血管缺血和由之所致的血液外渗。在这种情况下，孤立性出血斑块的出现有时可以提示有某种继发性血管改变的可能。外伤性蛛网膜下腔出血的部位也许并不能指示脑部受外力作用的位置，我们往往还需要将头皮挫伤、颅骨骨折等其他损伤因素综合考虑在内，进而再对头部受力作用的部位加以判断。

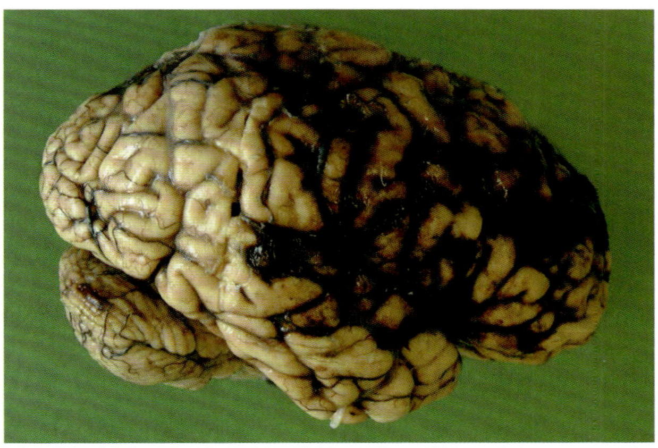

▲ 图 9–1　严重颅脑损伤所致的斑驳状蛛网膜下出血

当外伤性蛛网膜下腔出血发生以后，它会在1～4h 之内刺激嗜中性粒细胞产生快速的炎性反应。大约在蛛网膜下腔出血发生 12h 时，出现一种以巨噬细胞增生为主的慢性炎性细胞浸润反应。含铁血黄素沉积一般会在蛛网膜下腔出血发生后的 16～32h 出现，这种含铁血黄素沉积现象可以持续数月甚至数年时间之久（Hammes，1944；Saukko 和 Knight，2016）。至于颅内结构纤维化改变，可能会伴随着长期存在的脑积水改变而不断发生发展（Weller，1995）。

（二）外伤性基底蛛网膜下腔出血

1. 外伤性基底蛛网膜下腔出血　单纯的外伤性基底蛛网膜下腔出血，是一种人们已经充分认识的形态学改变。然而这种改变有时往往会被人们所低估，从而导致它的不易被检查或不易被发现。“外伤性基底蛛网膜下腔出血”这一术语，应当仅适用于与外伤相关的基底部血管系统的特定性描述。

外伤性基底蛛网膜下腔出血最为常见的原因，是由于头部和颈部受到较大外力的作用，从而导致颈部的过度伸展和旋转，其结果是使头部在颈部层面过度扭转或倾斜，导致颈内动脉远端、大脑中动脉近端、大脑前动脉和胼胝体动脉等血管发生创伤性动脉撕裂。也许严重的外伤性基底蛛网膜下腔出血很少出现，但是我们不应忽视这些部位的血管检查。当发生某些类型的头部损伤时，基底蛛网膜下腔出血似乎大部分都发生于幕上的部位。当出现 Willis 动脉环周围出血和 Sylvia 裂隙内出血时，应当充分考虑对相应部位的血管进行细致检查。

关于“创伤可能会导致致命性基底蛛网膜下腔出血”这个认知，首先是由 Ford 提出来的，而 Wilks 在 19 世纪也对此进行了相关的描述。这一概念的真正确立，实际是在 Simonsen 和 Contostavlos 的研究之后才逐步形成的（Wilks，1859；Ford，1956；

Simonsen，1963，1967，1984；Contostavlos，1971；Cameron 和 Mant，1972；Tatsuno 和 Lindenberg，1974；Harland 等，1983；Cameron 和 Mant，1995）。

值得注意的是，人们的早期报告中关于“颅内出血源自于椎动脉的颅外部分破裂”的这一说法，在解剖学上是站不住脚的。随后的进一步研究结果，也都证实了这一点（Cooper 等，1999；Gray 等，1999；Koszyca 等，2003；Leadbatter，1994）。只有在极少的情况下，当颅外血管剥离性破裂并一直延伸到颅内的血管，才有可能会出现颅内血管的破裂。

2. 外伤性基底蛛网膜下腔出血成伤机制与检查方法 比较典型的蛛网膜下腔出血死亡机制，是当头部或颈部受到直接的钝性暴力作用后所发生的突然虚脱、昏迷或较为常见的急性心肺功能骤停。头颈部受伤导致蛛网膜下腔出血最常见的着力部位，是耳部、乳突部、下颌角和上颈部（图 9–2）。在很多情况下尽管我们进行了认真仔细的尸体外部检查，但头颈部的一些挫伤改变可能依然不太明显。我们只有对上述头颈区域进行细致的解剖检查，才能够发现外力作用的证据。

应当特别指出的是，致命性的外部力量可以作用于头部的任何部位，包括下巴和后枕部。人们根据尸体检查的结果，有时可能很难区分头部出血是由“外力直接作用导致”（如足踢），还是由“随后的摔倒过程导致”（这里指的是与身体遭受击打无关的身体部位因倒地而着力）。

根据我们的经验，头部受伤的外力作用部位几乎都可以通过尸体检查得以证实。头部以外其他部位的外力作用所致损伤，通常很容易通过“随后所发生的跌倒事实”来加以解释。任何因头部屈曲和颈部倾斜所产生的椎基底血管系统的外力作用，都会产生颅内椎基底血管系统的血管创伤性撕裂的后果。创伤程度有时并不需要十分严重，但只要能提示椎旁组织有深度的挫伤性改变，或者当第一颈椎发生了骨折，这就排除了“轻微损伤”的可能，这也就提示了可能有比较严重的颅脑损伤存在。

（三）脑血管损伤

颅脑血管损伤的检查方法，应当包括那些可以发现动脉系统解剖结构异常的检查方法，以及那些可能导致血管破裂和（或）容易形成动脉夹层的检查方法。具体检查的方法，包括头颈部动脉系统血管畸形的检查，以及那些易于发现血管破裂的解剖学

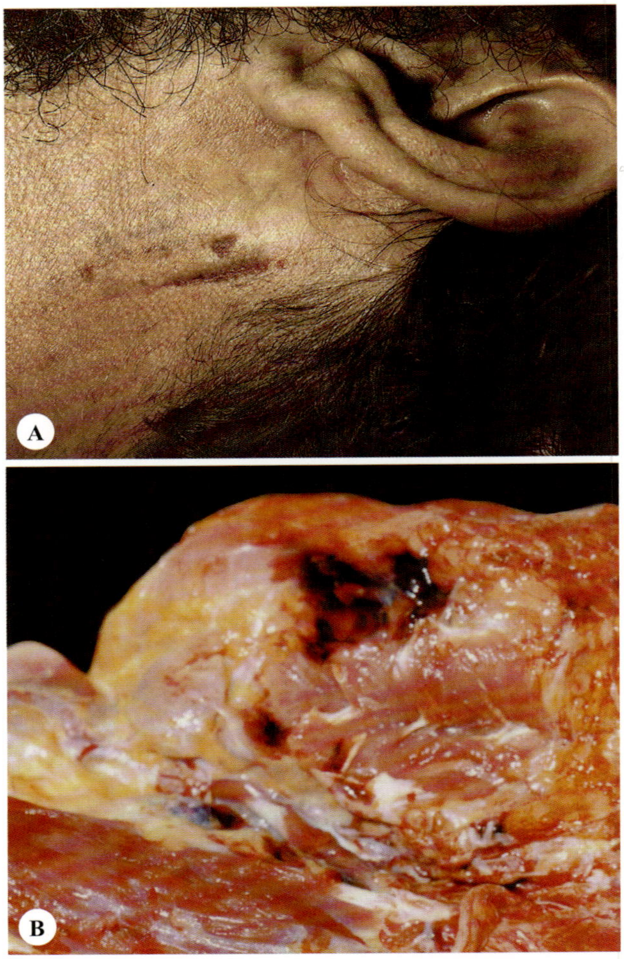

▲ 图 9–2 头颈部受力导致创伤性蛛网膜下腔出血

A. 足踢颈部造成同侧创伤性蛛网膜下出血；B. 足踢造成创伤性蛛网膜下出血与颌面部瘀伤改变伴存

检查，包括上部颈椎节段薄弱（Medcalf，2016）和肌纤维发育不良、节段性动脉中膜溶解（segmental arterial mediolysis，SAM）、血管性埃勒斯 – 当洛斯综合征（Ehlers-Danlos disease，EDS）（Ⅳ型 EDS）和马方综合征等疾病的血管检查。根据我们的经验，那些先前存在于血管的退行性疾病只在极少数的案例中才会在检查时被发现。

我们可以进行尸检基因检测，从而发现血管的病变。学者 Pickup 和 Pollanen（2011）在两例创伤性蛛网膜下腔出血的案例中，通过基因检测证实了 *COL3A1* 基因突变与Ⅳ型 EDS 的相关联系。

那些易感性因素的作用，迄今尚未得到证实。虽然在某种偶然的情况下动脉粥样硬化斑块的边缘确实可以出现异常的撕裂，但“动脉粥样硬化性脑血管疾病容易发生创伤性撕裂或形成外伤性动脉夹

层”的相关证据尚不充分，这可能源于年轻者群体更容易发生此类改变的原因。在案例调查中人们发现，在颅外椎动脉的末端也可以有外伤性动脉夹层的产生，而且该动脉夹层通常与颅内动脉的破裂部位并不延续，其动脉破口通常是在受到外力作用的同侧被发现。

据报道，在缺乏钝性外力作用的情况下，有时仅仅是颈部快速的过度伸展或屈曲动作，就会导致动脉血管的撕裂（Gee，1982）。人们还进一步了解到，血管更容易受到纵向力量拉伸的影响（Johnson 等，2000）。血流动力学的研究结果（Farag 等，1988）表明，椎动脉的突然闭塞会导致血液的倒流，从而导致血管破裂，人们在一些病例研究中，发现了动脉撕裂的好发部位。另外，对上颈部的打击作用往往会导致构成颈部主要动脉之一的颈动脉或椎动脉快速压闭，从而通过“水锤效应”（血液在血管中的突然强力位移）对受冲击血管的远端造成损害。

严重的脑血管损伤及由之所致的蛛网膜下腔出血，几乎总会伴随出现严重的意识障碍，或是出现突然的倒地昏厥，随之而来的就是心脏和呼吸功能骤停的先后出现或同时发生，这通常会导致人的死亡。在少数病例中抢救复苏是可以使血液循环恢复，但其结果几乎总是致命的，伤者通常会在数小时至数天内死亡。心肺功能骤停的机制至今仍然是推测性的，最终被归因于“脑干冲击效应”。

所谓“脑干冲击效应”，指的是富含脑脊液的低压蛛网膜下腔突然暴露于高动脉内压之中，或是供应脑干的血管瞬间发生痉挛（Lindenberg 和 Freytag，1970；Leadbatter，1994）。根据我们的经验，血管组织损伤撕裂的位置通常位于靠近脑室的外侧出口孔，故而血液出现在第四脑室的情况非常常见。血液引起第四脑室的急性扩张，就可能会导致心肺功能不稳定甚至导致心肺功能的骤停。

尸检 CT 成像对于颅底蛛网膜下腔出血的显示可能非常有用，从而可对尸检技术与检验方法加以指导。尽管尸检血管造影对于基底蛛网膜下腔出血的显示可能具有一定的价值（Karhunen 等，1990；Vanezis，1979，1986），但阴性血管造影的结果并不能排除血管损伤的可能性。颅颈区域的放射学平片检查也被推荐作为辅助检查方法的一种，该方法具有可以识别先天性骨质异常的优点（Gross，1990），有助于在颈部解剖之前对第一颈椎横突的骨折加以识别。

基底蛛网膜下腔出血，可能会在常规的尸检中被意外发现。其中一个重要的原因，病理学家为了排除未知损伤的存在，他们对基底蛛网膜下腔出血的存在会持有高度怀疑的态度，这一点非常重要。这就需要我们对常规的尸体检验技术加以修订，从而对上述易受损血管的部位和出血发生原因加以探究。当我们仍然存有疑虑时，应将案件提交法医病理学家进一步处理，以保证重要的证据不会受到破坏。

McCarthy 等（1999）所报道的一种尸检方法，是将基底动脉的远端进行结扎之后再切去大脑半球，将脑干和小脑留在原位，再将每个椎动脉的起始部位加以确定。利用这种方法，可以使检查套管直接进入到其中的一条椎动脉。一些液体成分（如经过染色或未经染色的液体甚至牛奶），都可以注射到动脉中去，从而观察大脑底部的血管系统。利用这种检查方法可以显示血管破裂的部位，我们可以将组织学检查的重点放在此处。这里必须注意的是，在注射液体时不要使用太大的压力，因为这可能会使堵塞于血管腔内的血栓发生位移，或者使假性动脉瘤或创伤性动脉瘤发生破裂，甚至可能使已经部分破裂的动脉或动脉夹层进一步发生全层性撕裂。

应用类似的插管技术，可以使尸检血管造影术行之有效（Johnson 等，2017）。为了最大限度地减少影像学伪影的出现，建议在仔细切除后部分的脑组织之前，先取出前部分的脑组织，以便在直视的情况下在硬脑膜的上方准确地切断椎动脉。这里比较重要的是，必须仔细观察颅内的椎动脉情况，然后再将周围的硬脑膜切开，以便这些动脉节段能在横截面上予以检查。

下面一个重要的步骤，是从椎基底动脉系统小心地清除掉那些位于基底蛛网膜下腔的血凝块，并在组织固定之前显露血管。这里血凝块的清除，应该包括 Willis 动脉环及其主要近端分支周围的血凝块清除。可以使用温和的清水进行冲水清理，但必须强调在对血凝块进行清除时，应对小脑下后动脉加以保护。有一些令人遗憾的案例，就是在没有充分清除基底蛛网膜下腔出血的情况下，就将大脑进行固定。如果要把牢固包裹在血凝块中的血管进行分离显露，这将是一种难度很大的操作。

在这种情况下，我们可以通过浸泡的方法对血凝块进行清除，这可能需要花费几个小时的时间。

或者也可以使用含有家用洗碗清洁剂的液体对血液进行冲洗，以帮助软化那些经福尔马林固定的血凝块。在对椎基底动脉系统进行检查时（包括对小脑下后动脉近端的检查），最好将经组织固定的脑干小心翼翼地切下来。不论是在脑组织固定之前还是在脑组织固定之后，都应当对椎基底动脉系统进行仔细的检查，以确定是否有动脉瘤或其他血管异常的存在。在移除有动脉瘤或其他血管异常的病变动脉之后，就可以按照常规的脑组织检查方法，对损伤脑组织进行检验了。

动脉破裂部位的发现，通常被错误地认为非常困难。如果采用适当的和细致的检验方法与技术，其实情况并非如此。根据我们的经验，这些检验技术的使用可以在 90% 以上的案例中发现动脉破裂和出血的部位，或者至少能够获得血管机械性损伤的证据。我们认为，对于潜在的外伤性基底蛛网膜下腔出血的检查是一个必不可少的尸检组成部分，因为它有助于我们对深部外伤性改变进行评估，而且还可以揭示颅外椎动脉的夹层剥离，并为早已存在的易感性血管疾病的诊断提供信息。尽管如此，我们需要关注的焦点还应该是颅内椎基底动脉系统的检查。在进行颅内椎基底动脉系统检查时应注意，两条颅内椎动脉都应全面检查，它们从枕骨大孔的硬脑膜外露点和小脑下后动脉的交接处开始穿行。实验室工作人员的职责是，他们必须确保血管检查时保证其方法的正确。

采用微型盒或纸巾包裹的方法，可以使组织取材处理在几分钟内即可完成。每个椎动脉应分成两个盒或最好分成三个盒，收集椎动脉近端的三段，包括小脑下后动脉（posterior inferior cerebellar artery，PICA）交界点在内的椎动脉中部的三段，以及椎动脉远端的三段。基底动脉应分成两个盒，分别收集基底动脉的近端血管段和远端血管段。

根据我们的经验，这种检查方法的使用［至少由弹性 van Gieson（elastic van Gieson，EVG）或 Movat 染色作为技术支持］，对于动脉破裂部位的确定以及血管过度机械拉伸的证实，都是绝对必要的。一件非常重要的事，就是应当将小脑下后动脉近端的检查也包括在颅脑血管的检查范围之内。这是因为，在这些被撕裂的动脉或者是形成夹层的动脉中，小脑下后动脉往往可能也被包括于其中。对于那些在动脉损伤事件中能够幸存下来的人（包括那些一直保持清醒的人和那些在后期出现症状的人）来说，这些血管或许就是假性动脉瘤或创伤性动脉瘤最常发生的部位（Purgina 和 Milroy，2015）。

一种将颅外椎动脉进行切除并做组织学检查的方法，是通过一种从颅底整体切除颈椎（Vanezis，1979）再进行脱钙和连续性切片（“面包切片法”）的方法来加以实现的。然而这种检查方法具有一定的缺点，这就是该方法的破坏性较大，并且耗时也较长。我们在医疗实践中，通过各种描述性检验技术成功地显露和切除了动脉。Bromlow 和 Burns（1985）还提出了一种颈椎前路入路的检查方法，通过使用牙科金属丝去除横突的前壁，有效地显露从锁骨下起点到第一颈椎横孔的血管。

Kim 等（2015）所描述的改良后路入路方法，被推荐用于第一颈椎横突和硬脊膜穿孔之间那些较为困难的节段检查。该方法便于动脉周围出血位置和出血程度的直接观察，同时也方便对那些潜在的解剖变异情况加以检查和记录（Medcalf，2016）。

二、蛛网膜下腔出血神经病理学检查

（一）蛛网膜下腔出血大体检查

神经病理学外部检查，主要显示脑基底部蛛网膜下腔出血（图 9-3A）。在沿血管走行所黏附的血凝块中，就可能发现包裹着某种创伤性动脉瘤（图 9-3B）。对颅内动脉血管进行直接检查，可能会发现破裂的动脉，动脉破裂口通常呈现纵向破裂的外观（图 9-4）。横向的异常改变，被视为潜在伪影的可疑区。对于可疑部位的组织学检查，往往可为出血性质的判断提供更加确凿的证据。

在大脑的切面上，脑室内出血往往明显可见。脑室内出血，通常为血液从第四脑室逆行扩散所致。当第四脑室受到高压动脉血液喷射作用，血液便直接进入外侧出口孔，该位置通常刚好接近或恰恰位于椎动脉破裂处。头部损伤的其他特征可能也会被同时检查到，如可以发现硬膜下出血或脑挫伤的存在。这种原发性创伤病理学改变是相对罕见的，通常可以用“当受打击后所发生的跌倒动作产生的力量导致了动脉的破裂”来加以解释。当比较罕见的病理性动脉瘤破裂与头部损伤同时存在时，两者可能就具有了直接的时间关联性。

（二）蛛网膜下腔出血镜下检查

有学者对椎动脉进行了较多的组织学研究。

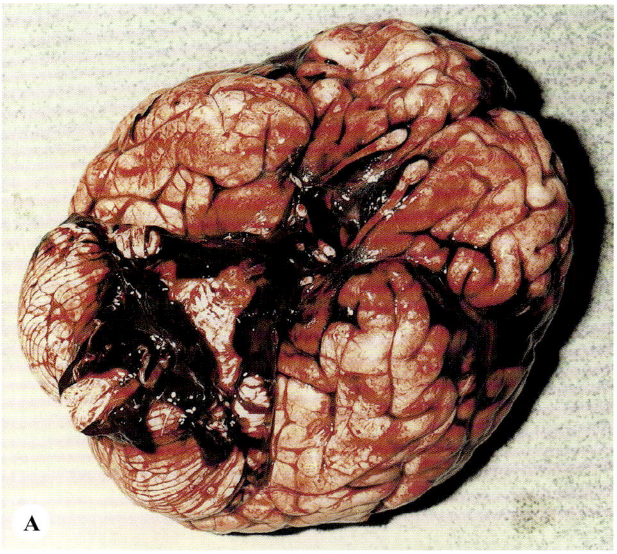

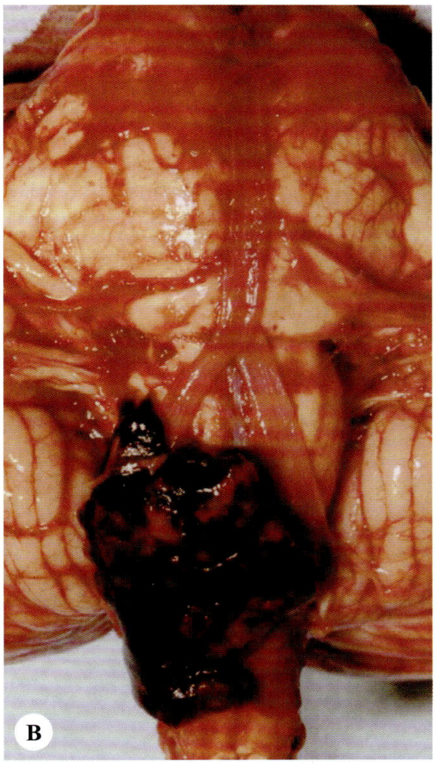

▲ 图 9–3　创伤性颅内出血

A. 创伤性脑基底部蛛网膜下腔出血；B. 脑基底部血凝块，其中可能包裹着创伤性动脉

Wilkinson（1972）对 20 名年龄在 60—75 岁的受检者椎动脉进行了观察。研究结果显示，被研究对象的椎动脉颅外部分具有发育良好的动脉外膜和弹力膜，其中含有丰富的胶原蛋白、平滑肌和弹力纤维。当椎动脉穿过硬脑膜约 1cm 之后，其动脉结构便开始出现变化，即随着动脉外膜胶原蛋白成分的减少

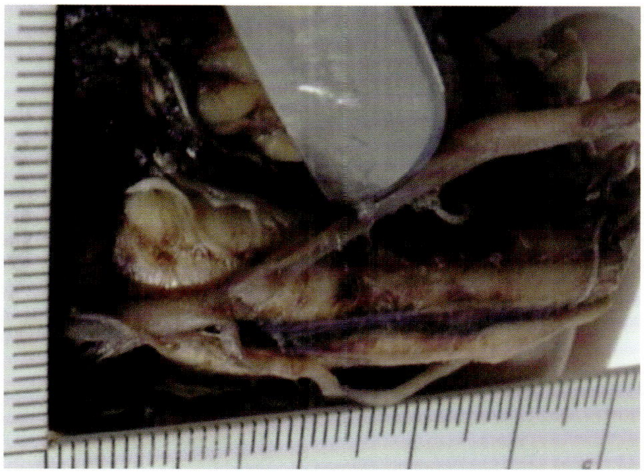

▲ 图 9–4　颅内椎动脉管壁有纵向裂口形成

及外弹力膜的断裂或消失，动脉结构也逐渐变薄。

Wilkinson 的这些研究与发现，得到了 Coast 和 Gee（1984）的证实。Johnson 等（2000，2001）的进一步研究结果表明，随着年龄的不断增长，动脉结构中的胶原瘢痕形成和弹力纤维断裂会逐渐增多。上述动脉结构的改变通常是局灶性的，而且动脉粥样硬化改变往往也随着年龄的增长而逐渐增加。比较重要的是不要将上述这些动脉结构的年龄变化，误认为是原发性退行性血管疾病的形态学证据。这里所指的原发性退行性血管疾病，也包括 FMD、SAM、EDS 或其他退行性动脉疾病。

我们主张不仅要对颅外椎动脉进行采样检查，以评估是否有严重退行性原发性血管疾病易感性即发病条件的存在，而且我们还提倡在任何可能发生创伤性基底蛛网膜下腔出血的情况下，对患者的其中一条肾动脉也进行采样和检查。大多数先前发表的有关创伤性蛛网膜下腔出血的案例报道，并不包括组织学方面的描述。事实上组织学观察应该是必不可少的，因为就创伤性出血而言，它可以为创伤性蛛网膜下腔出血的判定提供关键的形态学证据。

动脉壁撕裂可以分为部分撕裂或全层撕裂，有时动脉撕裂口往往会被纤维蛋白所填塞（图 9–5A），或者有时也会在动脉撕裂的基础上并发假性动脉瘤或创伤性动脉瘤，而这些大体或微观的病理形态学改变都是可以被观察到的。动脉壁撕裂，往往会伴有宏观或微观可见的血管壁断裂所致的形态学改变（图 9–5B）。那些被撕裂的动脉血管壁边缘，通常会表现出机械性拉伸所具有的病理形态特征，具体表现为内侧平滑肌的核溶解和内弹力膜的变平或拉直

（图 9–5C）。内侧平滑肌的核溶解被认为是一种较为可靠的动脉撕裂形态学特征，这是由于核膜和染色质的溶解导致过度拉伸的动脉中膜出现了局部嗜酸性细胞均质化改变。这种改变呈现出一种透明的外观，并且留下细胞核的嗜酸性鬼影轮廓。

内侧平滑肌的核溶解改变，被认为由过度的机械性拉伸引起。机械性过度拉伸往往会导致平滑肌细胞核的酶消化作用，这一过程可能会在死亡前持续存在甚至在死亡后仍然持续一小段时间。EVG 或平滑肌肌动蛋白免疫染色等这些特殊染色方法（图 9–5D），可用于将上述变化与动脉瘤壁中所存在的真正胶原透明化 / 瘢痕形成来加以区分（Pollanen 等，1996）。

这种被机械性拉伸的相应血管壁变化，也可以在远离破裂口或动脉壁剥离的血管段被进一步发现。人们应该记住的是，血管壁创伤可能会是多灶性的，这种损伤往往也会波及对侧的椎动脉或者基底动脉。由于该类过度机械性拉伸的形态学改变，促使人们对整个椎基底动脉系统进行采样和检查，因为对于与机械拉伸有关形态特征的识别，可以为我们提供令人信服的“机械过度拉伸”证据。即使那些无法确定致命性蛛网膜下腔出血所形成的动脉壁撕裂，也可以提示有血管壁创伤存在的可能，虽然这样的情况并不多见。

那些轻微的均质化改变和细胞核轮廓的褪色改变，有时可能是存在于血管壁上的人为改变，因为尸检样本的切取过程也会使血管壁产生弯曲。这种人为变化应该被我们所忽略，除非邻近的动脉壁也

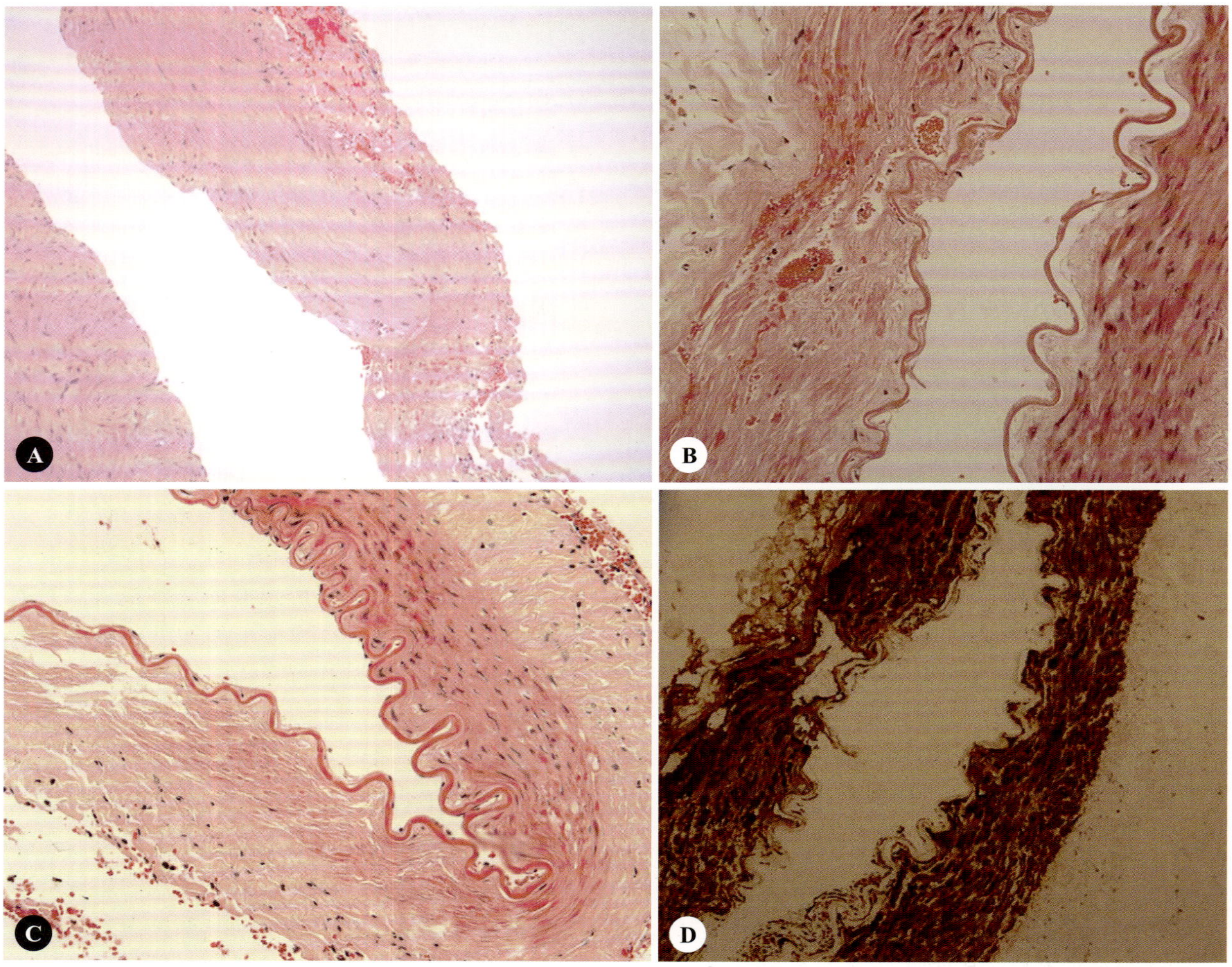

▲ 图 9–5　颅内椎动脉损伤的组织学改变

A. 动脉破裂口被纤维蛋白填塞；B. 动脉破裂口附近的组织学改变；C. 动脉破裂口边缘机械性拉伸相应变化，包括平滑肌核溶解（使脑组织呈现嗜酸性均质改变）和动脉内弹性膜变平；D. 采用平滑肌肌动蛋白免疫染色方法显示动脉破裂口边缘的形态特征

出现了非常明显的相应改变。只有当这些改变在相邻的非弯曲动脉节段同时出现时，我们才能予以考虑。我们还应注意的是，不要将动脉壁内弹力层从内膜或中膜分离出来的这种现象，牵强地解释为真正的血管壁创伤性剥离。

真正令人信服的动脉壁损伤形态改变，实际只能在血管的中膜结构内被检见。正确识别动脉壁边缘的机械性拉伸形态学变化，包括识别存活数小时纤维蛋白及嗜中性粒细胞改变，将有助于进一步支持真正动脉壁撕裂的形态学改变，虽然这些变化并不总是存在。

学者们在一些病例中，描述了与先前存在的血管疾病相一致的病理变化（Dowling 和 Curry，1988；Opeskin 和 Burke，1998）。动脉粥样硬化改变可能会潜在性地破坏血管壁结构的完整性，从而导致血管壁的外伤性破裂。尽管作者基于大量广泛的组织学检查相关经验进行研究，至今尚未能明确存在于两者之间的相关性。若要查找动脉壁斑块区域发生创伤性破裂的原因，最好依靠血管壁撕裂边缘与拉伸相关机械性形态变化来加以验证和认定。

在那些没有经历过复苏便立即发展到近乎心肺功能骤停的患者中，脑部检查很难显示出其重要的病理学改变。随着患者生存期的不断延长，病理学方面通常以继发性缺血缺氧性脑损伤改变为主要特征。在这种情况下，β-APP 免疫染色几乎总是局限于血管轴索损伤的形态显示，除非有继发性跌倒所致头部损伤时其形态学改变才被显示出来。

我们有时会观察到脑室周围的薄壁血管出现非特异性充血改变，它的出现可能与血管周围的小灶性红细胞外渗有关。这是一种明显的非特异性特征，并不构成严重脑室内出血的合理原因。当死者的机体外观和血管组织学改变提示或证实有潜在的原发性退行性血管病变的存在，此时就应当考虑开展适当的遗传学研究。

三、有关蛛网膜下腔出血的法医学问题探讨

（一）急性酒精中毒与外伤性蛛网膜下腔出血

酒精也称为乙醇。多项系列研究表明，所有死于酒精中毒的人，其血液酒精含量都不尽相同（Simonsen，1963；Hillbom 和 Kaste，1981；Gray 等，1999）。颈部肌肉松弛，被认为是在无意识或醉酒时容易出现打鼾的主要原因。人们进一步认识到乙醇对血管有直接的影响作用，它可以减少患者的血管痉挛，引起血管舒张（Barry 和 Scott，1979）。此外，醉酒者会出现肌肉反应迟缓和机体协调性变差的情况。酒精中毒通常是许多凶杀案和其他暴力性死亡的一个重要特征（Whittington，1980），然而急性酒精中毒与创伤性蛛网膜下腔出血，两者并不总是同时发生。

（二）外伤所致动脉破裂

外伤所致动脉破裂可能仅由一次性打击就可以形成（Leadbatter，1994；Gray 等，1999），但这一打击可能会严重到足以导致深部椎旁组织挫伤出血，有时甚至还会导致第一颈椎的横突骨折，而这些案例有时看起来似乎只有非常浅表的软组织挫伤存在。有研究者认为，颈部动脉破裂是在颈部突然运动时所发生的，其实颈部并没有受到任何外力的打击，当然这种情况的发生极为罕见（Gee，1982）。如果机体存在多处损伤，那么我们就很难将某种特定的损伤归因于致命性损伤，特别是当同侧头颈部有典型的颈深部挫伤出血存在时。其他相关的损伤证据，在损伤严重程度的评测中也非常有价值。

外伤所致动脉破裂绝大多数案例的机体症状都与突然发生的机体虚脱和心肺功能骤停有关。根据不多的案例文献报道及我们自己的经验，机体症状的出现有时可能会有所延迟，通常会延迟至几秒钟甚至几分钟之久（当然后面这种情况并不多见），以至于患者在倒地之前还可以继续站立、大声争吵甚至与对方打斗。机体症状的延迟出现，可能是出于“动脉破裂过程是从动脉壁部分破裂进展到全层破裂”这样一个原因。此外还有更多症状延迟出现的情况，如机体症状延迟出现的时间甚至可以长达数天到数周之久，这时我们就必须用“创伤性动脉瘤延迟破裂”来加以解释。很显然，如果最初动脉没有遭到全层的破坏，那么出血的发生就可能会出现延迟的情况（Marek，1981；Deck 和 Jagadha，1986；Leadbatter，1994）。

四、自发性蛛网膜下腔出血

（一）自发性蛛网膜下腔出血的发生原因

颅内动脉瘤破裂出血，约占到蛛网膜下腔出血的 85%（Kalaria 等，2015）。自发性蛛网膜下腔出血发生的原因，包括血管畸形破裂、真菌性动脉瘤破裂和脑出血合并蛛网膜下腔出血。罕见的动脉瘤

破裂可能是由动脉粥样硬化和感染性动脉病变引起，也还可能与药物滥用等因素有关（Chen 等，2003）。发生自发性蛛网膜下腔出血的其他情况，包括纤维肌发育不良（Cloft 等，1998）、各种结缔组织病（Stehbens，1989）、多囊肾（Rinkel 等，1993）及包括动静脉畸形在内的血管异常（Weller，1995）。

人们发现在一些自发性蛛网膜下腔出血的案例中，还有某种家族性倾向的存在（Alberts，1999）。酒精使用和吸烟嗜好，与蛛网膜下腔出血也有着公认的相关联系（Juvela 等，1993）。到目前为止，尚不清楚上述这些因素是否与动脉瘤的形成有关。饮酒量的增加，已被证明会对颅内再出血和延迟性出血产生严重的影响（Juvela，1992）。颅内动脉瘤破裂出血和蛛网膜下腔出血的其他风险因素，包括高龄、女性、脑底动脉环动脉瘤、“非白色人种”种族等，以及既往有机体症状、低体重指数和患有高血压病等（Kalaria 等，2015）。

人们还逐渐注意到动脉瘤性蛛网膜下腔出血的性别季节性变化（Weller，1995），如男性发病在秋季达到峰值，女性发病在春季达到峰值（Chyatte 等，1994）。动脉瘤破裂在白天发生更为常见，并且与体力活动有关。毒品中毒者也可以因血压飙升导致动脉瘤破裂，如可卡因等毒品就可以引起动脉瘤破裂。即使经过两次或多次的血管造影观察，人们发现有 15%～20% 的案例其蛛网膜下腔出血的发生原因仍旧是未知的。

有学者将非动脉瘤性蛛网膜下腔出血分为两组，研究发现两组具有不同的临床结果。中脑周围性蛛网膜下腔出血的特征是，血液局限于脑干前部的中脑周围池并延伸到周围池和 Sylvian 裂缝的基底部，而非中脑周围性蛛网膜下腔出血则在上述区域以外有更为弥散的血液分布。与动脉瘤性蛛网膜下腔出血相比，非中脑周围性蛛网膜下腔出血往往会表现出更多的临床特征（Coelho 等，2016）。

（二）自发性蛛网膜下腔出血的病理学改变

脑动脉瘤呈囊状（图 9-6），较多位于颅内脑动脉的动脉分支处，其中 85%～90% 的脑动脉瘤位于颈内动脉末端的区域或者位于 Willis 动脉环的前部。有 5%～10% 的脑动脉瘤位于 Willis 动脉环的后部（图 9-6）。脑动脉瘤的体积大小不一（从约 1mm 到更大），其中 85% 的脑动脉瘤破裂者其动脉瘤的体积还不到 10mm（Forget 等，2001）。当脑动脉瘤的直径大于 25mm 时，我们就将其归类为“巨大脑动脉瘤”（图 9-7）。在患有动脉瘤的病例中，有 20%～30% 的患者在脑底动脉环上有多个脑动脉瘤的存在。因此，在发现有严重蛛网膜下腔出血的情况下，未破裂动脉瘤的检查非常重要，因为它可以为 Willis 动脉环中其他动脉瘤的存在与否提供预判。

在对未固定的大脑进行检查时，应该在仔细去除模糊的蛛网膜下腔积血后，尽量显露颅内各动脉的走行，这是帮助寻找脑动脉瘤的最佳尸检方法。脑动脉瘤可能很难被发现，因为当它发生破裂之后瘤体就俨然消失了。脑动脉瘤还可以具有动脉壁动脉粥样硬化、动脉壁钙化和动脉管腔血栓形成等形态特征。橙 - 棕蛛网膜下腔染色方法，可以作为脑动脉瘤破裂所致血液外漏的形态学证据。血液所在的部位可以指示脑动脉瘤破裂的位置，如可以提示

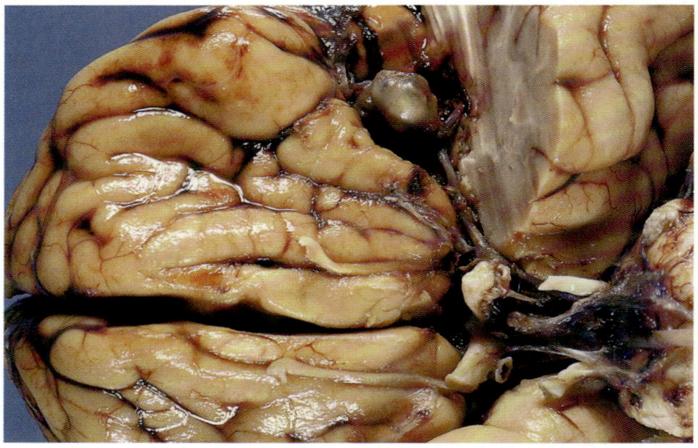

▲ 图 9-6　位于大脑中动脉的草莓状动脉瘤

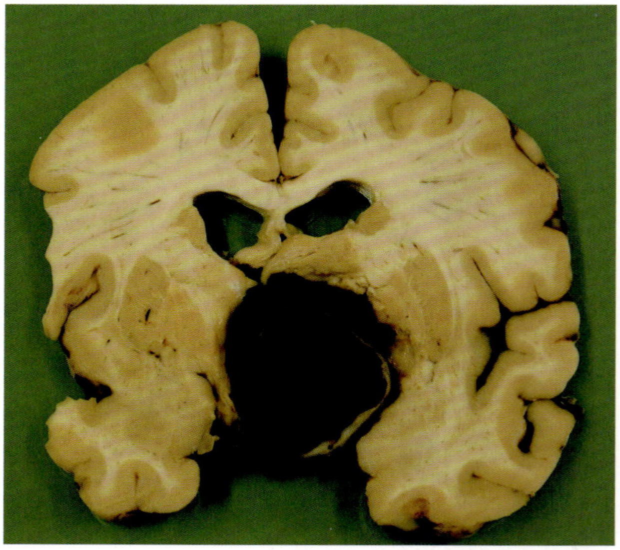

▲ 图 9-7　起源于颈内动脉或大脑中动脉的巨大脑动脉瘤

脑动脉瘤破裂发生于基底池（称为 Willis 动脉环脑动脉瘤）、两额叶之间（称为大脑前动脉脑动脉瘤或前交通动脉脑动脉瘤）或 Sylvian 裂隙中（称为大脑中动脉脑动脉瘤）。

脑动脉瘤的破裂出血还可以破入脑实质，从而导致脑实质的出血性改变，出血的范围往往可以一直延展至脑室系统之内。在极少数的情况下，脑动脉瘤破裂出血还可能破入硬脑膜下间隙导致硬脑膜下出血，甚至在未出现严重蛛网膜下腔出血的情况下出现致命性的硬脑膜下出血。根据一位作者以往的经历，他发现了前交通动脉脑动脉瘤和大脑前动脉脑动脉瘤的多起案例。

动脉瘤破裂的部位，可以通过程度不一的急性炎症和其他特征来加以识别，这取决于患者不同的生存时期。脑动脉瘤的血管壁含有厚度不一的纤维组织，往往缺乏富含平滑肌的中膜结构（图 9–8）（脑动脉的动脉壁往往还会有一些动脉粥样硬化的病变存在）。在此图中，我们发现了脑动脉先前发生破裂出血的证据。

（三）自发性蛛网膜下腔出血的法医学问题探讨

1. 动脉瘤破裂与死亡发生的关系　动脉瘤破裂与外伤关系的判定，这是一个非常困难的研究领域，需要根据详细的临床病理资料对疑为凶杀案件的其他相关事宜加以评判。尽管这样的情况并不常见，但 Bowen（1984）和 Gonsoulin 等（2002）还是通过提供详细证据的方法对这个问题进行了讨论。

Knight 等（1979）报道了一个案例，他们通过案例报告阐述了英国法律中关于“排除合理性怀疑”的法律问题。受害者在头部和颈部受到打击后瞬间倒地死亡，死亡原因是后交通动脉上的“浆果样”囊状动脉瘤破裂出血。作者们也遇到了这种罕见的相同案例，伤者头颈部受到击打和伤后倒地动作，都是瞬间发生的。

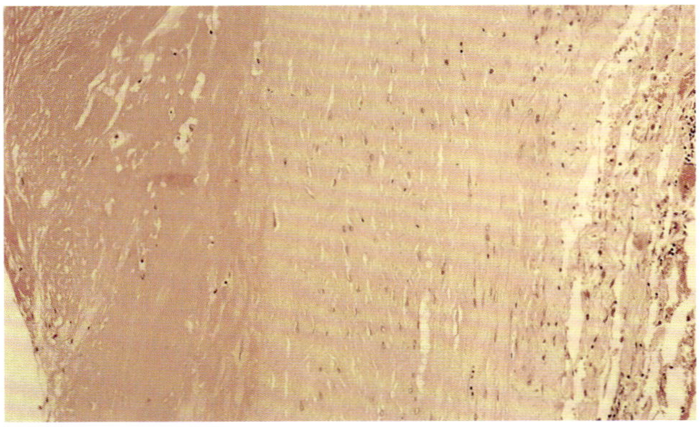

▲ 图 9–8　脑动脉瘤组织学改变

草莓状动脉瘤的组织学外观，有脑动脉先前发生破裂的证据

人们可以想象，在焦虑和躁动等应激状态下出现的短暂性血压骤升，可能也会导致动脉瘤发生破裂，这时我们无法排除头颈部遭受重创而导致薄壁动脉瘤发生破裂的可能性。对于创伤性蛛网膜下腔出血，我们应当进行广泛性的组织学样本取样和检查，因为损伤附近或远离部位的机械拉伸病理学改变，可能有助于创伤性动脉瘤破裂的诊断。

2. 动脉瘤破裂死亡的死亡机制讨论　如前所述，创伤性蛛网膜下腔出血的死亡机制，往往与自发性（病理性）蛛网膜下出血的死亡机制相似。动脉瘤破裂所致蛛网膜下腔出血的致命性并发症（这些并发症有些对死因有辅助性作用而不是主要作用），包括阻塞性脑积水和严重脑水肿，后者可以表现为迅速、剧烈的脑组织肿胀，即所谓的“恶性脑肿胀”。神经源性肺水肿、心律失常或心肌损伤，可以是导致动脉瘤破裂死亡的病理性机制（Schievink 等，1995）。

约 90% 的自发性蛛网膜下腔出血猝死案例，有急性神经源性肺水肿的存在（Walder 等，2002）。据报道，由神经源性肺水肿所致死亡的死亡率约为 7%。神经源性肺水肿患者的预后情况，通常由导致神经源性肺部水肿的潜在神经损伤所决定，而不由肺水肿本身所决定。

五、其他创伤性血管损伤

其他得到公认的创伤性血管损伤类型，主要包括创伤性动脉夹层、创伤性动静脉瘘和创伤性动脉瘤。

（一）创伤性动脉夹层

椎动脉损伤引起的创伤性动脉夹层，已经被学者们所描述。目前公认的是血管病变导致颈内动脉及大脑中动脉形成巨型动脉瘤（图 9–7），它们往往呈现浆果样动脉瘤的病理组织学特征（图 9–8）。后来人们发现，外伤可以导致创伤性动脉夹层的形成。创伤性动脉夹层所致的其他血管损伤，包括颅内动脉血管近端的创伤性血管损伤，这可能由于血管内血栓的形成致使动脉夹层的情况变得复杂（Martin 和 Enevoldson，1998）。

与颅外椎动脉夹层相关的血栓形成，最常见

的是发生于创伤部位（图 9-9），往往涉及第一颈椎或第二颈椎对应之处。创伤性基底动脉不完全撕裂也有报道，但这并不一定与蛛网膜下腔出血有关（Djokic 等，2003）。

穿透性颈部损伤或颈部脊柱骨折，也可能会导致创伤性动脉夹层的产生。已知的外伤性颈动脉夹层破裂相关的因素，包括颈椎手法按摩复位、头部损伤（包括道路交通事故损伤）、脊椎骨折、直接钝性外力作用导致颈部创伤、缢死与勒死，以及一些体育活动项目（Vanezis，1986；Hinse 等，1991；Lee 等，1995；Prabhu 等，1996；Norris 等，2000；Rothwell 等，2001）。

有时也会发生双侧椎动脉夹层破裂的情况（Takahara 等，2019）。可以导致动脉夹层发生破裂的因素包括轻微创伤、瑜伽练习、粉刷天花板、咳嗽、喷嚏、呕吐、麻醉、急救复苏、突然转头、倒车及颈椎手法按摩等。在那些有创伤病史的动脉夹层案例中，有时并不会显示出有潜在性疾病的存在。

纤维肌发育不良和其他一些具有遗传性的胶原弹性蛋白病，如Ⅳ型 EDS、马方综合征、常染色体显性遗传性多囊病和Ⅰ型成骨不全症等，是发生动脉夹层的易感因素，即患有上述病症的人群可能更容易产生创伤性动脉夹层。患有高血压病和动脉粥样硬化症的人，以及平素吸烟、口服避孕药和常有偏头痛的人，他们发生创伤性动脉夹层的风险似乎更高，尽管文献对此并没有给予明确的论述（Haldeman 等，1999；Mitchell，2002）。在组织学检查方面，往往会发现伤者有节段性中动脉溶解病的存在（Fantaneanu 等，2011）。

从法医学和法律的角度来看，每个案例都需要对所有相关因素加以仔细评估，包括详细的临床病史和病理学改变。在病理学改变方面，有时还需要对整个血管进行连续的切片和镜下检查（Leadbatter，1994）。

外伤性颅外动脉血管夹层，可能是一种未被充分认识的头颈部损伤并发症。关于外伤性动脉夹层和自发性动脉夹层，我们往往需要将两者正确加以区分。创伤性动脉夹层多见于严重的头颈部创伤，而病理性动脉夹层则通常与自身动脉疾病有关（如原发性退行性血管病变等）。当患有自身动脉疾病时，那些未被注意的轻微力量（如颈部突然扭转或过度拉伸），可能会在动脉夹层破裂的发生中起到一定的促发作用。颈动脉夹层，无论是外伤性颈动脉夹层还是自发性颈动脉夹层，都会导致年轻人发生动脉破裂出血。在老年群体中，往往因自身动脉硬化的存在而使情况变得更为复杂。

动脉夹层的破裂可以有相应的临床症状的存在,（Rommel 等，1999）。颈动脉夹层通常发生在颈总动脉分叉的上方，其破裂出血通常是由头部过度伸展或旋转引起，此时颈部动脉因受到了过度的拉伸或旋转，从而导致动脉夹层的破裂与出血。在高达 60% 的病例中，可能因为有脑梗死的出现而使事态变得复杂。这时动脉管腔会出现严重狭窄，甚至会发生血管腔闭塞的情况。当血管腔有血栓形成时，就可以使血管腔进一步闭塞（图 9-9C）。大多数的脑梗死改变，都出现在血管内有血栓形成或有血栓脱落导致栓子阻塞血管腔的情况下。

上述各种病理学改变的出现时间可能会延迟，有时甚至在伤后几周或伤后几个月后才会出现（Mokri 等，1988；Nunink，2002）。延迟性脑梗死的可靠性诊断，需要进行仔细的组织学取样和检查，以发现既往发生的动脉壁损伤和新近出现的血栓形成，同时排除并非导致动脉夹层形成的其他因素。直接创伤或穿透性创伤，也可以导致动脉夹层的形成（de Recondo 等，1995）。主动脉内膜下出血，有时也可以导致假性动脉瘤的发生（Schievink，2001）。

颅内动脉的创伤性夹层，也被认为是发生脑梗死的一个原因（Rutherfoord 等，1996），这时动脉夹层往往发生在动脉内膜之下。

（二）创伤性动脉瘤

创伤性动脉瘤（图 9-10）在所有动脉瘤中占比不到 1%。该类动脉瘤在男性和儿童中更为常见，性别占比可以反映出创伤性动脉瘤发生的某些性别特征（Larson 等，2000）。

1. 创伤性动脉瘤的形成机制 创伤性动脉瘤往往发生在人体受到创伤之后，这些创伤可以是钝性外力所致的创伤，也可以是穿透性外力所致的创伤。钝性外力所致创伤的原因，包括道路交通事故、跌倒和受到外力击打；穿透性损伤包括匕首和子弹弹头所形成的损伤（Holmes 和 Harbaugh，1993；Cogbill 和 Sullivan，1995；Saito 等，1995；Aarabi，1988；Amirjamshadi 等，1996；Kieck 和 de Villiers，1984）。还有一类创伤性动脉瘤，它们是作为手术并发症而被报道的（Ventureyra 和 Higgins，1994；Bavinski 等，1997）。

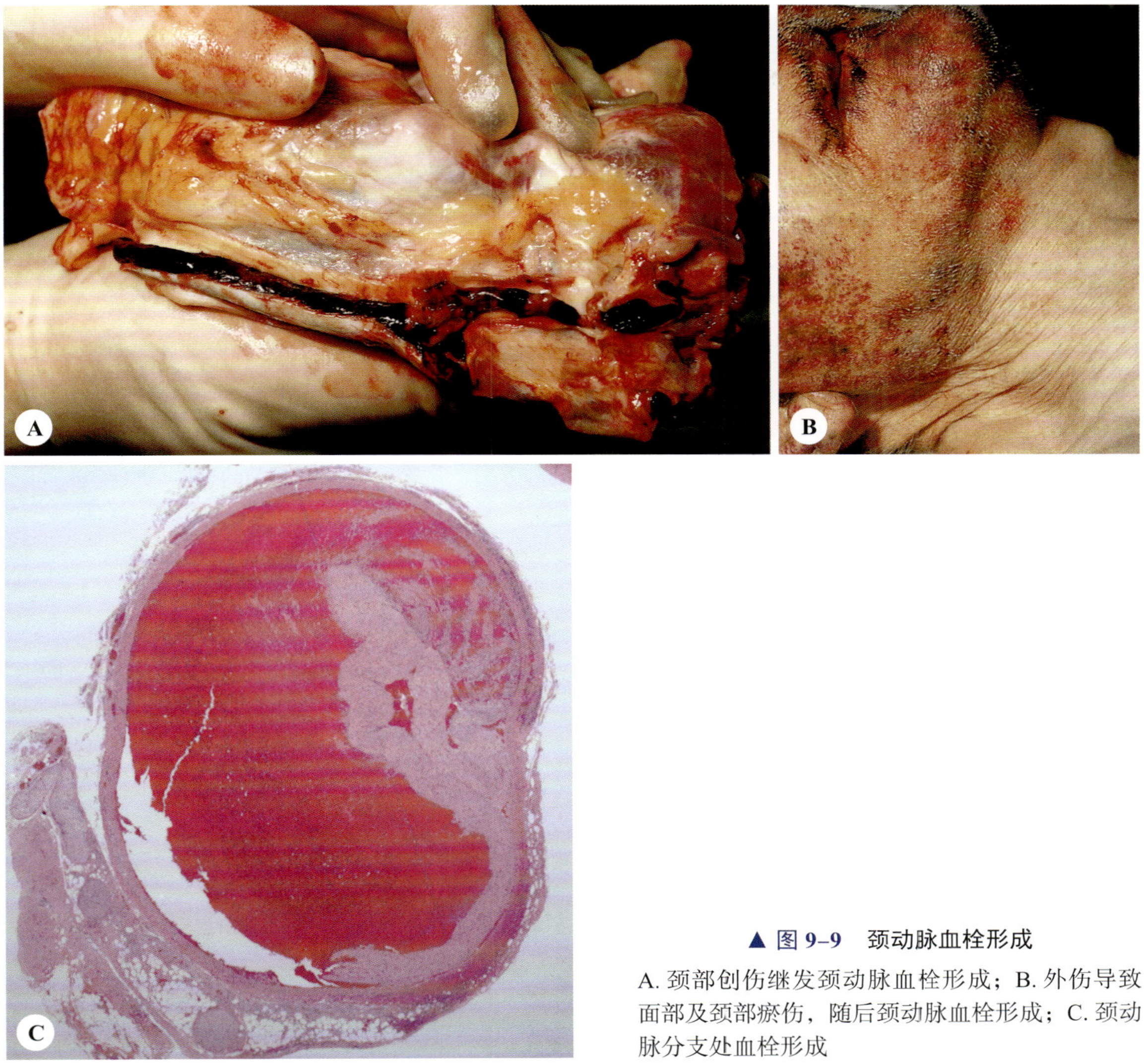

▲ 图 9-9　颈动脉血栓形成

A. 颈部创伤继发颈动脉血栓形成；B. 外伤导致面部及颈部瘀伤，随后颈动脉血栓形成；C. 颈动脉分支处血栓形成

创伤性动脉瘤的损伤机制，包括直接的血管损伤，以及那些通过相邻部位外力传导而导致血管被拉伸所形成的血管损伤，而后面这种血管损伤常与受累动脉的解剖部位有关。创伤性动脉瘤的发生，经常与颅骨骨折的发生相伴随。

2. 创伤性动脉瘤的形态特征　创伤性动脉瘤的解剖学分类包括位于 Willis 动脉环及其附近的创伤性动脉瘤和远离 Willis 动脉环的创伤性动脉瘤。从机体受伤到急性颅内出血的发生，其间隔的时间长短不一（平均为 21 天）。创伤性动脉瘤的临床表现，有时可能是由于动脉瘤本身所致的局部功能障碍的结果，如脑神经麻痹、视觉障碍、脑积水和颅骨骨折等（Endo 等，1980）。

创伤性动脉瘤可以是一种真性动脉瘤，也可以是一种假性动脉瘤。当然也有一些学者在前述两种动脉瘤的基础上，又增加了一个既含有真性动脉瘤内涵又含有假性动脉瘤内涵的“混合型动脉瘤”（Larson 等，2000）。

真性创伤性动脉瘤呈现“血管壁薄弱、内膜弹性层破坏、中膜受累但外膜完好”的动脉壁形态特征。假性创伤性动脉瘤是由于动脉壁全层撕裂后由血肿与血管管腔连续起来所形成的动脉壁样结构。事实上，假性创伤性动脉瘤的动脉管壁是由肉芽组织及由之转变而来的纤维组织所形成的。在上述三种创伤性动脉瘤中，假性动脉瘤是一种最为常见的组织学类型。

创伤性动脉瘤与“天然浆果动脉瘤”（自发性动脉瘤）之间的鉴别，有时可能会比较困难。诸多动脉瘤的特征可以有助于对真性创伤性动脉瘤与假性创伤性动脉瘤这两者加以区分，这些动脉瘤的特征描述包括动脉瘤的发生部位和远离动脉分支点的位置，以及动脉瘤瘤体不规则轮廓的形态等（Opepin，1995）。

3. 创伤性动脉瘤的组织学改变 创伤性动脉瘤的组织学检查，可见创伤性动脉瘤的瘤体呈囊状，特别是当真性创伤性动脉瘤的瘤体血管壁发生瘢痕改变时更为明显。假性创伤性动脉瘤通常是从创伤性动脉瘤演变而来，其组织学特征包括了动脉损伤的那些形态特征，如动脉夹层形成、远离动脉瘤体部位的动脉中膜和动脉内膜发生纤维化改变等（Paul 等，1980）。

4. 创伤性动脉瘤与外伤的关系 创伤性动脉瘤的外伤情况有时可能发生在数年之前，对此我们应该加以追踪。儿童时期的动脉瘤（特别是周围型动脉瘤），一开始通常是以创伤性动脉瘤或者是炎症性动脉瘤存在的。创伤性动脉瘤可见于受到枪伤的十几岁男孩。那些继发于非创伤性的动脉瘤往往发生于颅底部或其周围部位，机动车事故或跌倒是最常见的成伤原因。

（三）创伤性动静脉瘘

创伤性动静脉瘘的发生比较罕见，并且大多与颅底骨折有关，其中较为常见的是颈内动脉海绵窦瘘，因为颈内动脉在海绵静脉窦的附近穿行而过。创伤性动静脉瘘最常见于青年男性，往往可能在创伤后延迟出现（Kalimo 等，2002；Tsutsumi 等，2002）。

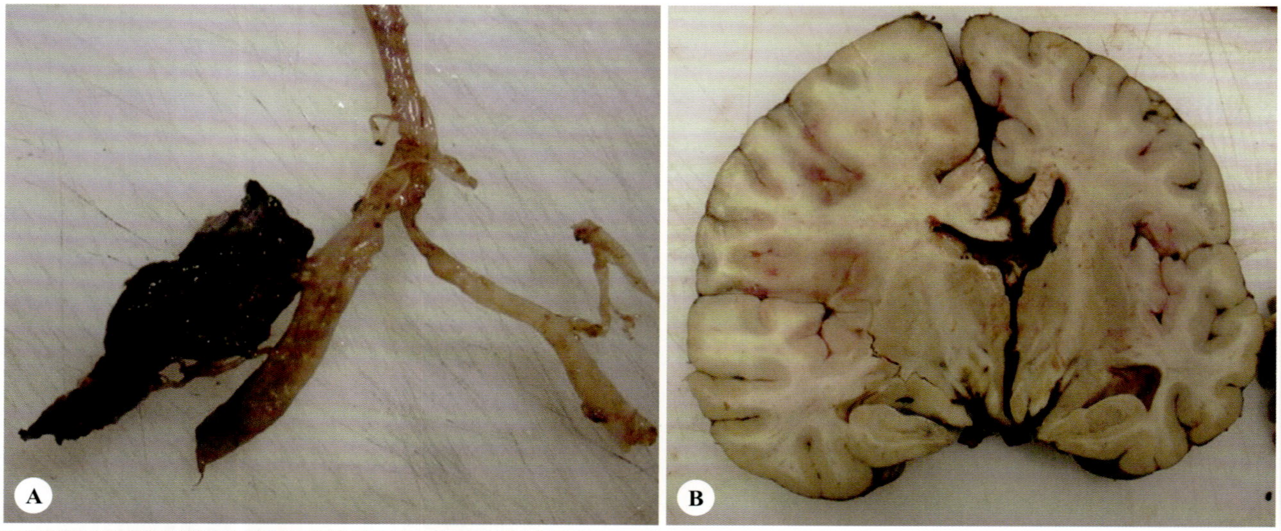

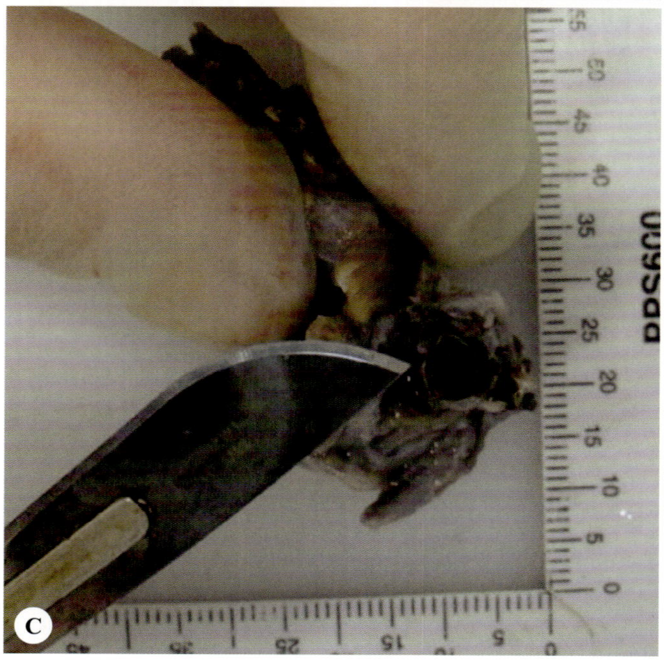

▲ 图 9-10 创伤性动脉瘤

A. 小脑下后动脉假性创伤性动脉瘤形成，导致大脑基底部创伤性蛛网膜下出血，存活一段时间后死亡；B. 大脑中动脉区域有延迟发生的梗死性改变，其成因是创伤性颈内动脉夹层形成并发闭塞性血栓形成；C. 创伤性颈内动脉夹层形成并发闭塞性血栓形成

Langlois 和 Little（2003）描述了一种可以显露颈动脉管的操作方法，该方法可以作为一种尸体颅骨检验的辅助手段。大多数创伤性颈动脉海绵窦瘘为 A 型或高流量分流型。当合并了其他创伤性血管病变时，首先需要考虑自身胶原蛋白动脉病变是否存在。

六、创伤性脑梗死

创伤性缺血性脑梗死和创伤性出血性脑梗死的发生，由于其形态改变的参与而往往会使头部损伤的形态特征变得更加复杂化。对于创伤性脑梗死的出现时间判定，有助于潜在病因的进一步判定。由于脑疝引起的外源性压迫作用，不仅可以导致大脑后动脉破裂出血，还可能导致大脑前动脉破裂出血，或者导致由于豆纹动脉血管受损而发生神经节破裂出血。颅后窝结构向上突起的形态特征，都可能会使位于小脑内的小脑上动脉血管区域受到损害。

创伤性蛛网膜下腔出血的存在，可能会导致血管痉挛性脑梗死的发生。血管痉挛性脑梗死的出现，通常会在伤后 3～15 天才延迟性地出现，其最常见的发生时间在 7～10 天，并在出血后的 21 天后逐渐消散（Daou 等，2019）。放射线性血管痉挛通常在原发性出血后的 5～15 天发生，约 1/3 的患者会在临床上出现明显的迟发性缺血性神经功能缺损（Keyrouz 和 Diringer，2007）。

动脉夹层的形成，可能会由于局部闭塞性血栓形成或血栓栓塞的发生而变得复杂，从而导致出血性脑梗死的发生。枪支弹丸等异物也会导致脑出血，其中包括反复出现的动脉闭塞性脑出血。原发性创伤性神经节出血，往往需要与非创伤性神经节相鉴别，后者多见于高血压病。

七、脑静脉血栓形成与颅脑损伤的关系

比较令人遗憾的是，尽管我们可以很容易地对颅内主要静脉窦进行检查，但在脑部的常规检查中，大脑静脉系统的检查经常会被忽视。当出现不明原因的严重脑肿胀时，或是出现不明原因、不符合典型动脉血管区域的出血性脑梗死改变时，我们就应当立即注意大脑的静脉循环情况。脑静脉血栓形成通常是自发形成的。新生儿败血症、先天性心脏病和机体脱水等都是脑静脉血栓形成的常见原因，而机体感染则是大龄儿童脑静脉血栓形成的更常见原因。

肾病综合征、恶性肿瘤、弥漫性血管内凝血（disseminated intravascular coagulation，DIC）、女性妊娠、口服避孕药的使用、白血病、遗传性或获得性凝血异常等情况，都会明显促进脑部静脉血栓的形成。头部损伤也会造成脑部静脉血栓的形成，脑静脉血栓形成可能与颅骨骨折相伴随，也可使闭合性颅脑损伤的情况变得复杂（Yokota 等，2006；Ferrera 等，1998）。上矢状窦静脉血栓形成最为常见，后者可导致矢状窦旁血管充血和脑实质出血，出血部位往往累及脑皮质的部分及其下方的白质部分。在显微镜下，脑静脉血栓形成往往表现为出血性梗死，梗死灶中的嗜中性粒细胞数量会异常增多。

八、颈部受外部压力作用所致改变

当颈部受到外部压力作用（如在勒颈时所产生的颈部受压），可能会导致幸存者出现神经病理学方面的继发性改变。最常见的神经病理学继发性改变，不外乎要么是大脑半球的缺氧缺血对机体产生的影响，要么是由血栓栓塞导致脑组织发生梗死性改变。Milligan 和 Anderson（1980）曾报道了两个勒死幸存者发生脑出血的案例，两人都在事后数天出现了颈内动脉血栓形成，从而导致了血管发生阻塞的情况。据报道，全身的缺氧缺血改变有时会导致双侧基底节发生某些病理性变化（Simpson 等，1987；Kirton 和 Riopelle，2001）。因此，我们需要对创伤与某些自身性疾病之间的关系加以准确的评估，曾有 1 例勒颈后存在 24～48h，死后尸检发现尾状核及壳核发生出血性改变（图 9–11）。

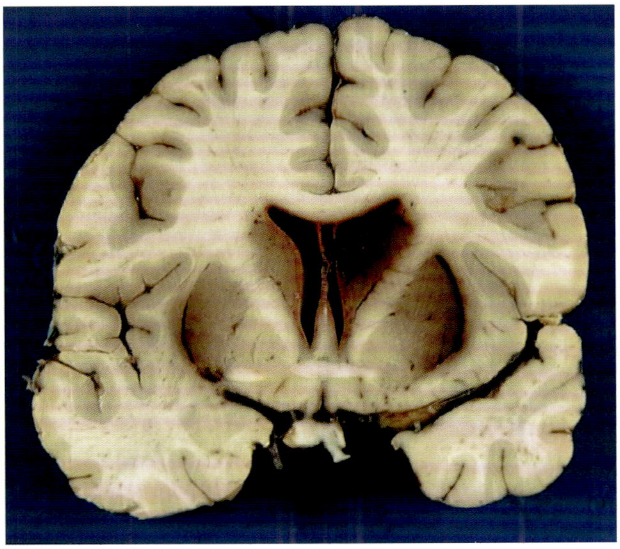

▲ 图 9–11　勒颈所致尾状核及壳核出血

第10章 外伤性脑损伤与颅内出血

Contusional brain injury and intracerebral haemorrhage Traumatic and non-traumatic

Helen Whitwell 著

脑挫伤和脑裂伤，是钝性颅脑外伤的损伤特征。脑挫伤是由于脑内小血管受到损伤之后所形成的位于脑组织表面的损伤性改变，在脑挫伤形成的过程中软脑膜并不发生破裂。在脑裂伤形成的过程中，软脑膜和软脑膜下方的脑实质都会发生撕裂性改变。当脑挫伤发生后，可以产生体积不等的脑实质出血或脑内血肿。脑出血（intracerebral haemorrhage，ICH）发生的原因，最常见的是自然疾病性脑出血，而不是外伤性脑出血。本章对外伤性脑出血和自然疾病性脑出血加以论述，同时特别针对神经病理学检查相关问题加以讨论。

一、脑挫伤

（一）脑挫伤的大体形态学改变

脑挫伤即挫伤性脑损伤。典型的急性脑挫伤通常发生在脑回所在的位置，呈圆锥形外观形态。脑挫伤最宽的部分位于脑的浅表部位，而脑挫伤圆锥的尖端位于脑组织的深在部位（图 10–1）。脑挫伤灶在新鲜时呈红色或红紫色，较大的脑挫伤往往一直延伸至脑白质，形成明显的脑出血改变。脑挫伤通常伴有蛛网膜下腔出血改变，也可以发生包括脑叶撕裂伤和迟发性脑出血等多种情况在内的继发性改变。一般来说，陈旧性脑挫伤呈金棕色（图 10–2），它们经常是被偶然发现的。

人们开发了一些对脑挫伤进行量化的技术方法，其中从事研究较早的学者是 Adams 等（1985）。他所研究的量化方法，主要是基于对发生于脑组织不同区域的脑挫伤范围和深度进行测量。通过脑挫伤指数的测评，就可以给出整个大脑及不同脑区的脑挫伤情况。Ryan 等（1994）进一步开发了脑挫伤定量检测方法，从而应用于不同脑区的脑挫伤评分方法。这两项新的研究技术，都为个体病案和系统案例提供了大量的研究数据，这些数据在病理学和生物力学的研究中都非常有用。对于大多数的法医学案件来说，用图表和照片对脑损伤进行描述就已经足够了。

（二）脑挫伤的微观形态学改变

在脑挫伤的早期，可见有血管周围有大面积出血（图 10–3）。当我们观察到炎性细胞如嗜中性粒白细胞浸润改变，这时往往是脑挫伤发生的第一个阶段。最初炎性细胞可在血管内出现，随后这些炎性细胞便在血管周围聚集（Holmin 等，1998；Oehmichen 等，2003）（图 10–4A）。

炎性细胞聚集的时间进程，各学者报道有所不同。有学者报道在脑挫伤发生后的数小时内，在脑实质中就可以出现多种形态的白细胞成分（Anderson 和 Opeskin，1998）。在伤后数天，脑实质中可以检见炎性细胞浸润，这些浸润的炎性细胞包括 T 淋巴细胞、反应性小胶质细胞、单核细胞或巨噬细胞，以及那些具有多种形态特征的嗜中性粒细胞（Holmin 等，1998；Engel 等，2000）。一般来说，上述这些炎性细胞的出现时间往往在伤后 72h 左右。

含铁血黄素最早可在伤后 48h 就开始出现，尽管目前仍还缺乏详细的病理学研究资料。随着损伤时间的延长，在伤后 4～5 天脑挫伤部位可出现毛细血管增生，并可见有星形胶质细胞增生和含铁血黄素细胞聚集（图 10–4B）。至于脑挫伤后神经元所呈现的形态学改变，要么表现为神经元胞质的嗜酸性增强，要么表现为神经元的缺血缺氧性损伤，上述这些改变都可以在损伤区及其周围被观察到（见第 12 章）。可以这么说，发生脑挫伤后所出现的上述形态学变化，其时

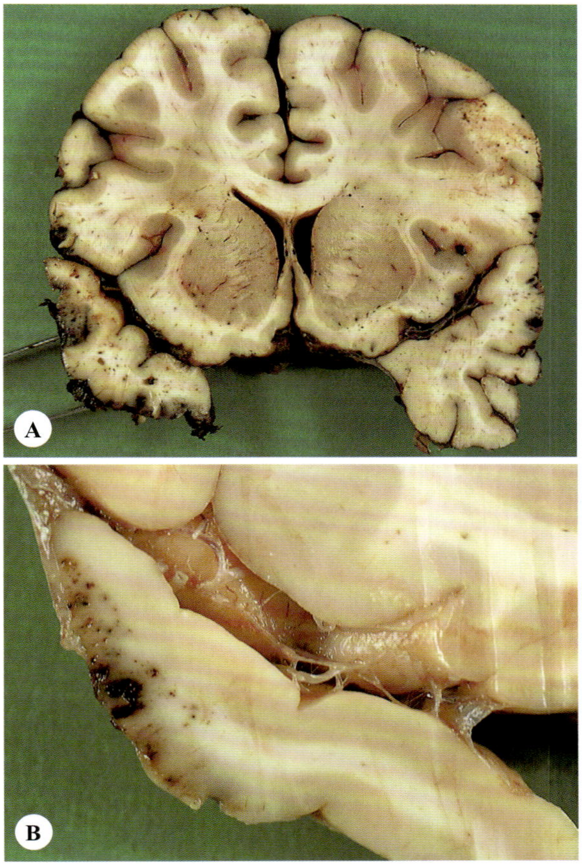

▲ 图 10-1　脑组织挫伤

A. 双侧颞叶脑挫伤；B. 颞叶挫伤区域的形态学改变

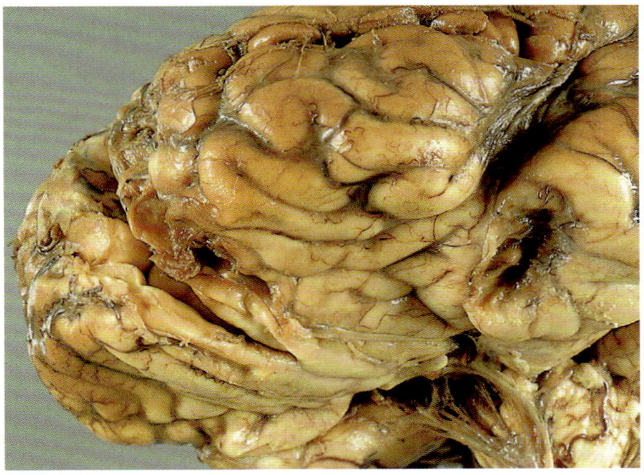

▲ 图 10-2　陈旧性脑挫伤

额叶和颞叶局灶性陈旧性脑挫伤改变（呈金棕色）

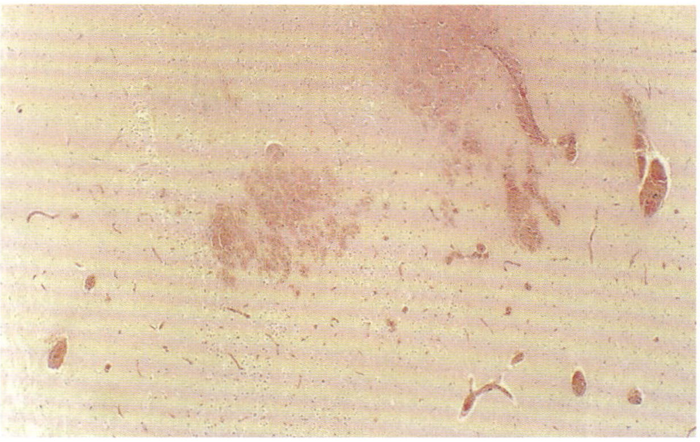

▲ 图 10-3　早期脑损伤

血管周围大面积出血，为早期脑挫伤的形态学改变

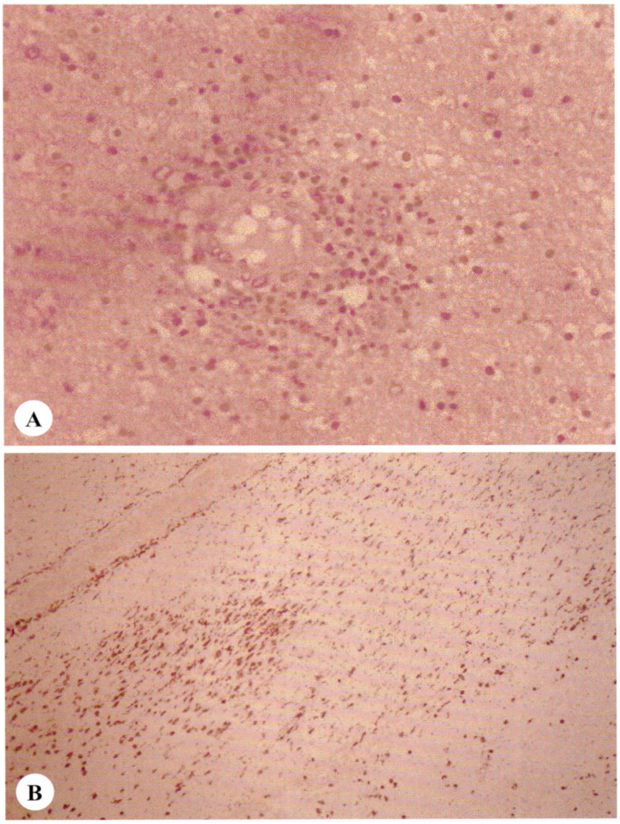

▲ 图 10-4　脑挫伤后续改变

A. 脑挫伤区域可见血管周围有嗜中性粒细胞聚集改变，损伤时间为 2 天；B. 伤后数天脑挫伤区域可见星形胶质细胞增生和含铁血黄素细胞聚集

间进程的判定只是一个大概的范围；其他相关因素如年龄因素等也可能会在其中起到一定的作用。

陈旧性脑挫伤在组织学上类似于既往发生的脑梗死改变，损伤区域往往有脑膜纤维化改变和胶质细胞增生，以及富含含铁血黄素的巨噬细胞形成（图 10-5）。脑挫伤深部的脑白质区，往往表现为脱髓鞘改变。有学者通过对各种巨噬细胞免疫组织化学标记物的观察评估，进而确定组织学变化所出现的时间节点（Oehmichen 等，2009）。然而在大多数情况下，这些研究方法的实际用途往往依然有限。

（三）脑挫伤所致迟发性脑出血

众所周知，与脑挫伤相关的脑出血可能会延迟出现。脑挫伤所致迟发性脑出血的临床症状通常在脑挫伤被诊断后 48h 才陆续出现，有时延迟的时间往往还会更长（Baratham 和 Dennyson，1972；Nanassis 等，1989）。这就意味着相对轻微的脑挫伤患者可能会表现出快速恶化的图像，并且可以具有占位性病变的形态学特征。CT 或 MRI 的应用，将揭示脑挫伤所致迟发性脑出血的发生发展趋势。

脑挫伤所致迟发性脑出血与先前存在的自身疾病（如高血压病），目前两者之间的关系尚不清楚。其他更为复杂的问题，包括饮酒或使用可卡因和安非他明等药物所产生的作用，同时也包括抗凝治疗或慢性肝病等导致凝血功能下降所起的作用。这些情况的存在与脑挫伤所致迟发性脑出血的发生，两者的相关关系至今仍不明了（Mackenzie，1996）。

（四）脑冲击伤与脑对冲伤

脑实质挫伤出血最常见的发生部位是在大脑的颞叶区，也可以是在大脑的额叶区。当脑出血与大脑表面和邻近的急性硬脑膜下血肿同时出现时，就会发现有脑实质挫裂伤的情况（图 10–6）。当脑组织发生损伤时，不论是在受力量冲击的脑叶或是在被力量对冲的脑叶，都可以看到脑实质挫裂伤的形态学改变。

1. 脑冲击伤　脑冲击伤是受力作用部位下方的脑组织挫伤。也就是说，脑冲击伤指的是在作用力冲击部位所形成的脑挫伤。事实上，脑冲击伤比脑对冲伤更少发生（Dawson 等，1980）。实验表明，脑组织损伤程度与所使用的机械力大小有密切关系（Shreiber 等，1999）（见第 4 章）。脑冲击伤发生的最典型部位，是在大脑半球或小脑半球与致伤物接触的相应部位（图 10–7）。大脑冲击伤的形态，与发生在脑底部或发生在大脑颞极及大脑额极的对冲伤形成明显的对比。

最常见的典型脑冲击伤，往往由一个面积相对较小的物体打击头颅所形成。由于力的作用可以导

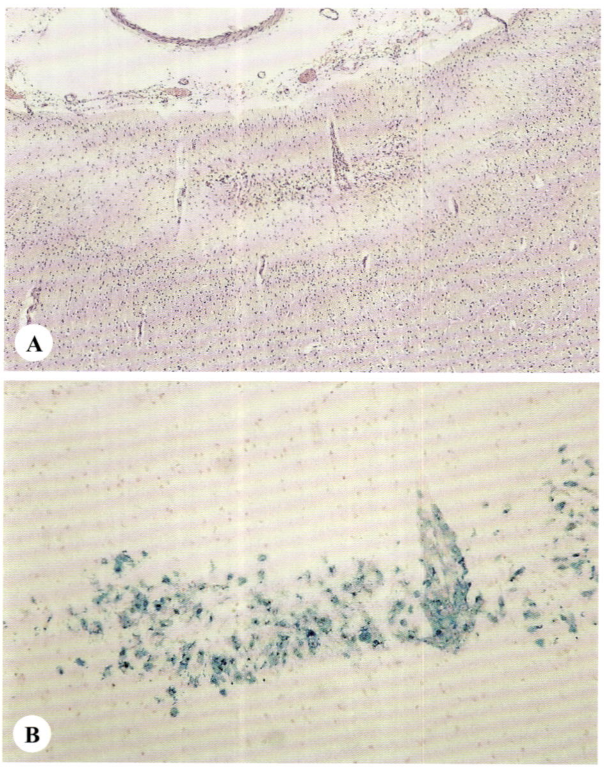

▲ 图 10–5　陈旧性脑挫伤

A. HE 染色显示陈旧性脑挫伤改变；B. Perls 染色显示脑组织中有富含含铁血黄素的巨噬细胞形成

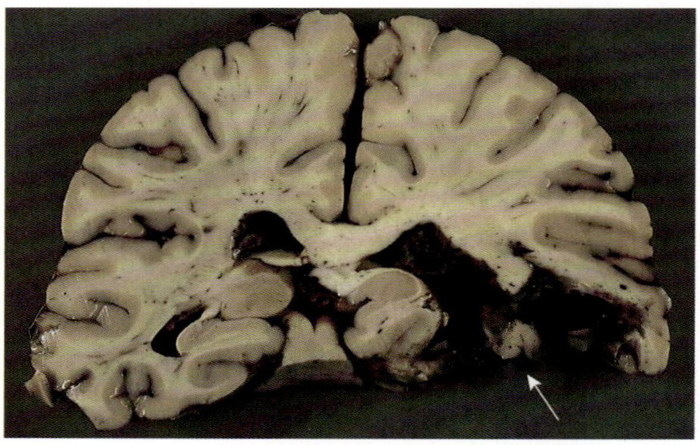

▲ 图 10–6　脑挫裂伤

图示脑挫裂伤，可见与大脑表面连续的脑实质血肿形成

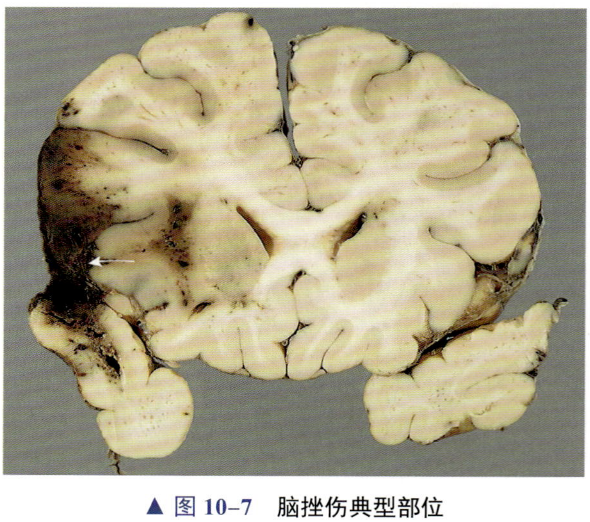

▲ 图 10–7　脑挫伤典型部位

多次锤击形成的脑挫伤，系脑组织的冲击性损伤

致颅骨发生弯曲，进而形成颅骨的短暂性变形。当作用于颅骨的作用力传导至脑组织，便导致一种类似“吸力”的产生从而损害脑组织，同时由于冲击力的直接作用，也会造成脑组织的压迫性损伤（DiMaio 和 DiMaio，2001）。比较典型的一个例子，就是用锤类物体击打头颅所产生的脑损伤结果。一般来说，脑组织的受伤程度与致伤物的质量及速度之间存在着一定的关联性（Leestma，2014）。

从皮肤创口的外观形态，有时可以表明在成伤的过程中加害人使用了某种工具，如锤子等。我们应该认识到，任何皮肤创口的形态特征都不可能是特定或永恒不变的。因此，锤击也可能只是留下软组织损伤，这取决于所使用力量的大小。分析颅骨骨折及其损伤形态的特征性改变，可以帮助我们对所使用的致伤物进行推测和判定（见第 6 章）。

2. 脑对冲伤 这里所显示的脑损伤通常出现在受力量打击部位的对侧。任何头皮损伤所发生的部位，都有助于受打击部位的确定（Ratnaike 等，2011）。发生脑对冲伤的特征性部位，一般为大脑组织的额极、额叶眶面和包括颞极在内的颞叶（图 10–8）。然而现在人们开始意识到，受打击的部位并不一定与人们所检见的额部和颞部的挫伤部位直接对应。典型的对冲性脑挫伤的发生情况，是运动的头后部撞击到地面。这种损伤的发生往往会导致枕部皮肤挫裂伤，同时出现颅骨骨折、硬脑膜下血肿和对冲性脑挫伤。

脑对冲伤的形成机制，一直是人们广泛研究的主题（有关颅脑损伤生物力学的内容在第 4 章中介绍）。人们开始认识到，当人体头部与地面发生撞击之后，大脑组织便在颅腔中以一种线性加速度的方式进行反弹，其结果是大脑的前部会与粗糙的颅前窝底部、蝶骨翼和颞骨岩部等颅底部位发生碰撞（Saukko 和 Knight，2016；DiMaio 和 DiMaio，2001）。其他的研究结果还发现，在颅脑损伤产生的过程中由于碰撞部位会出现一个“真空”效应，使得受撞击的部位瞬间出现一个压力的改变（Yanagida 等，1989）。

人们目前认识到，当大脑向着被打击的方向运动，就会导致出现一个反向的拉伸性应变。如果这个力量大于颅内血管所能承受的能力，那么就会导致脑挫伤的发生。其他一些可以影响颅脑成伤的因素，包括颅骨的解剖结构（如眶顶和颞窝有粗糙不平的骨区）。当头部受到一个侧向的力量打击时，在头颅的另一侧也可以检见大脑组织的挫伤性改变，即脑对冲伤。发生在枕部或颅顶部的对冲性脑挫伤，是相对比较罕见的。当有颅骨骨折存在时，脑挫伤

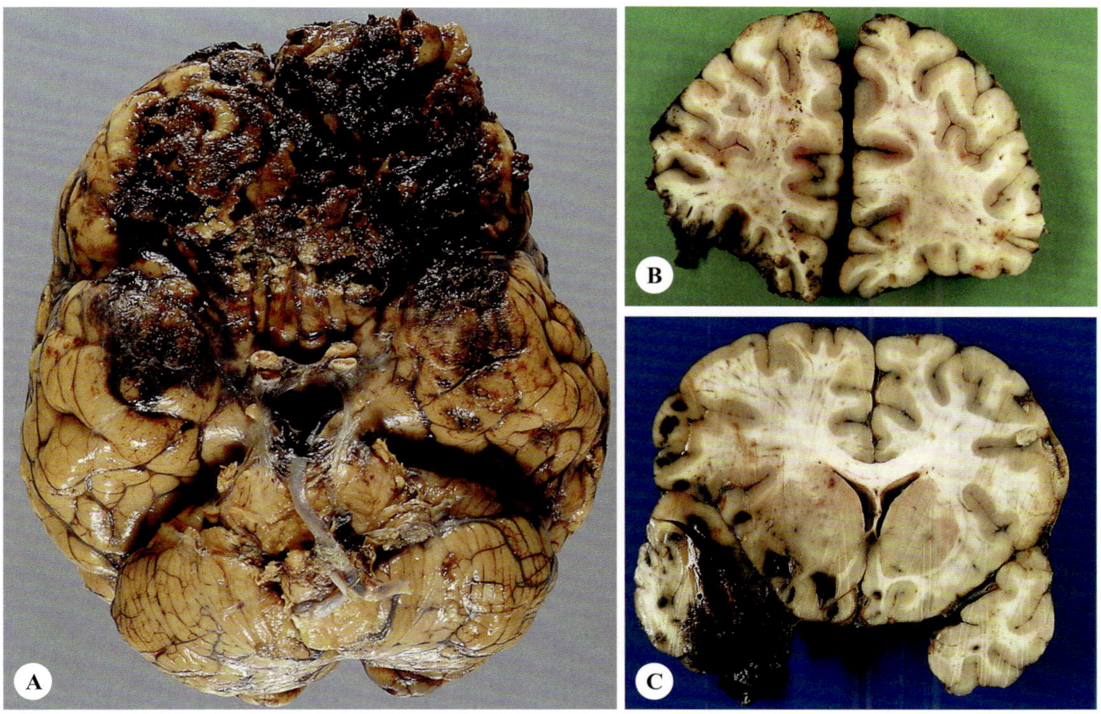

▲ **图 10–8** 脑组织对冲伤

A. 位于大脑底部的对冲性脑挫伤和脑撕裂伤大脑额极、额叶眶面和颞叶；B. 颞叶对冲伤；C. 广泛性颞叶对冲伤

的损伤程度就会更加严重。

那些体积较大的物体，如棒球棒、树枝和其他重物，都会产生较大的动能，导致严重的脑对冲伤和脑冲击伤的发生（Leestma，2016；Morrison 等，1998）。当固定的头部被击打时，更容易有对冲伤和冲击伤的发生。例如，当受害者头部处于地面位置，或是紧靠在一个坚硬物体表面，当其被致伤物击打时，就会产生脑组织的对冲伤和冲击伤。在这种情况下，只有很少的情形看不到冲击伤的出现。

在法医学实践中，经常会涉及有多人参与对受害者进行攻击殴打的情况。当有这种情况发生时，受害人的机体损伤通过对整个案情过程的刻画，可能很难仅从损伤的形态学改变来加以确定。

3. 对冲性骨质损伤 脑组织损伤可以直接发生在颅骨骨折部位的正下方（图 10–9）。如果颅骨骨折是线性骨折，那么骨质损伤会遵循线性骨折的成伤特征。有一种较为特殊的骨质损伤，即对冲性骨质损伤。对冲性骨质损伤也有可能与着力点位置无关，因为对冲性骨质损伤的发生起源于一段距离之外的部位。对于骨质损伤来说，在额区发生的骨质损伤往往是一种非典型部位。

颅后窝的骨质损伤，几乎都与颅盖骨的颅骨骨折相关联。在这种情况下，头颅损伤范围会进一步扩大，从而导致颅内血肿的产生（Vrankovic 等，2000）。由致伤物打击造成颅后窝骨质损伤的情况较为罕见。究其原因，由于颅骨表面相对光滑，同时由于额部结构可以对冲击力所产生的能量加以吸收，其结果使小脑和大脑枕叶可以得以很好的保护。

二、脑裂伤

（一）脑裂伤形成

脑裂伤在冲击伤和对冲伤中都可以看到，特别是当人体从很高的地方坠落形成开放性颅骨骨折时。脑裂伤的位置特征有时可能与前述的冲击伤或对冲伤的位置特征并不相符，更何况脑裂伤在脑组织的任何部位都可以发生。图 10–10 的组织学改变，显示了脑组织的撕裂伤改变。

（二）成疝性脑挫伤

成疝性脑挫伤，要么是发生在海马旁回的小脑幕疝的脑损伤，要么是发生在小脑扁桃体压迫于枕骨大孔处所形成的脑损伤。成疝性脑挫伤通常与严重的颅脑损伤相伴随，当发生与车辆碰撞事故时就可以出现颅脑损伤和成疝性脑挫伤。成疝性脑挫伤有时也会在枪伤中出现。成疝性脑挫伤的相关内容，将在第 12 章中进行讨论。

（三）小脑出血及其鉴别

小脑出血的常见原因，要么是创伤性的，要么是病理性的（如高血压性小脑出血）。小脑出血通常

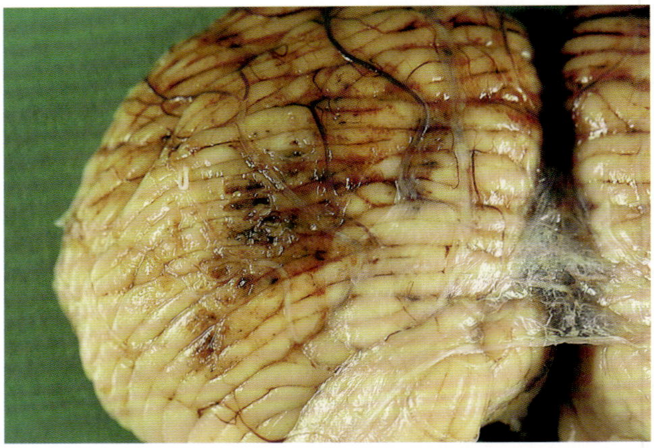

▲ 图 10–9 枕骨骨折对应处的小脑半球挫伤性改变

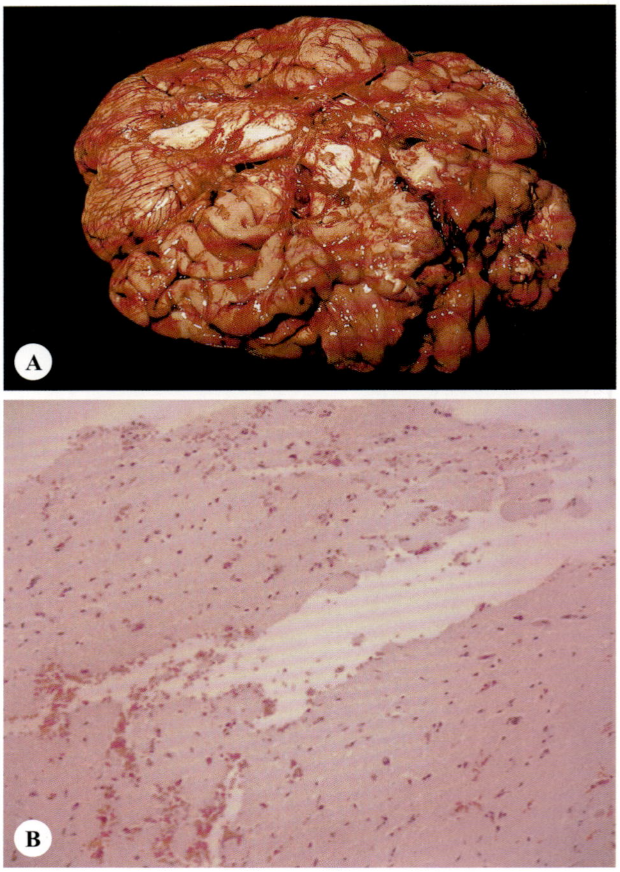

▲ 图 10–10 脑组织撕裂伤

A. 从高处坠落形成广泛性颅骨骨折及脑组织撕裂伤；B. 急性脑组织撕裂伤的组织学改变

与小脑挫伤相伴随，特别是在有颅骨骨折发生的情况下更是如此（Vrankovic 等，2000）。病理性小脑出血的部位，往往会涉及包括齿状核在内的小脑中央区。其他罕见的小脑出血原因，包括了由小脑血管畸形改变导致的小脑出血。

三、创伤性脑实质出血

创伤性脑实质出血主要有下面列出的几种类型，包括点状脑白质出血（弥漫性血管损伤）、脑组织撕裂性出血、神经节血肿形成（或深部基底血肿形成）、外伤性脑室出血和脑干出血等。前三者的发生机制在第 11 章有所概述，它们是外伤性轴索损伤的特征性标志。脑干出血的发生，与颅腔内压力升高及外伤性轴索损伤有关（见第 11 章和第 12 章）。在个别情况下，可能会有多种创伤性脑实质出血几种类型同时存在的情况。

（一）点状脑白质出血（弥漫性血管损伤）

点状脑白质出血又称为弥漫性血管损伤，往往由非常严重的颅脑损伤导致，患者的生存时间较短。这种损伤改变在宏观上经常可以看到，而在显微镜下就更容易观察，主要表现为发生在血管周围的细小点状出血（见第 11 章）。一般来说，靠近脑中线的脑组织结构，如额叶、颞叶、第四脑室导水管和位于其底端的脑干等，这些结构发生弥漫性血管损伤的情况尤为突出。弥漫性血管损伤的这种改变，通常与脑组织撕裂出血改变密切相关。

发生点状脑白质出血或弥漫性血管损伤的确切原因尚不清楚，可能与受伤时的血管损伤有关。点状脑白质出血的发生多数是发生在道路交通事故之后，其宏观鉴别诊断应包括一些比较罕见的其他情况，如急性出血性白质脑病等（见第 18 章）。

（二）脑组织撕裂性出血

脑组织撕裂性出血往往伴随着创伤性轴索损伤的发生而出现，是创伤性轴索损伤的宏观诊断指征之一。脑组织撕裂性出血是一种由剪切力而并非冲击力所造成的血管和轴突结构的损伤性改变，可以在脑实质内形成大小不等的脑出血区。这些脑出血区代表着加速运动引起的最大脑损伤范围（见第 11 章）。我们所见到的这些较大范围的条形或火焰状出血，就是我们所熟知的滑动性脑挫伤。

滑动性脑挫伤往往发生在脑损伤最严重的部位，主要分布于矢状面旁白质、胼胝体、大脑半球中心、深部灰质区、脑干吻侧和脑桥。在程度较轻的创伤性轴索损伤中，相应的损伤形态有时只能在胼胝体中被发现（图 10–11）。脑部组织学检查结果，可以显示有程度不一的脑组织出血（这种出血往往发生在血管的周围）和轴突改变（β-APP 染色可见相应改变）（见第 11 章）。轴突病理改变几乎无一例外地在脑的多处部位广泛性存在，这也进一步支持了脑组织撕裂性出血的病理学诊断。

（三）外伤性神经节血肿

随着 CT 和 MRI 的出现，外伤性神经节血肿的发生也可得以很好地记录下来。外伤性神经节血肿多发生在基底神经节区的脑组织深处，血肿大小不一，从相对较小（0.1cm）到相当大。外伤性神经节血肿通常与弥漫性外伤性轴索损伤伴随出现，预后较差（Adams 等，1986）。外伤性神经节血肿比较常见的情形是，罕见有损伤后不久出现清醒期。有证据表明，在伤后的一段时间内，外伤性神经节血肿的体积会逐渐扩大（Boto 等，2001）。

外伤性神经节血肿的出现，有时可能会类似于原发性高血压性脑血管病。当有机动车事故发生时，人们往往会对血肿出现的原因发生质疑，这时外伤性神经节血肿的确定与鉴别的重要性就被显现出来。外伤性神经节血肿的形态特征，包括了其他创伤性脑损伤的基本特征，如外伤性胼胝体出血、外伤性脑干出血和与创伤性轴索损伤相关部位的白质出血（图 10–12）。

（四）自发性脑出血

自发性脑出血往往发生在年龄较大的人群（Siddique 等，2002）。如果没有高血压病的病历证据或尸检结果来证实诊断，特别是当缺乏左心室肥厚

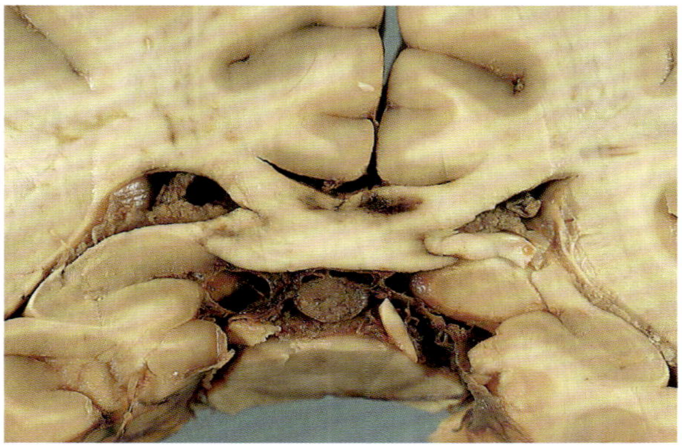

▲ 图 10–11　创伤性轴索损伤

钝性物体撞击头部形成创伤性轴索损伤，脑组织检验时可见胼胝体出血性改变

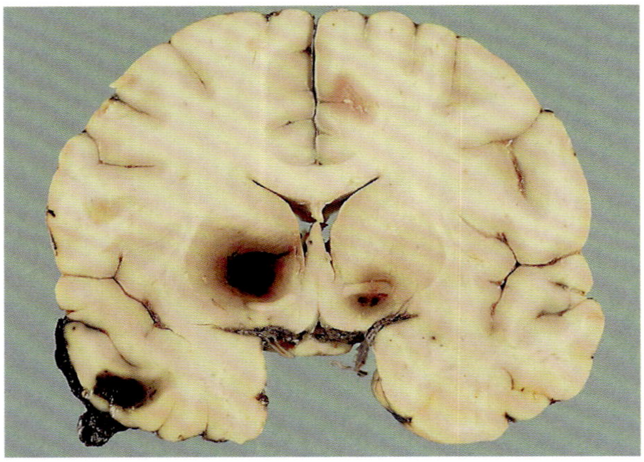

▲ **图 10–12　与弥漫性创伤性轴索损伤共存的神经节血肿**

注意观察有无其他创伤性出血的形态特征，这有助于与原发性高血压性出血相区分

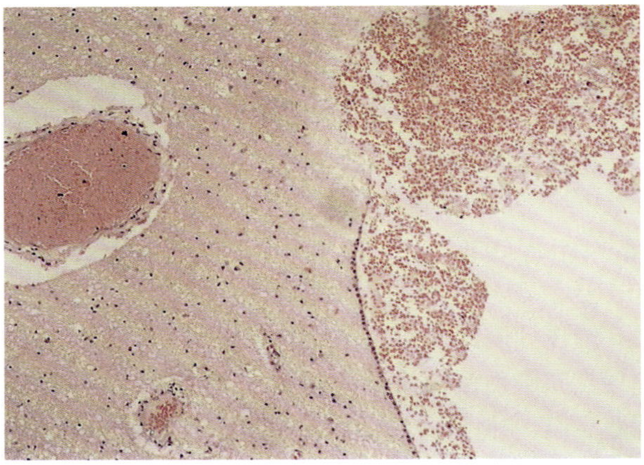

▲ **图 10–13　创伤性脑室出血**

在头部受伤迅速死亡的案例，可见脑室出血伴室管膜撕裂改变

资料（Hangartner 等，1985）或能表明高血压病显微血管变化的资料（Mackenzie，1996）（见第 18 章），那么要想得出“自发性脑出血”的诊断就非常困难。

应该全面进行毒理学分析，因为越来越多的人已经意识到酒精和其他药物可能会导致或者促成自发性脑出血的发生，其中也包括抗凝治疗在内的凝血功能障碍所致自发性脑出血（Yajima 等，2001）。对现有医疗记录及事故情况进行相关性检查，可能有助于解释自发性脑出血的发生原因。

（五）外伤性脑室出血

在以下很多情况时我们可以看到创伤性脑室内出血改变。

- 椎基底系统破裂或撕裂引起创伤性蛛网膜下腔出血破入脑室系统（见第 9 章）。
- 脑室脉络膜丛血管破裂导致创伤性脑室出血它的发生往往与严重的颅脑损伤有关（通常在宏观层面无法确定出血来源，但组织学检查可以显示创伤性脑室出血源自于脑室脉络膜丛的血管破裂损伤）（Makino 等，2001），并且破裂出血的部位往往位于脑室系统的后部（图 10–13）。
- 继发于扩大性脑出血的脑实质出血。

（六）外伤性脑干出血

当出现脑干出血时，重要的任务就是应当鉴别是外伤性脑干出血还是病理性脑干出血。

脑干出血可能会作为dTAI的一个部分而单独发生，其出血部位随颅内压升高和原发性高血压出血位置的不同而有所不同。当 dTAI 发生时会出现脑肿胀，进而难以对两者加以准确识别。一般来说，继发于颅内压升高的脑干出血通常位于延髓和脑桥的中央，而原发性外伤性出血通常累及脑干的背外侧（见第 11 章）。

四、自发性脑出血

自发性脑出血合并蛛网膜下腔出血约占所有脑出血的 15%（Mendelow，1991）。所谓脑梗死指的是突发的血管神经功能受损，持续时间在 24h 以上，可以导致死亡。自发性脑出血死亡率高，具体与出血发生部位和出血范围有关，也和格拉斯哥昏迷量表的评分高低有关（Mackenzie，1996）。脑干血肿形成几乎都是致命性的，而基底神经节或脑叶血肿的形成其死亡率则相对较低。高血压病仍然是自发性脑出血的主要原因，尽管随着治疗药物的发展其发病率有所下降。高血压病和淀粉样血管病将在第 18 章中加以讨论，这里对可能出现的医疗法律问题加以讨论。

（一）高血压性脑出血

高血压性脑出血是脑出血中最为常见的原因（图 10–14A），约占所有脑出血的 50%。从大体病理学观察来看，高血压性脑出血的发生部位最常见于壳核和丘脑，而在大脑半球、小脑和脑桥中所占比例较小。高血压性脑出血的发生，其破裂的血管往往是脑组织中的小血管。与动脉瘤、血管畸形和淀粉样血管病所发生的再出血相比，高血压性脑出血的出血性改变，通常是一次性出现。

1. 高血压性脑出血组织学改变　高血压性脑出血的组织学改变，主要体现在小动脉管壁的改变。在显微镜下，小动脉主要显示由于长期高血压病所致的动脉壁纤维化性增厚，同时伴有嗜酸性均质化

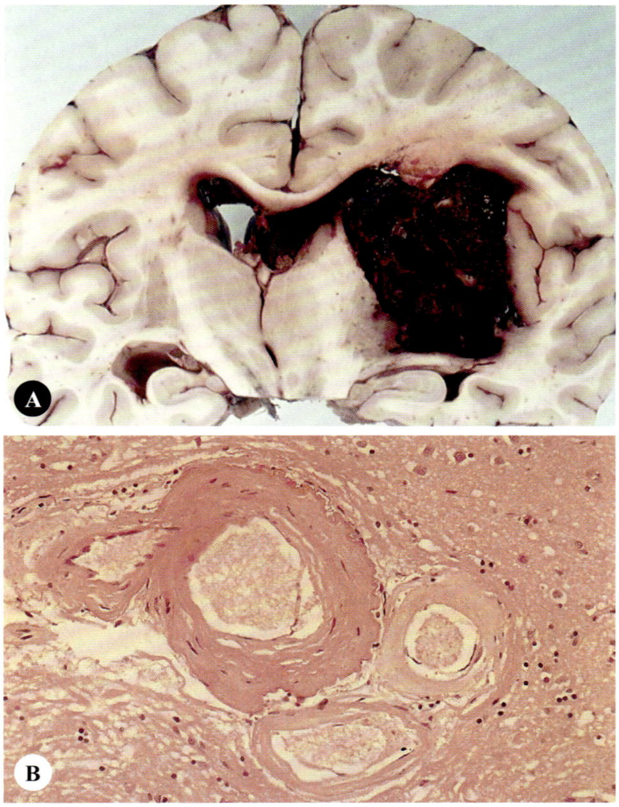

▲ 图 10-14 病理性脑出血

A. 伴有脑室扩张的高血压性脑出血（图片由 Dr Colin Smith 提供）；B. 高血压病的微血管病理学组织学改变，显示动脉壁硬化改变和透明质酸血管壁改变

改变和巨噬细胞在动脉中膜的聚积（图 10-14B）。动脉壁的胶原蛋白坏死和纤维蛋白样坏死，可以通过特殊的纤维蛋白染色和胶原蛋白染色来进行识别。高血压性脑出血的血管改变，往往伴随着血管周围微梗死改变而同时发生（Leestma，2016）。高血压性脑出血的检查结果显示，最初的新鲜红细胞出现及邻近神经元缺氧缺血改变多在几个小时后出现，在 24～48h 内出现不同程度的急性炎症性浸润。后期出现的组织学变化，主要包括巨噬细胞积聚和含铁血黄素沉积。一般来说，完整的红细胞可在出血区域存留数天至数周的时间（Perper 和 Wecht，1980）。

2. 高血压性脑出血存在的问题 高血压性脑出血存在的问题，主要包括以下几个方面。

- 任何高血压性脑出血的出血时间判定都是非常困难的，并且在多数情况下在医疗法律案件的处置中也没有太大的必要。
- 关于高血压性脑出血的病因学问题，特别是与 dTAI 相关的神经节血肿问题，已在前文加以讨论。
- 关于情绪压力对高血压性脑出血的发生，其作用机制十分复杂。有一种假说认为，血压的急剧升高可能会导致穿孔型脑血管发生破裂（Caplan，1988）。目前关于高血压个体和非高血压个体在情绪压力（或身体压力）作用下发生高血压性脑出血的案例都有报道，这可能与儿茶酚胺释放介导有关。Lammie 等（2000）报道了一例高血压性脑出血案例，一名患有高血压病的老年男性患者在严重情绪困扰时发生了高血压性脑出血。检查发现，在远离血肿形成的部位，患者的小血管发生了纤维蛋白样坏死，而在血管破裂的邻近处有红细胞的外溢。作为一个年老体衰的个体，年迈和患有慢性高血压这两个因素，都有可能成为高血压性脑出血的一种成因，而脑血管舒缩反应和个体自我调节都可以使血管脆性增加，使血管破裂的概率增大。最近发表的一篇论文，也对高血压性颅内出血的不同成因进行了探讨。有证据表明，过度的体育运动、情绪压力或机体压力性事件，都有可能导致颅内出血事件的增多，特别是当上述两者情况都同时存在时更是如此（Salinen 等，2020）。在任何一个案件中，详细的临床病理资料都是必不可少的（Black 和 Graham，2002）。然而在刑事案件的背景下，这些案件有可能都是有争议的。

（二）脑淀粉样血管病与脑出血

1. 脑淀粉样血管病的发病机制 脑淀粉样血管病（cerebral amyloid angiopathy，CAA）的特征，是 β- 淀粉样蛋白（b-amyloid，Ab）在脑膜和大脑组织血管壁上的沉积。脑淀粉样血管病所致的脑出血约占所有病因脑出血的 12%，该病的发病率随着年龄的增长而不断增加。该种疾病的病变血管逐渐变得僵硬和脆弱，这就是脑淀粉样血管病会多次发生再出血的原因。

据研究结果显示，APOEε4 和 APOEε2 这两种等位基因之间存在着复杂的关联性（Greenberg 等，1995；McCarron 等，1999a，1999b）。APOEε4 与无症状脑淀粉样血管病相关，而 APOEε2 在脑淀粉样血管病出血的患者中较多出现，通常这与抗凝治疗有关。一般来说，这种情况通常与阿尔茨海默病伴随出现，但也可能会单独出现。脑挫裂伤和脑出血中大约有 30% 高血压病的病例，这可能会加剧脑出血的发生（Vintners，1987）。

2. 脑淀粉样血管病的形态学改变 关于脑淀粉样血管病的脑出血大体形态学研究，结果显示脑出血发生的部位通常位于顶叶和枕叶的皮质下区域。从这个出血部位特征，提示我们这种出血不应当是原发性高血压性脑出血，也不是外伤性脑出血（图 10–15A）。脑淀粉样血管病发生脑实质出血后，血液可以一直延伸至蛛网膜下腔。脑出血部位可以是多发性的，而在某些案例中脑出血的形态呈现瘀点性改变。

脑淀粉样血管病的脑出血组织学研究，提示脑内最容易受到影响的血管是大脑皮质血管和位于软脑膜中的那些中小型血管。血管破裂的部位，通常最容易发生在枕叶和顶叶皮质及脑膜血管，而海马体、基底神经节和白质通常不容易受到影响。通过血红素染色检查和 HE 染色检查，很容易发现脑淀粉样血管病的血管壁病变特征，即血管呈现典型的粉红色透明外观，中膜和外膜可以显出淀粉样蛋白的染色特征。尽管免疫组化染色对 Ab 蛋白最为敏感，但刚果红同样也可以证实这一点（图 10–15B）。

3. 脑淀粉样血管病出血的诱发因素 脑部出血与情绪压力或机体压力的关系在生理上和情感上都有体现，从而可以诱发脑出血的产生。该类脑出血的发生，可能与前文所述高血压出血的机制相类似。

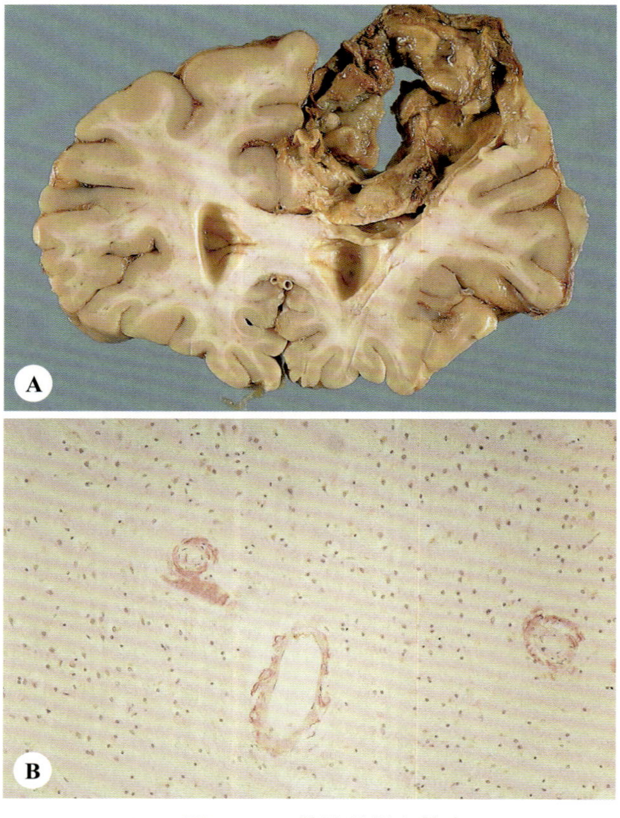

▲ 图 10–15 脑淀粉样血管病

A. 在脑淀粉样血管病的背景下发生的脑出血（图为陈旧性血肿形成）；B. 刚果红染色显示淀粉样血管病形态特征

就身体创伤本身而言，在血管脆弱的情况下出血情况并不一定严重，尽管任何可能存在的潜在性因素都需要考虑在内（Schmitt 和 Barz，1978；Dada 和 Rutherfoord，1993；Opeskin，1996；Pittella 和 da Silva Gusmao，2016）。CAA 是促成华法林脑出血的重要成因，与华法林治疗相关的组织学诊断及 CAA 出血患者 *APOE2* 等位基因频率的升高，都充分证实了这一点（Rosand 等，2000）。

（三）其他原因所致自发性颅内出血

自发性颅内出血的原因还有很多，包括血管畸形、动静脉畸形、海绵状血管瘤、静脉血管瘤及毛细管扩张等。

1. 血管畸形 各种类型的血管畸形都可能导致脑出血，并不同程度地引发蛛网膜下腔出血。有时要将其准确地归因到某个特定的群体，可能会比较困难。

2. 动静脉畸形 动静脉畸形通常在 20—40 岁的人群中出现，影响了 0.01%～0.5% 的人口（Fleetwood 和 Steinberg，2002）。这些动静脉畸形主要出现在大脑半球的表面，特别容易出现在大脑中部的区域。动静脉畸形由异常的动脉结构和异常的静脉结构所组成。动静脉畸形一般也会发生在脑出血发生率较高的部位，如丘脑或基底神经节等（Fleetwood 等，2003）。动静脉畸形是一种无法预测的出血原因，发病率和死亡率均在 1%～4%（Mackenzie，1996）。动脉瘤的发生可能与动静脉畸形的存在有关。

3. 海绵状血管瘤 海绵状血管瘤最常见于儿童。采用血管造影的方法对海绵状血管瘤进行诊断，可能比较困难。然而在采用 MRI 方法时，人们往往可以发现那些被染有含铁血黄素脑实质包围的异常血管团。在组织学检验方面，海绵状血管瘤的血管壁由胶原成分构成，不含平滑肌组织及弹性膜组织。

4. 静脉血管瘤 静脉血管瘤是由正常脑组织包裹所形成的静脉团，这些静脉团的血流要么流入脑膜，要么流入中心静脉系统。它们或表现为血管痉挛，或表现为组织出血。

5. 毛细管扩张 毛细管扩张通常在死后尸检时被偶然发现，经常表现为脑桥的红晕改变(Challa 等，1995)，很少发生出血。它们是散在分布于脑实质中的扩张小血管。

总之，颅内出血的发生有多种原因。对于颅内出血，必须进行疾病性出血和创伤性出血之间的鉴别诊断和关系判定。

第11章 弥漫性外伤性轴索损伤

Traumatic axonal injury

Daniel du Plessis 著

一、弥漫性外伤性轴索损伤的概念

事实上早在50多年之前，当Strich（1956，1961）在对头部损伤导致植物人状态者的大脑进行神经病理学研究时，就首次提出当头部损伤发生时神经轴索的结构也会受到损害。直到20世纪80年代，人们才逐渐对造成这种脑损伤类型的必要条件有所认识。有学者（Gennarelli等，1981，1982）对灵长类动物进行研究，结果表明弥漫性外伤性轴索损伤是由高强度的角加速度或旋转加速度导致的。也就是说，弥漫性外伤性轴索损伤主要是一种非冲击力对脑组织作用的结果。

弥漫性外伤性轴索损伤，可以很好解释人类头部损伤中所发生的一些改变，如高速道路交通事故和高空坠落事故后所发生的情况。在这种情况下，大脑可以发生"某种运动"（Adams等，1991）。Adams和Graham所引领的研究小组完成了多项极为细致的神经病理学研究（Adams等，1984，1989a，1989b；Graham等，1983，1989，1992，1993，1995），其研究结果有助于对原发性创伤性脑病的脑部改变加以解释。

弥漫性外伤性轴索损伤，最初被定义为是由创伤导致的一组临床病理改变，患者可以在受伤时就失去意识，通常扫描检查没有脑结构变化以解释患者意识丧失的原因。弥漫性外伤性轴索损伤往往导致患者长时间昏迷，幸存者要么成为植物人，要么就有严重的神经功能障碍。

二、弥漫性外伤性轴索损伤的分级

最初的相关研究试图将dTAI定义为一组独立的临床病理改变，研究方向也主要集中在临床病理改变的严重程度方面。此类研究受到非免疫组织化学染色技术的限制，因为这类病理学技术必须在患者存活8～12h之后才能证明有轴索损伤，并且需要在进一步证明"大脑半球和脑干白质中存在大量轴索球"时才能显现（Adams等，1989a）。随后人们清楚地发现，还有一类dTAI的改变，其损伤程度较轻，这就产生了Adams等（1989）所提出的这个广为人知且至今仍然在普遍应用的弥漫性外伤性轴索损伤的分级方案。

根据该分级方案，1级dTAI的诊断依赖于大脑半球白质、胼胝体、脑干和小脑轴突损伤的组织学证据，通过检查到这些白质区域有"大量轴索球"来加以确定。2级dTAI的诊断，需要额外证明在胼胝体中有局灶性的组织撕裂性改变。最严重的3级dTAI诊断，还需要证明在吻侧脑干的一个或多个背外侧象限内具有局灶性的组织撕裂性改变。此类组织撕裂性改变的分级，通常只能在显微镜观察水平才能确定（Adams等，1989a）。

需要特别注意的是，最初的3级dTAI的评定要求在胼胝体和上部脑干都能显示组织撕裂性改变，而现在通常仅需要脑干组织有撕裂性改变就可以轻松诊断，即现在的诊断标准较过去更为宽松。dTAI诊断的必要条件一旦建立起来，那么就有可能开始研发廉价和可复制的非灵长类动物模型，以便人们能够在细胞水平对轴索损伤加以研究。许多这样的损伤模型已经被研发，这极大地帮助了人们对"头部损伤后轴突到底发生了什么改变"这一问题进行更深层次的研究和理解（Gennarelli，1996）。

这些动物研究模型的研究结果表明，轴突损伤的严重程度主要还取决于加速度的大小、持续时间的长短及头部运动的方向。当有一个矢状面的加速度，就可以产生1级dTAI（即2级和3级以下的dTAI）。在冠状面上使用相同量级的加速度，就会产生更严重的 dTAI（往往达到 3 级 dTAI），而在水平面上的旋转力作用只会产生中等程度的 dTAI。

上述这种观念认知的建立，反过来促成了轴索损伤免疫组织化学标志物的研发，其中在神经病理诊断学中应用最多的是 β-APP 的抗血清（Sherriff 等，1994）。使用该抗体的系统神经病理学研究表明，绝大多数头部损伤者的轴索可能存在一定程度的损伤（Gentleman 等，1995），伤者随后的临床表现取决于轴索损伤的数量和分布。

三、弥漫性外伤性轴索损伤的临床特征

现在人们已经认识到，外伤性轴索损伤（traumatic axonal injury，TAI）包含了一个谱系改变（Geddes 等，2000）。在这个谱系改变的一端有良好的实验证据显示，某些轴索损伤可能是一种可逆性改变（Tomei 等，1990；Maxwell 等，1994）。事实上，轻度可逆的轴索损伤可能就是脑震荡发生的神经病理学基础（Gennarelli 等，1998）。在这个光谱的另一端存在着更为严重的 dTAI，由于轴索上的应变非常严重，造成了脑干和前脑出现广泛或“弥漫性分布”的不可逆损伤，从而导致患者出现昏迷并可能会发展到持续植物人状态。

TAI 的这两个端点之间存在着一定范围的不同程度损害，对此我们无法推测确切的临床关联性。然而人们有时也会有机会，对最近曾遭受轻度头部损伤但最后却死于其他无关原因的个体，进行其脑部的系统性研究。这些研究结果表明，散在的创伤性轴索损伤通常位于前脑，可能是患者具有轻度头部损伤但缺乏神经或心理症状的常见原因（Blumbergs 等，1994，1995，未发表的个人意见）。生物力学研究结果与神经病理学家的临床经验相吻合，提示脑干轴索损伤是脑损伤的主要特征，表明可能需要更大的力量才能产生脑干部位轴索损伤，这也是 dTAI 的主要特征（Smith 等，2000）。

对较轻级别的 dTAI 诊断还应包括以下标准，即尽管依靠非免疫组织化学染色技术在脑干和前脑白质中发现大量的轴索球，但 dTAI 患者的意识丧失并非不可避免。依据这些特定的 dTAI 特征，中间清醒期的时间间隔（指的是损伤后能够立即清晰地、理性地进行交谈）应该仅限于显示 1 级 dTAI 的那些患者，其中有 20% 的病例可以观察到上述改变（Adams 等，1989a）。一些 2 级 dTAI 的病例可能在死前出现过一个半清醒期（发生率高达 20%），而在这些病例中肉眼可见胼胝体有明显局灶性改变的情形是非常罕见的，大多数的病例（大约 94%）仅在显微镜下可以显示此类的改变。

那些在胼胝体和脑干中发现的明显的肉眼可见局灶性改变，并且又经历了半清醒间期而被诊断为 3 级 dTAI 的病例，似乎都缺乏相关的医疗文献记录。我们认为那些具有最严重等级的 dTAI 个体会立即陷入昏迷状态（即没有中间清醒期或半清醒间期），这一属性具有重要的法医学意义。值得注意的是，对于那些没有肉眼可见的病理学改变的 3 级 dTAI 患者，他们可能也会经历一个意识半清醒时期，但不会有相应的意识清醒期。

利用 β-APP 免疫染色对 TAI 进行研究，可以早在 12～18h 之前就对 TAI 加以诊断，并且还是以一种更加敏感的方式（如从染色的质量和染色的浓密这两个方面）来进行诊断。如果依据胼胝体和脑干背外侧局灶性组织撕裂性改变来诊断 2 级和 3 级 dTAI，那么尽管伴随的神经轴索损伤相对较小，但弥漫性损伤（甚至在短期生存情况下没有神经轴索损伤）的检测通常不会影响到对这些严重的原发性创伤性脑损伤的诊断，也不会影响 TAI 诊断在法医学中的应用。

利用 β-APP 免疫染色技术可以使 1 级 dTAI 成为一种模糊不清的临床病理症候群，它的法医学应用价值会大大降低。在没有大脑和脑干神经轴索球和神经轴索线最低阈值作为诊断标准的情况下，1 级 dTAI 的诊断要相对自由得多。

即使在没有检测到 TAI 的情况下，也可能会有 dTAI 的存在。可能还会存在其他的一些情况（即由于 β-APP 免疫结果对神经轴索损伤的检测），从而进一步削弱对 dTAI 进行诊断的准确性。在显示低密度改变的情况下，其他导致 β-APP 免疫结果阳性的神经轴索损伤会使损伤评估进一步受限。

常规应用 β-APP 免疫染色对 dTAI 进行诊断的相关标准过于宽松，这就削弱了法医学应用中关于 1 级 dTAI 标准作为原发性创伤性脑损伤诊断的可信度。无论是在损伤所需的力量方面还是不良临床反应方面，情况都是如此。现在 1 级 dTAI 的诊断，已经接纳了非常广泛的临床症状的介入（从清醒状态到不同程度的脑震荡状态，再到深度昏迷状态）。因此，当我们仅仅依靠 1 级 dTAI 来对损伤的作用力

大小及其相应临床症状进行判断时，就应当格外地谨慎。

1 级 dTAI 的病例，与过去在非免疫组织化学调查技术中所显示的情况基本符合，即在生存数小时后神经轴索球在大脑前部和脑干白质中会广泛性存在。这一点在受力的严重程度和相关不良反应方面都具有更大的评估价值，特别是如果还伴有胼胝体或脑干部位以外部位的组织撕裂性损伤时，情况更是如此。

在伤后生存期较短的情况下，如果大脑前部和脑干白质仅表现出轻微的早期神经轴索损伤，那么将这种神经轴索损伤定性为弥漫性损伤时就需要更加小心。在没有进一步证实有神经轴索损伤的情况下，将组织出血改变预判为弥漫性外伤性轴索损伤特征，这是不太合理的。

实验结果表明，巨大外力的作用对于神经轴索的立即断裂必不可少。那些在遭遇严重颅脑损伤后瞬间或几乎瞬间发生死亡的伤者，其大脑白质会表现出广泛的点状出血和较大的出血（被称为“弥漫性创伤性血管损伤”），这种改变通常被认为是由广泛的原发性神经轴索断裂所致，这一点是非常致命的（图 11–1）。事实上，这是基于广泛性微血管剪切性损伤的一种假设。由于血管比神经轴索更具有对剪切力的耐受性，这也就意味着广泛性的神经轴索损伤会伴随而来。

除了上述这些情况之外，dTAI 本身很少是导致死亡的原因，然而它却是一个导致长期昏迷的原因，是形成植物人状态的重要因素（Graham 等，1983；Kinney 和 Samuels，1994；Adams 等，1999），也是造成严重创伤后神经功能障碍的重要原因。发生于脑干的 TAI，可能是导致呼吸衰竭的一个理由。事实上，这也是婴儿头部损伤（Geddes 等，2001）和颈椎高位损伤死亡的一个重要形成机制。

四、撕裂性脑组织损伤的形态特征

当存在足够的有利于 dTAI 产生的生物力学条件时，就可能会发生前脑和脑干白质微血管系统的血管剪切作用，导致脑组织发生局部出血性改变。这种被称为“撕裂性脑组织改变”的局灶性出血，作为 dTAI 的替代标记物对临床有着特别的帮助。放射科医生依靠这种出血改变来诊断活体中的 dTAI，并且帮助尸检时判定有无 dTAI 存在的可能性，即使在生存时间太短而无法检测轴索损伤的情况下也是如此。这些形态学改变，不论在肉眼观察或显微镜检查都很明显。胼胝体和背外侧吻部脑干的撕裂性损伤情况，有助于 dTAI 的分级。

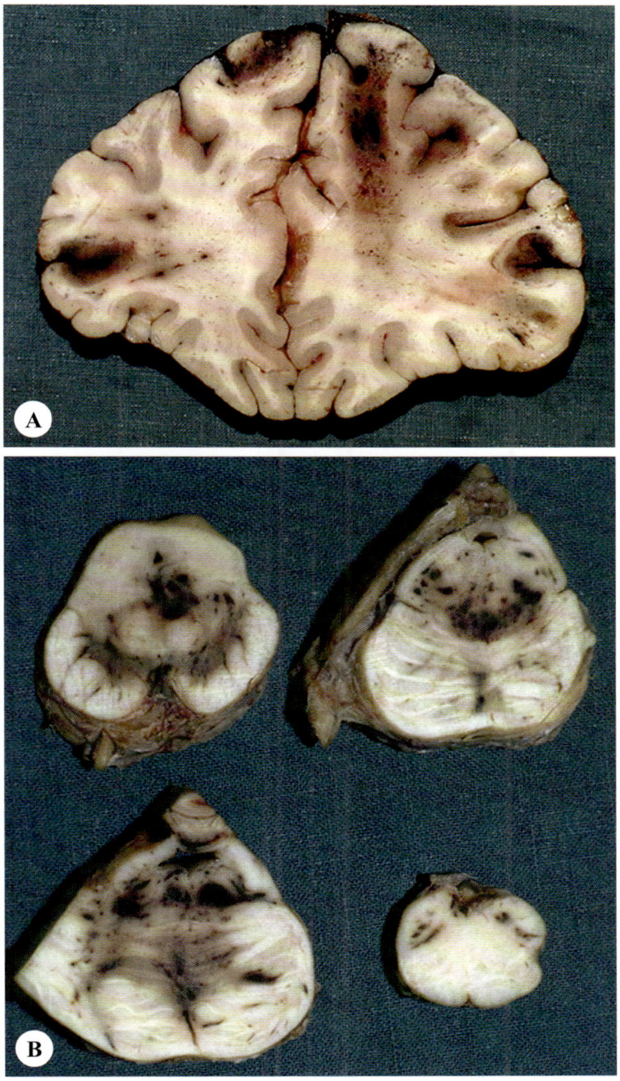

▲ 图 11–1　**交通事故伤者的脑中有广泛的血管损伤，伤者在事故后立即死亡**

A. 在半球切片的额叶旁出现滑动挫伤，位于邻近中线外，并且有许多瘀点性出血散在中央白质中；B. 脑干中的损伤分布典型于弥漫性轴索损伤，即在脑干的背部，如此广泛的损伤被认为与死亡率极高（经 Butterworth-Heinemann 许可转载，引自 Geddes and Graham 2004）

- 胼胝体的撕裂性损伤通常表现为出血、不对称性改变和位置下移，损伤可向脑中线的部位扩展并可累及透明隔和穹窿柱（图 11–2A）。
- 脑干背外侧的撕裂性损伤形态改变并不总是出血伴神经纤维空泡变和胞体肿胀变，这也符合这特定部位的病变特征。2 级和 3 级 dTAI 以肉眼可见的撕裂性组织改变为特征，被视为是更严重的 2 级和 3 级 dTAI（Adams 等，1986，1989a；Graham 等，2002；Geddes 和 Graham，2004）（图 11–3）。

- 在额叶和顶叶的副鼻区，剧烈的加速度作用在皮质下白质所产生的典型的线状或火焰状的单侧或双侧创伤性出血，称为“滑动性脑挫伤”（图 11–1A 和图 11–2B）。与真正的脑挫伤相比，该术语具有一定的误导性，因为这些“滑动性脑挫伤”并不涉及大脑皮质，而且并不是由冲击力引起。
- 令人惊讶的是，病理学文献常常忽略通常放射科医生诊断 dTAI 所依赖的大脑皮质与白质交界处的此类出血性改变。这种出血改变不应与皮质内出血相关联，因为后者可能只代表挫伤出血在白质内的延伸（图 11–4）。
- 原发性外伤性神经节出血，是与 dTAI 相关的撕裂性组织出血的另一个例子（见第 8 章）（图 11–2B）。
- 根据作者的经验，脑中线部位和脑室周围或室管膜下的出血，很可能与 dTAI 有关。室管膜下小静脉的剪切性损伤，可能是脑室内出血的一种来源。应该提醒检查者注意，要特别警惕是否有存在 dTAI 的可能性，因为有时并没有其他情况可以对此加以解释。脑内血肿或基底蛛网膜下腔出血的逆流，也可以导致脑室内出血，这时就需要进行鉴别诊断。室管膜下静脉血栓形成的证据，有时可以帮助脑室周围静脉剪切性损伤的识别。这种罕见的形态特征，即出现孤立存在、周围没有明显脑实质损伤的室管膜下静脉血栓形成，可能是双侧丘脑静脉性梗死的原因所在。

发生在鼻侧脑干和胼胝体等组织结构的撕裂性出血，有时很难或根本不能与继发性出血相鉴别。这些继发性出血的发生，往往与该部位脑组织的扭曲变形和压迫性占位效应有关。虽然典型的继发性 Duret 型脑疝出血通常发生于中脑和桥喙侧的中线部位，但这种出血有时可能会延伸到顶盖和被盖区，这就使得脑疝出血与原发性创伤性脑组织撕裂出血无法鉴别。活体神经影像学检查和 β-APP 染色方法，可能会在两者的鉴别中有所帮助。

在严重脑肿胀伴随“肿块效应”的医疗干预之前，需要对出血原因进行判定。当在胼胝体或背外侧或吻侧脑干发现离散、孤立性出血时，我们可以从解

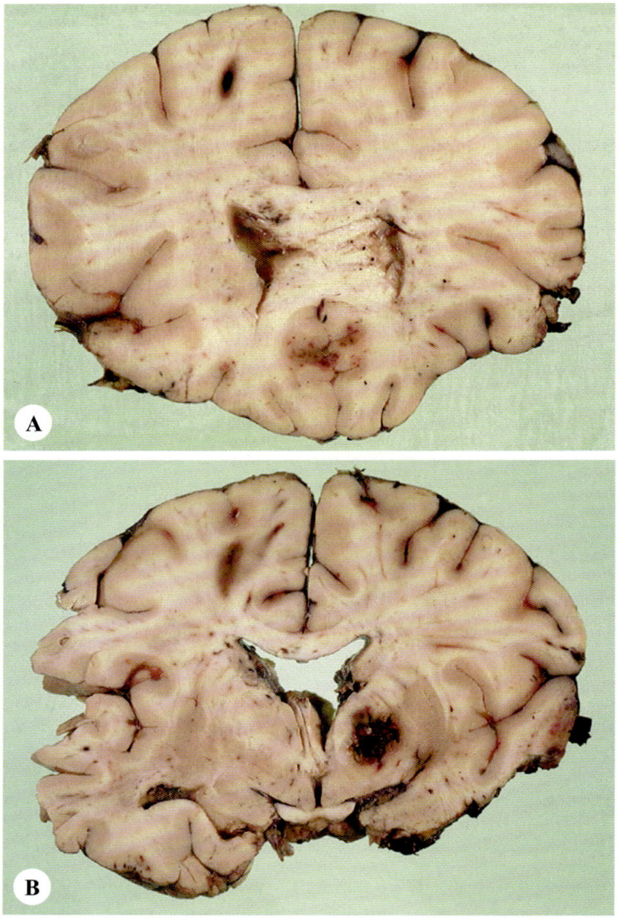

▲ 图 11–2　脑组织损伤形态学改变

在 A 和 B 脑片中有位于胼胝体的弥漫性轴索损伤的宏观形态学特征，两张脑片的白质中均呈现滑动性挫伤；在两个水平上海马纤维束都有损伤，还可见一处典型的灰质小灶性出血（为外伤性神经节出血），没有产生质量效应。该类伤者可能还会有脑干损伤的存在（经 Butterworth-Heinemann 许可转载，引自 Geddes and Graham 2004）

剖形态上对出血原因加以解释，从而也增加了真正的创伤性脑组织撕裂性出血的实质性证据权重。继发性脑疝出血通常是颅内压严重升高的终末性继发性改变，与周围任何轴索损伤无关。

五、脑组织样本采样方案

有一些 TAI 可能在大多数临床过程比较显著的外伤性颅脑损伤中持续存在，无论是否有可能获得组织学证实。死亡原因往往还取决于其他原发性和继发性创伤改变，特别是在急性创伤的后一阶段。因此，TAI 是否存在实际上可能也无足轻重。然而在医学法律工作中，这很少仅仅是病理学方面的问题。为了对他人提出的相关问题加以解释，相关的组织

学检查必不可少。这些问题的提出，有可能在法律诉讼相当一段时间后才会出现。至于 TAI，最常见的问题是伤者的存活时间和成伤方式。由于 TAI 的发生部位可能非常广泛，从而任何轴索损伤的诊断都必须基于脑组织的广泛系统性采样。

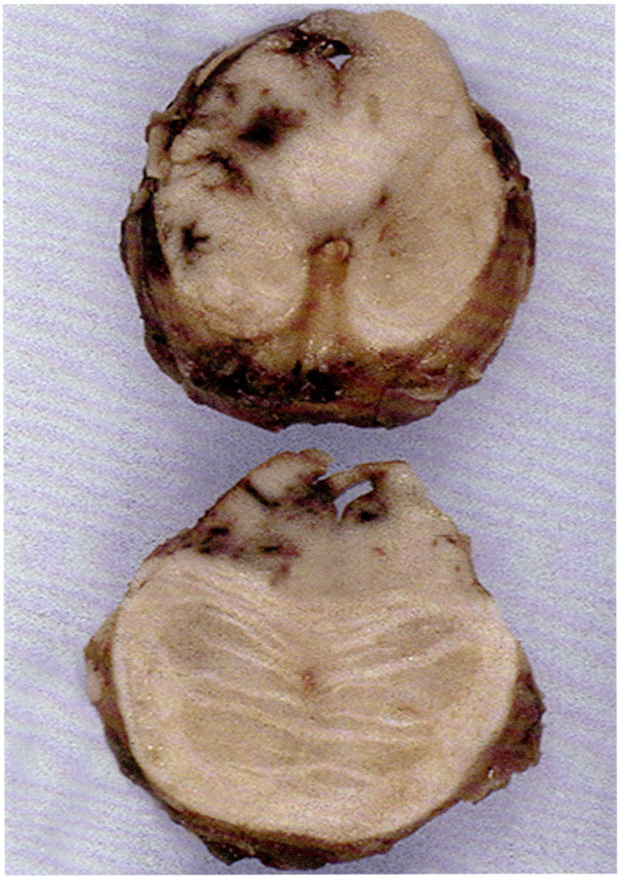

▲ 图 11-3　位于脑干背外侧的撕裂性损伤

弥漫性轴索损伤的形态特征，脑干背外侧象限有出血改变

与大多数其他类型的大脑形态学改变一样，大脑各个脑区的易感性不尽相同，若仅采取 1～2 个部位样本的脑组织检查，几乎并不能说明整个大脑的所有问题（Graham 等，2004）。在颅脑创伤中，颅脑的中线部位和中线旁结构特别容易出现 TAI。因此，矢状旁脑白质（如额前及额后的旁矢状白质）、胼胝体（前部、体部及压部）、内囊后肢和脑干上部（中脑包括小脑上柄）、脑桥上部（包括小脑中部），都必须作为脑组织的代表性脑区进行采样。

值得注意的是 TAI 在胼胝体后部更为突出，但在胼胝体压部检查到 TAI 并不能有效排除“存活时间足够长的那些患者发生了 dTAI”（Leclercq 等，2002）。取样方案还必须全面评估，同时结合与继发性缺氧缺血性损伤相关的病理改变情况一并考虑（包括脑疝形成相关损伤），因为两者都可能对 TAI 的识别和组织撕裂损伤改变发生混淆。本书第 5 章提供了一个脑部取样方案，涵盖了头部损伤时所有类型的弥漫性脑损伤情况。

六、如何识别弥漫性外伤性轴索损伤

免疫组织化学的应用，极大地促进了对人们对 TAI 的识别。首先，应用 β-APP 等蛋白质抗体检查方法，可以非常迅速地检测到伤后受损的轴索，无论其形成原因如何。该方法的采用，可以使 TAI 的识别远远早于其他的检查方法（如光学显微镜观察方法）。其次，应用 β-APP 免疫反应方法可以看到许多病因所致的轴索损伤，如严重的低血糖损害、一氧化碳中毒，以及多发性硬化症斑块形成、HIV 脑炎、脑型疟疾和 Binswanger 型白质损害等（Graham 等，

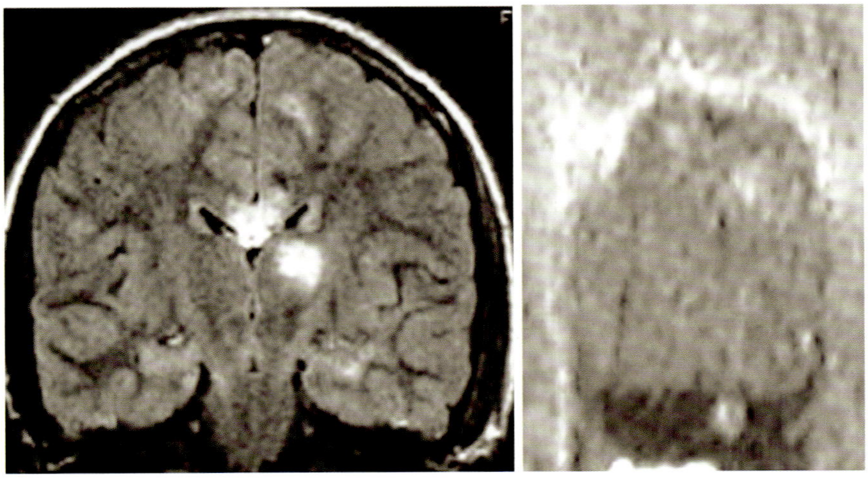

◀ 图 11-4　**MRI 图像证实了严重弥漫性创伤性轴索损伤的临床诊断**

图片显示了海马纤维束、深灰质、内囊后肢、皮质灰白质交界及前中脑内的损伤改变。将脑干的图像与图 11-3 进行比较（经 Arnold 许可转载，引自 Graham et al.2002）

2004）。就外伤而言，主要的鉴别诊断还是要识别那些由颅内压升高引起的缺氧缺血性轴索损伤。如果仅有单纯性的脑缺氧，其实并不会检测到轴索损伤的存在（Dolinak 等，2000）。

一旦出现颅内压升高，那些“穿过性血管”就容易受到压迫，从而导致其供血区域的脑组织发生缺血和梗死。脑水肿所致的血管损害性改变常见于颅脑外伤，在早期梗死灶周围特别容易出现轴索受损，导致抗 β-APP 呈阳性反应。

大多数致死性颅脑损伤者，其大脑在人死亡时都是肿胀的，因此创伤性和缺血性轴索损伤通常会在同一脑部同时存在。要想辨明究竟哪些改变是创伤性轴索损伤改变，哪些改变是缺血性轴索损伤改变，这将是一个巨大的挑战。即使同样的脑部解剖区域，也容易受到 TAI 与质量效应相关的血管损害的影响（图 11–5）。

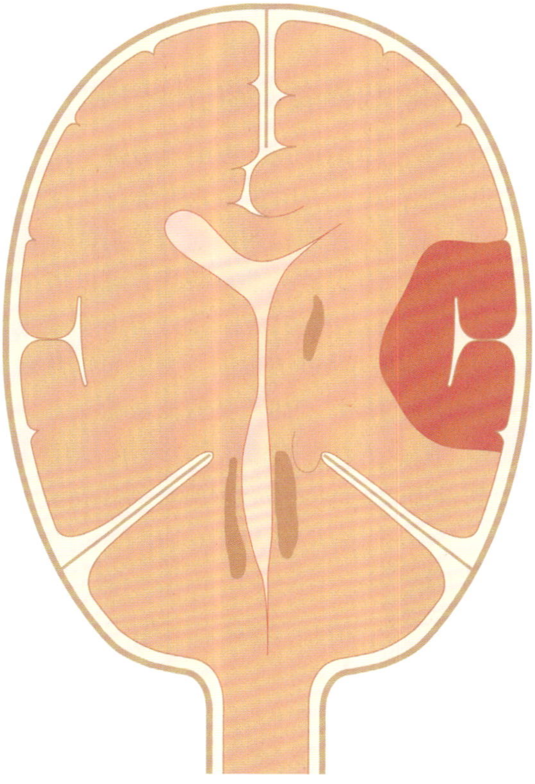

▲ 图 11–5 图示脑肿胀和脑位移对轴突的影响

Sylvian 撕裂血肿（以红色表示）导致受影响的大脑半球有明显的侧向和横向位移。阴影的灰色区域指示常见的 β-APP 免疫组织化学中，白质有潜在的缺血性损伤。要注意的是，这些部位与创伤性轴索损伤发生的部位可能会相同（经 Blackwell Publishing Ltd. 许可转载，引自 Geddes et al.2000）

一般来说，β-APP 的位置表达更倾向于血管结构，在脑桥底部尤其明显；而线性 β-APP 免疫反应性改变，特别是那些涉及脑中线和外围的线性 β-APP 免疫反应性，都更倾向于勾勒出早期脑缺血区域（图 11–6）。这些出血区域的神经元，通常会表现出强烈的细胞质嗜酸性改变或 β-APP 表达，这两者都能给人们增加“血管受损”的印象。需要强调的是，如果没有对人体细胞 β-APP 阳性进行系统研究，人们就只能假设那些急性神经元的应激反应“可能是缺氧缺血性反应，而不是创伤性反应”。

如果患者在伤后能够存活数天，那么就有可能识别出不同损伤时期的轴索损伤。尽管有证据表明血管和 TAI 两者在免疫组织化学的染色特征有所不同（Lambri 等，2001），但通常很难对它们加以区分。轴索损伤与颅内压升高性脑损伤及继发性缺氧缺血性脑损伤密切相关，当表现出轴索损伤的区域性分布时，则两者就相对容易区分。

轴索损伤的特征是轴索损伤区的形态不规则（有时被描述为锯齿状），呈现从增强的线状颗粒轴索染色特征到更明显的鳞状、线状和弯曲状形态改变，即脑缺血区域的形态改变。在出现超急性形态改变时，可见斑块增强的线状颗粒轴索染色与非染色区或较小染色区改变交替出现（后者通常包含中央微

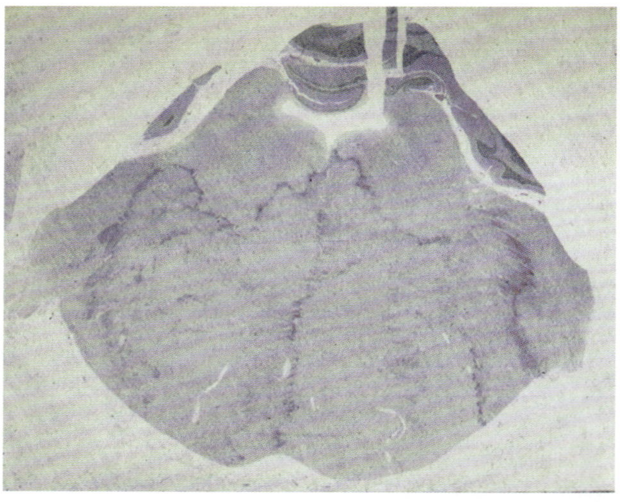

▲ 图 11–6 脑桥低倍视图。β-APP 免疫反应检查可发现早期脑桥缺血改变，伤者因严重颅脑损伤致颅内压升高而死亡

采用 β-APP 免疫组织化学染色，虽然色淡但可清晰地显示脑桥基底部的大面积区域。该染色不是创伤性轴索损伤的特征，而是由于脑肿胀和脑位移引起的早期缺血性损伤。该类免疫染色所呈现的形态学改变，通常提示脑干的中线和周边部位，这在没有颅脑损伤的伤者中可以观察到

血管），使受影响的脑白质呈现显著的斑驳状外观（图 11–7）。

血管性轴索损伤也被描述为“带有脏乱背景的颗粒状图案”。当 TAI 与血管性轴索损伤同时并存时，如果想非常自信地识别 TAI 可能就会成问题，特别是当有显著的颅内压升高时情况更是如此。TAI 被描述为“具有离散特征”的形状特征，轴索球染色浓密并具有“清洁”的染色背景。

轴索损伤似乎仅局限于显示特定方向的多种纤维束，这也归因于 TAI 的存在。一项关于各种非创伤性病变（包括缺氧缺血性脑损伤）的所有级别 dTAI 患者 β-APP 免疫组织化学比较性研究，发现了三种轴索损伤的染色形态。多灶性或弥漫性的染色特征是轴索肿胀，球泡结构散布在白质之中，在轻度 dTAI 中会表现出更加分散的布局特点，这在一氧化碳中毒和发生低血糖时也是如此。

在严重的 dTAI 中，多灶性弥漫性形态改变与更严重 dTAI 等级中受累轴索的高密度特征相关，通常在脑部的某些部位会显示出“群集”的特点。另外一种形态特点是呈现出不规则改变，病灶通常呈 Z 形轮廓，这被认为是“识别缺血边界”的特征性改变。这种形态改变往往是在创伤性和非创伤性情况下有颅内压升高的特征性改变，但绝不是孤立存在的形态特征。上述改变总是作为第三种形态改变的一部分而被人们所观察到，被描述为“弥漫性特征和血管性特征融为一体的混合性形态改变”。在 2 级和 3 级 dTAI 及心搏骤停后低氧缺血性脑损伤、癫痫持续状态和低血糖的病例中，均存在这种形态改变。在显示血管形态的病例资料中，一个比较常见的因素就是颅内压升高的证据（Graham 等，2004）。

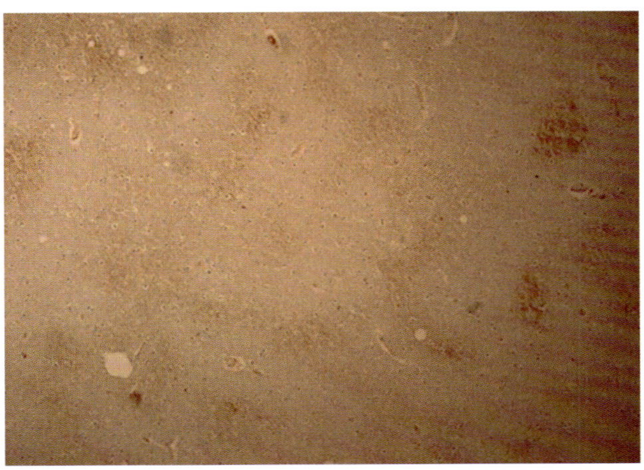

▲ 图 11–7　急性轴索损伤

图示急性出血性轴突损伤的形态特征，表现出有增强线性颗粒 β-APP 轴突免疫染色的地理斑块形成

坦然地说，对于上述两者的可靠性区分，往往是一项令人沮丧的做法。这是因为，结果的不确定性和缺乏一贯可靠的判别标准都会是重要的成因。最好的做法，就是通过将形态学改变和位置分布特征完美地结合起来，从而给出一个综合性判定。归根结底，适用于法医解释的所有描述都必不可少。因为当受到人们的质疑时，法医工作者至少可以对此进行答疑。所幸的是，轴索损伤的描述通常与损伤结果并没有关系。关于缺血引起血管轴索性病理改变（vascular axonal pathology，VAI）的时间演变信息，目前很少知晓甚至缺如。至今，还未见到任何正式的研究报告。

在某些情况下，VAI 可以在 TAI 变得比较明显之前被检测到，即在不到 35min 的时间被检见。根据作者的经验，与超急性血管轴索损伤相一致的某些形态特征（其特点是以位置性斑块增强的线状颗粒轴所染色为特点），可能会在伤后 30min 之内表现出来，而且这种变化甚至可能在持续的最佳复苏期间出现或发展，尽管后者被证明并不太可能。

最后有必要提醒读者，不要将偶尔在脑白质微血管周围发现的那些颗状嗜酸性粒细胞的球样轮廓，误认为是轴索损伤的证据。因为这些结构的特点是缺乏 β-APP 或神经纤维化免疫活性做支撑的，并且这些颗粒状嗜酸性粒细胞是嗜银性的。这些细胞似乎都存在于血管周围间隙，而不是沿轴索走行（Geddes 等，2000）。

七、外伤性轴索损伤的演变过程

神经病理学研究和动物学研究结果都清楚地表明，轴索损伤始于受伤时，并在随后的数小时、数天、数周和数月中继续变化发展（Povlisshock，1993；Geddes 等，1997，2000；Gennarelli，1997；Maxwell 等，1997；Gennarelli 等，1998；Graham 等，2002）。这些研究还证实，在头部受伤时横断的轴索数目很少，轴索损伤主要是轴索膜和底层的细胞骨架的损伤。

轴索损伤的程度还取决于轴索所受到的应变类型的不同而不同，但在大多数情况下都会导致轴索转运功能的快速中断。轴索损伤的免疫组织化学检测，就充分利用了这一点。通过使用针对蛋白质的抗体，以非常少的数量沿着轴索进行运输，然后在运输受阻处发生蓄积。β-APP 就是这样的一种分子，这在司法诊断实践中已经得到了常规应用。许多研究者进行了系统的研究，结果提示通常在受伤后 1～2h 内就可以检测到 β-APP 的存在（Geddes 等，1997；Maxwell 等，1997；Reichard 等，2005；Wilkinson 等，1999）（图 11–8）。

在成人身上，轴索损伤在形态和细胞反应等方面的时间演变已经得到了很好的描述（Geddes 等，1997；Graham 等，2002）。必须强调的是，相关出版物中所给出的时间过程只是一个大概的时间过程，其实并没有考虑到损伤时间的长短或轴索体积的大小等因素。有迹象表明，不同大小的轴索可能会以不同的速率发生反应，二次轴索断裂有时可能还会继续发生在伤后的最初 24h 内，这一事实可能会使情况变得更加混乱（Maxwell 等，2003；Stone 等，2004）。

仅仅由于这个原因，关于"测量轴索球可以显示损伤时间"的这个建议（Wilkinson 等，1999），被证明"不太可靠"（Leclercq 等，2002）。那些超急性或极早期轴索损伤的 β-APP 免疫染色，其染色质量会有所不同。

有必要指出，原发性和继发性轴索断裂在其发展过程中，普遍存在着被低估的差异。后者涉及弥漫性创伤性损伤，而前者涉及原发性创伤损伤，包括立即或近乎立即出现的轴索断裂（如由于撞击到大脑镰的游离边缘而在胼胝体内发生的轴索断裂）。

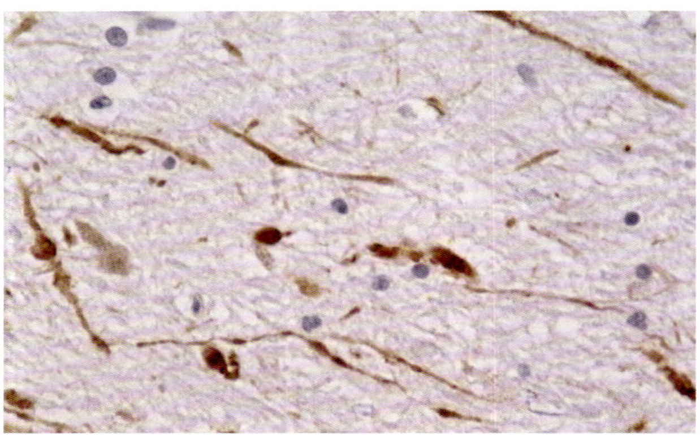

▲ 图 11–8　轴索损伤的免疫组织化学检测

受伤后 1～2h 内，受损的轴索可以通过 β-APP 免疫染色方法被检测出来。轴索肿胀并不完全形成，很难在用 HE 染色中发现（经 Butterworth Heinemann 许可转载，引自 Geddes and Graham 2004）

在这种情况下，轴索球泡的出现速度可能会非常快，不到 1h 即可被检测到。这一点适用于 HE 染色、银染染色及 β-APP 免疫染色的方法进行检测（Anderson 和 Opeskin，1998）。

此外，似乎还有一些更罕见的情况，即轴索的断裂发生在机体瞬时间或近乎瞬时死亡时（如斩首时脊髓被横行切断）。在这种情况下，在机体发生死亡的短暂瞬间，轴索功能仍然在持续性转运，这就有可能使 β-APP 免疫染色结果受到影响，即使轴索呈现"断裂"或"聚集"的状态。因此，在这种情况下所显示出来的"轴索球泡"或"线状结构"，不应被认为是有较长生存时间的依据。

- Hortobágyi 等（2007）利用 β-APP 免疫染色，证实 TAI 在成人大脑中至少存在时间为 35min，主要表现为有小的球体状和颗粒状结构存在，偶尔也会呈现细而短的细丝状改变。
- 一项关于道路交通事故造成致命性儿童头部损伤的观察研究，记录了一名 3 月龄婴儿和一名 2 岁男孩的轴索受损情况。在短时间内，他们的内囊、丘脑和脑干的受损轴索呈 APP 阳性反应。这两例交通事故伤者的死亡时间均有详细的记录，3 月龄的婴儿存活时间为 35min，2 岁男孩的存活时间为 45min（Gorrie 等，2002）。
- 根据研究者的经验，在涉及外伤性脑损伤的情况下，年幼小儿的大脑可能不一定会显示出轴索损伤的证据，不论是创伤性脑损伤或血管性脑损伤都是一样。严重的继发性缺氧缺血性脑损伤，会使轴索损伤的情况进一步复杂。据推测，上述这种现象不仅反映了这些年幼患者的轴索发育不够成熟，而且也反映出轴索功能转运机制的惊人速度，从而妨碍了人们对继发性轴索断裂的发现。同样令人惊讶的是，在极少数的成人头部受伤案例中也没有出现轴索损伤的情况。因此，无论是对于哪个年龄组，当在对生存期很短这一情况的解释时，都应特别加以谨慎。
- 在头部受伤后轴索会发生一系列的改变，这些改变会随着伤后时间的不同而有所不同。
- 一般来说，头部损伤后 12～18h，β-APP 免疫染色所显示的受损轴索会因持续从神经细胞体运输而来的物质堆积而出现体积上的增大。在这个阶段，轴索会发生肿胀或出现球茎状外观，通过采用常规的 HE 染色方法或银染色方法就可以被检查到。

- 头部损伤 18～24h，许多上述肿胀的轴索会与它们的远端部分发生分离，即出现轴索的二次断离，并且这种轴索损伤是不可逆的。

- 头部损伤后如果能存活 7 天，这时 β-APP 染色可以发现轴索球茎开始变得不再均匀，同时开始出现褪色改变，直到它们不再具有免疫活性（尽管这时一些接近轴索球茎的轴索结构也还保持着对 β-APP 的强阳性反应）（图 11–9）（Geddes 等，1997）。如果许多轴索球茎均未被抗 β-APP 染色而附近的轴索仍呈阳性反应，那么则可以肯定地说，伤者的受伤过程至少发生在死亡前的 1 周时间内。受损的轴索球茎形态，可以进一步呈现为染色区域的不规则或轮廓的不规则，有时还会呈锯齿状改变。

- β-APP 免疫阳性的 TAI，一般很少会持续超过 6 个月的时间，然后会逐渐表现为颗粒状碎片呈散在性分布（Geddes 等，1997）。类似的颗粒碎片在伤后的早期阶段（即伤后 1～2 个月）有时可在巨噬细胞的体内被检见，呈现颗粒碎片状或细小团块状。

- 根据作者经验，在严重头部外伤致使伤者处于植物人状态的几年时间内，有时可能会出现一种比较少见的散在的轴索球茎状改变，其特点是轴索轮廓不规则和 APP 免疫染色不均匀。

β-APP 免疫染色法，已经作为 TAI 研究的常规诊断工具得到了广泛的应用。其他蛋白的针对性抗体（作为创伤性脑损伤的生物标志物），也开始引起了人们极大的关注。因为 β-APP 免疫染色这一方法并不能有效地显示出轴索的损伤（它似乎只能识别部分潜在性的损伤性轴索），而其他蛋白的针对性抗体或许比 β-APP 免疫染色方法能更早发现 TAI。

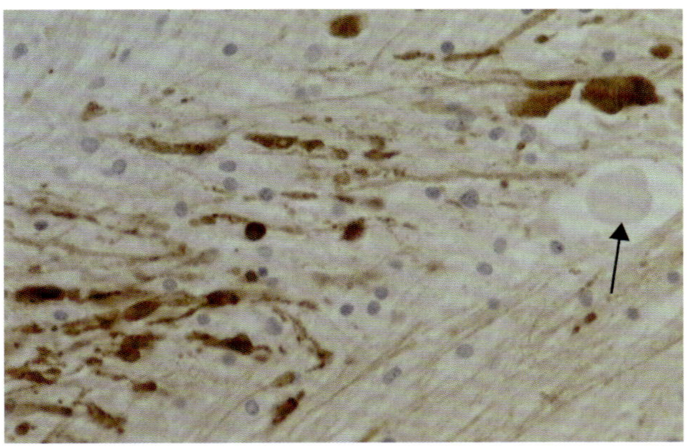

▲ 图 11–9 轴索损伤的免疫组织化学检测

伤后约 5 天开始，在 β-APP 的免疫反应可以显示轴索肿胀或"球茎"逐渐消退改变，尽管受损的轴索仍然表现出强烈的免疫性表达

本图来自于一名存活了 10 天的男子内囊组织病理学高倍镜观察，图片显示有一个较大的球茎呈负性 APP 表达（箭），而相邻的受损轴索仍然有正常的着染

SNTF 免疫染色法显示，α-Ⅱ谱的一个蛋白水解片段可以显示那些未被 β-APP 检测到的那些已经发生了退行性变的轴索亚群。通过 RMO-14 和 NF-68 免疫方法，可以检测到 SNTF 免疫法和 β-APP 免疫法所不能检测到的阳性结果（独立单独存在），这提示轴索损伤会有多种不同的表现形式。

用这样一些特殊的标记物来对受损的轴索加以标识，可能会有助于识别未被 β-APP 免疫染色显示出来的有明显损伤的轴索（如在轴索运转功能严重受损的情况下）。轴索运转功能的全面障碍并伴有钙介导的蛋白水解，可能会导致用 β-APP 方法仍检测不到快速崩解的轴索。这种情况的存在可以对一些情况的发生做出解释，如为什么上述这些病例会有令人惊讶的缺乏 β-APP 免疫染色的情况发生（Johnson 等，2016）。

集束素（载脂蛋白 J），是一种补体抑制剂。在创伤性脑损伤发生后不到 30min，就可能显示出轴索的改变。随着伤者生存时间的不断延长，轴索受累的强度也会随之增加（可达 24h），之后其受累强度则在损伤后的几周内逐渐减弱（Troakes 等，2017）。有证据表明，在一次创伤性脑损伤发生后，炎症的发生和脑白质退化可能会持续数年的时间。在创伤性脑损伤发生后的若干年，轴索球泡和线状改变会持续性存在。这一事实并不令人意外，而恰恰相反，这是一个持续性的轴索慢性损伤的过程（Johnson 等，2013）。

小胶质细胞活化，是轴索损伤改变的另一个典型特征。CD68 抗体可以很好地识别那些活化的小胶质细胞（PG-M1 表位比 KP1 更能对活化的小胶质细胞加以识别），后者是大脑损伤反应的重要特征。对于伤后存活数天以上的病例，常规 CD68 染色是非常有帮助的。Iba-1 免疫染色，可以用来显示小胶质细胞对轴索损伤的反应，但其缺点是不能同时对静息的小胶质细胞群和被激活的小胶质细胞群加以显示。

- 头部损伤后，小胶质细胞数量的增加起初是微不足道的，也是不太恒定的。一般在伤后约 48h，可以检测到脑白质内的小胶质细胞呈非特异性增生。当然，为了确定这一事实就需要增加一些需要进行进一步检查的脑组织块，而且还需要非常熟悉非创伤性大脑中正常存在的小胶质细胞的正常密度。

- 在伤后 5 天左右，小胶质细胞可能会在轴索球的周围聚集（Geddes 等，1997）。
- 在伤后 10 天左右，小胶质细胞开始在受损轴索的周围呈簇状或结节状聚集，这在 CD68 免疫组织化学方面可以得到很好的证实。
- 伤后 14 天左右，小胶质结节（即成簇的小胶质细胞团）可能会以一种高密度存在的形式被检见。
- 在轴索肿胀消失后，小胶质结节仍然会存在很长的时间。在开始受到损伤后的几个月，人们仍然可以看到分散在脑白质中的小胶质结节，图 11–10 中标示出了轴索损伤的部位（图 11–10）。如果伤者在近期受伤后很快死亡（或因任何其他原因死亡），当在其头部发现有散在分布的小胶质结节存在于脑白质中，那么我们则不能认为这些小胶质结节就是先前创伤性脑损伤的结果。即使确实有外伤史（可能也确实如此），小胶质细胞的聚集也会在多种情况下发生，如在有严重全身性缺氧缺血性损伤（图 11–11）和病毒性脑炎时。常规的神经病理学检查，孤立的小胶质结节很常见，应该被予以忽略。然而在没有其他病史的情况下，分散在脑白质中的小胶质结节形成就可能与先前的头部损伤情形相符合。

随着大脑中央白质的退化，继发性长束变性也随即开始。继发性长束变性一般发生在受伤后的几个月内，在脑干的下行束中明显可见，特别是在皮质脊髓束中尤为常见。显示长束变性的传统神经病理学方法，是通过 Marchi 技术来证明髓鞘分解产物的存在。CD68（PG-M1）免疫组织学方法的检测时间一般要更快一些，并且作用也会更好，因为它可显示泡沫巨噬细胞参与轴索变性的情况，这在解剖学上局限于脑干下行束（图 11–12）。

对于伤后长期存活者的丘脑和海马进行组织学检查，可能有助于确定头部损伤后发生持续性植物人状态的原因，即是否由 dTAI 或是缺氧缺血性脑损伤所致，还是由上述这些因素共同作用引起。在重度缺氧缺血性脑损伤中，海马的 CA1 和 CA4 及丘脑的前核和背内侧核最有可能发生损伤，主要表现为神经细胞的缺失伴神经胶质细胞的增生。在 dTAI 的发生中，侧腹核特别容易受累（Adams 等，1990，2000；Graham 等，2005）。

八、外伤性轴索损伤中容易混淆的问题

- 将 TAI 与其他轴索损伤进行发生原因的比较

如果仅仅依赖于 TAI 的存在（无论是单灶性、多灶性还是弥漫性 TAI）来判断患者的生存时间，那么对于 TAI 的可靠识别就必不可少。应当注意的是在对于 TAI 检查的同时，还需要排除血管性轴索损伤的情况。如果想要对两者做出可靠的鉴别，就应

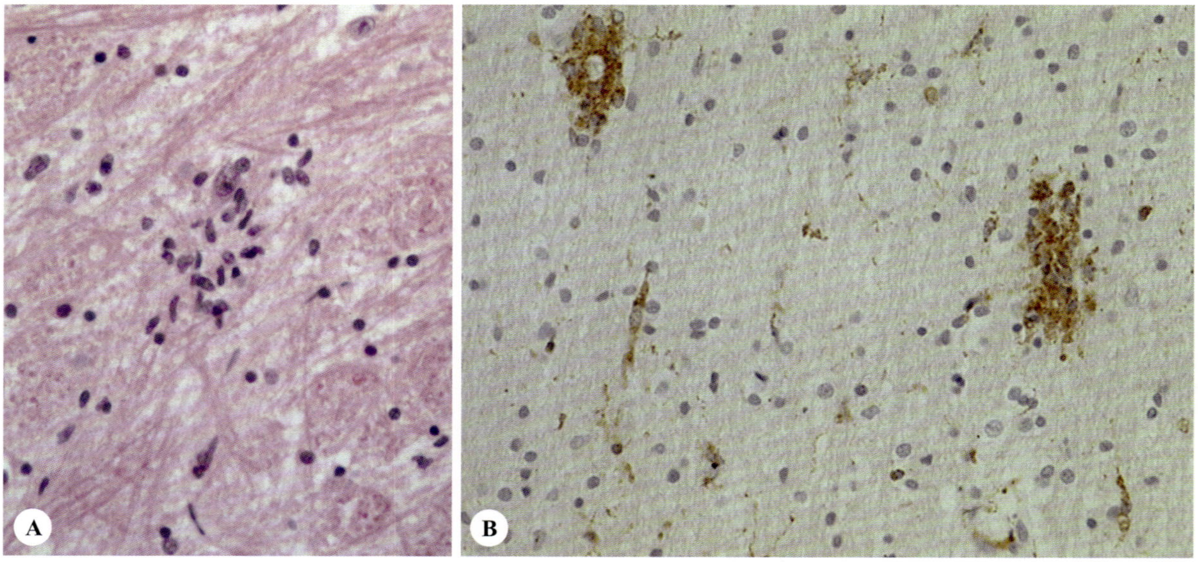

▲ 图 11–10　存活了 5 个月的伤者具有弥漫性轴索损伤，切片中可见脑组织有脑内胶质细胞聚集

在该类患者的大脑半球白质中，可以观察到以下改变。A. 通过 HE 染色可以观察到在延髓中有少量神经胶质细胞聚集；B. 上述特征通过免疫组织化学检测更容易被显示出来（抗 CD68/PG-M1 染色）

该像前文详述的那样，求助于 TAI 微观改变的观察。当有 VAI 以外条件的存在时，有可能会使法医病理学家的解释变得混乱。许多人的头部损伤，其发生可能有着长期酗酒和滥用药物的参与，有证据表明其轴索损伤可能与脑组织受损和脑萎缩有关。

那些遭受其他非自然原因死亡的人，也可能曾遭受过头部的外伤。对于老年人来说，他们可能正遭受着神经退行性变所带来的影响。在这种情况下，

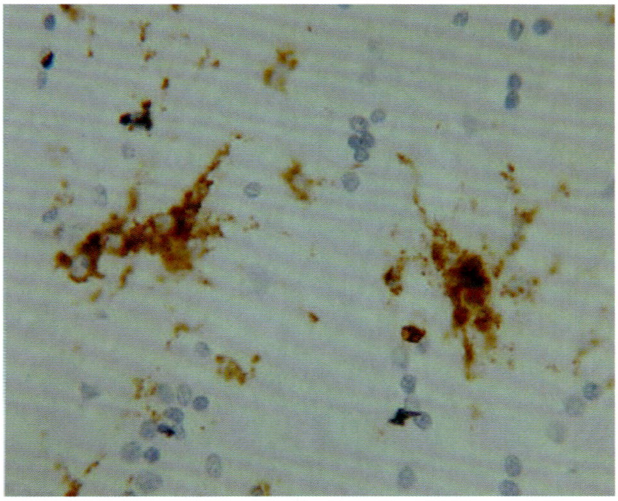

▲ 图 11-11　胶质细胞聚集并非脑损伤的特异性改变

大脑中有散在分布的小胶质细胞聚集，这并不是特异性创伤改变。这张照片来自一个之前没有头部损伤史，但在几个月前的一次全身缺氧事件后出现严重残疾伤者的半球白质

那些稀疏孤立的轴索螺纹线、颗粒改变和球泡的发现，可能只能反映较轻级别的轴索损伤。当没有发现脑肿胀及其大脑缺氧缺血性损伤的证据，或者没有发现小胶质细胞活化的证据（包括小胶质细胞的聚集性改变），那么已知或是那些所谓的“头部损伤”的确定可能就会因此而受到影响。在这种情况下，采取非常谨慎的做法是非常必要的。

• 损伤方式、受力水平与相关临床疗效

损伤方式、受力水平及相关临床疗效，其等级为 2 级和 3 级 dTAI 的信息往往会成为这些问题的识别提供可靠的帮助。人们开始认识到，这两种情况都构成了形成严重原发性创伤性脑损伤的基础条件。这一解释，在有从很高的地方高坠和道路交通事故存在等情况下，得到了普遍的认可和可靠的支持。人们认识到，那些根据肉眼检查发现有明显胼胝体或脑干组织撕裂性出血的伤者，应被视为是两个等级中较差的那个等级。这两种级别的 dTAI 形成条件，需要头部在水平面或冠状面（或两者兼有）时有一个非常大的角加速度或减速度的作用。

根据作者的经验，从站立的位置被拳击中而发生跌倒时（随后在地上没有再被脚踢或踩击），可以没有确定性的胼胝体和脑干颅底部撕裂与出血的存在。不过在几次严重的跌倒后，偶尔也会出现类似的出血。在 2 级和 3 级 dTAI 患者中，似乎还没有什么办法可以来证实患者在受到损伤之后有一段意识完全清醒的时段。这个 dTAI 属性（特别是严重的

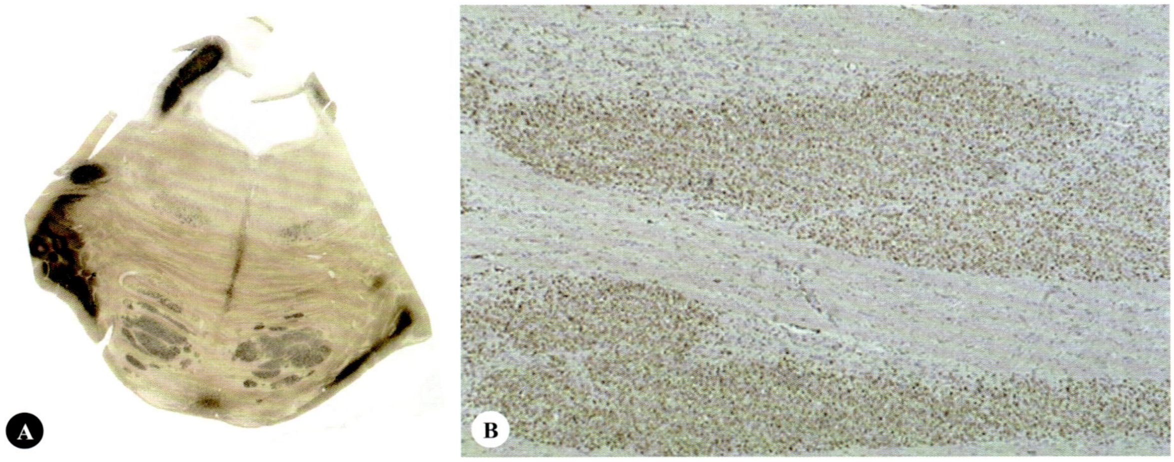

▲ 图 11-12　存活了 5 个月的具有弥漫性轴索损伤的伤者，其长束具有退行性变化

A. 通过马奇染色技术清晰地显示脊髓背侧束的崩解改变，以及中间束崩解改变。这里值得注意的是，小脑蚓部出现的较深染色是此类制片中经常见到的伪影。B. 脑干前部取样的组织块行免疫组化检查 CD68（PG-M1）。免疫组织化学反应可以显示脊髓背侧束形态学改变

3 级 dTAI）使受害者立即出现完全性意识丧失，这一点具有一定的法医学意义。

那些头部连续受伤且被可靠的目击证人作证时，暴力行为使其立即失去意识并随后发生持续性昏迷，这时我们就应当把造成立即深度昏迷及随后持续昏迷的暴力行为，视为是导致 3 级 dTAI 的罪魁祸首，因为它的发生与机械性外力作用及相应临床症状的发生有高度的相似性。如前所述，1 级 dTAI 更有问题，因为它似乎包容了非常广泛的致伤作用和临床不适反应。

至于更具“历史性”的 1 级 dTAI，基于其高密度的轴索损伤特征（广泛分布于前脑和后脑白质区域），更有条件对外力大小和临床反应加以预测，但这只能在患者存活时间够长、轴索损伤比较明显的情况下才能够奏效。如果已知伤后存活时间不到 2h，那么轴索损伤的改变就可能不太明显。如果没有任何深度昏迷史，也没有其他可以解释的脑组织撕裂性出血（除了胼胝体或吻侧脑干有撕裂性出血），那么就需要谨慎考虑成伤原因、因果关系和相关症状等问题了。

此前有人提出，从站立高度跌落时所涉及的生物力学条件可能不足以导致 dTAI 的发生，用以暗示伤者可能还受到了其他形式的伤害，如一拳重击后突然又沉重地摔倒在地（或脚踢踩击）。这种观点其实是站不住脚的，因为在 β-APP 免疫染色广泛应用之前，早期的经验更强调需要有严重的 dTAI 存在。

九、颅颈交界处脑干损伤

那些可以造成颈部过屈的运动，都会造成脑干的直接损伤，其中最严重的是颅颈交界处脑干损伤，特别是脑桥延髓交界处脑干横断性损伤（Keane，1978；Gennarelli 等，1981；Simpson 等，1989；Ezzat 等，1995）。脑桥延髓交界处完全性脑干撕裂伤，是比较罕见的。当尸体解剖时使用了不适当的暴力，那么在移除脑组织时很容易造成脑桥延髓交界处的脑组织断裂，这时应将此与生前的脑桥延髓交界处脑干损伤相鉴别。

尽管脑桥延髓交界处完全性横断伤会立即致命，但仍有部分患者在伤后得以存活的报道（Pilz 等，1982；Pilz，1983）。如果真有这样的案例存在，那么就需要通过伤者该部位的损伤出血改变，来确证该部位的损伤是真实存在的。要特别注意的是，即使在立即发生死亡的情况下，我们也是可以检查到脑桥延髓交界部位的损伤改变的。

以颅颈交界处为中心的轻微应力，有可能会导致该区域神经轴的损伤，有时可能仅在组织学上检测得到，即局部 TAI 的形成。这是一种与头部加速引起广泛性轴索损伤完全不同的一种现象，它也可能会发生在完全没有轴索损伤的其他大脑部位。这种损伤可能会延展到脑干的下部（这里的长束特别脆弱），即位于脑桥下部和髓质上部的皮质脊髓束。

据报告，所有年龄组的病例均会出现长束损伤的情况。下部脑干的损伤性病变在严重程度上会有很大的差异，因此有可能需要对脑干的不同部位进行不同层面的检测。也就是说，不同的病例其病理损伤的严重程度会差别很大（图 11–13）。据推定，婴幼儿脑部多会受到损伤或震荡，而成人颈部一般多发生高位颈椎脱位或颈部过伸所致损伤（Lindenberg 和 Freytag，1970；Hardman，1979；Riggs 和 Schochet，1995；Geddes 等，2000，2001）。

致谢

非常感谢 Jennian Geddes 对本章撰写所做出的重要贡献。

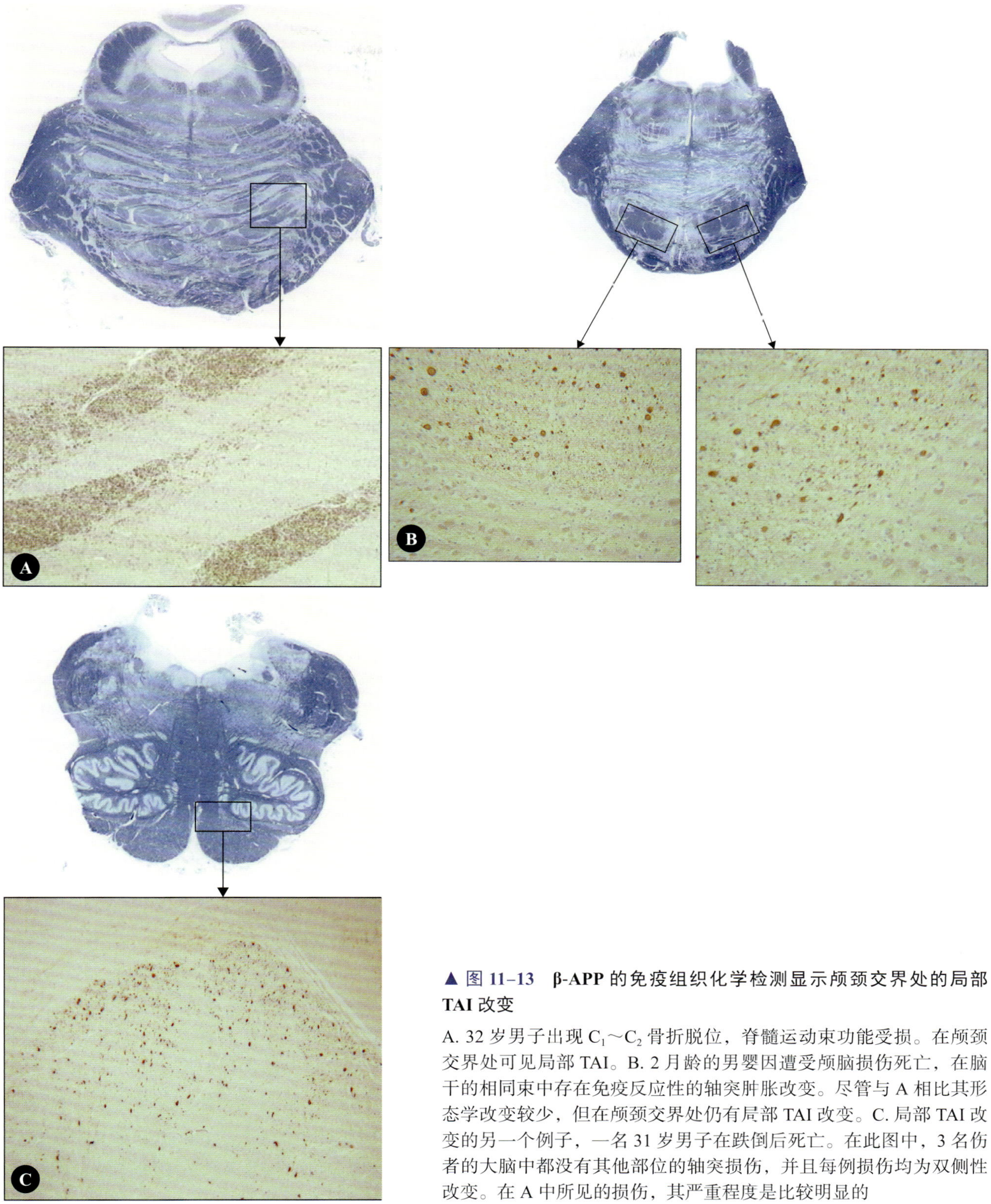

▲ 图 11–13　β-APP 的免疫组织化学检测显示颅颈交界处的局部 TAI 改变

A. 32 岁男子出现 C_1～C_2 骨折脱位，脊髓运动束功能受损。在颅颈交界处可见局部 TAI。B. 2 月龄的男婴因遭受颅脑损伤死亡，在脑干的相同束中存在免疫反应性的轴突肿胀改变。尽管与 A 相比其形态学改变较少，但在颅颈交界处仍有局部 TAI 改变。C. 局部 TAI 改变的另一个例子，一名 31 岁男子在跌倒后死亡。在此图中，3 名伤者的大脑中都没有其他部位的轴突损伤，并且每例损伤均为双侧性改变。在 A 中所见的损伤，其严重程度是比较明显的

第12章

脑肿胀及脑疝形成

Brain swelling, raised intracranial pressure and hypoxia-related brain injury

Daniel du Plessis 著

脑肿胀、颅内压增高及脑疝形成，对外伤性颅脑损伤所致死亡的发生有着重要的影响。

一、脑肿胀概念

脑肿胀是指脑组织体积的膨胀，可以表现为脑重量的增加（基于正常脑重量基数）和脑轮廓的增大（反映大脑的膨胀情况）。当脑肿胀严重时还可以出现脑组织的扭曲和位移，即脑疝的形成。脑肿胀可由多种病理生理机制形成，与法医神经病理学实践最密切相关的是脑水肿和充血性脑肿胀。脑水肿又可分为细胞毒性脑水肿、血管源性脑水肿、液体静力性脑水肿和间质性脑水肿共四种类型。

（一）脑水肿的种类

脑水肿有多种病理生理表现形式，其中最常见并与本章最密切相关的是细胞毒性脑水肿和血管源性脑水肿。

1. 细胞毒性脑水肿 细胞毒性脑水肿指的是细胞内的水分异常增多，它通常与细胞外空间的减少和血脑屏障（blood-brain barrier，BBB）的破坏有关（Klatzo，1967）。导致细胞毒性脑水肿最常见的促成条件，包括能量的耗竭（如当机体存在缺氧缺血的情况时）。

2. 血管源性脑水肿 如果导致细胞毒性脑水肿的时间持续够长，那么血管源性脑水肿就会随之发生（Bullock 等，1994），这也与血脑屏障的破坏有关。由于神经元在能量的需求方面要求甚高，故细胞毒性脑水肿的发生往往优先发生于神经元所在的脑组织灰质部分。当只有细胞毒性脑水肿存在而没有血管源性脑水肿存在时，那么脑肿胀就不会发生，因为血管源性脑水肿会导致水分从细胞外间隙重新转移到细胞内。当细胞毒性脑水肿和血管源性脑水肿同时出现时，就会导致脑肿胀的发生。

血管源性脑水肿是脑水肿发生的较常见形式，其中包括了血脑屏障的破坏和血管通透性的增加。血管源性脑水肿，被视为是一些脑内病变（如脑肿瘤、脑脓肿和脑出血）的周围伴随改变（Kalaria 等，2015）。与细胞毒性脑水肿相比，血管源性脑水肿往往可以导致脑白质内的水分大量积聚，这相对于灰质来讲是不成比例的。脑的缺氧缺血状态会促使水分外渗，从而导致血管源性脑水肿的出现。导致血管源性脑水肿发生的其他生理性因素，包括高血压、高碳酸血症和血管扩张药的使用等（Atkinson 等，1998）。

3. 液体静力性脑水肿 液体静力性脑水肿的发生，是由血管床内的血管压力升高引起。正是由于血管内压力的不断增高，导致了那些缺乏蛋白质的液体在细胞外间隙不断发生积聚。液体静力性脑水肿的发生，常见于严重高血压或是在静脉血流阻力突然增大时。

4. 间质性脑水肿 间质性脑水肿，指的是由急性阻塞性脑积水导致的脑室周围白质区的含液量增加。

（二）充血性脑肿胀

在某些情况下，大脑血管或软脑膜血管的血容量会有所增加，从而引起血管的充血，最终导致严重的脑组织肿胀和脑重量增加，这就是充血性脑肿胀。充血性脑肿胀的产生，是由血液从血液循环动脉端流入脑内血管的血液量有所增加导致的。例如，当发生高血压危象或大脑调节功能失调时，就可以有充血性脑肿胀的发生。充血性脑肿胀的产生，还可以是某些阻碍脑部血液输出的原因导致了静脉性脑肿胀的发生，使得脑血管呈现一种被动的脑血管充血改变。

充血性脑肿胀的发生过程非常迅速，情形比较严重。当大脑自身调节功能丧失时，充血性脑肿胀可以非常迅速地发生，严重时可危及生命。此时脑内血容量的增加，似乎主要发生在毛细血管和毛细血管后床。当加速型或减速型损伤刺激了脑干，也可以使脑血流量（cerebral blood flow，CBF）增加，但不会增加脑的代谢。这种效应机制有时可能会延迟发生，这与原发性脑损伤的严重程度无关，而是更多地依赖于创伤机制本身。脑组织损伤还可以通过释放化学介质到脑脊液中，导致与 CBF 调节有关的脑干区域受到刺激，进而导致血管的突然扩张和脑血流量的增加。外伤可能还会对脑血管产生直接的影响，从而造成脑血管张力的变化。这些血管并没有失去自我调节，而只是有了一个新的静息状态，并对二氧化碳水平保持反应。

充血性脑肿胀的发生主要是由脑内血容量的增加所导致，这要么是脑血容量的真正增加，但也可能是颅内血液从脑膜血管重新分布到脑内血管。对于严重的充血性脑肿胀，流体静力性水肿也可能参与到它的形成，由于较高的血管压力迫使水分从血管壁进入脑组织中。随着时间的不断延长，充血性脑肿胀会变得愈加严重。一旦出现血脑屏障功能破坏，那么血管源性脑水肿就会随之发生。

（三）脑肿胀的尸体检验

脑肿胀主要是指脑体积的膨胀，主要表现为脑的重量比正常基数有所增加，以及脑的大小和形状（外部和内部）发生改变。关于脑的重量，在本书第 5 章中提供了正常儿童及成人的脑重量。

1. 脑重量　脑重量作为脑肿胀的替代性测量指标，它的评估还需要考虑被检者的年龄、性别、身高和体重等多种因素。在医学实践中，除非脑重量有显著升高并超出正常预期范围，否则高于平均脑重量的情况并不一定提示有脑肿胀的发生。

2. 肉眼检查　随着神经影像学的不断发展，它也为显著脑肿胀和颅内压剧增提供了最客观的证据。不论是对所述病例的原始尸检照片进行审查，还是对脑组织进行切脑检查，这些工作最好由病理学家来完成，这有助于观察和了解“紧张”的脑组织及覆盖于大脑表面的硬脑膜，同时也有助于在尸检移除大脑时解决技术上的困难，解决包括脑干结构向下移位导致上部颈髓受损的解剖技术等问题。

脑肿胀出现时大脑会表现出脑回变平和脑沟闭塞的情况（图 12–1）。由于颅腔内的空间有限，除脑回及脑沟的上述改变以外其他颅内的凹窝结构（如基底池）可能也会变得不太明显，脑室也会因受压而变小。随着更加严重的脑肿胀不断发生，颅腔内还会出现脑组织位移和脑疝形成等情况。婴儿在颅骨骨缝融合之前，可能会看不到上述的典型相应改变。

在没有明显脑疝形成的情况下，中脑和下丘脑的急性侧向位移可能是致命的（Miller-Fisher，1995）。当存在脑组织的质量效应不对称时，Monro 孔的闭塞可导致对侧的脑室扩大。在极端的情况下，颞叶的改变可能还会引起第三脑室的位移，同时由于同侧大脑侧裂的压力产生而损害大脑中动脉。

脑部的内部检查，可以发现有脑室受压的情况。脑的内部解剖学标志不仅可用于保证各部脑组织的取材部位准确，还可以显示有无颅内脑部结构的位移情况，如通过第三脑室底面后部的位置检查，可以显示有无低于小脑幕切迹水平的第三脑室尾侧位移，有无乳头体尖端低于 Greenhall 线 5mm 及其上面的脑部结构位移。

二、常见脑疝种类

这里对常见脑疝进行阐述，包括对大脑镰下疝、小脑幕切迹疝、双侧下行性小脑幕切迹疝、枕骨大孔疝、小脑幕切迹上疝、颅外疝、反常性脑疝和环钻综合征等分别进行阐述。

（一）大脑镰下疝

由于一侧大脑半球的占位性效应导致脑体积增

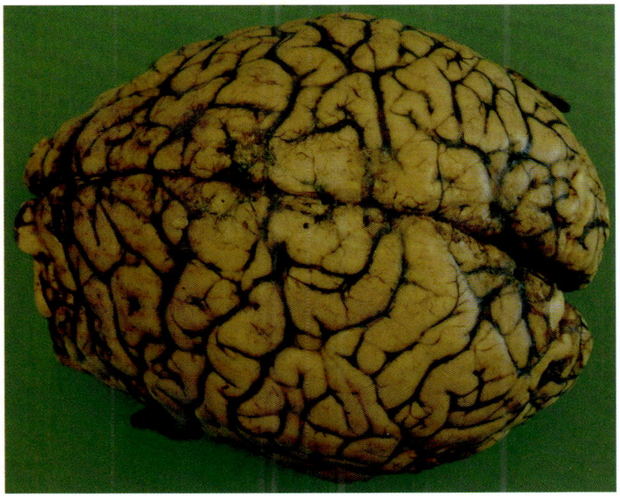

▲ 图 12–1　严重脑水肿表现为脑回变平和脑沟闭塞

大，增高的颅内压使得同侧的扣带回被挤压而突出于大脑镰之下，从而导致大脑镰下疝的形成（图 12–2）。由于胼胝体周围的动脉受到压迫，就可能导致大脑皮质发生梗死性变化。当大脑镰下疝形成时，会在与大脑镰接触之处产生一个楔形的脑梗死区（主要位于大脑额叶或顶叶区），这是因为大脑镰后部的相应脑组织受到压迫之故。有时在大脑镰对应胼胝体的背侧中线后部区域，还会发生微撕裂改变。如果患者能够幸存，那么就可能会在其存活期间留下脑胶质瘢痕。

（二）小脑幕切迹下疝

小脑幕切迹下疝又称小脑幕裂孔疝、小脑天幕疝、海马沟回疝或颞叶沟回疝。当颅腔内发生幕上占位性改变时，就可以导致同侧颞叶的海马沟回被挤到小脑幕切迹（或称小脑幕裂孔）而形成脑疝（图 12–3）。我们可以通过脑疝形成的机制，得到脑疝的名称。比如说，由于该脑疝是通过小脑幕的幕状结构形成的，故它又被称为小脑幕切迹下疝、小脑幕裂孔疝或小脑天幕疝；由于是病损侧的颞叶海马沟回被挤到小脑幕切迹，故该疝又被称为海马沟回疝、颞叶沟回疝或颞叶海马沟回疝。

由于占位性改变的对侧大脑脚被压迫在小脑幕游离缘，这就导致受压脑组织产生继发性损伤，这时可伴有或不伴有大脑脚的背侧及邻近部位出血。当同侧的小脑幕压迫到小脑组织，可能会导致身体对侧出现肢体无力，这是产生严重不对称性小脑幕切迹疝的一个常见特征。动眼神经受压可引起同侧瞳孔一过性缩小，继之散大固定，同时视力出现障碍。大脑后动脉受压，引起同侧枕叶距状裂的脑组织出血性梗死。

当脉络膜前动脉受压，可引起苍白球的内侧部、内囊部和视束区发生梗死。如前所述，一种不太常见的继发改变就是由大脑后动脉受压所致，导致包括海马在内的颞叶后下部发生梗死，也会导致枕叶皮质的内侧和下侧甚至丘脑部发生梗死，产生一种典型的出血性改变（图 12–4）。小脑的梗死，可能是由小脑上动脉（superior cerebellar artery，SCA）受压引起。这类脑梗死通常发生在占位性改变的同侧，当然也可能双侧同时发生。

（三）双侧下行性小脑幕切迹疝

双侧下行性小脑幕切迹疝又称小脑幕中心疝，比较少见。它是由幕上严重的占位效应导致双侧颞叶疝入小脑幕切迹而形成的脑疝，结果导致中脑向下位移，最终导致第三脑室向后下方位移。当出现明显颅内压增高时，会形成累及双侧海马旁回的圆形疝。海马旁回位于枕叶和颞叶下方的内侧，也是

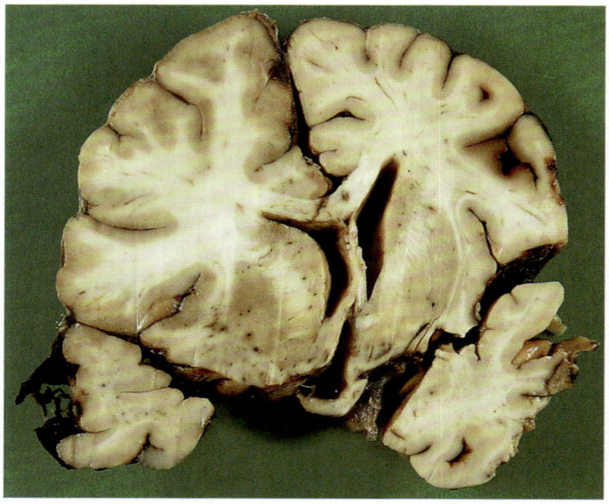

▲ 图 12–2　严重脑水肿导致脑中线由左向右明显移位

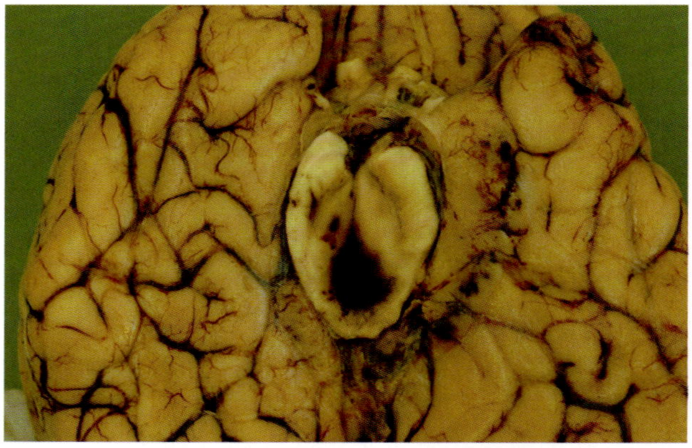

▲ 图 12–3　从脑底观察可见左侧颞叶沟回疝形成

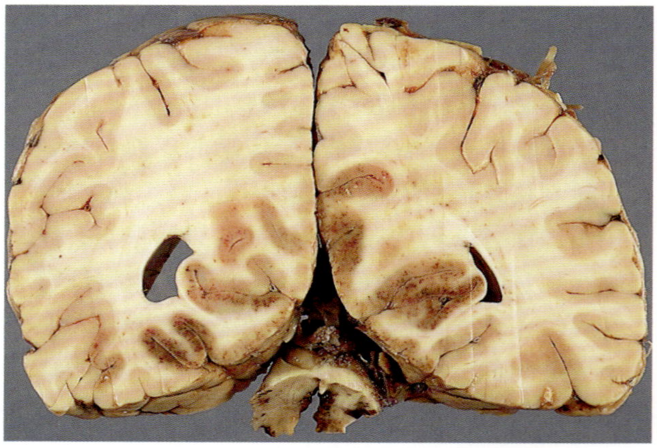

▲ 图 12–4　大脑后动脉受压导致海马及颞叶后下部发生脑梗死

海马周围的灰质层，是海马发挥功能的重要结构。由于颞叶内侧的海马钩回在小脑幕切迹疝时向下移位，可使小脑幕切迹内的中脑等结构受到压迫。

由于疝的后部较为突出，它可能会使正中板（盖板）的部位受到压迫。伴随着间脑因“脑疝下推力作用”，从而导致相关结构扭曲变形和相邻结构位移，导致乳状体和垂体前叶出现梗死。在较为严重的病例中，脑干的上部也可出现继发性梗死和出血，以中脑的被盖部、脑桥的基底部及脑桥的背侧部近中线处更为明显。

在上脑干的背外侧部可以较多出现偏心性出血，这种出血需要与弥漫性外伤性轴索损伤所致的原发性创伤脑撕裂性出血相鉴别（见第 11 章）。这种出血可进一步延伸至第四脑室底部和大脑脚。随着基底动脉穿行支被不断被拉伸和逐渐变窄，可能还会引起脑干的梗死和出血（Hassler，1967）。如果明显升高的颅内压突然降低，就会导致先前缺血的脑干发生充血性改变，这就增加了脑干发生梗死和出血的风险（Klintworth，1966）。

（四）枕骨大孔疝

枕骨大孔疝的形成过程，指的是小脑扁桃体通过枕骨大孔处向下发生位移。当小脑扁桃体发生位移时，就会导致小脑扁桃体的部分结构紧紧包裹住脑干的下部，形成一个漏斗状或倒锥形外观。因此，枕骨大孔疝又被称为小脑扁桃体疝、小脑扁桃体下疝或小脑圆锥疝，它们之间互为同义词。

如果小脑扁桃体在枕骨大孔处受到严重的持续性压迫，那么小脑扁桃体就会发生梗死（图 12-5），局部可伴有或不伴有出血性改变。坏死的小脑扁桃体组织碎片可发生脱落并在颈髓周围的蛛网膜下腔内循环。严重的小脑扁桃体疝形成，可进一步引起小脑下后动脉的分支血管发生闭塞。当有出血性脉络膜丛在延髓出口孔处存在或发生脱垂，那么就可以反映出有小脑扁桃体疝的发生。

（五）小脑幕切迹上疝

小脑幕切迹上疝又称反向小脑幕疝，指的是由于颅后窝占位性改变引起小脑蚓部通过小脑幕切迹向上疝出而形成的脑疝。小脑幕切迹上疝的产生原因，主要包括小脑肿瘤、小脑出血或其他小脑占位性改变，以及颅后窝硬膜下出血或硬膜外出血。小脑幕切迹上疝的形成，可以导致小脑上动脉供血区域发生出血性梗死。

（六）颅外疝

颅外疝是一种严重的神经外科紧急情况，它指的是脑组织通过颅骨的缺损或异常开放的部位突出到颅外。脑外疝形成时，颅腔内脑组织可以从任何的颅脑薄弱之处向外膨出，形成脑外疝。这些颅脑薄弱之处可以是创伤性的，也可以是手术性的。例如，小面积的脑组织可以通过颅骨的手术钻孔向外疝出（见第 5 章，图 5-7），而大面积的脑组织则可以通过颅骨去骨瓣减压术的手术部位向外疝出（图 12-6）。

（七）反常性脑疝

反常性脑疝（paradoxical herniation，PH）是颅骨去骨瓣减压术术后的一种罕见的、具有潜在性生命威胁的并发症。当部分颅骨被手术切除之后，由于颅外大气压力高于颅内压，其结果导致大脑发生凹陷性改变，甚至导致反常性脑疝的形成（Fields 等，

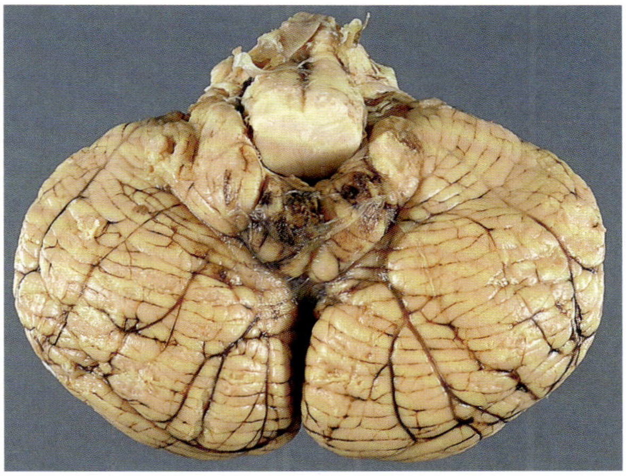

▲ 图 12-5　小脑扁桃体疝形成

小脑扁桃体疝在枕骨大孔处持续性受压导致小脑扁桃体出血性坏死改变

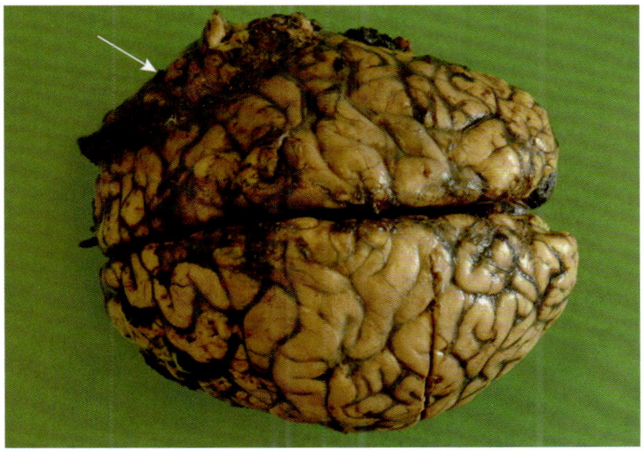

▲ 图 12-6　颅外疝

即脑组织通过颅骨缺损处向颅外疝出（箭）

2006）。反常性脑疝的产生还可以用一些词语进行描述，例如，“皮瓣下沉综合征”或“脑凹陷改变”，这些都是一类同义词。

Monro-Kellie 学说，定义了构成颅内压的颅内容积，即脑组织、血液和脑脊液这三者之间的生理关系。该学说认为，这些密切关系的产生是在一个封闭的系统之中完成的。在正常情况下，脑脊液漏现象可以很快通过颅内静脉容量的增加而迅速代偿，从而维持大脑的正常生理功能。

当这个封闭系统“开放”于大气压时，Monro-Kellie 学说就不再适用。脑脊液的减少会导致维持脑部漂浮或支撑作用的功能严重受损，这时就会导致反常性脑疝的发生。在颅骨切除术后，颅腔内和大气之间会产生一个暂时性或永久性的负压梯度，这时即使没有颅内压的升高，也可能会导致脑疝的形成。

当进行脑脊液引流术时，如进行脑室腹腔分流术（VP 分流术）[1]或腰椎穿刺引流术时，一般会增加形成反常性脑疝的风险（Marquez-Romero 等，2010；Jung 等，2012）。不仅如此，此时颅骨切除减压术的其他并发症也会相继产生（Stiver，2009）。

在完成颅骨切除减压术后的早期，典型特征是原有脑挫裂伤进一步扩大，出现新发的硬膜下出血或硬膜外出血，或者是有脑外疝的形成。也就是说，在大脑半球减压的一侧往往会出现新的硬膜下出血或硬膜外出血，甚至会有脑外疝形成。

（八）环钻综合征

环钻综合征也称为皮瓣塌陷综合征。一般情况下，在颅骨去骨瓣减压术的术后第 1 周内，患者往往会出现脑脊液循环紊乱的现象，通常表现为硬膜下积液的形成。在颅骨去骨瓣减压术的后期阶段，患者可能会重新出现认知障碍、精神障碍或心理缺陷。长期而言，患者还会出现持续性植物人状态，甚至可能会向着颅骨切除减压术最坏的结局发展。

三、脑肿胀的组织学特征

脑肿胀的组织学特征，包括脑实质变薄、苍白、肿胀或脑组织空泡形成（图 12–7）。在脑白质肿胀的同时，呈串珠状改变的髓鞘纤维往往呈散在性分布，尤其在血管周围更为明显。通过免疫组织化学检查可以证实，富含蛋白质的液体成分占据了较大的细胞外间隙。关于这些液体成分的位置分布，可以利用白蛋白抗体和免疫球蛋白抗体进行检测。

一般来说，约在脑肿胀发生 1 天后星形胶质细胞开始出现肿胀改变，随后还会出现神经胶质的增生性改变。如果脑肿胀改变持续存在，那么就会出现巨噬细胞浸润现象，神经髓鞘也随之发生破裂。少突胶质细胞的数目可能会有所减少，而白质内还会有小的囊性腔隙形成。如果扣带回、海马旁回和胼胝体后背脑中线等易发生脑疝的部位出现瘢痕性病灶，这就提示病理学家应该注意伤者以往可能曾有颅内压明显升高的情况。

在进行脑肿胀的显微镜检查时，应该注意以下事项。

- 首先，关于脑肿胀的解释问题。在医疗法律实践中，脑部的某些不甚严重的“肿胀性改变”其实是一种常见的形态学改变，产生这种形态改变的病理生理机制尚不清楚，可能与血管内血流量增加有关。有学者认为，发生这种情况的条件包括了“窒息死亡”的发生及其他脑充血时间漫长的情况。在组织学检查方面，我们可以检见脑血管充血伴血管周围出血的形态学特征（图 12–8）。虽然这些形态学改变也可以出现在婴儿或成人窒息死亡时，但切记不应将这些改变作为判断窒息死亡的特征性改变。
- 其次，关于脑疝的解释问题。特别重要的是，

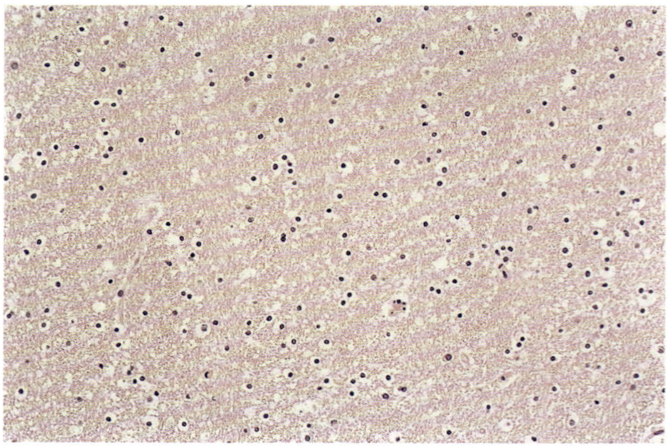

▲ 图 12–7　脑肿胀的组织学改变

镜下脑组织学改变在脑白质中特别明显，表现为脑组织肿胀或脑细胞空泡形成

[1] 译者注：脑室腹腔分流术是一种神经外科常用的手术方式，主要用于治疗脑积水，特别是梗阻性脑积水。脑室腹腔分流术的作用，主要有减少并发症、保护神经功能、缓解颅内压增高、改善脑脊液循环和预防脑疝形成等

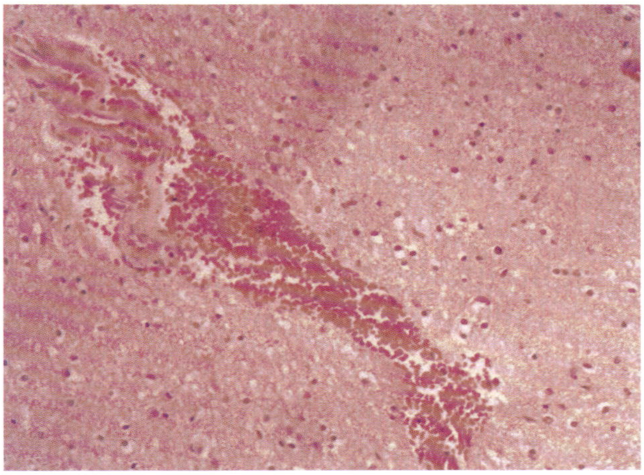

▲ 图 12-8 脑肿胀时可见血管充血及血管周围点状出血

不要将小脑扁桃体突出现象当成颅内有占位性改变的可靠证据。众所周知，当人呼吸正常和血压正常时，小脑扁桃体也可以在枕骨大孔的内侧出现轻微的上升和下降活动。因此，当在尸检时看到有小脑扁桃体突出改变但尚缺乏与严重脑肿胀相一致的其他特征性改变，我们不应当考虑有颅内压升高的情况。在医学实践中，这种情况并不罕见。当存在有小脑扁桃体突出的改变时，应进一步考虑是否存在小脑扁桃体 Chiari 1 型畸形的可能。在没有出现脑部病理学改变的情况下，我们在对此进行解释时要格外加以小心（Shapiro 等，1988）。

四、脑肿胀产生机制

最初人们认为，充血性脑肿胀是导致创伤后脑肿胀的主要原因，而脑水肿在其中的作用则微乎其微。目前已经证实，脑水肿才是导致创伤性脑肿胀的主要原因，并且严重的创伤性脑肿胀与脑血流的增加是成比例关系的。血管源性脑水肿，在创伤性脑损伤的最初数小时内发生作用。在创伤性脑肿胀发生后的 4～6h，其血脑屏障的通透性达到了最大峰值，此后血脑屏障的通透性会发生不同程度的改变。从颅脑损伤 7 天后开始，只有那些结构较小的分子才有可能不同差异地通过血脑屏障。脑肿胀的发生在脑外伤后的 2～3 天最为严重，此时伤者的颅内压通常也达到了最大峰值。

有学者认为，血脑屏障最初的短暂性开放与短暂性血管源性脑水肿的发生有关。随着更多的脑细胞出现功能失调和细胞死亡，由细胞毒性脑损伤引起的细胞毒性脑水肿就逐渐取代了最初的血管源性脑水肿。虽然脑肿胀的时间进展相对缓慢，但其发生的范围却比较广泛（Barzó 等，1997；Bullock 等，1994；Cernak 等，2004）。在实验环境中，在闭合性头部损伤 30min 后就可以发生脑肿胀。伴随发生的短暂性轻微脑皮质水肿，可能与脑缺血的发生有一定关系（Tornheim 和 McLaurin，1981）。

在创伤后的 30min 内，可以出现脑血管扩张，同时也可以导致引起血流量增加的高血症产生（Bruce 等，1981；Yoshino 等，1985）。在创伤后检测到脑肿胀的存在，这并不意味着伤者的存活时间较长。应该强调的是，在伤者存活期很短的情况下，脑肿胀的发生主要基于血管扩张所致的充血性脑肿胀，而不是基于血管源性脑水肿（Byard 等，2009，2012；Byard 和 Fink，2013）。

当心搏骤停后，如果要由缺氧缺血性损伤引起明显的脑肿胀改变，那么就需要相当的一段时间。那些在院外发生过心搏骤停的幸存者，在其自主性血液循环恢复后的 20min 之内，CT 成像可能会显示出其脑沟消失的改变（Inamasu 等，2010）。

在心搏骤停的早期，弥漫性脑水肿的发生通常与神经病理学改变有关，当然也与预后有一定关系。心搏骤停诱发出现的脑水肿，其病理生理机制可能是多因素的，它与 AQP4 的血管周围池有着重要关系。AQP4 很可能是脑水肿形成的水内流限速因子。

有案例报告表明，在没有任何非创伤性原因存在的情况下，当个体在数秒钟内发生瞬间或近乎瞬间的死亡，该个体一定存在着严重的脑肿胀改变（Byard 和 Fink，2013）。那些致死性头部损伤的离体脑组织，为我们提供了生物力学研究的基础条件。在这种情况下，脑肿胀和脑实质微出血改变就具有了一定的法医学价值，因为它似乎可以提供这样一个重要的信息，即“受检者在受伤当时仍然是存活的”（Z'ivkovic 等，2020）。

有学者通过对希尔斯堡体育场灾难死者进行神经病理学检查，完成了一系列回顾性调查。研究结果表明，在发生静脉性淤阻的情况下仍然可能在很大程度上有助于“窒息死亡”的脑部肿胀观察，这时会出现脑静脉回流受阻情况。研究结果还表明，由于患者的存活时间太短，可能无法引起明显的脑水肿改变。这不仅解释了在静态或动态“压迫性窒息”所起的作用，同时也对在绞刑中所起的作用进行了阐述。

快速发生的严重脑肿胀（恶性脑肿胀）虽然在儿童中比较常见（Graham 等，1989），但也可发生在任何年龄组。由于缺乏可用于置换的脑脊液，儿童组可能更容易出现弥漫性脑肿胀的 CT 表现。在儿童中，除非有严重的原发性损伤或继发性损害，否则弥漫性脑肿胀可能会具有一种相对良性的过程（Lang 等，1994）。有关年龄和性别等因素，可能也与头部损伤后脑肿胀的严重程度有关（Farin 等，2003）。

众所周知，头部受伤后神经系统的变化非常迅速，该变化可能会在伤后数分钟内就已经发生，当然也会有延迟发生的情况（Bruce，1984）。多数病例的病程是良性的（Snoek 等，1984），这种情况一般会在创伤相对轻微的患者中存在。

最近有报道称，迟发性脑水肿的发生与CACNA-1A 基因相关的家族性偏头痛综合征有关（Kors 等，2001），也与实验条件下的载脂蛋白 E 缺乏症有关（Lynch 等，2002）。迟发性脑水肿的病理表现仅为弥漫性脑肿胀，几乎没有脑损伤的迹象。在许多此类病例中，其弥漫性脑肿胀的发生可能与血管充血和高血症有关，而不是真正的脑水肿（Bruce 等，1981；Sakas 等，1997）。儿童病理性颅内压升高，其特征可能与成人有所不同。有学者发现，当儿童头部创伤发生时，其脑底部的容积与颅内压之间呈显著相关。

五、与脑缺氧和脑灌注受损有关的脑损伤

（一）缺氧性脑损伤

神经元结构的完整及其正常功能的发挥，高度依赖于充足的大脑血液灌注。大脑血液灌注不仅可以维持向细胞输送足够的氧气和葡萄糖，而且还可以去除神经毒性代谢产物，如乳酸等（Miyamoto 和 Auer，2000）。机体缺血缺氧，是指在血液或组织中氧气供应减少或脑氧气含量减少。各种类型的机体缺血缺氧，在表 12-1 中已经列出。机体缺血，是指血液停止向机体组织流动。“缺血”这个术语，通常用于表示维持正常组织功能所需的供血量不足（Kalaria 等，2015）。

单纯的机体缺氧但能维持充足的脑血流灌注，并不会产生在光镜下明显可辨的病理学改变，故不推荐“缺氧性脑损伤”这一提法。“病理学”这个术语，是通过将低氧与其他不良的病理生理状态相结合而引入的（最常见的是与缺血相结合），但也可以与其他代谢应激（如低血糖）或潜在性代谢紊乱（如线粒体疾病）相结合。如果缺氧与组织损伤伴存，那么则应根据缺氧的原因及缺氧所在的位置来具体确定脑组织损伤是否存在。在这个方面，人们通常使用“缺氧缺血性脑损伤”这一术语，它与“停滞性脑缺氧”互为同义词。也就是说，急性神经元损伤是由缺血伴随缺氧而引起的，缺血阻止了机体对神经毒性代谢物的清除，从而导致了组织 pH 下降（Siesjö，1992），而远不止是由缺氧引起的组织学改变。

（二）局灶性脑缺血和脑梗死

在颅外动脉和颅内动脉等大血管发生的血栓性血管闭塞，通常与动脉粥样硬化斑块的形成及其血管管腔狭窄程度有关。当动脉管腔狭窄超过 90%，就足以导致脑梗死的发生（Kalaria 等，2015）。大多

表 12-1　机体缺血缺氧分类

缺氧种类	病理生理学	临床示例	大脑结构变化
低氧	肺泡中氧气张力降低导致低氧血症和脑缺氧	急性：肺水肿 慢性：间质性肺疾病	大脑结构无改变
贫血	由血红蛋白水平降低或由血红蛋白分子上的氧结合位点的竞争性结合引起低氧血症	一氧化碳中毒	如果不伴随缺血则无大脑结构改变
组织毒性	由于细胞内代谢途径的中毒反应导致神经元无法利用氧气	氰化物中毒	如果不伴随缺血则无大脑结构改变
停滞性（与低灌注缺血有关）	由于心输出量减少或局部血流灌注减少导致脑部血流中断	心输出量减少：心搏骤停 局部灌注中断：血栓栓塞性梗死	神经元坏死，如果该状况持续存在则导致脑组织不同程度梗死

数脑梗死的发生，都是由于血栓栓塞事件所造成（占60%～80%），这可能源于动脉－动脉栓塞或心源性脑卒中的发生。颈总动脉分叉处是动脉血栓形成的最常见部位，也是动脉栓塞的重要来源。

动脉血栓形成及动脉管腔严重狭窄，可以导致通过动脉的血流量减少。血栓形成部位通常为纤维蛋白依赖的“红色”血栓；而“白色”的血小板纤维蛋白血栓，则较多形成于血流较快的血管斑块上。大多数心源性血栓栓塞，可使大脑中动脉发生阻塞。在法医实践中，我们还可能会遇到各种更为罕见的其他栓塞类型，如脂肪栓塞、空气栓塞、纤维软骨栓塞及异物栓塞等。

1. 脂肪栓塞　当含有脂肪组织的人体部位受到损伤，那么该部位的脂肪组织就可能被释放到血液循环中并形成脂肪栓塞，这类损伤包括骨折、烧伤、皮下深层软组织创伤或内脏损伤等。脂肪栓塞发生后，神经系统和呼吸系统的症状通常会在伤后12～72h 出现。

肉眼观，脂肪栓塞发生后，脑白质有广泛性血管周围点状出血（图 12–9），偶尔会伴有血管周围微梗死的发生。脂肪栓塞的脂肪成分，用特殊染色（脂肪染色，如髓磷脂染色）最能加以证明。可以对脑组织进行冰冻切片检查，以确认有无脂肪栓塞的发生（Kamenar 和 Burger，1980）（图 12–10）。尽管脑白质似乎更容易发生脂肪栓塞，但脂肪球可能更普遍存在于脑灰质血管中。

2. 空气栓塞　空气栓塞的发生可能与深海潜水员的减压病有关（Caisson 病），或与心脏手术有关。空气栓塞发生后，在脊髓（Palmer 等，1987）和大脑中均可检见微小梗死灶的存在。

3. 纤维软骨栓塞　纤维软骨栓塞被认为是轻微创伤后发生脑梗死的一个原因（Toro-Gonzalez 等，1993），它的存在与肺栓塞的发生几乎没有相关性。

4. 异物栓塞　当霰弹枪弹丸穿透颅外的动脉，可能会导致异物栓塞及脑梗死的发生（Dada 等，1993）。用于骨科脊柱手术的材料（如丙烯酸和其他物质）也可能会在体内发生静脉迁移，从而导致肺栓塞乃至脑动脉栓塞的发生。

5. 脑动脉栓塞　可在卵圆孔未闭的情况下发生。这是一种特殊形式的动脉栓塞，又被称为“反向动脉栓塞”（Scroop 等，2002）。

6. 全脑缺血　当具有一段时间的脑血流停止（如在心搏骤停期间），那么全脑发生缺血性改变是毋庸置疑的。在某些脑血流受损的情况下（如出现低血压或颅内压升高时），这种全脑缺血的状态是可逆的。

（三）心搏骤停性脑损伤

当发生心搏骤停时，流向大脑的血液随着血液循环的迅速停止而骤然减少。重要的是必须记住，与心搏骤停相关的形态学改变往往需要在成功复苏之后才会被发现，一般需要存活时间达数小时之后。当脑血流停止的时间持续 5～10min，就会造成不可逆的脑损害。然而，采用肉眼检查的方法对脑损伤加以识别，往往需要患者存活 36～48h 的时间。

心搏骤停性脑损伤，可以表现为脑皮质的变色改变（早期层状坏死），这特别容易发生在顶叶和枕叶的皮质层，或者发生在脑回的深处。一般在心搏骤停 4～10h 后，可以出现弥漫性神经元缺血性损伤，最初表现为“选择性易损改变”。“选择性易损改变”

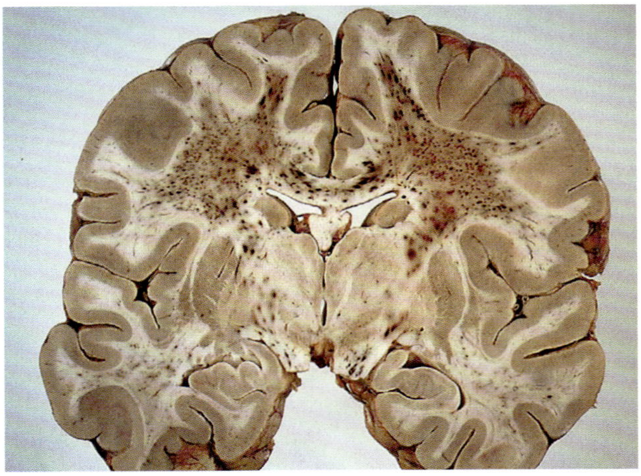

▲ 图 12–9　脑组织广泛性点状出血，由脂肪栓塞引起

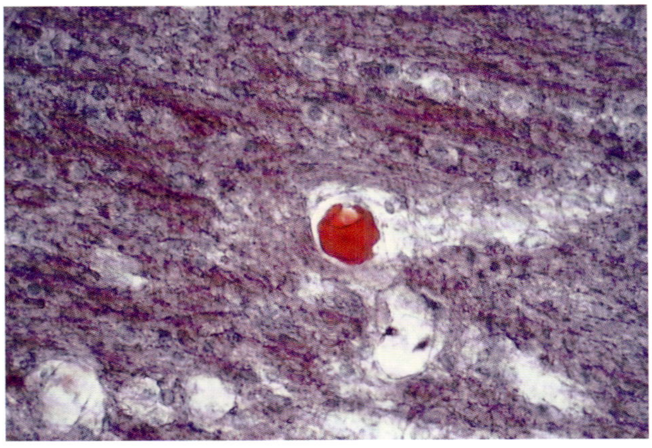

▲ 图 12–10　在脑组织冰冻切片中观察到脂肪栓子位于脑微血管内（油红 O 染色，40×）

指的是在全脑缺血的早期，某些区域的神经元会更早先于其他区域的神经元受到缺血影响，甚至发生坏死（Pulsinelli，1997）（图 12-11）。这里所指的与缺血相关的“选择性易损改变”，与低血糖中所见到的缺血改变有所不同（见第 18 章，表 18-1）。

（四）低血压性脑损伤

1. 低血压性脑损伤的形成 当机体出现低血压时，大脑的血流灌注量也会有所减少。由轻微的低血压改变或短暂的心搏骤停所致的脑损伤，可能仅局限于大脑分水岭区域。在较为严重的全脑缺血案例中，大脑前动脉（anterior cerebral artery，ACA）和大脑中动脉（middle cerebral artery，MCA）所分布的脑边界区域，其血供会受到一定程度的影响（图 12-12）。如果低血压状况十分严重或是持续时间较长，那么所出现的低血压性脑损伤就会与心搏骤停所致的广泛性脑损伤相类似。

大脑的分水岭区域所出现的脑梗死改变可以只是单侧性的，这是由 Willis 脑底动脉环的不对称性血供分布所致。Willis 脑底动脉环出现不对称性血供的原因，可能是由先天性解剖学因素或者是后天性疾病因素所致，如患有动脉粥样硬化等。

小脑也有边界区，其中涉及最多的是在小脑上动脉和小脑下后动脉之间的区域。如果低血压的情况比较轻微，或者低血压的情况已经发生了迅速的逆转，那么小脑的损害就仅限于在浦肯野细胞发生缺血性损伤，或仅在小脑边界区出现局灶性梗死。如果低血压的情况非常严重或是持续时间较长，那么小脑损伤的范围就可能还会继续扩展到小脑皮质中去。

2. 脑组织缺血性改变的发生时间 在表 12-2 中，学者们详细描述了脑梗死发展的各阶段病理性变化（Itabashi 等，2007；Kalaria 等，2015），其中谈到了红色神经元和黑色皱缩神经元的相关改变。正如图 12-13 和图 12-14 所示，典型的红色神经元改变一般会在发生低氧缺血 4h 后被发现。有学者认为，红

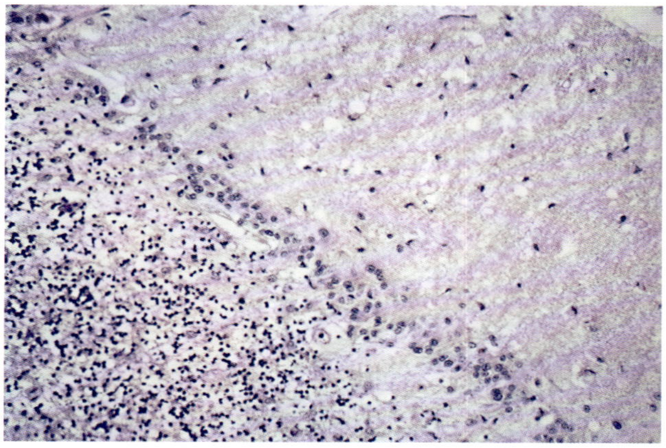

▲ 图 12-11 心搏骤停性脑损伤

心脏停搏者小脑皮质切片，显示浦肯野细胞丢失和 Bergmann 胶质细胞反应性增生（HE 染色，40×）

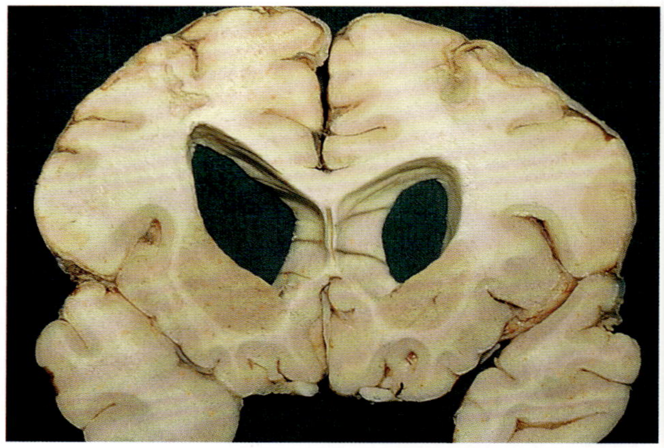

▲ 图 12-12 低血压性脑损伤

由低血压引起的双侧大脑半球分水岭区域脑梗死

表 12-2 血栓栓塞性脑梗死变化时间表

梗死时间	宏观改变	显微镜下观察
1～12h	无形态改变	不可逆的缺血性细胞变化
12～24h	早期灰白质交界消失	嗜中性粒细胞浸润，尽管有时可能相对不明显
48h	脑水肿形成伴有占位性效应，可能会出现组织分裂	受损组织中存在功能活跃的巨噬细胞
1～3 周	开始出现空洞	新生血管形成
数月	胶质瘢痕形成，组织呈金棕色，这是由含铁血黄素染色所致	胶质瘢痕形成

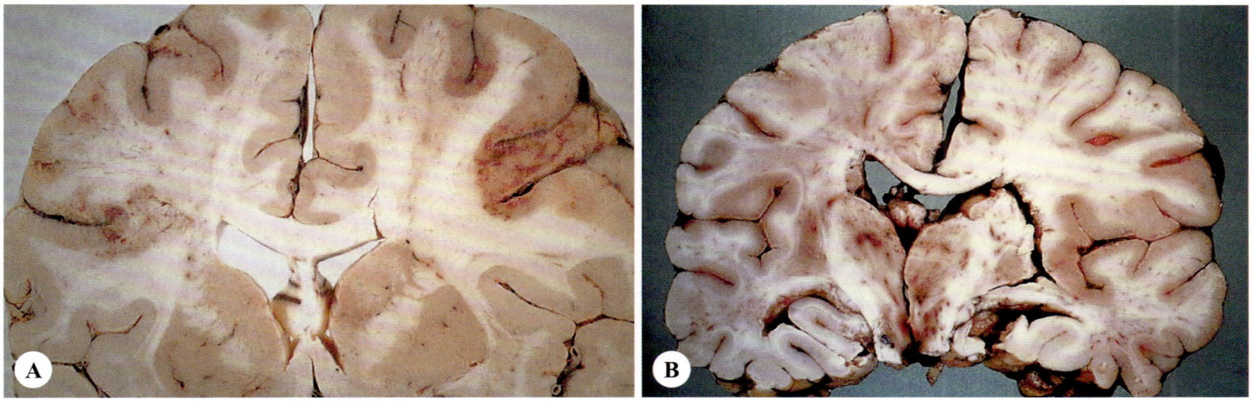

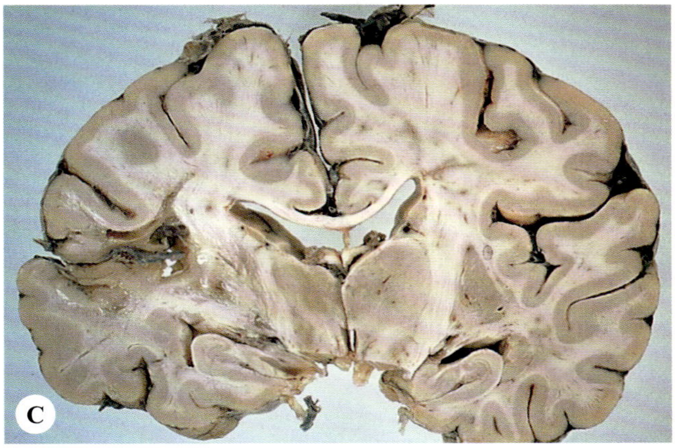

▲ **图 12–13**　不同时期的脑梗死的大体外观

A. 新近脑梗死（24～48h），梗死脑组织肿胀苍白。B. 最近脑梗死（48h 以上），伴有脑肿胀和压迫效应。这里可见的脑组织裂开是人为改变。C. 陈旧脑梗死（数月），伴有岛叶皮质组和周围脑白质的缺失（脑组织表面变色是由血色素沉积所致）

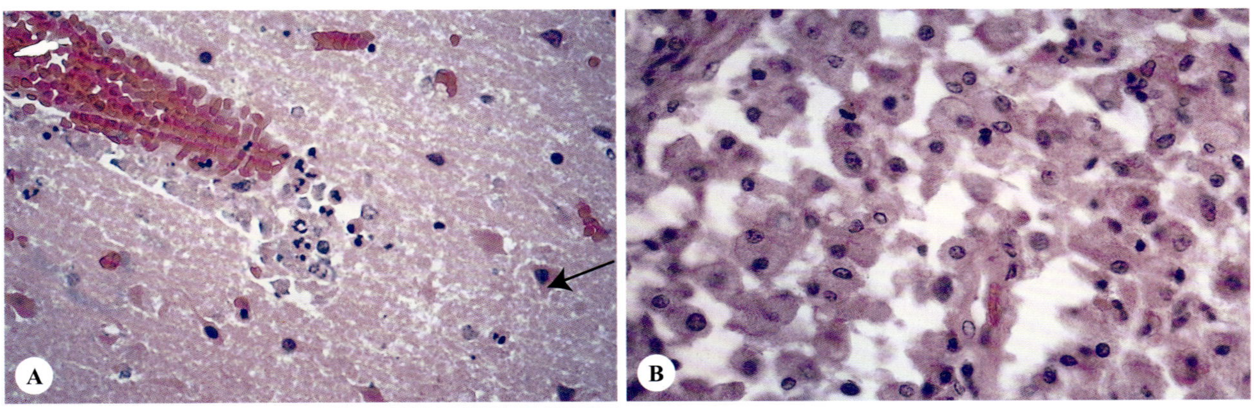

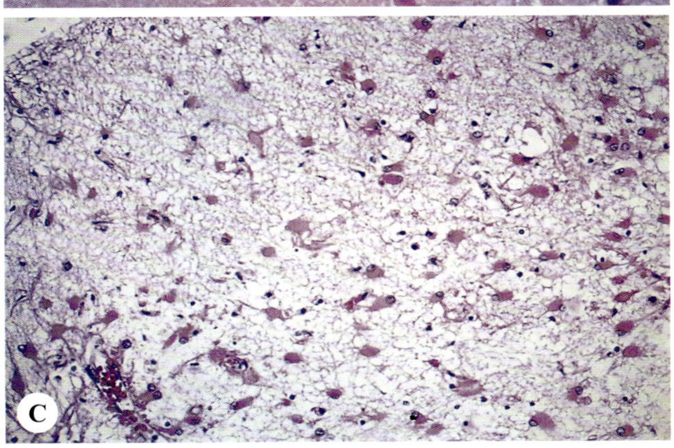

▲ **图 12–14**　不同时期的脑梗死显微镜观察

A. 新近脑梗死（24～48h），伴有嗜中性粒细胞浸润，注意与缺血性神经元损伤一致的神经元嗜酸性变（箭）（HE 染色，40×）；B. 最近脑梗死（48h 以上），伴有巨噬细胞浸润（HE 染色，40×）；C. 陈旧脑梗死（数月），伴有梗死区边缘的胶质增生（HE 染色，40×）

色神经元会在脑梗死的 2～5h 后出现（Itabashi 等，2007；Kitamura，1994）。Leestma（2014）描述了红色神经元的变化，称红色神经元改变“发生在短短的 1～2h 内，该时间也许还可能更短”，这是作者所分享的个人观点。

如果非常早期出现红色神经元改变，可以提示该健康个体先前曾有脑部急性缺血缺氧的发生，如自杀性缢吊或意外性缢吊，以及曾有及时抢救或曾经试图实施复苏但最终抢救失败的情况。急性心脏功能骤停，与尝试复苏后个体有短暂性存活有关，也与麻醉意外有关。关于患者的存活时间问题，我们在得出结论时需要十分谨慎。

3. 红色神经元与黑色皱缩神经元[1]　如何对红色神经元加以正确识别，是一项具有挑战性的工作。在法医学实践工作中，在识别红色神经元时必须非常小心，因为红色神经元的检出同时具有神经元损伤原因和生存时间两方面的价值。红色神经元应与黑色皱缩神经元区分开来，因为后者是一种特异性较低的神经元，它可以代表着一种死后改变，但也可能是由缺血缺氧、低血糖和癫痫发作引起的一种急性神经元损伤的早期改变，或是一种处于可逆性阶段的形态学改变。如果人体死亡后其脑组织固定时间较迟（超过 10h），那么就会促进人工的“黑色皱缩神经元改变”，这就像脑组织被固定液固定之前的改变一样。

个体年龄、健康状况及有无终末期疾病的突然发作，这些情况都会影响到红色神经元的外观。如前所述，红色神经元存在所需要的最短生存时间，根据特定的缺血缺氧情况的不同而有所不同，如脑梗死发生及心搏骤停之后，脑部都可能因为更普遍的大脑血氧供应受损而受到影响。此外，常规 HE 染色结果在不同的实验室之间会有所不同，即使在同一实验室染色结果也可能因染色质量（强度和颜色）的不同而有所不同。死后自溶改变也会对红色神经元的解呈现有所影响。一般来说，脑深层部位的灰质神经细胞，其细胞质的嗜酸性改变会有所增加，并且有时也会有染色不良的情况。

人们应对以下的红色神经元特征应加以识别（图 12–15）：①神经细胞的细胞质颜色呈现鲜红色或粉红色，而不是洋红色；②神经细胞往往发生核固缩或核崩解（核固缩是指神经细胞的细胞核发生收缩并伴有深色强染色性和不规则形态），核仁和尼氏体模糊不清；③神经细胞萎缩明显；④神经细胞改变往往发生在成群的神经细胞中，而不是仅仅为罕见孤立的神经细胞。

众所周知，神经细胞之间的代谢差异可能会使一些神经细胞比其他的神经细胞更早发生这些变化。因此，有学者提出“当正常神经细胞包围着的孤立神经细胞，就代表着以暗神经元形式出现了神经细胞早期损伤”，但这一点并不绝对。Itabashi 等（2007）提出的一个关键点是，法医“为了达到目的，需要更令人信服的总体调查和检查结果”。少数神经细胞的细胞质呈嗜酸性增强或呈洋红色改变，这对明确诊断缺氧缺血性神经细胞损伤是绝对不够的。

暗色神经元是黑色皱缩神经元。暗色神经元具有以下属性特征（图 12–16）：①通常呈现干瘪缩小的神经元外观；②常规 HE 染色，往往可见树突状的细胞质和深蓝色的核周细胞质；③当出现嗜酸性颗粒增多时，常规 HE 染色可见着色叠加现象，呈现出深红蓝色的染色改变；④神经细胞的顶端树突可能具有不规则的螺旋状外观；⑤神经细胞萎缩深染，

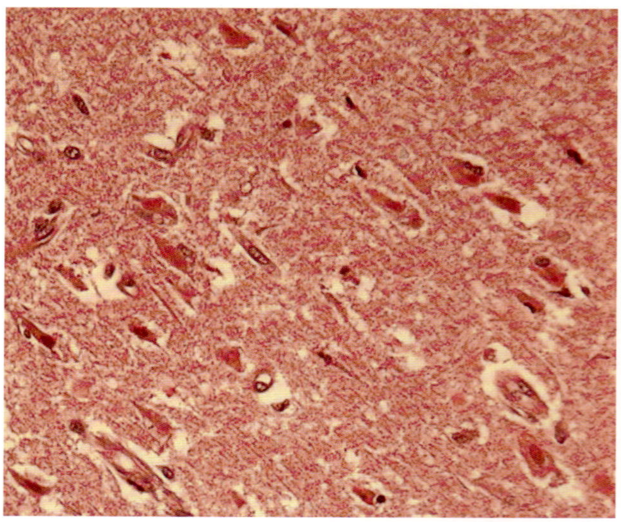

▲ 图 12–15　红色神经元改变（HE 染色，40×）

[1] 译者注：“红色神经元”和“黑色皱缩神经元”这两个名词，都是 2020 年公布的神经病学名词，出自《神经病学名词》（第 1 版）。红色神经元是一种见于脑组织缺血缺氧的急性神经元病变，而黑色皱缩神经元是一种经 HE 染色使得胞体颜色深浓、形态皱缩的一类病变神经元，常见于一些中枢神经系统慢性疾病，如阿尔兹海默病、肌萎缩侧束硬化和其他伴有神经细胞丢失的疾病

神经细胞的胞核在胞体内变得模糊不清，因为神经细胞的胞核与致密的核周细胞质发生了融合；⑥神经细胞的核仁仍然可辨；⑦分散在相对正常的神经细胞中的那些受累的神经细胞，往往会与邻近的神经细胞发生分离，特别是当采用石蜡包埋脑组织时更为明显（Jortner，2006）。

4. 呼吸机脑 当机体的平均动脉血压不足以克服颅内压以使血液流经脑部，这时血液就会在脑循环中减缓直至停滞，出现呼吸机脑改变。呼吸机脑肉眼观，脑组织呈现脑水肿及深灰色的变色改变。当脑组织固定不良，脑组织的中央部分如基底神经节就可能会发生软化和崩解。包括小脑皮质在内的脑组织中，可出现灰白质交界模糊改变（图 12-17A）。呼吸机脑组织学观察，神经元呈现空泡化改变（图 12-17B）。

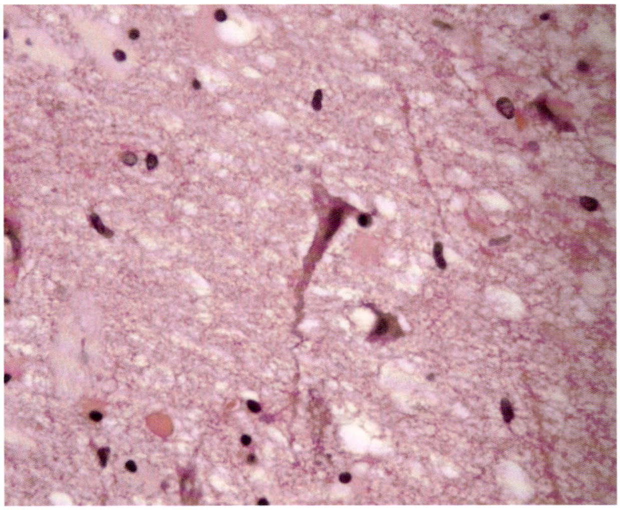

▲ 图 12-16 暗色神经元（黑色皱缩神经元）（HE 染色，40×）

如果脑组织缺乏组织反应，这可能会使受伤时间的判断和解释变得困难。上述这些组织学变化大约需要 12h 才能显现，并且随着时间的推移而变得更加明显（Black，1978）。

5. 迟发性缺氧后脑白质病 迟发性缺氧后脑白质病（delayed posthypoxic leukoencephalopathy，DPHL）是一种罕见且尚未得到充分认识的疾病，其特征是机体发生缺氧后的一段时间内，在临床稳定期或临床改善期出现神经功能的恶化改变。迟发性缺氧后脑白质病的发生，通常是在机体缺氧的 1～4 周后出现，其医疗干预期相对清晰，长度不定。迄今报告的大多数 DPHL 病例，一般都与一氧化碳中毒有关。然而在其他机体缺氧的原因中，也曾经有延迟出现的神经后遗症记录，特别是具有由于药物过量引起的呼吸衰竭记录。

迟发性缺氧后脑白质病，所有患者均表现出弥漫性和广泛性融合的白质信号异常，包括有明显的限制性弥散。脑部病变一直延伸至皮质下的白质中，一般没有脑的水肿性改变。病理组织学改变主要包括皮质下片状髓鞘缺失，以及 U 型纤维减少，还可能会出现明显的巨噬细胞及小胶质细胞的炎症性改变。大部分的病例，都有广泛性轴索损伤的存在（Zamora 等，2015）。

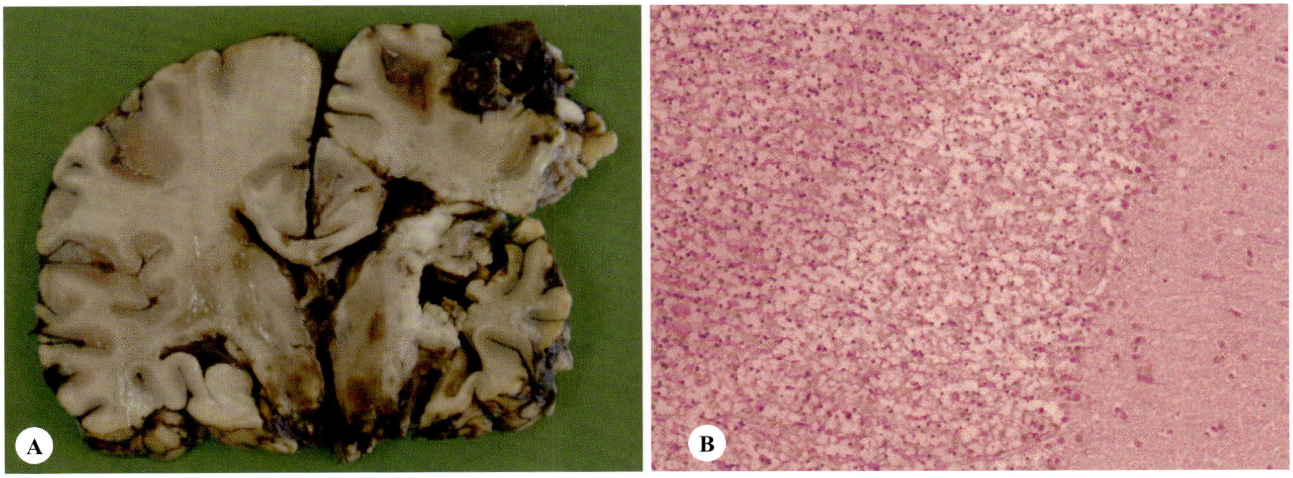

▲ 图 12-17 呼吸机脑

A. 呼吸机脑的大脑组织有灰白质模糊改变；B. 小脑神经元呈现空泡化改变

第13章

癫痫猝死

Sudden unexpected death in epilepsy

Christopher Milroy　Daniel du Plessis　著

一、癫痫猝死的概念

自20世纪上半叶以来，癫痫猝死（sudden unexpected death in epilepsy，SUDEP）的事实已经被公认（Jay和Leestma，1981）。从20世纪60年代开始，学者们发表了不少关于癫痫猝死的尸检结果相关论文（Krohn，1963；Hirsch和Martin，1971；Leestma等，1984）。癫痫病被定义为一种脑部疾病，其特征是具有产生癫痫持久发作的倾向，同时还具有癫痫发作状况所特有的神经生物学改变，以及认知行为、心理变化和社会后果。

2014年，国际抗癫痫联盟（International League Against Epilepsy，IALE）提出了癫痫病的实用临床定义（Fisher等，2014）。该定义指出，癫痫病是一种发生于大脑的疾病，具有以下定义条件：①至少两次非诱发性（或反射性）发作，间隔时间超过24h；②在接下来的10年内曾有再次的无缘无故发作（或反射性发作），并且再次发作的概率与一般复发性风险相似；③符合癫痫病综合征的诊断条件。根据癫痫病的这个定义，有些病症如脑震荡后癫痫发作（但不包括创伤后癫痫）、酒精戒断期间癫痫发作和发热中的癫痫发作等，它们均属于诱发性癫痫发作之列，不能被诊断为癫痫病。

关于“什么是SUDEP”已经有了不少的概述，现在已经将SUDEP定义为：①死者生前患有癫痫病；②无论是否有目击证人，死亡的发生是突然和意外的；③死因为非创伤性死亡，也不同于溺水死亡或温和安静状态下所发生的死亡；④死亡的发生可以有或没有癫痫发作，但不包括那些癫痫持续状态（癫痫持续发作的时间一般会超过30min）在内的其他情况；⑤尸体检验没有发现明确的因为解剖学异常或病理学异常所致的形态学改变，即无法确定解剖学或病理学方面的死亡原因。当然需要指出的是，癫痫病患者也有可能死于与癫痫病无关的其他自然性疾病。

二、癫痫猝死的发生率

（一）癫痫猝死的发生率

有关SUDEP的发病率显然取决于对癫痫病死亡的准确分类，还取决于死亡调查的完整性，包括尸体检验的仔细程度。成年人癫痫病的发病率，各家报道不尽相同。Leestma等报道的死亡率为在130万～930万患者中每年有1000名癫痫病患者（Leestma等，1997）。Tomson等（Tomson等，2008）报道了基于社区调查的SUDEP，认为其发病率为每1000患者中每年有0.35～2.3例，而选定的患病组的发病率为每1000患者每年1.1～9.3例。在英国的一项研究中，学者们估计每年因SUDEP死亡的失智性癫痫病患者占所有癫痫病患者的0.1%，即每年有500例严重失智性癫痫病患者发生死亡（Shankar等，2014）（Shankar等，2014）。根据同样的比率，美国的比较数字是每年有3000例。

（二）儿童癫痫猝死的发生率

儿童患有癫痫病的比率低于成人（Milroy，2011；Morse和Kothare，2016）。根据Donner等所做记录，儿童癫痫病的年发病率为2/10000患者（Donner等，2001）。据其他的报道，癫痫病年患病率为1.1/10 000患者（Camfield和Camfield，2005）、4.3/10 000患者（Weber等，2005）和3/10 000患者（Geerts等，2010）。癫痫病死亡率最高的，当属那些伴有其他危险情况的癫痫病患者。

有学者研究发现，在他们系列研究的27例癫痫病患儿中（Donner等，2001），有14例为症状性癫痫病，有5例为隐匿性癫痫病，有8例为特发性癫痫。在缺乏足以引起功能性神经缺陷的基础疾病的情况下，儿童癫痫猝死是比较罕见的（Camfield 等，2002）。

三、癫痫猝死的死亡机制

虽然癫痫病患者死亡的发生机制还未被人们太多地了解，但有学者对他们所观察到的死亡病例进行了死亡机制研究。尽管目前仍然还存在许多未知的情况，但至少人们了解到这些患者在死亡之前究竟发生了什么。对癫痫猝死病例加以研究，结果提示癫痫发作是该类患者死亡的重要因素（Opeskin 和 Berkovic，2003）。

如果对癫痫发作不加以很好控制，就会增加突然死亡的风险。预防癫痫猝死的方法，包括建议患者遵守医生医嘱以预防癫痫症状的发作。癫痫病猝死的危险因素就包括了癫痫发作的频率，癫痫发作的次数越多则死亡的风险越大（So，2008）。同样，如果服用多种抗癫痫药物，患者死亡的风险也会增加，特别是当存在亚治疗药物浓度时更是如此。年轻患者和低智商患者，其死亡风险会更高。

癫痫发作时会影响人的呼吸和心脏活动。在癫痫发作的过程中，可以观察到中枢性呼吸暂停的情况。Weber 在一个病例中观察到，这位癫痫病患者的呼吸逐渐停止但并没有发生癫痫抽搐的情况（Weber 等，2005）。许多患者被发现死亡时，都是面部朝下俯卧于床上，这种体位的本身就增加了窒息发生的风险。癫痫发作时肺水肿的发生是非常多见的一种表现，它的发生似乎是由神经源性机制引起的。喉痉挛也被认为是一种癫痫病死亡的发生机制（So，2008）。

一种假说认为，癫痫猝死由呼吸中枢产生抑制作用所介导，这可能与重要的中枢性呼吸神经核团和神经调节结构发生病理改变有关。有证据表明，SUDEP 患者的脑髓质神经核团改变与神经调节性单胺能系统（包括丙氨酸和血清素）的功能抑制有关，这可能也是既往癫痫发作的结果。如果真是这样的话，那么癫痫发作期间的呼吸节律受损情况，就可以代表 SUDEP 的病理危险因素了（Patodia 等，2018）。

心脏功能变化对癫痫猝死所起的作用，已经被人们越来越多地认识（Devinsky 等，2016），其中重要的是心律失常（特别是心动过缓）的发生。虽然人们已经观察到癫痫发作时有心动过速的出现，但恶性心动过速作为癫痫病死亡的证据依然有限（Sevcencu 和 Struijk，2010）。一项对顽固性癫痫病患者共 22 万小时的心脏监测门诊分析报道显示，其中有 21% 的癫痫病患者至少有过一次心动过缓的发生（Rugg-Gunn 等，2004）。部分伴有发作性心动过缓或心搏骤停的癫痫病患者有颞叶癫痫发作的情况，也有部分患者是额叶癫痫发作或其它类型癫痫发作。

有学者在 2013 年癫痫病患者心跳呼吸骤停的一项监测研究中，对这 11 例 SUDEP 患者进行监测，其中对 6 例死者进行了尸检（Ryvlin 等，2013）。研究结果发现，其中 8 例患有颞叶癫痫，最长的癫痫发作记录时间是 248s。在 11 例患者中有 10 例存在所谓的“早期发作后神经变性改变”，后者被定义为“全身性强直阵挛发作后早期中枢性呼吸心跳功能停止”。在这 11 例中有 7 例出现了呼吸暂停，然后进入心搏停止阶段。

上述研究中，这些接受监测的癫痫病患者在临床上表现为四个阶段。第一阶段的特征是，癫痫发作后呼吸加快，呼吸每分钟 18～50 次（正常为每分钟 12～18 次），心率为每分钟 55～145 次（中位数为 90 次）。第二阶段的特征是，患者存在广泛的脑电图抑制。第三阶段的特征是，所有患者在 3min 内都存在早期心肺功能障碍。第四阶段的特征是，呼吸暂停总是先于心搏停止。

人们注意到了癫痫病的两种病情发展模式。在一些患者中，早期的心肺功能骤停是在终末期发生的；而在另一组患者中，心搏骤停在心脏停搏的中位时间持续 13s 后出现了自发性逆转，当呼吸恢复后又逐渐出现恶化，直至发生终末呼吸暂停和心脏停搏。

四、原发性癫痫与外伤性癫痫

癫痫分为原发性癫痫和继发性癫痫，两者的病因有所不同。外伤性癫痫是一种较为常见的继发性癫痫，由头部外伤引起。头部外伤可导致脑组织损伤、出血及瘢痕形成，进而引起大脑神经元的兴奋性改变，从而导致神经元异常放电引发癫痫。当癫痫发作致人死亡时，我们应当明确是原发性癫痫导致死亡还是继发性癫痫导致死亡，是否由于外伤因素导致癫痫发作致人死亡。

如果某人在先前有头部受伤的情况下突然死亡，那么即使他有外伤性癫痫发作，人们还是有可能将死亡归因于“与头部受伤有关的死亡”，这可能会涉及医学法律问题。如果最初的头部损伤就是由攻击行为造成的，那么该案可能会提起刑事诉讼。在这种情况下对于“外伤性癫痫”的考虑，有必要明确以下两点：首先，必须确认癫痫是由头部损伤引起的（即真正的外伤性癫痫）并且与特定的损伤事件有关联；其次，只有在排除其他竞争性死因的情况下才可以自信地提出“外伤性癫痫导致死亡”的结论。当把癫痫病归因于先前的头部损伤时，谨慎的做法是在对临床病史背景资料全面回顾的基础上，同时获取神经学家和癫痫病专家的专业性意见。

我们对创伤性癫痫的高危因素应当铭记在心。创伤性癫痫的高危因素包括老年患者、穿透性脑损伤、格拉斯哥昏迷评分低于 10 分、双侧大脑顶叶或大脑多部位有脑挫伤、颅内出血、损伤灶位于大脑额部或颞部、脑中线位移超过 5mm、昏迷持续时间超过 24h（或意识障碍时间超过 24h）、长期创伤后遗忘、颅内多次神经外科手术、早期创伤后癫痫发作等（Pitkänen 和 Tamuna，2012）。一些研究结果，并未发现弥漫性外伤性轴索损伤与外伤后癫痫风险的增加有关（Scheid 和 von Cramon，2010）。

五、癫痫猝死的遗传学基础

人们越来越多地认识到，遗传性疾病可能是癫痫病的发病基础（Tu 等，2011；Coll 等，2016；Devinsky 等，2016），一些与心脏离子通道病相关的基因，也与癫痫病的发生有关。癫痫病和心脏离子通道病这两种疾病的发病机制，可能会有机制重叠的情况（Bagnall 等，2016）。长 Q-T 综合征和癫痫病的发生，与 SCN5A 和 KCNH2 的基因突变有关系（Klassen 等，2014）。有报道显示，KCNQ1 基因在一个同时患有癫痫病和长 Q-T 综合征的家庭中被发现（Tiron 等，2015）。

六、癫痫猝死的尸检思路

与任何案件的死因调查一样，SUDEP 猝死尸检都是从死亡经过和现场信息调查开始的。癫痫病猝死的尸检信息收集，应包括疾病史（特别是癫痫病史）、药物史（包括抗癫痫药物使用情况）、现场调查情况（包括死者被发现时的体位）、证人是否看到死者生前有癫痫病发作或癫痫持续状态发作、死者在死亡时其头部是否浸没在浴缸的水下等。

应该进行全面的尸体检验。癫痫病死亡通常不会有特异性的尸检发现，但可能会存在癫痫病发作的其他迹象，包括舌头的咬痕和膀胱的排空等。尽管如此，舌咬痕和膀胱排空等情况的缺失并不能排除有癫痫发作的可能，这些只能被视为是癫痫病发作的“软迹象”。癫痫抽搐是癫痫病发作的一种表现，但也可能是非癫痫病患者的一种外在表现。肺水肿是 SUDEP 猝死的典型表现，尸检时在死者的气道和口腔内可能会发现因肺水肿的存在所形成的泡沫性液体，并会有口鼻周蕈形泡沫形成（图 13–1）。

虽然肺水肿是癫痫病死亡的常见表现，但它在癫痫病的诊断中几乎没有什么有用的价值。其他方面的病理改变（特别是心脏方面的改变）有可能会同时存在，但实际上这是由心脏问题引起的形态学改变，而并非真正癫痫病的特异性改变。那些在临床上被诊断为癫痫病的患者，实际上有可能是遗传性心脏节律紊乱的患者（如心律失常性心肌病或长 Q-T 综合征等离子通道病）。除了常规的大体样本器官检查和显微镜切片检查外，还应收集死者的体液（通常是血液和尿液）用于毒理学检查和分析。

疑似 SUDEP 猝死的毒理学分析，还取决于病史收集和现场发现。系统的死因分析调查都需要进行常规的毒理学检查，包括兴奋剂和阿片类药物（后者又称为“娱乐性药物”）的检测，另一些毒理学检查内容则更多的是采取选择性检测。抗癫痫药物检测分析应该进行，尽管不是所有的实验室都能够测试

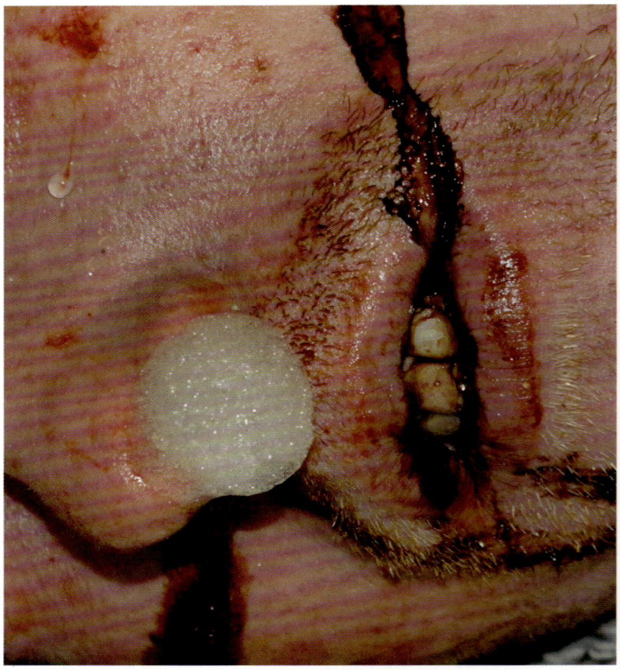

▲ 图 13–1　癫痫猝死者鼻周蕈形泡沫

这类抗癫痫药物。除了诸如死后血浓度这类一般性问题之外，可能还会存在一些其他的问题。由于临床治疗范围很广，因此在抗癫痫药物治疗的确定方面也会存在一些问题。对于那些比较明显的亚治疗药物浓度检测是非常重要的，因为不依从癫痫发作的风险行事会使情况变得很糟。

由于人们越来越多地认识到了癫痫病和心脏疾病的遗传性因素，如今应用于 DNA 提取和基因检测的材料和方法得以很好地开发和应用。基因检测现在已经广泛普及，而且成本也低。在 DNA 样本收集时应当注意，最好从心肌、脾脏或肾脏组织中获取 DNA 样本。

七、癫痫猝死的神经病理学特征

读者可以参考皇家病理学家学院的网站，以获取包括癫痫病猝死在内的癫痫病尸检实践综合指南（Thom 和 Allinson，2019）。除了小脑和延髓的样本取样之外，通过杏仁核水平的前脑取样和通过外侧膝状体水平的海马体冠状面取样，就可以获取足够的多部位样本（如额叶皮质、岛叶皮质 / 基底神经节、杏仁核、海马体、丘脑和颞叶皮质等脑组织样本），用于癫痫病猝死的脑部神经病理学检验。

根据获得的癫痫发作脑定位临床信息，可以帮助我们对癫痫病的脑组织取样检查进行指导。尽量同时采集左右两侧的脑组织样本，尽管癫痫病的发生其病变部位也可能只是单侧性的。从多个水平面对海马体的前部和后部进行多部位、多样本采集，可能对癫痫病的诊断比较有益。脑组织取样前应先对其进行固定，这样更容易发现与癫痫猝死或癫痫病病因相关的病理学改变。

大脑组织的宏观和微观检查，可以帮助发现以下问题：①与形态结构相关的癫痫病之病因；②以前或最近癫痫病发作对机体的影响；③任何未被重视和怀疑的其他死因。

在 SUDEP 猝死病例中，无显著肿块效应的脑肿胀并非不常见。在 SUDEP 系统性尸检中，最常见的病变包括海马硬化、局灶性脑皮质发育不良、血管畸形（如海绵状瘤）、原发性和转移性脑肿瘤，以及陈旧性创伤性脑损伤等。在 SUDEP 猝死病例中所确定的病理学改变，往往与外伤性癫痫病例所遇的病理学改变形态相似，几乎没有什么其他特别类型的特征性表现（Thom 等，2018）。大约有 50% 的癫痫猝死者尸检中发现有局灶性神经病理学异常，发生比例为 34%～89%（Thom，2019）。

癫痫发作所致的急性神经元损伤，其实更可能是因为癫痫持续状态所造成的急性缺氧性神经元损伤，或是心肺复苏后患者又存活了一段时间所形成的急性神经元损伤。这些神经元损伤的部位，有时可能仅局限于海马区，当然也有可能会影响到整个大脑皮质甚至其他脑部的灰质结构。那些有长期癫痫病发作病史的患者，可能会表现出小脑和（或）丘脑萎缩伴神经胶质增生的改变。癫痫病发作可导致大脑皮质的萎缩改变和瘢痕形成，因而测量脑的重量是十分有益的（后脑的重量应占大脑总重量的 12%～15%）（Thom，1997；Thom 和 Allinson，2019）。有关 SUDEP 的 MRI 研究结果，也突出体现在海马体体积的不对称变化及脑干的萎缩性改变等方面。

在 SUDEP 研究中，有学者详细描述了局灶性神经元消失和神经胶质细胞增生的改变。他们认为，当癫痫病的病理学改变扩展到杏仁核时，就有可能导致机体的自主呼吸停止。迄今为止，研究者们正在利用一组抗体来观察海马、杏仁核和小脑的炎症性改变，同时对血脑屏障结构破坏、神经胶质细胞增生和小脑急性神经元损伤等问题进行研究。研究结果，已经明确了人类组织中有关 SUDEP 的免疫组织化学方面的特征性改变（Michalak 等，2017）。

对于癫痫病来说，虽然人们还没有能够真正发现某种相关的特征性神经病理学改变，但目前至少还是多少发现了一些神经元的原始损伤和神经元的后续改变。研究结果显示，随着时间的不断推移，癫痫病脑损伤逐渐呈现出一定的特异性。例如，人们发现小脑齿状回颗粒细胞的组成和分布就出现了一定的改变（如颗粒细胞层变宽，同时出现了颗粒细胞的“苔藓纤维”改变）。当应用免疫组织化学方法进行检查时，很容易证实“苔藓纤维”样改变的存在。

小脑齿状回的上述形态改变及海马苔藓纤维样改变（图 13–2）的成功检测，可以帮助我们对那些由癫痫发作引起的海马神经元损伤或者由其他原因造成的海马神经元损伤加以区分和认定。采用这样的检查方法，就可以帮助我们将缺血缺氧性海马神经元损伤与海马神经变性疾病所致改变这两者之间的形态学差异加以辨别（Thom，2019）。

与对照组相比，没有证据表明海马硬化在 SUDEP

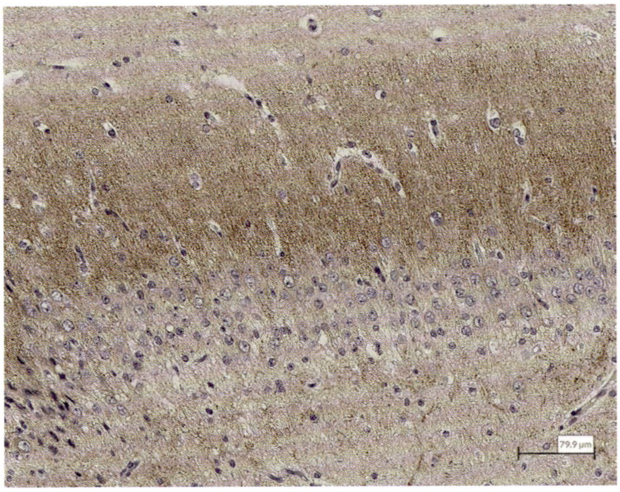

▲ **图 13-2** 图示海马硬化及苔藓纤维样改变（锌转运蛋白 3 免疫染色）（图片由 **Prof Maria Thom** 提供）

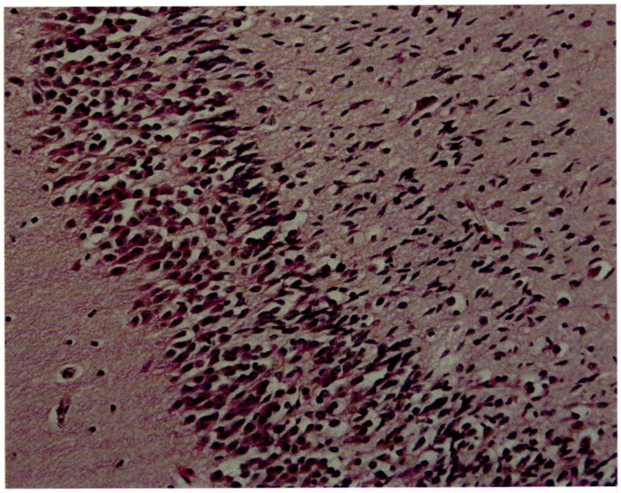

▲ **图 13-3** 儿童不明原因猝死脑组织检查显示海马体有颗粒细胞双层排列改变

中更为常见，同时也没有证据表明 SUDEP 中的炎症性改变会有所增加，包括淋巴细胞介导的炎症性反应和小胶质细胞活化的出现。那些发生了“嗜酸性神经元改变”的急性损伤性神经元，在大约半数的癫痫病猝死病例中都有所报道。

还有学者发现，在 CA1/subiculum 区域，经实验检测发现 HSP-70、HIF-1α 和 c-jun 在该区域的神经元中均有不同程度的表达。虽然急性神经元损伤可以反映近期癫痫发作情况，但类似的神经元损伤也可以是神经元的缺氧缺血性变化和毒性细胞应激变化的结果。因此，不能将上述类似的改变视为近期癫痫发作的可靠证据（Thom，2019）。

八、儿童不明原因猝死、高热惊厥，以及海马和颞叶发育不良

儿童不明原因猝死（sudden unexplained death in childhood，SUDC），指的是 1 岁以上小儿发生突然和意外的死亡，经过系统尸体检验、死亡现场调查和相关辅助检查，仍然无法对死因做出解释（Kinney 等，2012）。随后的群体性调查结果表明，高热惊厥及海马发育不良与儿童猝死显著相关。

有学者提出，这个 SUDC 代表了一种新的病理学改变类型（图 13-3），可以将此称为“与猝死相关的海马发育不良”（hippocampal maldevelopment associated with sudden death，HMASD）。不论伴有或不伴有海马的不对称改变（Kinney 等，2009）。

那些有个人或家族高热惊厥史但没有发生过 HMASD 的病例，都被归类为“具有高热惊厥表现的儿童期不明原因突然死亡”（sudden unexplained death in childhood with febrile seizure phenotype，SUDC-FS），而其余没有发生 HMASD 和高热惊厥的那些可有原因解释的病例，则被归类为 SUDC（Kinney 等，2012）。有人对此进行了研究，发现实验观察组由已知猝死原因的儿童患者所组成，其已知死因可以为机体感染或心脏异常（Hefti 等，2016）。

随着其他发育异常的显著增加，HMASD 的重要形态学特征也得到了进一步细化（Hefti 等，2016）。对于那些发生了异常改变的可靠评估，需要在海马的冠状面进行正确定位。通过具有可识别的邻近解剖标志，对待观察物加以观察和定位，以便将其与海马的规范微图谱进行比较，从而将该部位的海马整体结构与海马细胞变化的形态学特征加以对比和描述。在海马组织制片的过程中，显微切片的厚度以 6～10μm 为宜。

除了小脑齿状回颗粒细胞局灶性改变外，海马不对称改变在 HMASD 中也较为常见（图 13-4），它所呈现的形态学特征是：①分子层中有单个存在的异位细胞；②齿状回弥漫性扩展；③颗粒细胞的异位性改变；④齿状回结构不规则；⑤齿状回颗粒细胞局灶性缺失，不伴有胶质细胞增生和血管通透性增加；⑥分子层出现异位颗粒细胞簇；⑦齿状回卷曲；⑧齿状回变厚呈囊状；⑨神经胶质细胞增生。

CA1-3 的神经元丢失和神经胶质增生，都与

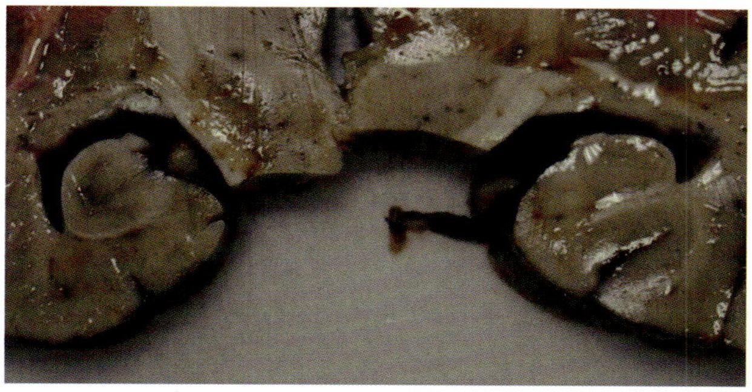

▲ 图 13-4 海马体发育异常导致海马体不对称改变

HMASD 无显著相关性。在 HMASD 病例中，大脑颞叶仅观察到轻微的神经病理学异常，如神经元嗜酸性改变、慢性炎症细胞局灶性浸润、局灶性蛛网膜下腔出血、大脑白质胶质细胞增生、脑干胶质细胞增生和脑室周围白质软化（Kinney 等，2015；Hefti 等，2016）。

Hefti 等（2016）研究发现，在可以进行海马切片观察的 SUDC 病例中，有近 50% 的患者存在 HMASD。HMASD 的表现特征包括：患儿突然意外地出现睡眠相关性死亡；这些儿童可以有或没有家族发热性癫痫病史；死亡时较多被发现呈面部朝下的俯卧睡眠姿势；大约半数死亡病例与死亡前发热有关。

在 HMASD 病例研究中，在睡眠期间触发的无目击证人见证的癫痫发作，被认为与睡眠、发热、热性癫痫发作和俯卧睡眠姿势有关，后者提高了癫痫发作时低氧血症的阈值。HMASD、SUDC-FS 和 SUDC 的共同特点有三个，即齿状回局灶性颗粒细胞缺乏、齿状回分子层颗粒细胞簇状分布、齿状回分子层颗粒细胞异位缺失，三者之间可能还存在着某种未知的“核心损害”（Hefti 等，2016）。

九、与延髓病变相关的意外猝死

在一些意外猝死的病例中，所有年龄组的尸检除了偶尔发现有延髓病变之外，基本不会发现其他的致死性改变。许多死者在突然发生死亡时被认为是“身体健康，神经系统功能没有异常”，而其他一些死者可能在近期曾受某些疾病的影响，只不过是他们的症状轻微且不留病损。

关于与延髓病变相关的意外猝死研究结果，发现相关的神经病理学研究范围很广，涉及感染、梗死、多发性硬化症、神经结节病及先天性发育不全等多种情况。在大多数病例中，主要的运动通路和感觉通路被完全保留，这就解释了为什么先前没有任何症状出现的原因。

由突然意外死亡导致的延髓病变，在大脑切片上通常观察不到。有学者建议，对于突发、死因不明的案例，至少应提交三份脑干标本进行组织学检查：①第一份为脑桥与前脑交界处的脑干标本，包括脑桥的上 1/3 部分；②第二份为从延髓上 1/3 处一直延伸至脑桥相邻处的脑干标本；③第三份为在脑桥水平上取得的脑干标本，包括脑桥上方和脑桥下方的脑干组织（Jaster 等，2008）。

第 14 章

运动性损伤和爆炸伤的神经病理学

Contact sport and blast-related neuropathology

Daniel du Plessis　Christopher Milroy　著

运动损伤是造成创伤性脑脊髓损伤的主要原因，目前人们对职业竞技运动和业余体育运动所带来的慢性脑损伤或慢性创伤性脑病（chronic traumatic encephalopathy，CTE）及其发生和发展，都表现出了极大的担忧。慢性创伤性脑病，也被认为是爆炸伤中幸存的军事人员所具有的一种并发症。二次撞击综合征（second impact syndrome，SIS）是一个非常有争议的话题，被认为是在二次损伤之后所产生的一系列改变。有学者认为，二次撞击综合征所造成的脑肿胀可以导致死亡的发生（Bey 和 Ostick，2009）。

一、运动性损伤的损伤类型

（一）拳击手急性脑损伤

拳击手发生急性脑损伤的这种情况虽然少见，但现今已得到了充分的认识（Ross 和 Ochsner，1999）。拳击手急性脑损伤最常见的死亡原因，包括急性硬脑膜下血肿形成等在内的急性颅内出血。外伤性蛛网膜下腔出血在拳击过程中较少发生，这可能是由于颈部发达肌肉的保护，以及拳击手没有机会饮用酒精。外伤性蛛网膜下腔出血，被认为是一种死亡机制的历史性案例（Plant 和 Butt，1993）。

（二）其他体育运动所致头部损伤

头颈部损伤可见于各种体育活动。一般来说，头颈部损伤的本身并非是特异性的，它所呈现的仅仅是钝器伤的形态学改变而已。高尔夫球和骑马术，被确定为伤后需要住院治疗的最常见头部受伤原因（Lindsay 等，1980）。高尔夫球损伤，可能是由人体与高尔夫球或球杆相撞所致。滑雪受伤通常是由于滑雪者跌倒所造成，但也可能是由于在滑雪摔倒后人体与其他物体碰撞所形成（Myles 等，1992）。当帆船的吊杆发生横摇摆动所形成的帆船事故，也可能会导致严重的头部损伤。在骑马术事故中，骑马人的钝性头部损伤可能是由于其摔倒所形成，或者是由骑马人与马或是与树枝等其他物体接触导致。在较少的情况下，人们可能还会发现马蹄伤，尽管这些马蹄伤的形态不一定完整（Lee，2000）。

二、慢性创伤性脑病

慢性创伤性脑病最早在拳击运动中被描述，这项运动多年来一直备受争议。CTE 不仅与急性脑损伤有关，而且还与长期慢性的脑损伤有关（Millspaugh，1937）。目前已有大量的关于体育运动中重复性头部损伤的文献报道，包括由英式足球、美式橄榄球和橄榄球以及冰球等所致的重复性脑损伤（Kirkendall 等，2001；Rabadi 和 Jordan，2001；Marchie 和 Cusimano，2003；Guskiewicz 等，2003）。

（一）慢性创伤性脑病的形态学改变

20 世纪 20 年代，一种通常被称为“醉拳综合征”的拳击性痴呆，在业余拳击手和职业拳击手中都有所描述（Martland，1928），这是在长期参加多场拳击比赛的拳击手身上发现的。这种拳击性痴呆或智力减退改变，与帕金森样症状及共济失调相关。

在对大量前拳击手的神经病理学系列研究中（Corsellis 等，1973），人们发现了一些慢性创伤性脑病的特征性形态学改变。

- 透明隔腔改变：透明隔腔增大改变，又称透明隔腔囊肿形成，表现为透明隔腔体积增大，胼胝体变薄（图 14-1），有 77% 的病例可出现这种情况。
- 小脑改变：与枕骨大孔邻近的小脑叶状突发生萎缩，伴有浦肯野细胞缺失和胶质细胞增生，有研究者认为这是由于反复出现了短暂形成的小脑扁桃体疝所致。
- 神经元改变：神经元出现色素脱失、黑质

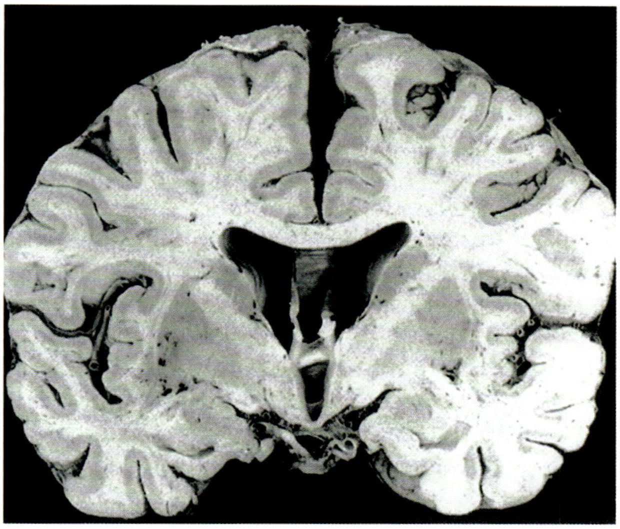

▲ 图 14-1 透明隔腔增大（即透明隔腔囊肿形成）

透明隔腔增大，胼胝体变薄。图像中还检见椎间盘间隙变窄和椎体骨刺形成，提示是一位老年颈椎病患者

引自 Adams, J.H. 1992. Head injury. In Adams, J.H. and Duchern, L.W. (eds), *Greenfield's Neuropathology*, 5th edn. Edward Arnold.

和蓝斑神经元缺失并伴有神经原纤维缠结性改变（neurofibrillary tangles，NFT）。

- 脑皮质改变：Corsellis 等描述了通过银染色所发现的脑皮质 NFT 病理改变（图 14–2）。这种改变在颞叶内侧的脑皮质中最为突出，但也可见于大脑皮质和脑干的其他部位。

拳击性痴呆，现在被认为是 CTE 谱系的一部分。有人指出，在没有医疗监督的情况下，拳击手们所经历的反复性头部击打，导致他们长期暴露于创伤性脑损伤的境地。那些典型的具有拳击性痴呆特征的拳击手，现在已经不像过去那样较多地存在（Castellani 和 Perry，2017）。

CTE 这个术语，最早在 20 世纪 40 年代被提出来（Critchley，1949）。当 Roberts 等（1990）重新使用免疫组织化学方法对系列病例进行检查时，他们发现几乎所有的病例都有广泛存在的 β- 淀粉样蛋白，就像在阿尔茨海默病中看到的那样。1990 年，Geddes 描述了包括一名足球运动员和两名拳击手在内的五名男性运动员神经病理学变化，这些改变包括了主要位于皮质内血管周围的神经丝改变（Geddes 等，1999）。

1996 年，Williams 和 Tannenberg 报道了一名酒精性软骨发育不全侏儒患者的神经病理学改变。该

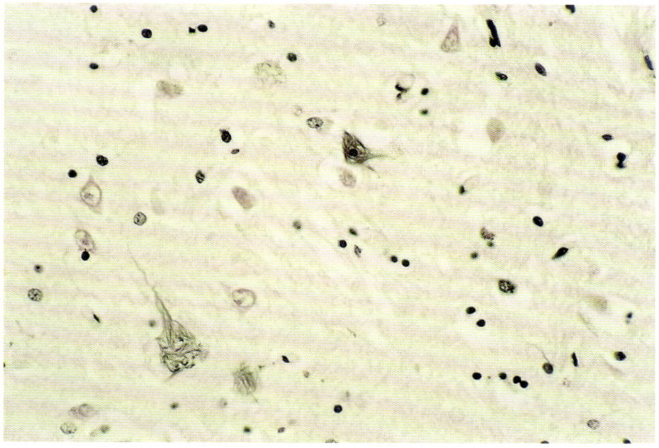

▲ 图 14–2 脑皮质 NFT 改变

脑皮质 NFT 改变表现为神经原纤维缠结，为长期拳击运动造成的慢性脑损伤（Bielchowsky 银染）

侏儒患者曾在马戏团和“扔矮人”比赛中工作，他在表演的过程中多次被击倒（Williams 和 Tannenberg，1996）。2005 年和 2006 年，Omalu 等报道了退役美国足球运动员的 CTE 改变（Omalu 等，2005，2006）。2009 年，McKee 等（2009）在文献中确认了 48 个慢性创伤性脑病病例。到 2014 年，Gardner 等已经确认了超过 150 个慢性创伤性脑病的病例，其中包括与身体虐待、头部撞击、控制不佳的癫痫发作和橄榄球损伤相关病例。

2014 年，Montenigrc 等（Montenigro，2014）提出了创伤性脑病综合征（traumatic encephalopathy syndrome，TES）的概念，并在文献中确认了超过 200 例的创伤性脑病综合征患者。这些文献报道多见于拳击手和美国足球运动员，以及冰球运动员和职业摔跤运动员。Montenigro 等（2014）提出 TES 有四种亚型：① TES 行为变异或情绪变异；② TES 认知变异；③ TES 混合变异（行为 / 情绪和认知特征）；④ TES 痴呆。

（二）慢性创伤性脑病的临床特征

据报道，许多慢性创伤性脑病的临床特征与 CTE 具有一定的关联性（Iverson 等，2018）。慢性创伤性脑病的临床特征，包括记忆障碍、注意力集中困难、语言障碍和视觉空间障碍，其行为特征包括冲动和攻击控制困难、不恰当的社会行为及偏执行为。有的可能会出现情绪变化、抑郁、焦虑、冷漠和自杀意念。还有的可能会出现步态障碍、言语迟缓和锥体外征（Gardner 等，2014）。

CTE 患者的自杀行为已经成为人们日益关注的

问题，但一项针对美国退休足球运动员的研究结果，证实了 CTE 患者并不具有更高的自杀风险，而事实上是具有更低的自杀风险（Baron 等，2012）。在很多情况下，人们可能会要求神经病理学家对慢性创伤性脑病做出评估，尤其是需要对前运动员和军事人员等这些具有自杀倾向的人员进行评估。

（三）慢性创伤性脑病的神经病理学特征

慢性创伤性脑病，肉眼检查可能不会有明显的变化（McKee 等，2015）。在该病的早期阶段，侧脑室的额角和颞角可能会有轻微的扩大。血管周围间隙变化可能在白质中较为明显，特别是在颞叶中更为显著。随着 CTE 的不断进展，会出现脑萎缩和脑重量减轻，其中大脑额叶和颞叶的灰质与白质区域当属受累较重的部位。当慢性创伤性脑病发生时，可以出现侧脑室和第三脑室的扩大，部分患者可出现透明隔腔增大和间隔开孔等影像学改变。丘脑随着乳状体和下丘脑改变而发生萎缩，黑质和蓝斑可以发生脱色。从宏观上看，小脑通常是正常的。

McKee 等（2013，2015）根据肉眼观的角度，确定了慢性创伤性脑病的四个阶段。

- 慢性创伤性脑病的第一阶段：肉眼观察，大脑形态正常。显微镜下观察，可见孤立存在的 p-tau NFT 病灶位于血管的周围。tau 病理改变最常局限于额叶皮质、颞叶皮质、岛叶皮质、隔膜和顶叶皮质的脑沟深处。在这个阶段，大约有 50% 的病例可以显示出罕见的 TDP-43 神经突。在白质中可以发现具有反应活性的小胶质细胞和位于血管周围富含含铁血黄素的巨噬细胞。Aβ 斑块仅见于 50 岁以上的人群。
- 慢性创伤性脑病的第二阶段：我们可观察到细微的宏观变化，包括侧脑室和第三脑室额角轻度增大，可见透明隔腔、蓝斑和黑质苍白。显微镜下观察，在额叶、颞叶、顶叶、岛叶和间隔皮质、脑核团和黑质中，出现多个 p-tau NFT 和具有神经突的血管周围病灶，可能还会发现有轻度的 TDP-43 相关病理改变。小胶质细胞明显可见。Aβ 斑块仅见于 50 岁以上的人群，约占 19%。
- 慢性创伤性脑病的第三阶段：大脑的形态通常在宏观上是异常的，在显微镜下更可以看到显著的变化。这些变化包括脑重量减轻、轻度额叶和颞叶萎缩伴侧脑室和第三脑室扩大。半数的受检者存在中隔异常，包括透明隔异常、中隔穿孔或出现开窗，其特征性表现是蓝斑和黑质变淡，乳头体、丘脑和下丘脑萎缩，胼胝体变薄。显微镜下观察，NFT 呈聚集性分布。神经丝和星形细胞缠结在脑沟深处的血管周围，它们在皮质的浅层呈线性排列与分布。NFT 广泛存在于上背外侧和下额叶、间隔、岛叶、颞极、上颞叶、中颞叶、下颞叶和颞顶部的皮质处，人们在嗅球、海马、内嗅皮质、杏仁核、下丘脑、乳状体、Meynert 基底核、黑质、背侧和正中脑核及蓝斑中也发现了 NFT 的存在。NFT 还可能存在于小脑齿状核和脊髓灰质中。在大多数病例中，人们发现了 TDP-43 阳性的神经突和神经元包涵体。大约有 13% 的Ⅲ期 CTE 病例显示了 Aβ 斑块的存在。诸如脑白质异常、有髓鞘神经纤维减少、轴索营养不良和轴索减少等，这些改变可能会变得比较明显。
- 慢性创伤性脑病的第四阶段：大脑重量明显减轻，可能会低于 1000g。额叶、内侧颞叶和丘脑前部严重萎缩，出现弥漫性白质萎缩，胼胝体变薄，特别是胼胝体峡部变薄尤为明显。下丘脑底部出现明显严重的变薄，乳头体萎缩。大多数病例表现为中隔异常和蓝斑及黑质苍白。显微镜下观察，脑皮质、海马和黑质广泛存在髓鞘缺失、白质星形细胞增生和神经元缺失等改变。额叶和颞叶皮质也出现明显的神经元缺失和星形细胞增生等改变，第二层还有微空泡形成。p-tau 病变密集分布于整个大脑、丘脑、下丘脑、乳状体、基底神经节、脑干及小脑齿状核，偶尔也分布于脊髓。NFT 遍布于整个海马体。p-tau 病理改变也广泛见于小脑。广泛的 TDP-43 沉积，也被发现于神经细胞及其细胞质的包涵体中。有髓鞘神经纤维显著减少，轴索出现营养不良和白质丢失等改变。

McKee 等（McKee，2016）发表文章，提出了 NINDS 对 CTE 病理诊断的初步标准。该综述文章认为，有关 CTE 的 p-tau 病理学改变明显不同于其他 tau 病理学；诊断 CTE 所需的病理学损伤改变，包括皮质沟深处有不规则形态的神经元位于小血管周围和出现星形胶质细胞等复合性改变（图 14–3）。在对阿尔茨海默病和路易体病进行诊断评估时建议遵循 NIA-AA 抽样方案，同时辅以额叶和颞叶皮质（特别是额上回和颞极）及下丘脑（包括乳状体）的额外检查（McKee 等，2016）。

建议每个区域都进行左、右双侧的脑区取样。额中回、颞上回和颞中回，是发现 CTE 神经病理学最有价值改变的部位。该组还定义了 CTE 的支持性

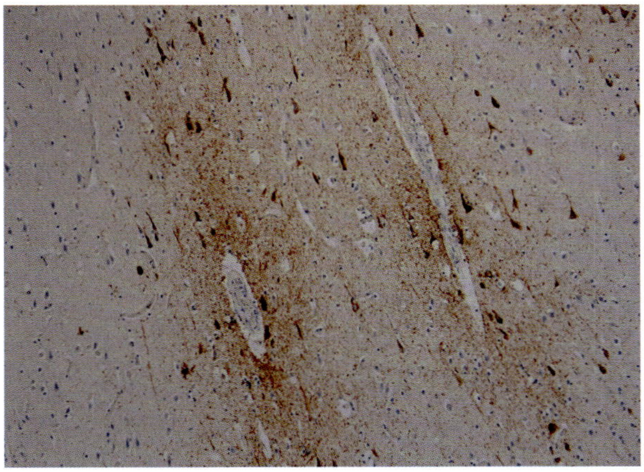

▲ 图 14-3 慢性创伤性脑病

慢性创伤性脑病表现为皮质沟深处的神经元和星形胶质细胞，可见小血管周围细胞突起内有 tau 免疫阳性聚集，呈不规则形态

但非特异性 p-tau 免疫反应特征，如影响大脑皮质浅层（第Ⅱ～Ⅲ层）的前缠结和 NFT，影响 CA2 中的前缠结、NFT 或细胞外缠结和海马 CA4 中的前缠结和近端树突状肿胀，皮质下核的神经元和星形细胞聚集，皮质和脑室周围区域的胶质细胞边缘处有刺形星形细胞，以及巨大的颗粒状和点状细胞结构。

支持性的非 p-tau 型病变，包括 TDP-43 免疫反应性神经元胞质中有包涵体形成（海马、前内侧颞叶皮质和杏仁核）。肉眼观察的某些特征，如第三脑室不成比例地扩张、间隔异常、乳状体萎缩、陈旧性创伤等，也被认为是支持 CTE 诊断的证据。

有学者提出了关于 tau 病在 CTE 诊断中应持谨慎态度（Castellani 等，2015；Castellani 等，2015），他们认为临床病理的相关性较差，而且缺乏标准的检测方法（Castellani 和 Perry，2017）。过去和最近的研究证据表明，正如文献中所述，CTE 在相当大比例的人群中可能并没有病理性改变或临床性改变。目前尚不清楚有关症状出现、病程长短或严重程度是否可以通过神经病理的特定组合、病理学累积阈值或病理学区域分布来对其进行预测性判断（Iverson 等，2018）。

（四）慢性创伤性脑病与神经系统疾病

有学者认为，CTE 与神经系统疾病相关（McKee 等，2010，2013）。约 10% 的 CTE 患者表现出运动神经元疾病的特征，而且与肌萎缩侧索硬化症难以区分。CTE 也被认为与阿尔茨海默病、路易体病和额颞叶变性有关。

三、爆炸所致冲击波伤

爆炸导致冲击波在脑部快速传播，从而引起脑损伤。100 多年以来，人们已经认识到接触性爆炸伤与神经系统疾病的产生有关（Shively 和 Perl，2017；Kinch 等，2019）。在 1914—1918 年第一次世界大战期间，许多军人被诊断出患有精神紊乱症，即一种被称为“神经衰弱症”或“炮弹休克”的神经系统疾病，但该种疾病缺乏相关的神经病理学研究证据。据报道，在阿富汗和伊拉克战争中服役的美国军人中，有 8.4% 的人曾遭受过脑外伤，其中大部分是由爆炸冲击波事件引起的（DePalma 和 Hoffman，2018）。

CTE 在退伍军人中也有所描述（Goldstein 等，2012；McKee 和 Robinson，2014）。相比之下，人们在对军事人员脑标本进行初步研究时（受检者包括 43 名有 TBI 受伤史和 3 名有爆炸暴露史的人员），没有发现与 CTE 相关的病理变化（Tripathy 等，2019）。

在某些情况下，那些非爆炸性事件的头部外伤史进一步混淆了爆炸暴露与 CTE 之间的因果关系（Shively 和 Perl，2017）。单次冲击波暴露接触，可以导致动物模型中的实验动物发生损伤，有证据表明受伤动物存在着 tau 相关病理改变。虽然与运动相关的创伤是可以预测的，但爆炸伤具有一定的异质性，因为伤害可能会发生在一个封闭性或开放性的环境中，前者如建筑物和车辆，后者如室外开放的区域。由于导致爆炸的装置往往是简易的爆炸装置，因此对于每个案例来说其爆炸药量也会各自有所不同。

冲击伤的存在，可提示机体有一次或反复多次暴露于冲击波中的情况。有学者（Shively 和 Perl，2017）对 5 例爆炸所致的慢性创伤性脑外伤、3 例爆炸所致急性创伤性脑外伤、10 例非爆炸性 TBI 和 3 例无创伤性脑外伤病史的尸检材料进行了检验。研究发现，那些慢性爆炸伤病例在脑实质和脑脊液交界处的界面，有星状胶质细胞瘢痕形成，比如在灰质和白质交界处以及穿透皮质浅层的血管和脑室内衬结构等部位，都有胶质瘢痕的形成。

一项针对美国退伍军人的病例对照研究，得出了这样的结论，“轻度的无意识丧失的脑外伤可以略增加头部外伤性痴呆症的发生风险，特别是会增加罹患阿尔茨海默病的风险。当患者有意识丧失时其罹患头部外伤性痴呆症的风险会变得更高，而重度脑外伤会使得该风险进一步增加”（Weiner 等，2017）。

四、头部二次撞击综合征

Cantu 和 Gean（2010）在综述中，将 SIS 描述为“通常发生在第一次头部受伤后出现脑震荡症状的运动员身上，出现的症状可能会包括头痛、视觉障碍、运动障碍、感觉障碍或精神障碍（尤其是认知和记忆障碍）等，而这些症状可能需要几天或几周的时间才能消退”。重返赛场参加比赛的运动员，其头部往往会受到二次打击。头部二次打击形成的损伤可能非常轻微，有时可能只涉及胸部被击打或只对运动员大脑产生间接性伤害。这些受伤的运动员可能会有“令人震惊”的症状，但通常不会出现意识丧失的情况。

运动员通常会在伤后 15s～1min 的时间内保持双腿直立，看起来似乎“有点懵圈”，就像发生了脑震荡一样。通常情况下这些运动员会留在赛场继续比赛，或者依靠自己的力量离开赛场。在此之后，运动员虽然处于意识清醒的状态，但他们可能会瘫倒在地，处于半昏迷状态，瞳孔迅速扩大，失去眼球运动并出现呼吸衰竭。有研究者认为，头部二次损伤会导致严重的脑肿胀，往往导致致命的后果（Cantu，1998；McCrory 等，2012；Saunders 和 Harbaugh，1984）。

Cantu 和 Gean 的论文还描述了典型的头部二次撞击综合征的成像特征：①出现薄层的硬膜下出血，血肿最大厚度约 0.5cm；②硬膜下有不均匀性的血肿形成征象；③脑沟基底池完全消失（提示有脑肿胀和脑水肿）；④由于钩回疝和间脑疝的形成造成脑干发生扭曲；⑤没有证据表明有轴向性出血，如脑挫伤或白质损伤；⑥入院 CT 扫描时大脑半球内有灰白质分化保留（提示没有早期原发性缺血性脑损伤）；⑦大脑半球不对称，指的是在中部脑室水平测量的半球厚度（一个大脑半球可能比另一个大脑半球更加肿胀）；⑧后续随访的影像学研究结果，可显示有多灶性创伤后缺血性脑梗死的形态改变（这是一种继发性脑缺血，为脑损伤的一种晚期并发症）。

有关头部二次撞击综合征的概念，以及它是否可以构成一个可定义或可用于诊断的实体，这一点是引起人们较多争议的，目前还没有得到普遍的接受。严重的脑肿胀可能由一次性击打引起，这就使得人们对“重复的头部损伤是否可形成诊断条件”产生一定的质疑（McCrory 等，2012）。SIS 的概念在很大程度上取决于对个案报道的解释，而个案报道数量往往又很少，这就表明至少还存在着一种几乎可以忽略不计的罕见情况，如果这种情况的确存在的话。

包括这个案例在内的大量报道案例，实际上并未涉及“头部二次受力”［头部二次撞击综合征（second impact sydrome，SIS）是一种较为常见的运动性损伤。］的影响。直到 2001 年人们对这种情况进行了唯一一次的系统性回顾，这是在一次系统审查时发现的，世界的文献中只有 17 个这样的案例（McCrory，2001）。在这些案例中，其中只有 5 个案例确实涉及反复受伤。即使在这些案例中，通常也不清楚初始伤害是否对二次撞击起到促成的作用，因为在提供证据以证明运动员在假定的二次撞击之前，没有持续症状和（或）损伤的客观证据。

北美文献中报道了大量的轶事报告，来自世界其他地区的报道数量几乎可以忽略不计，包括那些接触性运动有脑震荡头部损伤风险的国家（如澳大利亚足球和橄榄球）。有人指出，像澳大利亚足球这样的运动，既具有高参与度，又具有高脑震荡损伤的发生率（大约是美式足球的 15 倍）。由此看来，其运动似乎与 SIS 的报道无关，这一点十分奇怪。

澳大利亚的一项研究审查了 35 年期间所有与运动有关的死亡，并没有发现 SIS 病例（McCrory 等，2000）。更为奇怪的是，如果 SIS 作为一个实体存在，那么 SIS 在年轻拳击手中似乎更为罕见。那些少数涉及 SIS 死亡的案例，其实也面临着极大的舆论挑战（McCrory 等，2012）。

McCrory 和 Berkovic 在 SIS 文献中确定了 12 份报道，这些报道清楚地描述了与运动相关的致死性脑损伤，这与无法解释的脑肿胀相关。在这些情况下，球员们并没有受到二次冲击。他们要么在运动时摔倒，要么是在没有任何进一步伤害的情况下离开或倒下（McCrory 和 Berkovic，1998）。

Stovitz 等（2017）在一篇论文中指出，SIS 的定义各不相同。作者恰如其分地引述了美国神学家 Tryon Edwards（1809—1894）的一句话来介绍他们的论文。他说，“如果参与其中的人能首先准确地界定他们的用语，然后再严格地遵循他们的定义，那么大多数争议就会很快结束”。

该研究小组对 SIS 定义进行系统回顾，发现绝大多数文章将 SIS 定义为是一种“致命性脑损伤（如脑水肿）的综合征”，在患者遭受头部创伤的同时，仍在恢复最近脑震荡所产生的影响。事实上，该定义并不包括由单一重大冲击引起的弥漫性脑水肿。

以脑水肿可以导致或不导致死亡的最常见定义为例，那么伤者的死亡率往往是未知的，也很可能是不可知的。据作者所知，从来没有人追踪过单次或连续多次脑震荡后出现脑水肿的病例。作者指出，“当二次撞击在非常接近的时间内连续发生，如在同一场比赛中出现两次撞击，或是在几天内发生两次撞击），那么就不可能确定是否是因最初的伤害导致了致死性的后果”。

Hebert 等（2016）在他们的论文中，研究了 SIS 的诊断可信度，这也涉及了系统的文献审查。本次审查的目的是对现有文献进行检查，以确定是否有足够的证据来支持世界卫生组织（World Health Organisation，WHO）认可的定义。脑震荡和脑震荡后综合征是公认的两个诊断标准，每一个都有自己的世界卫生组织派生出来的 ICD-10 代码。为了给每个疾病制订一个定义，世界卫生组织就需要一些重要的信息，如征兆、症状、体征等。该机构需要关于诊断指南和患病风险人群的大量信息，来建立评估诊断的标准。

作者指出截至他们提交论文之前，他们所讨论的对 SIS 所依赖的大多数资源都是二手来源。据他们所知，目前还没有对文献系统进行审查，从而以检验、支持或反驳所报道的诊断迹象、症状、诊断指南和危险人群。这些标准，是由 McCrory 和 Berkovic 在 1998 年进行材料审查时提出的。

他们审查了拟议的 SIS 病例，并将其与一套四项标准进行比较，以确定是否有任何案件被唯一地定义为 SIS。在他们所检查的 17 例病例中，只有 5/17 被认为是疑似的 SIS 病例，0/17 被发现是 SIS 的确诊病例。在这 17 个病例中，其中，13 例报告了与不明原因脑肿胀相关的运动性致死性脑损伤，然而这种不良事件的发生通常与头部二次冲击无关。

系统性文献综述的结论是，“目前文献中缺乏确凿的证据来支持 SIS 的诊断”。相关研究确实明确了疑似 SIS 病例的相关趋势，确定了为什么 SIS 的针对性诊断会如此难以得到完全性支持的原因。包括：①影像学上是否存在关于脑肿胀和（或）硬膜下出血的结果不一；②缺乏与头部二次撞击后遗症的时间界定；③存在与下列情况重叠的显著体征或症状，包括脑震荡、脑震荡后综合征、硬膜外血肿和（或）恶性脑水肿；④缺乏独特和必要的分类方案来对 SIS 进行诊断。

作者认为，虽然有充分的证据来表明 SIS 的风险人群是青少年和年轻成年男性，但也还需要进一步研究，以确定男性 SIS 的风险是否会由于基因组成的差异而有所增加，或者男性是否更倾向于较多参与通常与 SIS 相关的运动或活动。作者进一步指出，“目前似乎没有足够的有深度或高质量的文献，来支持确凿的 SIS 诊断病例”。因此，本研究小组得出的结论是，“目前 SIS 并不是一个可信的或是有文献支持的诊断”。到目前为止，还没有新的数据来对这一似乎合理的观点来加以反驳或挑战。

一些研究结果似乎表明，头部受到轻微撞击后其脑肿胀的发生可能与遗传风险有关，而不仅是外力撞击的结果。有多个病例报道描述了与 CACNA1A 钙通道亚基基因有关的家族性或新生突变相关的脑肿胀，以及单次发生的轻度颅脑损伤。根据目前对脑震荡病理生理学的理解，其他类型的离子通道功能障碍就被认为是一种可能的促进机制（Kamins 和 Giza，2016）。

第15章 儿童头部损伤

Head injury in the child

Helen Whitwell　Christopher Milroy　著

本章主要讲述儿童颅脑损伤这个问题。这是一个专业知识不断更新的领域，也是一个争议颇多的研究课题。

一、儿童头部意外伤害

儿童年龄组的大多数头部意外损伤都是机动车事故造成的，包括车内人员、行人和骑自行车者，而其他头部损伤原因主要包括跌倒（特别是5岁以下儿童跌倒）（Chaudhary等，2018），以及与娱乐活动相关的伤害。儿童的颅脑损伤形态学变化，特别是大龄儿童的颅脑损伤形态学变化，与成人相似。有一些证据表明，年龄较小的儿童与年龄较大的儿童两者因其大脑发育成熟程度的不同，其大脑反应也会有所不同。5岁以下儿童发生外伤后，出现外伤性颅内血肿的风险较小（Teasdale等，1990）。弥漫性脑肿胀在儿童组更为常见，它可以继发于其他脑损伤改变，如脑缺血或脑挫伤，或者根本就没有潜在性的原因（Graham等，1989）。本书第12章已经对此作了阐述。

二、儿童头部非意外伤害

有不少术语用于故意原因造成的头部伤害之描述，包括非意外伤害（non-accidental injury，NAI）、摇晃婴儿综合征和最近刚提出的虐待性头部创伤（abusive head trauma，AHT）（Chaudhary等，2018；Narang等，2020）。AHT这个词语的使用被认为是一种医学诊断，但由于该术语的不断滥用，因而它的使用也受到了一定的挑战（Lynøe和Eriksson，2019）。

头部受伤是幼儿受伤的主要原因（Hargrave和Earner，1992；Ellis，1997），幸存者的人数有显著提升（Caffey，1974；Ewing-Cobbs等，1998；Barlow和Minns，1999）。对AHT的实际发生率很难估计，其预估人数多少不一，如英国从每10万名1岁以下儿童有11.2人，到每10万儿童有24.6人不等（Barlow等，1998；Jayawant等，1998；Barlow和Minns，2000）。据估计，美国的儿童头部非意外伤害发生率更高，每年每10万例中就有32～38例（Narang等，2020）。

儿童头部损伤后的神经病理学变化，与成人有所不同，也和不同年龄儿童头部损伤后神经病理学改变之间有显著差异。由于缺乏可靠的数据，这一推断观点在很大程度上都是基于生物力学和神经病理学的研究之上。正是如此，人们才进一步对头部损伤有了更多的认识和了解。

三、儿童头部损伤死亡案件的尸检方案

现已制订了儿童头部损伤的尸检方案。死因调查从尽可能久远的病史开始，死因报告包括了在提交报告时护理人员所提供的详细情况（Gill等，2014；Royal College of Pathologists，2016）。尸检结果分析，需要与现场情况联系起来。应当获得患者的出生史、受伤史和抢救复苏的细节经过，包括由护理人员和健康专业人员所提供的相关资料。

公认的医疗复苏性损伤包括舌系带损伤、口腔软组织损伤及头皮损伤等。应特别注意将医疗复苏性头部损伤与神经外科手术造成的头皮挫伤相区别，因为这时如果患者处于某种体位被进行抢救，那么其头皮挫伤的发生则可能与患者的头部位置有关（Leadbeatter，2001）。对于那些在医院得以存活的病例，对包括放射学检查结果和其他检查情况在内的全部临床资料进行复习是必须的。CT和MRI检查现已经成为医院诊断颅脑损伤的标准方法，并且已经被越来越多地应用于尸体检验之中。

如果没有经过临床 CT 和 MRI 检查，尸检时就应当进行骨骼的检查。该类病例的尸检应遵循“标准程序原则”。高质量的尸体检验照片，对于尸检阳性结果和重要阴性结果的反映都很重要。除了完成详细的尸体外部检查和内部检查之外，尸体检验人员还需要进行广泛的人体组织取材，包括组织学观察、微生物学检测、机体代谢研究、毒理学分析和包括基因检测和 DNA 分析在内的所需样本取材。

颅脑损伤的诊断十分重要。有些颅脑损伤被认为是儿童虐待的标志性改变，正如与儿童虐待所有情况一样需要对此进行仔细的评估（Milroy，2014；Kepron 等，2016）。骨骼创伤很常见，在标准的教科书中有所描述（Bilo 等，2010；Kleinman，2015）。在儿童受虐待的案例中，其骨骼损伤的类型主要是肋骨骨折和肋骨干骺端骨折（Walker 等，2016）。法医病理学家应该将上述这些发现与神经病理学相结合，从而做出儿童虐待的综合性判断。

四、儿童头部损伤的尸体改变与成伤方式

（一）无明显外伤改变

Atwal 等（1998）在对 5 岁以下的 24 例儿童死亡病例调查中发现，约 21% 的患者没有明显的头颅外部损伤，仔细检查可能只是发现有软组织肿胀。人们认识到，头部软组织挫伤可能会在一段时间内进一步发展，位置深在的软组织挫伤要比浅表皮肤挫伤的存在时间更长（Johnson，1990；Langlois 和 Gresham，1991）。在肤色较深的儿童中，其软组织挫伤可能会被皮肤肤色所掩盖。我们应该同时对躯干和四肢的皮肤组织进行详细的解剖检查，以确定或排除“隐匿性”挫伤的存在。

（二）皮肤青肿改变

皮肤青肿改变可以发生在机体的任何一个或多个部位，并可覆盖在任何发生颅骨骨折的软组织区域（图 15–1）。头皮大面积损伤提示头部受到了广泛力量的碰撞，如与地板或墙壁的相撞。有时在皮肤上还可以发现与致伤物类似的擦伤性图案，如可能会产生类似地毯编织物形状的损伤图案。

头面部损伤可能是由于手的指掐作用所导致。面积较小的软组织挫伤可能是由手指造成的，而较大的不规则形瘀伤则有可能是由掌击所形成（图 15–2）。耳部损伤，最可能的是直接打击或该部受到挤压所形成。与孤立的头部损伤相比，如果受虐儿童身体也呈现广泛性的典型损伤改变，那么其受虐待致伤的可能性就会增大（Whitwell，2001）。

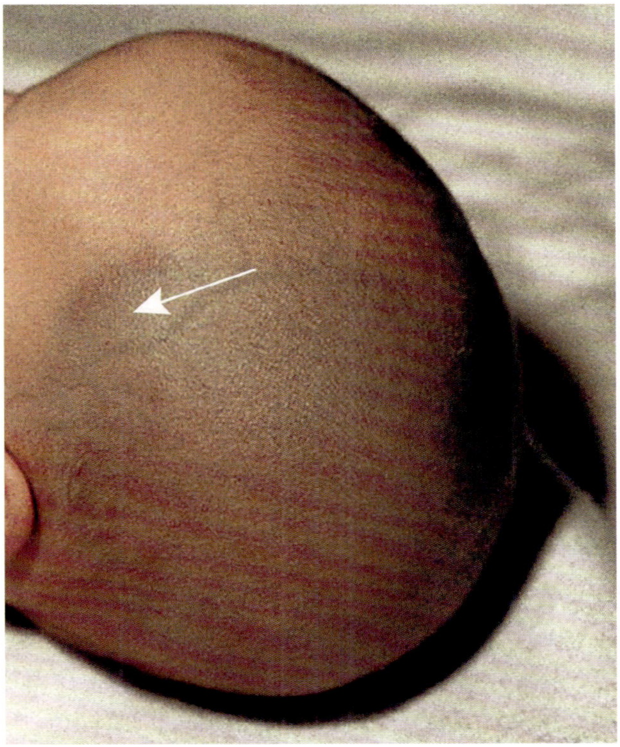

▲ 图 15–1　颅骨骨折合并周围软组织弥漫性青肿改变

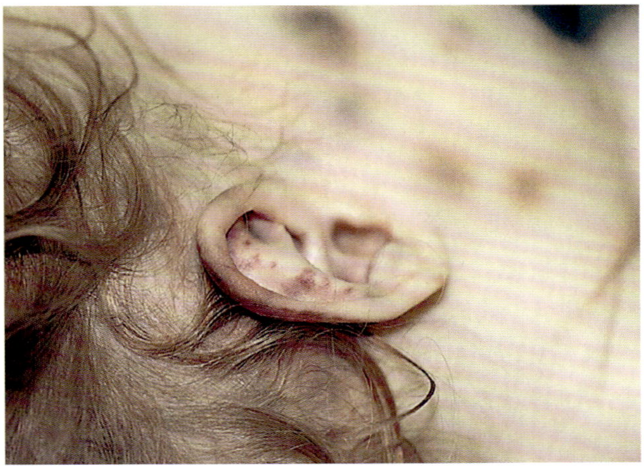

▲ 图 15–2　掌击及指掐所致的面颊及耳部出血

为了弄清儿童的所谓“正常”的意外损伤，有学者（Carpenter，1999）调查了 177 名 6—12 月龄的孩童。随着孩子步行能力的不断增加，其身体上出现擦伤的情况也逐渐增加。儿童正常的意外损伤，其最常见的挫伤部位是在面部及头颅的骨性突起处。Sugar 等（1999）再次强调了孩子步行能力在损伤形成中所起的作用，强调正常的意外损伤其非典型存

在部位包括躯干、臀部和手部，而那些比较危险的部位包括了耳垂和脸部的非突出区域。本书第 6 章讨论擦伤形成时间的推断，其中也涉及相关的组织学诊断。

头部擦伤可能与头部挫伤同时并存，擦伤的形态可能是非特征性的。在对擦伤进行解释时要特别小心，因为孩子会因自行抓挠而伤到自己。当致伤物为环状或条带状的形态时，有可能会产生与致伤物图案特征相对应的体表擦伤形态。

（三）唇系带损伤

唇系带是指口唇和牙齿之间的韧带，分为上唇系带和下唇系带。当口腔受到直接的打击，有可能会导致唇系带的挫伤或撕裂伤（图 15–3）。当奶瓶被强行塞进小儿的嘴里时，也可能会发生唇系带损伤的情况（Leadbeatter，2001；Kepron 等，2016）。

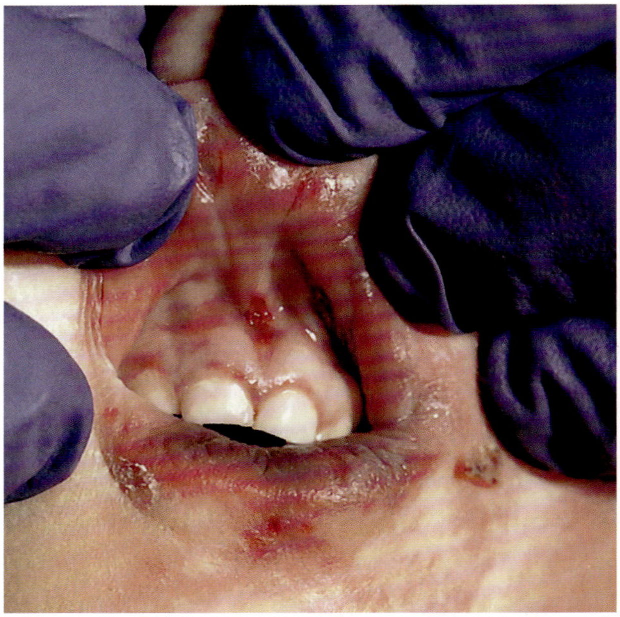

▲ 图 15–3　直接击打口部导致唇系带撕裂

（四）创伤性脱发

创伤性脱发表现为头部出现不规则形的区域性头发脱失，当有某些外伤情况存在时就会有创伤性脱发的发生。当头部有外部力量的作用，往往足以引起其下方的帽状腱膜下血肿形成（Kempe，1975）。

（五）头皮挫伤

当儿童头部损伤发生时，头皮组织的挫伤可能是广泛存在的，也可能是隐匿存在的。头部撞击墙壁，可以导致头皮下弥漫性挫伤出血（图 15–4）。如果加害者使用一只手致伤，那么在受害者体表的相应部位就可以检见具有指尖形状的小面积损伤。在新近骨折之处，通常会有软组织挫伤的伴存，如果没有软组织挫伤的存在，就应该警惕这个“骨折”有可能不是真正的骨折，而只是骨质的自然缺损。当骨质的自然缺损存在时，那么它在婴幼儿颅骨骨折的诊断中将会成为一个公认的“陷阱”。这些自然性骨质缺损是在自然状态下所存在的骨质缺损，随着年龄的增长会因骨质的逐渐融合而最终消失。骨质损伤的鉴定，通常需要依靠放射学检查（Keats，1996；Swischuk，2003）。如果仍有疑问，那么就应完成组织学检查，以显示未成熟骨与成熟骨的板层骨质融合情况。

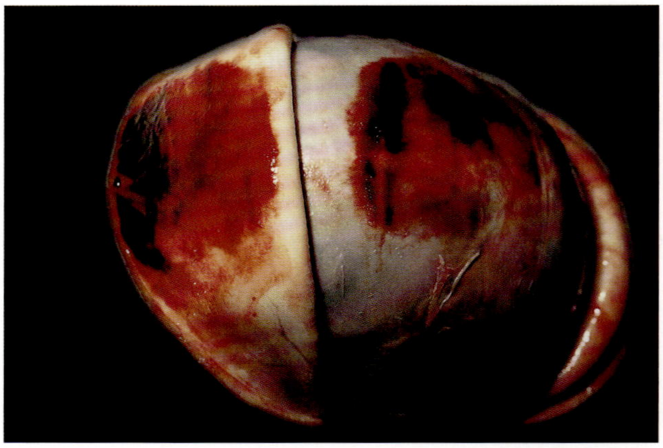

▲ 图 15–4　撞击墙壁导致头皮下弥漫性挫伤出血

在诊断婴幼儿头皮挫伤出血时应该要格外注意，特别是对于那些有器械分娩史的新生儿来说更是如此，头部检查有可能会显示出颅内血肿或帽状腱膜下出血（O’Grady 等，2000）。在少数情况下也可能没有颅内外出血的证据，这在有数个月月龄的幼儿比较常见。有学者在一个由 53 例被观察对象组成的研究项目中发现，该 53 例中有 8 例既没有颅外或颅内损伤出血的出现，也没有颅骨骨折的发生（Geddes 等，2001）。

（六）颅骨骨折

颅骨骨折是造成小儿头部外伤的常见情况。颅骨骨折可以表明这是由外部力量撞击所形成的头部伤害，但是否有再次的外力作用却无从得知。有学者在一项研究中发现（Geddes 等，2001a），约 36% 的儿童患者具有一处或多处颅骨骨折。有学者在相近的一项研究中发现（Atwal 等，1998），小儿颅骨骨折的发生率为 42%。婴儿颅骨骨折的情况，还可能会在自然分娩和辅助分娩的过程中发生（Heise

等，1996；King 和 Boothroyd，1998；Dupuis 等，2005）（图 15–5）。

许多学者将婴幼儿骨折的相关特征加以描述，试图将意外损伤和非意外伤害（NAI）（Hobbs，1984；Rao 和 Carty，1999）加以区分。有关 NAI 的形态特征，见表 15–1。然而大多数学者却强调，其实 NAI 并没有特异性的诊断特征。事实上 NAI 中的大多数颅骨骨折都是线性骨折，更复杂的情况相对少见（图 15–6）。

大多数小儿颅骨骨折较多发生于顶骨或枕骨，骨缝分离性骨折大多发生在颅骨骨缝尚未完全融合的部位，骨折位置和形态可以随着骨缝的移动而发生改变。严重的脑水肿，可能也是导致骨缝分离的一个原因。当然我们应当排除那些因机体潜在异常所造成的骨缝分离，如营养异常、代谢异常和遗传异常，后者包括佝偻病、Menkes 病和成骨不全症等（Brogdon 等，2012；Kleinman，2015）。不同年龄段及不同部位的颅骨骨折我们都可以观察到，而硬脑膜下血肿的形成也有报道（Tokoro 等，1988；Steiner 等，1996）。

单纯性的颅骨骨折，其颅内并发症的发生风险相对较低（Harwood-Nash 等，1971；Helfer 等，1977）。目前已经有较多婴幼儿和儿童跌倒的文献报道（Chadwick 等，1991；Williams，1991；Reiber，1993），其中普遍存在的一个共识，就是“低矮性跌倒”很少与颅骨骨折的发生有关，这时即使发生也通常只是单纯的线性骨折，以顶骨骨折多见。然而，Weber（1984，1985）在一系列实验研究中，将死婴扔到各种不同的地面高度，发现所有从 82cm 高度跌落的婴幼儿都有颅骨骨折的发生，这一研究结果似乎与临床情况并不相符（见第 4 章）。

有学者发现，颅骨骨折主要发生在那些无临床症状的头部受伤的婴幼儿中。Greenes 和 Schutzman（1998）报道了一项研究结果，他们对住进儿科医院的 101 名 2 岁以下头部受伤小儿进行回顾性研究，结果发现在 20% 的病例中，那些所谓无临床症状的儿童其实还是有隐匿的颅内改变，除一人外其余均有颅骨骨折的发生。

在尸体检验时，任何骨折部位都应当进行颅骨组织学检查（颅骨骨折的组织学改变，见第 7 章）。婴幼儿和儿童中的颅骨组织学检查，在既往的文献中并没有详细的描述。我们还应该对颅骨骨折及颅内出血的发生时间加以评估，这可能有助于我们对成伤机制加以陈述。

表 15–1 NAI 的形态特征

可疑的非意外损伤的颅骨骨折特征，包括以下方面

- 顶骨骨折
- 多发性或复杂性骨折
- 凹陷性骨折
- 骨折缝隙宽度超过 0.5mm
- 骨折线较长

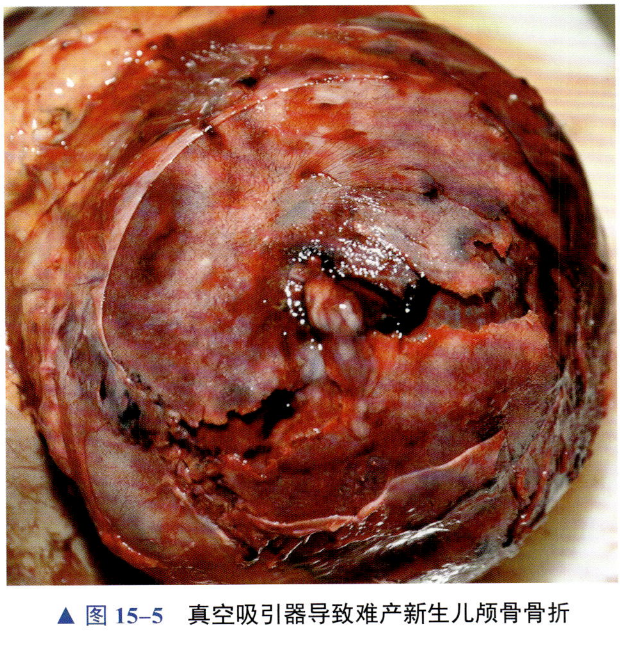

▲ 图 15–5 真空吸引器导致难产新生儿颅骨骨折

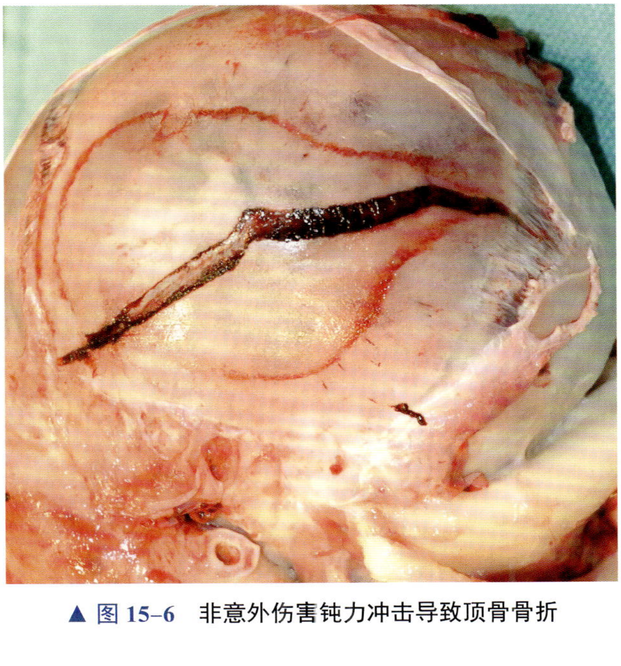

▲ 图 15–6 非意外伤害钝力冲击导致顶骨骨折

五、儿童非意外颅脑损伤的神经病理学改变

儿童非意外颅脑损伤的神经病理学改变，包括硬脑膜下出血、蛛网膜下腔出血、脑肿胀、脑实质出血与脑挫伤、缺氧缺血性脑损伤、创伤性轴索损伤、慢性硬脑膜下血肿与硬脑膜下水瘤、幸存儿童后期脑损伤、脊髓损伤、婴儿摇晃综合征及硬脑膜下血肿形成后继发性出血。

（一）硬脑膜下出血

硬脑膜下出血是最常见的颅内出血改变，在婴幼儿年龄组中占 84%，在较大儿童组中占 81%（Geddes 等，2001a）。Jayawant 等（1998）在一项基于人口数量的研究中发现，约 82% 的 2 岁以下婴幼儿的硬脑膜下出血（subdural haemorrhages，SDHS）是可以确定其发生原因的，而在其余的 18% 中则没有明确的发生原因。还有澳大利亚学者在一项类似的系列研究中发现，婴幼儿硬脑膜下出血的发生率较低，仅为 55%（Tzioumi 和 Oates，1998），硬脑膜下出血通常为双侧性出血，出血部位较多发生在颅腔的后部（Duhaime 等，1998）。特别不同的一点是，婴幼儿组的硬膜下出血往往由薄层血液组成，出血发生后很少可以通过神经外科手术进行干预治疗（图 15–7），这一点与年龄较大的儿童组则完全相反。

在死后尸检时必须小心谨慎，注意不要将硬脑膜下静脉窦被切开时所流出的血液误认为是生前的硬膜下出血。典型的硬脑膜下出血，往往表现为在极度肿胀的大脑半球表面有薄层急性出血，该出血通常会一直延伸至大脑半球之间的后半区域。相比之下，在老年个体中往往可以观察到单侧占位性血肿的形成，以及弥漫性硬脑膜下出血的发生（Geddes 等，2001a），即使有单侧占位性血肿的形成，那么出血也并不一定发生在颅骨骨折的同侧。

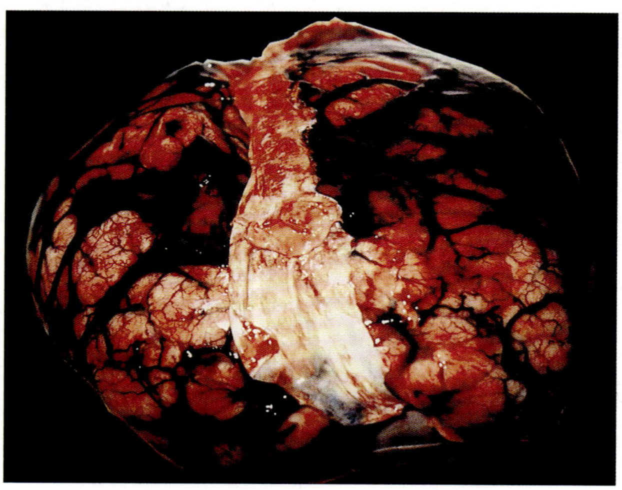

▲ 图 15–7　婴幼儿严重脑肿胀伴脑膜表面薄层出血

有关 SDHS 的形成机制，通常认为是横穿硬脑膜下间隙的桥静脉撕裂所致。有研究报道称，学者们在尸检时发现了桥静脉的破裂（Maxeiner，2001）。在最近的一段时间，将“桥静脉外伤性撕裂”作为硬膜下出血的一种机制受到了人们的质疑，事实上在年幼人群中确实也存在着一些较大的争议。在非常年幼的儿科群体中，人们已经对硬膜下出血和 SDH 的发生机制进行了阐述。分娩史及分娩方式在 SDH 的发生机制中极为重要，胎头吸引式分娩被认为有发生 SDH 的较大可能。当 SDH 发生后，出血会随小儿出生后的时间延长而逐渐消失（Liu 等，1998；Towner 等，1999；O'Grady 等，2000）。

有学者指出，低氧缺血性脑损伤会伴随着颅内压力的升高而出现，这可导致硬脑膜下出血伴下丘脑功能障碍（Geddes 等，2003；Cohen 和 Scheimberg，2009）。在常规分娩的小儿中，MRI 检查可以发现无症状 SDH 的占比，这就使得为什么 3 月龄的小儿会出现硬脑膜下出血这一疑问得到了解释（Whitby 等，2003；Rooks 等，2008）。对于小儿硬脑膜下出血的发生，当然也还应该寻找有无其他潜在性的疾病的存在，如出血性疾病、血管畸形、脓毒血症和代谢异常等，后者包括 I 型戊二酸尿症和高钠血症等（Ehrenforth 等，1998；Ng 等，1998；Renzulli 等，1998；Handy 等，1999；Rutty 等，1999；Hartley 等，2001；Menkes，2001；Pollanen，2011）。

存在分流性脑积水的婴儿，似乎有着发生硬脑膜下出血的更大风险（Duhaime 等，1998）。婴儿非外伤性硬脑膜下出血是罕见的，它的出现往往与巨颅症、严重脱水和蛛网膜肥大有关（Lindberg 等，2019）。早期的硬脑膜下出血，其硬脑膜组织学特征并不少见（Geddes 等，2001a）。硬脑膜血黄素染色方法的应用，可以显示陈旧性硬脑膜下出血的存在。这类陈旧性出血的改变，不应作为既往发生 NAI 的证据。那些确凿充分的形态学改变，只能说明有 SDH 的发生。上述检查结果本身并无特异性，它仅仅只是提示既往创伤中具有分娩创伤的可能性（图 15–8）。

基于上述诸多原因，有必要采集硬脑膜标本以评估是否存在出血情况，以及含铁血黄素沉积的情

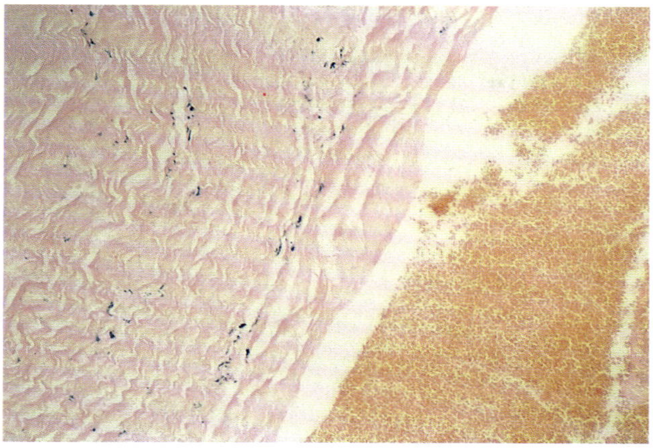

▲ 图 15-8 含铁血黄素巨噬细胞的出现，提示急性出血的发生已经具有一定的时间

况。据说含铁血黄素沉积至少需要 48h 才能形成，不过应该说这只是一个大致的估计。硬脑膜下出血的形态变化，有时只能在微观的角度被观察到（Geddes 等，2001a）。关于陈旧性 SDH 的研究，大多数都与成年人口数据有关。值得注意的是，硬膜外出血在 NAI 中极为罕见（Duhaime 等，1998），而硬脑膜下出血也可能在验尸时才能被发现。当有硬膜下出血存在时，我们在解释它的发生原因时务必持有特别谨慎的态度（Rutty 等，2005；Pollanen 等，2009）。

（二）蛛网膜下腔出血

约半数的儿童头部损伤中，都有蛛网膜下腔出血的存在（Geddes 等，2001a），并且该类出血可与 SDH 和（或）颅骨骨折同时伴存。尸体解剖时，通常可在大脑半球的表面观察到蛛网膜下腔出血，出血一般呈散在性分布。当大脑被福尔马林液固定之后，蛛网膜下腔出血通常就没有原先看到的那么分布广泛了。除非蛛网膜下腔出血与颅骨骨折同时伴存，否则蛛网膜下腔出血并没有太多的实际临床意义，因为它并不能准确提示损伤的部位。创伤性蛛网膜下腔出血与疾病所致颅内血管破裂出血同时存在的情形非常罕见（Leestma，2014），它的发生可能与创伤性动脉瘤的延迟破裂有关，这在 NAI 中曾有所报道（Lam 等，1996）。

（三）脑肿胀

头部损伤的一个重要表现就是脑肿胀。脑肿胀最常见于全脑神经元缺氧缺血性损伤所致，这也是一个最常见的颅脑损伤死亡机制。准确评估婴幼儿脑肿胀的方法，就是将其大脑的重量与年龄参数和生长参数进行比较（见第 5 章）。我们应该认识到，在法医学实践中当发生了充血性脑肿胀（如那些可能发生“窒息死亡”的案例），其脑的重量也会有所增加。尸体解剖时在将脑组织进行悬浮固定之前，应该使用精确的天平对新鲜脑组织进行称重。待脑组织经过完全固定之后，再对固定后的脑组织进行复核称重。

婴幼儿的颅脑往往不会表现出与成人完全相同的特征，其原因之一就是婴幼儿的颅骨具有一定的弹性或扩张性。因此，婴幼儿各种脑疝的发生通常不像在成人中所产生的那样。那些有严重脑缺氧损伤的婴幼儿，特别是当其在伤后已经存活了一段时间，那么其大脑通常会在辅助通气的情况下发生极度的软化，并会在我们打开颅腔时“涌出颅腔”。即使非常小心，尸检时的脑组织人为破坏和扭曲变形也时常发生。将脑组织进行“水下切取”，可能会对我们有所帮助。

当脑组织在被固定液固定之后，肉眼检查有时会显现“脑室受压”的情况。脑肿胀的组织学改变，主要表现为脑白质水肿伴髓鞘肿胀。随着伤者生存时间的不断延长，通常其脑部的其他形态特征也会出现，包括出现缺氧缺血性脑损伤的形态学改变。在通常情况下，APP 染色可以显示血管的形态学改变（图 15-9A），这种改变在脑白质中广泛存在。有关局灶性 APP 位置表达，通常多见于间脑和脑干等部位，有研究者认为这是脑肿胀形成早期梗死区的特定发生部位（Geddes 等，2000）。弥漫性外伤性轴索损伤和外伤性脑实质改变的区分（图 15-9B）并不容易，需要特别加以小心，特别是在脑干部位更是如此（见第 11 章）。

将外伤性轴索损伤和外伤性脑改变进行区别其重要性在于，如果这个位置的轴索损伤（这里指的是弥漫性创伤性轴索损伤，而不是局部皮质脊髓束损伤）被明确认为是创伤性的，那么这一结论就意味着在局部施加了很大程度的外力，并且在损伤时立即产生了深远的临床效应。脑肿胀压迫血管导致缺血性白质损伤，其发生部位与外伤性轴索损伤的部位相似（Shannon 等，1998；Geddes 等，2000）。在患者存活期较短的情况下尤其如此，这可能是无法解释的。

有一些死亡迅速的情况（虽然这并不常见），这时脑肿胀可能并不是一个显著的特征。如果死亡原因是头部损伤，那么脑肿胀很可能会造成致命性的

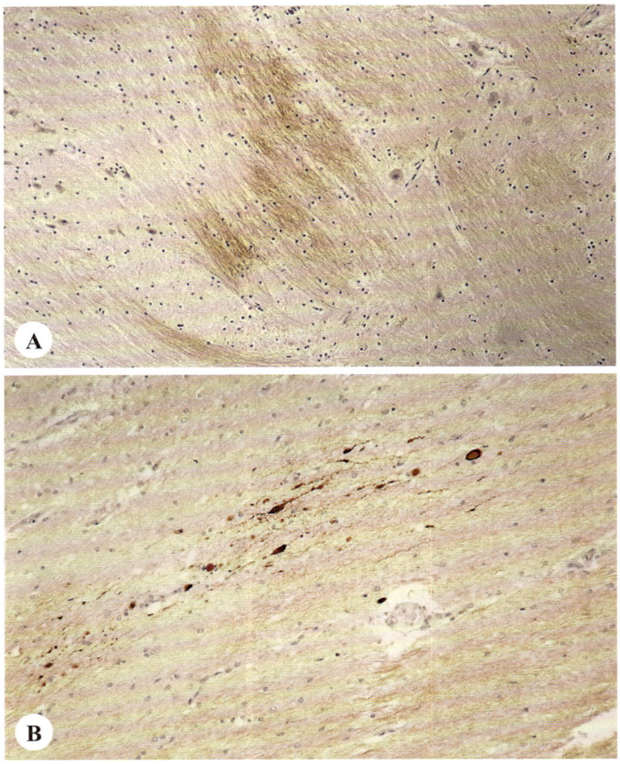

▲ 图 15–9 缺血缺氧性脑损伤

A. 淀粉样前体蛋白（APP）染色显示血管的形态学改变；B. 淀粉样前体蛋白（APP）染色显示脑白质弥漫性外伤性轴索损伤

创伤性损害。根据作者的经验，这种情况常与重大伤害事故有关。第 12 章对轻度颅脑损伤后发生急性脑肿胀的机制进行了讨论。

（四）大脑实质出血与脑损伤

1. 成人型脑挫伤 小儿大脑内出血，与是否有“成人型脑挫伤”有关。随着儿童年龄的不断增长，其脑损伤结果与成人脑挫伤或脑裂伤基本相同。在年幼的小儿中，“成人型脑挫伤”并不常见。如果有“成人型脑挫伤”的存在，那么最常见的损伤部位是在嗅球、嗅束和直回（Rorke，1992）。在那些发生了骨质损伤的严重创伤案例，常可见与颅骨骨折部位相对应的脑挫伤。不同类型的脑内血肿形成，在第 8 章中已经讨论。

2. 脑挫裂伤 小儿脑挫裂伤是相对不太常见的脑组织损伤类型，它似乎只发生在非常年幼的婴幼儿中（Lindenberg 和 Freytag，1969；Calder 等，1984）。一些作者在尸体检验中对小儿脑挫裂伤进行了描述（Lindenberg 和 Freytag，1969；Calder 等，1984；Geddes 等，2001a）。通过放射学检验方法，包括经颅超声检查的方法（Jaspan 等，1992），可以对脑挫裂伤进行观察。小儿脑挫裂伤多数出现在灰质和白质的交界处，被认为它的出现是由该部位受到剪切力作用所造成的。典型的脑挫裂伤发生部位，是大脑的额叶、颞叶和枕叶等区域。虽然上述这些案例中有许多是发生在冲击性损伤之后（包括受到严重的撞击），但即使在没有或只有极少的冲击伤证据情况下，也可能会看到有脑挫裂伤的存在（Geddes 等，2001a）。

作者认为，产生脑组织撕裂伤所需要的力度是未知的，这个力度如果“必须与产生弥漫性创伤性轴索损伤所需的力度相同”，这是不合理的。脑挫裂伤在本质上都是局灶性的，它代表了小儿的大脑反应方式（与髓鞘发育不良或无髓鞘有关），这根本就无法与成人的挫伤性脑损伤相比。Larsen 等（2019）描述了一系列的皮质下脑裂伤病例，并假设这些皮质下脑裂伤不是由产生创伤的直接机械力引起，而是由损伤静脉流引起的，是继发性级联反应的一个部分。

新近发生的脑组织撕裂伤可以在显微镜下发现裂口，出血量不定。然而有必要对此加以警惕，因为脑白质中看似像出血的那些裂纹、狭缝或明显的裂隙，其实是儿科神经病理学中相对常见的一种改变，并不具有任何实际的意义。如果脑组织在取材时被粗暴地处理，那么脑组织就可能因此而受到损坏，出现相应的改变作者曾见过这样一例，脑组织在取材后和充分的固定液固定之前进行运输，结果在脑组织中出现了类似脑挫裂伤的人工裂缝。

即使使用福尔马林液浸泡一段时间后，婴儿的大脑组织在被检查时也会发生碎裂，尤其是当存在脑肿胀时，或是当发生了脑组织坏死或是脑组织固定不良时，脑组织就更易发生碎裂。毫无疑问，唯一能证明“脑白质空腔形成是由脑挫裂伤所致”的方法，就是通过组织学检查在其边缘找到有出血的改变，或是找到其周围有轴索受损的改变，找到脑白质空腔内及其周围有炎性细胞反应等改变。

至关重要的一点是，如果有可能，大脑必须经过固定液固定之后再进行检查，而不是采用新鲜切脑的方法进行检查（图 15–10A）。通过大脑组织的肉眼检查，我们可以发现脑组织陈旧性撕裂的裂口，组织内呈黄棕色则表明有陈旧性出血（图 15–10B）。在进行脑的组织学检查时，我们会在脑裂伤部位观察到显示不同出血时间的形态改变，以及脑组织挫碎的形态学改变（图 15–11）。

根据损伤时间不同，APP 染色可以显示轴索损伤的形态，以及不同形态的嗜中性粒细胞反应，局部相邻神经元出现萎缩和“暗细胞”改变。当患者存活达数小时后，可以发生真正的脑缺氧缺血改变。随着时间的推移，巨噬细胞也随着反应性星形胶质细胞的聚集而出现，小胶质细胞的数目也会不断地增多。含铁血黄素的出现，通常在伤后 48h 可以检见。陈旧性脑裂伤，可通过含铁血黄素巨噬细胞的出现和胶质细胞的增多来加以识别。时机问题显然也是个问题，但我们应该谨慎行事，固守教条的观点是不明智的。

3. 脑组织瘀点性出血 在显微镜下观察，在大脑皮质、脑白质或深部的脑灰质中可以检见点状出血，出血通常发生在血管的周围。脑组织瘀点性出血的重要性必须谨慎解读，因为类似的改变可见于所谓的“窒息性死亡”或那些死因无法解释的“婴幼儿死亡”（见第 17 章）。

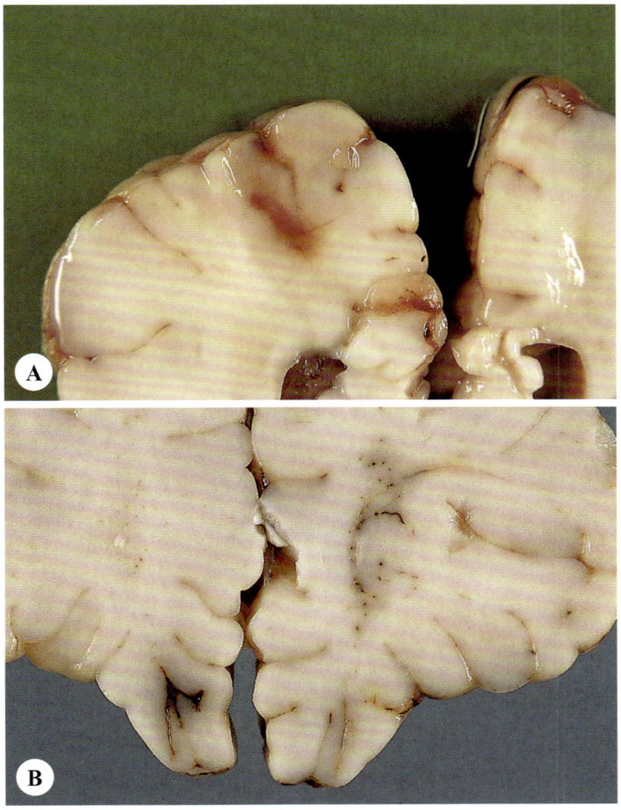

▲ 图 15–10 脑组织挫裂伤

A. 近期的脑组织挫伤撕裂（额上区）；B. 陈旧的双侧大脑挫裂伤，具有裂隙状撕裂外观

（五）缺氧缺血性脑损伤

缺氧缺血性脑损伤，已经日益被认为是婴幼儿脑部的主要病理改变。通过神经元嗜酸性染色增强方法和神经元萎缩的病理学标准，可以对之加以识别（图 15–12）。缺氧缺血性脑损伤的发生，通常涉及整个脑组织（见第 12 章）。在某些情况下，上述这些改变可以被更早地加以识别。缺氧缺血性脑损伤与所谓的暗细胞变化，两者的鉴别十分困难。

缺氧缺血性脑损伤的常见原因是与缺氧缺血相关的脑肿胀改变，呼吸暂停则是该类脑损伤中较为常见的临床表现（Johnson 等，1995）。人们认为缺氧缺血性脑损伤对患者预后起主要作用的并不是损伤原因本身，而是损伤的成伤机制（Prasad 等，2002）。在大多数 9 月龄以下的婴儿中，这是最为常见的改变。约 78% 的病例表现出广泛性的神经元缺氧改变，并且很大一部分病例有呼吸暂停或呼吸停止史

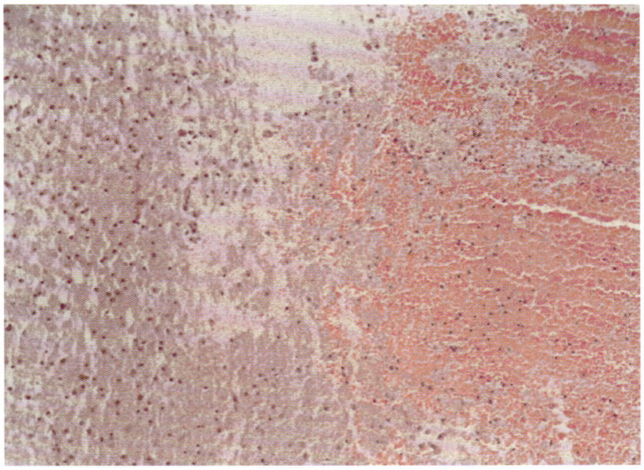

▲ 图 15–11 脑组织挫裂伤

脑组织挫伤性撕裂，显示脑组织出血及周围组织巨噬细胞形成

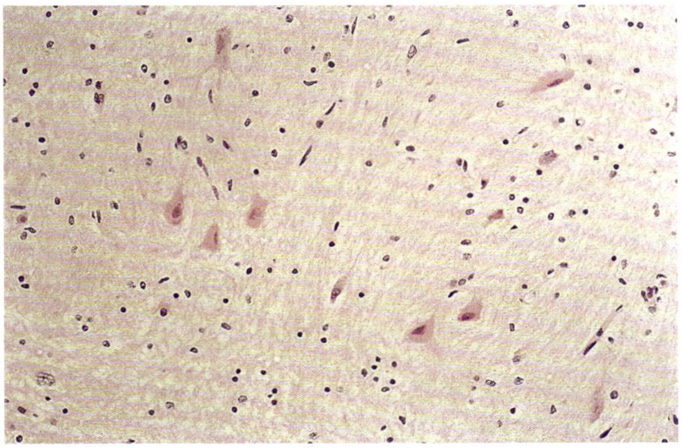

▲ 图 15–12 缺氧缺血性神经元损伤

（Geddes 等，2001b）。

在非意外性头部损伤的调查中使用弥散加权 MRI 的放射学研究，人们可以确认哪些是脑缺血性改变而不是脑创伤性改变（Suh 等，2001；Biousse 等，2002；Stoodley，2002）。在某些情况下，人们可以看到较为陈旧的缺氧缺血性损伤区，提示此处有既往损伤的存在。与伤后长期存活者的情形一样，这时应该寻找其成伤原因，如是不是由分娩所致的颅脑损伤。那些有严重颅脑损伤但又长期存活的患儿，可能会出现严重的脑萎缩改变。

（六）弥漫性创伤性轴索损伤

弥漫性创伤性轴索损伤（DAI），包括创伤性损伤和缺血性损伤两个部分。应用免疫组织化学的方法，可以显示轴索损伤（Snyder 和 Hansen，2016）。人们普遍认为脑损伤其实质就是弥漫性轴索损伤，后者现在被更准确地命名为“弥漫性创伤性轴索损伤”。

早期的 DAI 研究结果表明，DAI 的发生是很常见的。Vowles 等（1987）发表了由 10 例患者组成的神经病理学系列研究项目，研究发现其中有 6 例为 DAI。这项研究是在 APP 之前完成的，并且使用了银染色的方法。按照今天的诊断标准，这些病例并没有得到充分的论证。也就是说，报告提交人所提交的报告，其内容到现在也还没有被人们所接纳（Geddes 等，2001b；见第 11 章）。

有学者应用免疫组织化学的方法，对一些 DAI 病例进行回顾性研究（研究数据尚未发表）。该研究结果表明，dTAI 仅存在于一个病例中，而多数患儿轴索损伤的程度都比较轻微。由于检查手段不够深入，同时也由于缺乏临床资料，结果导致其死亡机制尚不清楚。Shannon 等（1998）证实，NAI 病例中脊髓颈神经根有局部轴索损伤的情况。此外他们还发现，死于缺氧缺血性脑损伤的伤者与死于 NAI 的伤者，他们两者之间存在着明显的相似之处。

β-APP 染色在上述两种情况中都显示了类似的改变。学者们认为，在某些情况下脑创伤的存在还伴随着轴索损伤的发生，但死于缺氧缺血性脑损伤的对照组与 β-APP 染色在两者中都显示出了相似的形态改变。他们指出，那些发生于脑干背外侧象限的损伤往往无法被发现，而这又是 dTAI 诊断的一个重要标准（Geddes 等，2000）。Gleckman 等（1999）发表了一项由 10 例婴儿组成的 NAI 系列研究，他们诊断出有 5 例发生了“摇晃婴儿综合征”的 DAI。APP 染色，绝大部分可显示血管的特征。

2001 年，Geddes 等（2001a）发表了迄今为止最大规模的系列研究，其中涉及了 53 名婴幼儿及儿童的颅脑损伤，该系列研究还定义了被纳入的诊断标准。在 37 名婴儿中，仅有 2 例显示了 DAI，而这 2 例都有证据提示它对颅骨骨折有显著的影响。作者得出的结论是，DAI 并不常见，而最常见的脑损伤病理改变都与广泛性缺氧缺血性脑损伤和脑肿胀有关。在 8 例无碰撞（无瘀伤或颅骨骨折）的病例中，未出现 DAI。在 37 例中有 13 例存在肉眼或显微镜下可见的脊髓损伤改变，包括硬脊膜外出血、颈神经根 APP 阳性改变及脊髓轴索损伤等（图 15-13）。

成人过伸性损伤（Lindenberg 和 Freytag，1970）已有报道，但之前在 NAI 中尚未见到报道。学者们发现，有影响的案件和无影响的案件之间，好像并没有什么太大的差异（Geddes 等，2001a）。

根据作者和同事的经验，如果进行颅颈部全面检查，并对整个脑干和上部颈髓进行组织学包埋检查，则更有可能发现颈髓长束或神经根损伤的组织学证据。研究结果提示，儿童头部损伤的主要成伤机制还包括原发性脑干损伤导致严重的呼吸异常或呼吸暂停，继而导致由广泛的缺氧缺血性损伤引起的颅内压升高。婴儿发生的弥漫性脑损伤多数是缺氧性的，而不是创伤性的。

Reichard 等（2003）在一项由 28 名头部损伤病例组成的项目研究中，证实了“DAI 在婴儿中十分罕见”这一发现。这项研究的被研究者，包括了 10 名 12 月龄及其以下的婴儿。研究者们在婴儿分组中见到 DAI 的一个实例，婴儿为 10 月龄。Duhaime 等（1987）的研究也支持这一观点，认为震动产生的外力还不够严重，不足以造成无冲击性的头颈部损伤。目前尚不清楚，到底需要多大的外力才能造成低龄婴儿的头颈部损伤。

在婴幼儿及儿童头部损伤的诊断过程中，最重要的是对脊髓进行广泛性取样检查（见第 5 章）。如果没有其他情况，那么 APP 染色就可以显示损伤形成的时间。大脑半球的损伤可见于为白质区、胼胝体和内囊中的轴索或球泡组织，轴索肿胀通常在伤后 12～18h 可以被观察到。轴索损伤不同于白质的散在性病灶，它比 DAI 更为常见，因为根据轴索损伤的定义所述，DAI 的损伤范围应当更广，其中也包

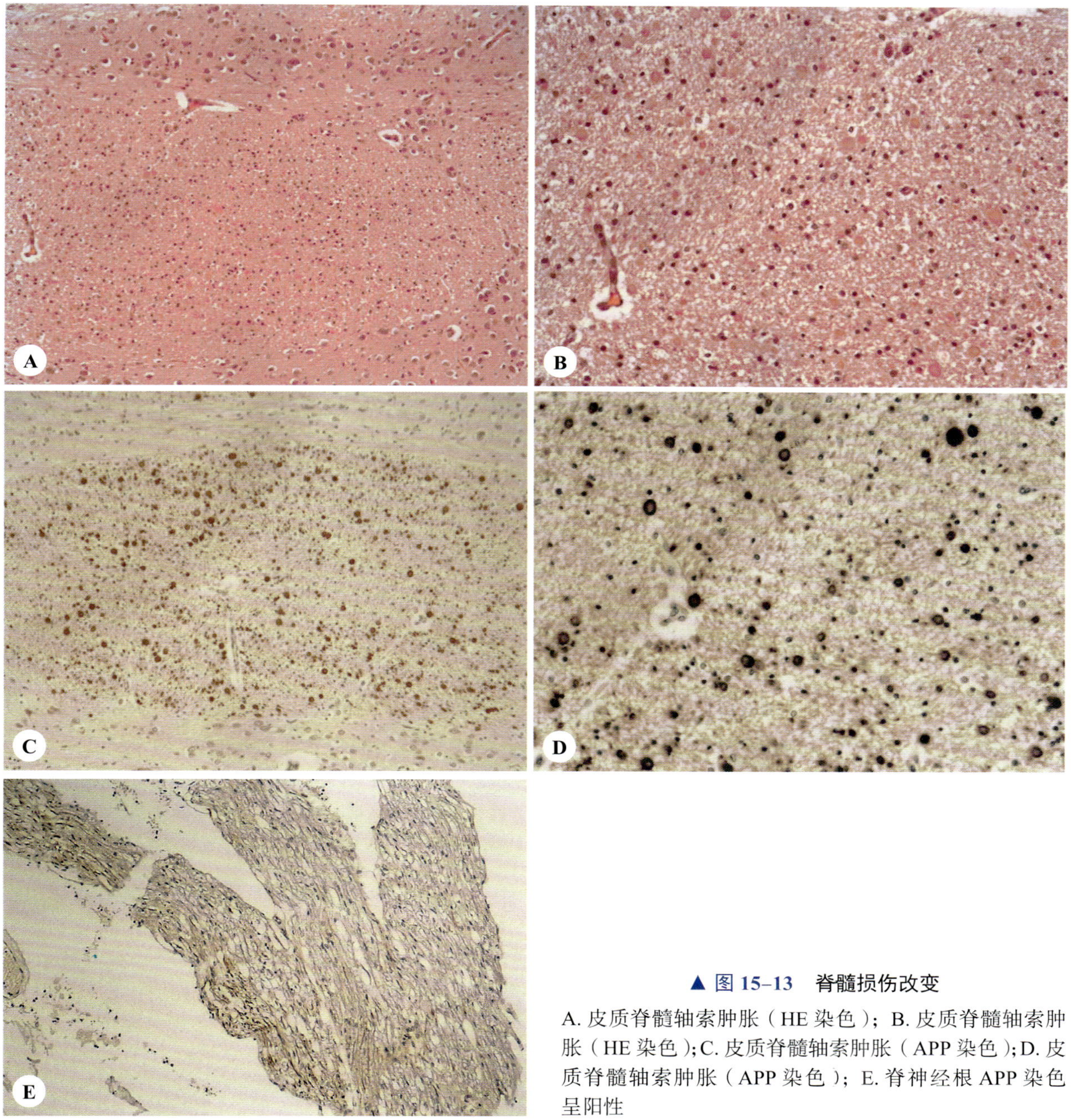

▲ **图 15–13　脊髓损伤改变**

A. 皮质脊髓轴索肿胀（HE 染色）；B. 皮质脊髓轴索肿胀（HE 染色）；C. 皮质脊髓轴索肿胀（APP 染色）；D. 皮质脊髓轴索肿胀（APP 染色）；E. 脊神经根 APP 染色呈阳性

括了脑干的损伤。

有关 CD68 检查，可以帮助识别脑组织中的小胶质细胞活动情况，一般在受伤后几天便可呈现阳性。CD68 检查还有助于我们对伤前情况加以识别，需要我们进行伤前评估的这种情况并不少见。正如人们在关于缺氧缺血性损伤成伤机制讨论中所评论的那样，要解释这些变化产生的原因可能是比较困难的。

（七）慢性硬脑膜下血肿与硬脑膜下水瘤

慢性硬脑膜下血肿和硬脑膜下水瘤的形成机制，最常见的是创伤性因素。通常来说，我们很难将两者加以区分（Wittschieber 等，2015）。在放射学检查中有时可能会看到混合密度的图像，但目前尚不清楚这种图像是否等同于已知创伤的多次形成（Wittschieber 等，2019）。第 8 章已对此加以深入讨论，其中包括慢性硬脑膜下血肿和硬脑膜下水瘤两者之间的潜在性关系。关于硬脑膜下水瘤到底是急性 SDH 的后续改变还是由创伤性蛛网膜撕裂引起，目前这一问题尚未得到解决。硬脑膜下水瘤的形成很可能存在多种机制，我们应对损伤的其他表现进行调查以帮助进行综合判断。

（八）幸存儿童后期脑损伤

如果一个人的死亡发生在其伤后的较晚时期，那么就可能会看到各种不同类型的脑损伤改变。伤后长期存活者的脑部主要病理改变还是缺氧缺血性损伤改变，可以是灰质和白质的损伤，可呈囊性或非囊性改变（图 15-14）。位于大脑额叶的滑动性挫伤后继改变，可以呈现为界限清晰的空腔结构，其他的脑内改变包括陈旧性 SDH 形成、陈旧性脑挫伤和继发性视神经变性。

（九）脊柱损伤

关于脊柱损伤的尸体检验，目前已经由学者们提出了多种脊柱和脊髓的检查方法（Judkins 等，2004；Matshes 等，2011）。虽然脊柱损伤正在引起人们越来越多的关注，但实际上它仍然未得到充分的研究（Brennan 等，2009）。儿童虐待中发生脊柱骨折的真实发生率很难评估，据说比例为 0%～3%（Akbarnia，1999）。在 Brennan 开展的颈椎骨折系列研究中，人们虽然发现了颈部软组织和肌肉的损伤，但是并没有发现颈椎的骨折。许多颈椎骨折被认为是无法被发现的，并且可能也没有明显的临床发现，这一点可能在脊柱损伤的时间判断上具有一定的意义（Cramer，1996；Akbarnia，1999）。

大多数脊柱骨折都会累及椎体，从而产生下胸部和上腰部椎体的前向压缩性骨折。此外，还可见脊柱韧带断裂和椎体脱位。脊柱损伤的机制各不相同，但它包括了脊柱的过伸与屈曲损伤、臀部或头部受外力作用所致的压缩性骨折，以及脊柱受到直接撞击所致的脊柱突起部位骨折。脊柱的骨折部位和相应的脊髓损伤部位，我们都应进行组织学检查。这样做至少可以表明脊柱损伤的原因，即脊柱损伤到底属于急性脊柱损伤，还是因脊柱发生退行性变所致的相应改变。

硬脊膜下血肿和硬脊膜外出血，是儿童在胸腰椎影像学检查时常可见到的脊柱损伤表现（Choudhary 等，2012；2020；Rabbit 等，2020）。项韧带、寰枕韧带和寰枢韧带的损伤，经放射学检查可以发现相应的改变，从而证实这些损伤是脊柱损伤的常见特征。迄今为止，尚缺乏脊柱损伤与形态学改变的相关性研究（Choudhary 等，2014）。

Matshes 等（2011）提交了一份详细的尸检研究报道，该研究对 35 名婴幼儿和儿童进行了颈椎切除及相应骨质的组织学检查。该项研究的技术程序包括颈椎的整体切除和脱钙化处理，然后将脊柱进行检查（图 15-15）。在本项研究中，学者们采用了组织化学染色和免疫组织化学染色等方法。他们报道说，在怀疑或证实有颈部过伸的情况下，所有证据都表明在第三颈椎至第五颈椎的椎弓根内或其周围有单侧或双侧的组织出血（图 15-16）。

Ali 和 Fowler（2016）也采用了类似的研究方法进行脊柱损伤研究。他们指出，各种类型的脊柱出血改变，包括硬脊膜外出血（不论是弥漫性出血或是局灶性出血）、局灶性硬脊膜内出血、局灶性蛛网膜下腔出血、椎周动脉周围出血或椎周间隙组织出血，以及那些最小的显微镜下才可见的硬脊膜下出血等，这些出血的存在并不能表明一定有外伤存在，应该结合其他发现进行综合性解释。背根神经节出

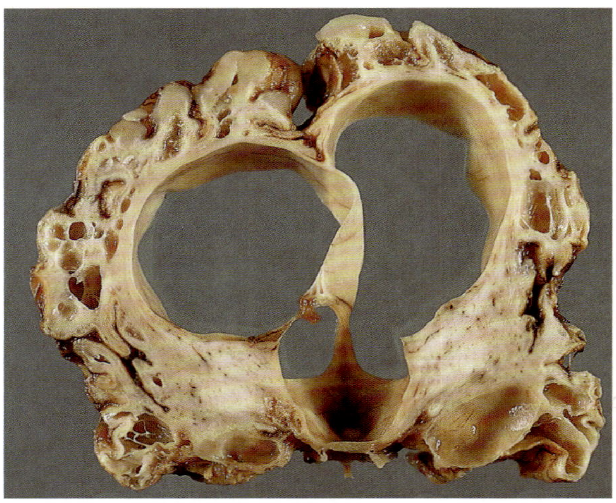

▲ 图 15-14　伤后长期存活者的缺氧缺血性脑损伤改变

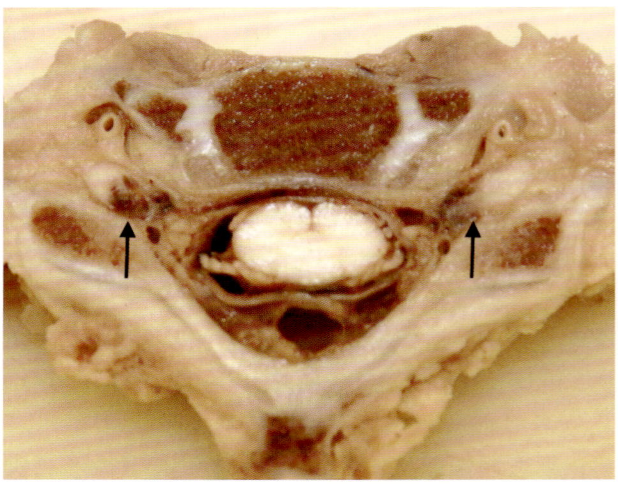

▲ 图 15-15　脱钙的颈椎可见背根部出血改变（箭）

血、神经根出血及椎旁肌出血，都是脊柱过度屈曲或过度伸展损伤的显著表现。

放射学检查中最常见的伪影，就是硬脊膜外的“血液”沿着脊髓的长度而分布，其实这是由硬脊膜外血管脂肪网络的拥塞造成（Valdes-Dapena，1975），不应该被误认为是真正的创伤性出血。然而，那些局限于颈髓区域的硬脊膜外出血，特别是当出血伴随着进入到颈部软组织，就能表明颅颈交界处曾受到过一定程度的创伤（Geddes 等，2001a）。

（十）婴儿摇晃综合征

震动还是冲击这是一个争议性话题。婴儿摇晃综合征，目前仍然是法医学实践中的一个有争议的研究话题（Papetti，2018）。这是否成为真正的诊断，目前受到了人们的质疑（Greeley，2014）。无论涉及这一领域的人是谁，都需要了解这方面的问题。多年以来许多作者提出，仅“摇晃”动作是无法对有头皮损伤的 SDH 病例加以解释的（Guthkelch，1971；Caffey，1972）。据相关资料，Caffey 于 1974 创造了“鞭状摇晃婴儿综合征”或“摇晃婴儿综合征”这个术语。

“摇晃婴儿综合征”这个术语，现在已经成为 SDH、视网膜出血和脑损伤三联征的代名词。对年幼的年龄组“到底需要多大的力量才可以致伤”这一问题，至今一直存在着争议。有学者甚至质疑到，那些无法解释的硬脑膜下出血是否就真的等同于虐待性损伤（Fung 等，2002）？然而从病理学研究中可以清楚地看出，目前尸体检验中普遍存在着影响验尸证据结论的情况，尽管这些可能无法从外部检查得以发现。有学者认为，仅仅是“摇晃”动作并不足以产生足够大的力量导致婴儿损伤，并从而对摇晃婴儿综合征中的有关发现进行解释，包括 SDH 的确切产生原因。本书第 4 章，专门讨论了这一领域的生物力学研究问题。

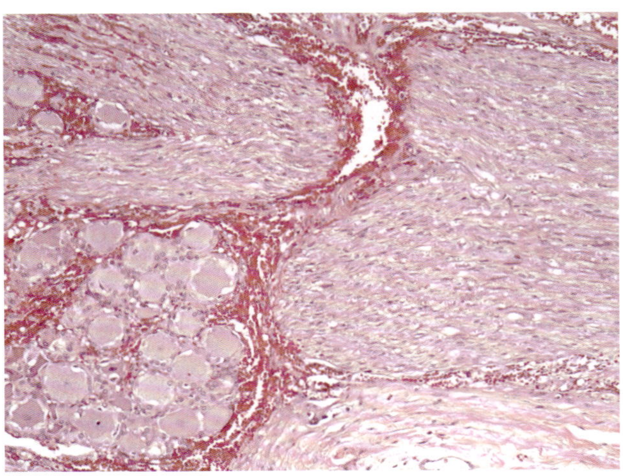

▲ 图 15-16 背根神经节出血

Lynøe 和 Eriksson（2018）在报道儿童头部受伤有关的定罪文献时指出，“约 33% 的患者并没有头部受到冲击或撞击的证据，尽管过去人们认为这应归因于系柔软表面的冲击”。鉴于最近的病理研究，这一点再次引起质疑和热议。最近的病理学研究表明，dTAI 仅发生在有重大撞击的部位，而年幼的婴儿通常表现为颅颈交界处有局灶性拉伸型损伤改变（Geddes 等，2001a）。目前尚没有生物力学相关数据，能够提示产生这种局部拉伸损伤所需的力度，也许这种损伤与成人过伸损伤的情况相似（Lindenberg 和 Freytag，1970；Geddes 等，2000）。儿童头部损伤，不同个体其严重程度也可能会有不同的变化。

在有撞击性损伤证据存在的情况下，是否还有必要假定“震动”条件的存在？这个问题的答案显然是否定的。目前已经证明，撞击会造成硬膜下出血和脑肿胀，并伴有不同程度的创伤性轴索损伤。Geddes 等（2001a）的系列研究结果表明，与有撞击证据存在的情况一样，当发生单独的震动或摇晃，其颅颈也会有类似的损伤改变，这表明颈部的屈曲和过伸几乎就是冲击伤形成的一个部分。

前述这一争议在后续的文献报道中得到进一步辩论，受到了瑞典系统性评估的质疑（SBU，2016；Lynøe 等，2017；Elinder 等，2018），因为这篇综述受到了他人的批评（Debelle 等，2018；Laurent-Vannier 等，2018）。有关 SBU 的作者反驳了这一批评，指出与摇晃有关的证据在科学上是存在的，他们的审查是有效的（Lynøe 和 Eriksson，2020）。至今，上述争论仍在继续。

（十一）硬脑膜下血肿形成后的继发性出血

成人硬脑膜下血肿在数天内会在周围形成一个膜状结构，这是硬脑膜下血肿形成和发生液化的一个过程，在成年人中是公认的。一些作者主张，SDH 的再出血不能对年轻人的症状或表现做出解释（David，1999；Lindberg，2019），这一点值得商榷。在婴儿头部受伤的病例中，可以看到不同年龄的 SDHS 改变。前文提到的研究工作（Greenes 和

Schutzman，1998）表明，通过扫描的手段可以揭示颅内所发生的改变，包括一些无症状儿童的 SDH，并对“消失了的硬脑膜”改变进行描述（Duhaime 等，1996）。

众所周知，SDHS 可以是出生时引起的（包括正常分娩）。然而，如前所述的这些情况往往在小儿 3 月龄内便发生消退。有关硬脑膜下血肿形成的继发性出血，其研究数据仍然有限。颅脑损伤的时间判定很多时候是隶属于儿科临床领域的，然而法医神经病理学家经常被要求就颅颈损伤预后和目前存在的临床表现发表自己的见解。在这样的情况下，特别是在具有既往损伤的背景下（包括慢性 SDH 时），建议在发表评论时需小心谨慎。

外伤性意识丧失的原因，一直被认为是弥漫性外伤性轴索损伤所致。目前已经证明，在大多数情况下事实并非如此。婴儿的颅颈交界处损伤，可能会导致呼吸异常。在那些存活数小时的婴幼儿患者中，其病理学检查结果的发现（如 APP 呈阳性反应、轴索收缩球的出现及 CD68 阳性等其他异常结果），可能在广义上会对我们有所帮助。

人们开始逐渐认识到，在一些病例中其受伤发生时间和出现症状时间的间隔，仍然不十分清楚（Nashelsky 和 Dix，1995；Gillil，1998）。当然在大多数没有复杂因素的情况下，人们还是普遍认为婴幼儿在受伤的情况下需要被护理人员照顾，这看起来似乎并不正常（David，1999）。也有学者报道了出现硬膜下腔延迟出血的病例，认为这种情况的发生似乎与出血延迟出现的并发症有关，如有脑水肿或颅内血肿的发生（Denton 和 Milusnic，2003）。这是最困难的领域之一，法医神经病理学家最好在发表意见时不要过于随意。

六、儿童头部损伤的法医学问题

一个人到底能跌到多远？这是从个别案例鉴定结论引出的比较困难的问题。据报道，有不少儿童因低位坠落而发生死亡（Chadwick 和 Salerno，1993；Williams，1991；Warrington 和 Wright，2001；Lyons 和 Oates，1993；Chadwick 等，2008）。还有一些包括个案病例报告和系列记录报告的真正伤害报告，其中也包括了低位跌倒所造成的死亡（Aoki 和 Masuzawa，1984；Howard 等，1993；Christian 等，1999；Kim 等，2000；Aly-Hamdy 等，2001；Plunkett，2001；Reichelderfer 等，1979；Hall 等，1989）。婴儿或儿童有没有颅骨骨折，以及有没有其他的颅内损伤性病理改变（包括有无 SDH 的发生），也有了一些相关的报道。

楼梯跌落损伤也是一个问题。据报道，因从楼梯跌落发生死亡的情形十分罕见。Joffe 和 Ludwig（1988）的研究发现，楼梯跌落受伤与楼梯阶梯数量之间并没有太大的相关性。他们得出的结论是，将楼梯的阶梯数量与同样阶梯数量的垂直距离相比，前者所致的摔跌受伤情况要更轻一些。

想要进行楼梯跌落损伤的过程重建是比较困难的，甚至是不可能的。对已知背景的损伤情况进行评估，以及对伤害之外的其他资料进行相关评估，都是至关重要的。应用生物力学工程技术及使用婴儿模型来对个体损伤加以评估，已经越来越多地被应用于儿童颅脑损伤的研究领域（见第 4 章）。

婴幼儿及儿童非意外颅脑损伤是一个非常复杂的问题，可能也是法医神经病理学中最具争议的领域，这是因为当今对于婴幼儿及儿童的保护非常重要。在公正地对待被告所发表的意见时，必须根据可靠的科学发现进行，同时在对证据进行评估时也要提出自己的见解。

附：儿童眼部病理与头部损伤

Daniel du Plessis　Christopher Milroy　著

（一）视网膜出血

视网膜出血与婴幼儿非意外头部损伤（non-accidental head injury in infants，NAHI）的发生有密切的关系，但它并不是非意外头部损伤诊断的先决条件，因为有 40%～60% 的病例可能并没有出现视网膜出血。作为法医工作者，必须在整个案例背景调整的基础上来看待眼部检查的结果。尸检时如果使用检眼镜进行检查，就可以看到一些眼部的改变（Lantz 和 Adams，2005），我们也可以在进行眼球解剖（图 15-17）及其组织学检查（图 15-18）时，进一步发现这些眼部改变。

视网膜出血对于头部创伤来说，具有非常高的特异度（94%～97%）和灵敏度（75%）（Bhardwaj 等，2010）。当颅内出现损伤性病理学改变时，视网膜出血对颅脑损伤诊断的特异性会大大提高（Pierre-Kahn 等，2003；Vinchon 等，2010）。如果当双侧视网膜出血、视网膜外周出血、视网膜内出血、视网膜前出血、黄斑前出血和中度至重度的眼内出血同时存在时，那么头部损伤诊断的特异性就会进一步提高（Bechtel 等，2004）。

据报道，与之形成鲜明对比的是意外伤害所致视网膜出血，其发生率一般低于 4%。大多数研究发现，意外伤害所致视网膜出血的发生率可以更低甚至为零，尤其是当头部外伤是由于血液不足以造成外伤时更是如此（Binenbaum 和 Forbes，2014）。在真正意外的环境条件下，视网膜出血的发生机制往往会涉及那些所谓的“高能量事件”，指的是严重复杂的道路交通事故、高处坠落伤及严重的头部挤压伤等事件。在这种情况下，视网膜出血往往局限于视网膜后极，出血量很少，出血位置也很少在视网膜之下。

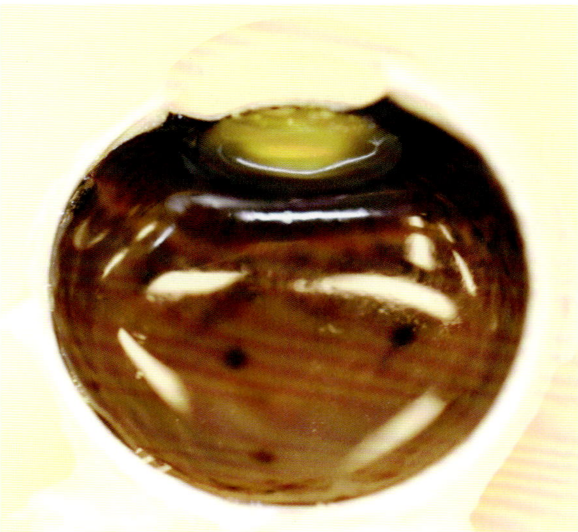

▲ 图 15–17 眼部解剖可见视网膜出血

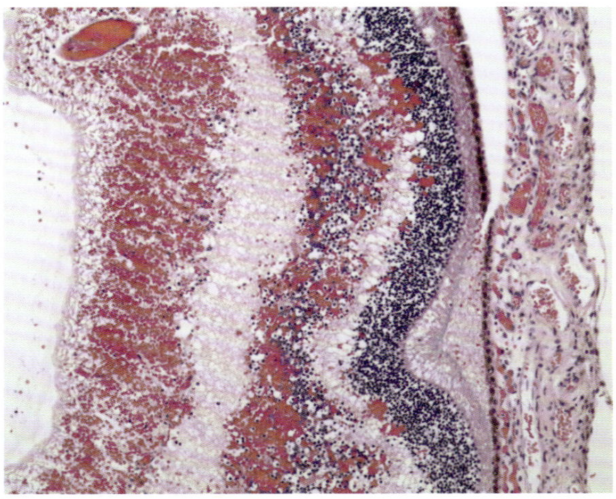

▲ 图 15–18 视网膜大面积出血的组织学改变

（二）视神经鞘出血

视神经鞘出血（optic nerve sheath haemorrhage，ONSH）可以在肉眼检查时检见（图 15–19），也可以在组织学检查中被观察到。在意外头部创伤的病例中，视神经鞘出血占 5%，视网膜出血占 6%。在 18 例非创伤性婴儿死亡病例中，仅有 1 例出现了仅局限于显微镜下的视神经鞘出血改变（RCPCH/RCO，2013）。Puanglumyai 和 Lekawanvijit（2017）研究发现，在他们调查的所有头部外伤病例中（1 例单侧，10 例双侧），他们发现了 ONSH 的存在。相比之下，他们的 5 例致命性闭合性头部损伤中，却没有一例出现 ONSH。

有学者在一项尸检研究中发现，涉及视神经鞘的蛛网膜下腔出血仅限于非意外伤损伤病例（RCPCH/RCO，2013）。Mena 等（2011）在研究报道中提到，有 1 例婴幼儿 Terson 综合征患者，出现了因动脉瘤破裂导致了轻度至中度蛛网膜下腔出血（Mena 等，2011）。

（三）外伤性视网膜剥脱

外伤性视网膜分层剥脱及其黄斑周围褶皱形成，仅出现于少数的 AHT 患者中，其发生率分别为 8% 和 14%。在其他的情况下，很少会见到外伤性视网膜分层剥脱及黄斑周围褶皱形成的情况（Bhardwaj 等，2010）。

（四）巩膜乳头周围出血

视神经与巩膜交界处出血，称为“巩膜乳头周围出血”。虽然巩膜乳头周围出血在 NAHI 中比较常见（占 47%），但它在意外创伤中却很少见到，仅占

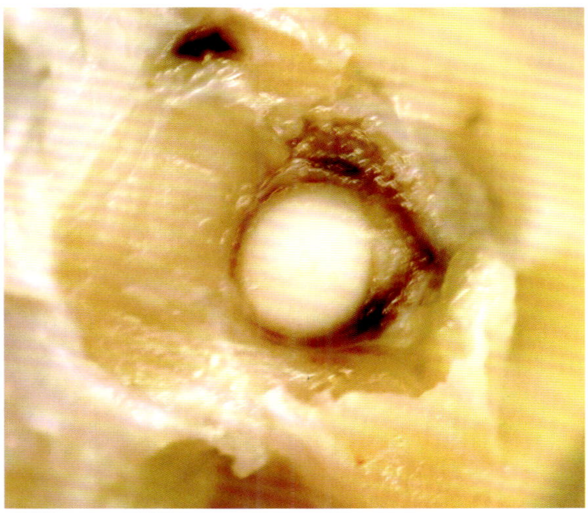

▲ 图 15–19 视神经鞘出血

到 1%～2%（RCPCH/RCO，2013）。这种出血可以是判定损伤严重程度的一种标志，但它并不总是伴随着视神经鞘出血的出现而存在。在 NAHI 病例中，它似乎与最严重的视网膜出血更为相关。

（五）眼眶内出血

据 Wygnanski-Jaffe 等的报道，有 28% 的头部外伤的患者有眼眶脂肪出血（Wygnanski-Jaffe 等，2006）。眼眶脂肪出血的存在，特别是那些位于眼眶后部的眼眶脂肪出血，可以帮助我们对非意外性头部损伤和意外性头部损伤这两者情况加以区分。在可疑 NAHI 的病例中，如果将眼眶内容物进行摘除检查（指的是整体清除眼眶内容物而不是简单地摘除眼球），这似乎是法医实践中最佳的做法。

（六）婴幼儿猝死眼部改变

Arredondo 等（2008）对 102 名 2 岁以下的小儿死者进行了眼部检查。在受检的这 102 例小儿中，有 57 例为婴儿猝死综合征（sudden infant death syndrome，SIDS），有 72 例小儿的视网膜内发现了一种新型细胞体。SIDS 的发生与新型细胞体的关系甚为密切，其占比为 85%。在上述 57 例 SIDS 中，有 22 例被归类为伴有眼部髓外造血改变的婴儿猝死综合征（图 15-20）。[1]

（七）视网膜出血原因分析

1. 分娩所致视网膜出血 使用间接眼底镜检查的方法检查视网膜，常见于分娩所致视网膜出血的检查。在出生 30h 以内的新生儿中，视网膜出血率高达 34%。相关研究发现，使用间接眼底镜对眼底视网膜进行检查发现，使用了真空胎头辅助器进行分娩的新生儿，其视网膜出血占到 75%，在阴道分娩的新生儿中其视网膜出血占到 33%，在剖腹产分娩的新生儿中其视网膜出血占到 7%。

在与分娩有关的头部损伤中，其视网膜出血几乎无一例外都是视网膜内出血。视网膜出血的类型，从单眼单点出血到双眼广泛性出血均可见到，偶尔也会出现视网膜中心呈白色改变。目前尚未见到视网膜多层出血的报道。几乎所有的视网膜出血，在新生儿出生后 24 周内均会自行消退（Emerson 等，2001）。

[1] 译者注：髓外造血是指在生理或病理情况下，肝、脾及淋巴结等以外的组织或器官（如眼部）出现造血干细胞的增殖和分化，产生各种血细胞的现象。眼部髓外造血改变，即指眼部组织发生了这种异常的造血现象。

2. 头部创伤所致视网膜出血 虽然视网膜出血与头部创伤密切相关，但造成视网膜出血的原因还有很多（表 15-2）。下文将讨论与头部外伤最为相关的视网膜出血。表 15-2 中所列举的许多造成视网膜出血的原因，在现实生活中非常罕见。大多数视网膜出血，可以通过临床症状和生化特征轻松地加以识别。当有其他眼部异常或全身异常的情况时，视网膜出血的识别并不困难。当已经熟知与外伤或外科手术的关系时，就更容易对视网膜出血的原因加以判断。

3. 抢救复苏所致视网膜出血 在抢救复苏的过程中，发生视网膜出血的情况很少有报道（Odom 等，1997）。对于一个血液凝固参数正常的 17 月龄大婴儿，其视网膜后极和视网膜外周出血与长时间剧烈的心肺复苏过程与关（Kramer 和 Goldstein，1993）。目前尸检尚未见抢救复苏后发生硬膜下出血的证据，视神经鞘改变的情况也未见报道。当抢救复苏后发生视网膜出血时，通常还有其他的危险因素（Pham 等，2013）。

4. 颅内压升高所致视网膜出血 只有少数 3 岁以上的年长幼儿，会出现非外伤性颅内压升高。由于颅内压显著升高，进而会导致视网膜出血。对于非创伤性颅内压升高，我们可以测量到明显升高的颅内压，后者可以发展为视网膜出血。大多数的颅内压升高主要表现为视盘水肿，而只有 9% 的婴幼儿非意外头部损伤病例有视盘水肿的存在。在非外伤性 ICP 升高的情况下，视网膜出血的部位往往位于视盘附近（或是视盘之上），并且通常表现为视网膜的浅表性出血（Binenbaum 等，2013）。

5. Terson 综合征所致视网膜出血 Terson 综合征是指伴有硬脑膜下血肿形成的视网膜出血。婴幼儿颅内蛛网膜下腔出血很少与眼内出血相关，即使存在也主要见于平均年龄为 10.3 岁的大龄儿童。Terson 综合征的眼部视网膜出血往往比较轻微，主要集中于视盘的周围。McLellan 等（1986）报道了一例 6 周大的女孩，因其大脑内的一个复杂性动脉瘤破裂而幸免于难。眼底镜检查时，发现双侧视网膜广泛性出血，以及右侧玻璃体下有多量的出血。另有 2 个病例报道，一个 7 月龄的婴儿出现了位于大脑中动脉的动脉瘤破裂，同时出现了广泛性的蛛网膜下腔出血和视网膜出血（Bhardwaj 等，2010；Mena 等，2011）。

表 15-2 视网膜出血原因

1. 机体创伤

- 分娩创伤（正常分娩和创伤性分娩，特别是使用吸盘助产器分娩）
- 意外伤害（直接损伤和间接损伤）
- 非意外伤害
  - 直接眼部创伤
  - 间接眼部创伤（如“婴儿摇晃综合征”“非意外伤害”和“创伤所致神经创伤”等）
- 手术创伤（在眼科手术的术中或术后）

2. 出血性疾病（凝血功能异常）

- 血友病
- Von Willebrand 病
- 蛋白 C 缺乏症
- Henoch-Schonlein 紫斑病
- 重度贫血
- 白血病
- 维生素 K 缺乏症（新生儿出血性疾病）
- 高同型半胱氨酸血症
- 血小板减少症
- 血吞噬淋巴组织细胞增多症
- XⅢ因子（纤维蛋白稳定因子）缺乏症

3. 机体感染

- 脑膜炎（通常是脑膜炎球菌引起，也可能是链球菌所致）
- 脑炎
- 败血症
- 细菌性心内膜炎
- 先天性感染
- 疟疾（通常是疟原虫，偶尔是间日疟原虫）
- 百日咳（个别历史案例）

4. 其他炎性疾病

- 结节病
- Behcet 病

5. 眼内疾病

- 早产儿视网膜病变
- 遗传性玻璃体视网膜病变或遗传学视网膜发育不全（如家族性渗出性玻璃体视网膜病变、色素不连续症及 Norrie 病）
- Coats 病
- 持续性胎儿血管病变或持续性原发性玻璃体增生病

（续表）

- X 连锁性视网膜裂孔
- 视网膜肿瘤（视网膜母细胞瘤）
- 视网膜血管瘤
- 视盘结晶症

6. 毒性损害及代谢性损伤

- 戊二酸尿症
- 半乳糖血症
- 甲基丙二酸尿症
- 维生素 B_{12} 缺乏
- 严重高钠血症
- 一氧化碳中毒
- 战争毒物中毒
- 长期使用水杨酸盐
- 维生素 C 缺乏症（个别历史案例）

7. 其他情况

- 颅内血管畸形
- Terson 综合征（伴有硬脑膜下血肿的视网膜出血）
- 颈动脉海绵窦瘘
- 心肺复苏
- Valsalva 视网膜病
- Purtscher 视网膜病
- 严重高血压
- 高黏滞血症综合征
- 母亲在新生儿哺乳期间使用可卡因
- 体外膜氧合
- 细胞组织细胞增多症

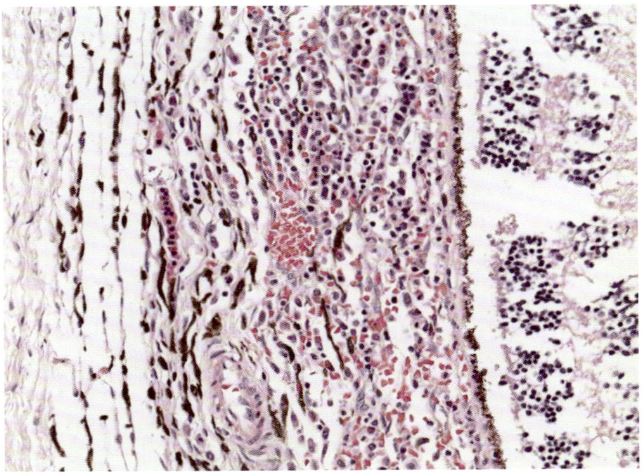

▲ 图 15-20 眼部髓外造血改变

第16章 脊柱损伤

Spinal injuries

Graham Flint　Helen Whitwell　著

脊柱损伤与身体其他部位损伤相比并不常见，其产生原因包括道路交通事故、跌落、运动损伤和穿透伤等。脊柱损伤在世界各地的年发生率，其估计数目各不相同。在经济发达的国家，每年每10万人中有1.5～3.9人发生脊柱损伤（Cripps等，2011）。脊柱损伤的大多数受害者是年轻人，所产生的脊柱损伤情况会持续多年。

一、脊柱损伤形成原因

在Ludwig Guttmann（Ross和Harris，1980）的开创性工作之前，脊柱损伤的预后是十分严峻的。许多人会死于肺栓塞或胸部感染，以及因机体代谢紊乱和肾脏功能障碍所致的各类并发症。随着脊柱损伤的研究不断进展，同时也伴随着脊柱损伤最佳管理指南的制订，目前脊柱损伤的预后情况发生了较大的改变，这意味着脊柱损伤的患者其生活质量和预期寿命都得到了极大的改善（World Health Organisation，2013；National Institute for Health and Care Excellence，2016）。

脊柱损伤所承受的外力，包括压缩力、屈曲力、伸展力、牵引力、旋转力和剪切力等，由此产生的脊柱损伤情况取决于脊柱暴露于这些外力因素中的程度，以及这些外力是单独作用还是联合作用。刀子、子弹或刺器等所造成的穿透性脊柱损伤，形成了一个单独的脊柱损伤类别。躯体伤害所造成的脊柱损伤可能难以归类，但神经损伤是脊柱损伤较为常见的损伤后果比较确切，此时也许并未发生骨质的损伤。

二、脊柱损伤临床评估

许多脊柱损伤的发生，都是机体多发性损伤的一个部分。脊柱损伤的初步检查和再次检查，是脊柱损伤评估的重要组成部分，尤其是当对头部损伤进行评估时更是如此（American College of Surgeons，2012）（见第2章）。脊髓损伤的问题，主要涉及脊髓本身的损伤，偶尔也会涉及从脊髓发出的脊神经损伤。

对于所有治疗过程或潜在有脊柱损伤的人来说，脊柱损伤临床评估的难度就在于，在确定脊柱状态之前还要确定椎骨所处位置是否稳定，或者至少得考虑是否有这种情况存在的可能。大多数（但不是全部）脊柱损伤是稳定性损伤，因此脊髓一般不会受到损伤。当发生不稳定性脊柱骨折或脊柱脱位时，那么脊髓就有受伤的风险。如果脊柱已经受到了一定程度的损伤，那么在治疗或处理脊柱的骨质时，如果不够小心就会把脊柱损伤的情况弄得更糟。也就是说，脊髓损伤也会随脊柱损伤而相继出现。

当脊柱损伤发生后，患者主诉的症状大多数限于局部疼痛，或伴有运动或感觉功能的丧失。可能还会有骨骼损伤的局部表现，包括局部皮肤青紫、肿胀、压痛或畸形，但要寻找有无骨骼损伤有时会比较困难，特别是在那些发生了多发性损伤的伤者。当脊柱损伤发生后，需要尽快进行神经学检查。除了对肌力量（表16-1）及四肢的感觉和反射进行检查记录之外，还应进行包括下位脑神经和下骶部皮肤功能在内的临床评估，当然也包括骶反射的检查[1]。所有的检查结果都应加以记录，为伤情的评估提供一个基准线。

脊柱损伤发生后不久，损伤平面以下的所有运动、感觉和反射功能都会低于正常水平，这可能是由脊髓休克导致。这种情况将在48h内消失，除非脊髓圆锥受损，否则骶反射将再次出现。如果此时伤者没有自主运动或感觉功能，则认为伤者的脊柱损

[1] 骶反射的检查，包括肛缩反应和球海绵体反射

表 16–1　肌力评分表 *

运动强度	肌力等级
没有肌肉收缩	0
有肌肉微动	1
有克服重力的肢体运动	2
有抗重力肢体运动	3
有抗重力和阻力肢体运动但不是全力	4
正常肌力	5

* 医学研究委员会（1976）

伤严重。另外，如果观察到伤者的下肢还能有少许的随意运动，那么只要给予适当的治疗，伤者就很有可能逐渐全面康复并再次行走。如果脊柱损伤的一开始就还有骶骨保留，那么功能恢复的机会就会很大。

脊柱损伤可以导致神经根、马尾或脊髓的损伤。脊髓可以在任何水平面受到损伤，由此导致的神经功能缺损可以是完全性的，也可以是不完全性的。我们可以识别许多类型的神经功能损伤（表 16–2），尽管这些神经功能受损的形式很少是单纯性的，更何况我们还会较多地看到混合类型的脊柱损伤。在初步临床评估之后，我们应对伤者进行定期、仔细的神经学检查，这一点十分重要。

美国脊髓损伤协会（American Spinal Injuries Association，ASIA）的神经学图表提供了这样的文档，如 ASIA 损伤量表（ASIA impairment scale，AIS）和 Frankel 量表。AIS 和从其中衍化得出的 Frankel 量表，都可用于伤者的神经学分类。这两个表格看起来非常相似（表 16–3），尽管给出不同分配方法在两者之间有所不同。AIS 会限制测试的肌肉群数量，使检查更加简单；AIS 还会为整体评估提供一个数字分值。相反，Frankel 更多的是从神经学变化功能效应的角度来对脊柱损伤结果加以描述。

表 16–2　神经系统损伤

- 单神经根损伤
- 臂丛神经损伤
- 脊髓综合征
  - 背侧束损伤：不常见，有本体感觉和轻触感觉丧失，伴有疼痛性感觉异常
  - 中央束损伤：通常由颈部创伤引起。上肢无力大于下肢无力，上肢和手部的脊髓丘脑束功能（即痛觉及温度觉）丧失。预后良好
  - 前侧束损伤：通常与腕部损伤相关。保存了背侧束感觉；运动功能和脊髓丘脑感觉丧失，功能预后不佳
  - Brown-Sequard 综合征：系一种刺入性损伤。同侧肌无力和背侧束感觉丧失，加上对侧脊髓丘脑感觉丧失。预后良好
- 马尾神经 / 圆锥体综合征
  - 下肢软弱麻痹，腱反射丧失；膀胱、肠道和性功能丧失

表 16–3　脊髓损伤分类

ASIA* 定义	等　级	Frankel† 定义
缺乏运动功能或感觉功能（包括会阴区）	A	完全性损伤，损伤平面以下无神经功能
保留一些感觉功能（包括会阴区）	B	仅保留感觉功能（即使仅为骶骨区域）
超过半数肌肉的肌力低于 3 级 ‡	C	有运动活动（± 感觉功能），但无功能用途
至少半数肌肉的肌力为 3 级或以上 ‡	D	有用的自主运动功能
正常运动和感觉功能	E	正常运动和感觉功能

* 美国脊髓损伤协会（Kirshblum 等，2011）
† Frankel 等（1969）
‡ 医学研究委员会评分标准（表 16–1）

三、脊柱损伤放射学检查

脊柱损伤的放射学检查，包括 X 线片、CT 和 MRI 检查。在大多数脊柱创伤检查中，X 线片检查仍然是脊柱损伤诊断的主要手段。随着 CT 扫描成像越来越多地被加以应用，它为脊柱损伤的诊断提供了更多的解剖学信息。CT 扫描成像为脊柱损伤提供了更多的骨骼结构细节，并且可以识别以脊椎损伤为主要类别的各种亚类别损伤。我们还可以充分应用 MRI 技术，对脊柱旁软组织和脊髓进行检查。表 16–4 列出了观察这些图像所需要注意的要领问题。

同样重要的一点是，必须记住有可能存在非连续性脊柱损伤的情况，这就需要我们对整个脊柱都进行放射学检查。

表 16-4 脊柱损伤的普通放射学征象及 CT 影像学征象

- 骨折改变
- 正常的线条对齐丧失(基于以下线条对齐的检查)
  - 椎体前缘
  - 椎体后缘
  - 椎板
  - 棘突顶端
- 间隙扩宽
  - 椎间盘间隙
  - 小关节间隙
  - 棘突间隙
- 椎前软组织肿胀

“脊柱诊断排除法”的概念已经得到了确立，意思是“脊柱损伤可能存在于任何严重创伤的病例中”，直到经过各种检查后最终予以排除。对于脊柱检查时是否需要做放射学检查，这是由临床诊断的需要所决定的。目前已经开发出两种指南工具来帮助做出脊柱损伤检查的决策，它们分别是国家紧急 X 线成像应用研究（National Emergency X-Radiography Utilization Study）和加拿大颈椎规则（Canadian Cervical Spine Rule）（Stiell 等，2003）。

目前已经制订了一些脊柱损伤的分类系统，旨在对脊柱稳定损伤和脊柱不稳定损伤这两类损伤加以诊断，并为临床治疗和预后评估提供指导。CT 扫描和 MRI 所提供的更多细节，使得更为详细的系统设计成为可能，同时也考虑到了脊柱骨骼损伤的形态、后韧带复合体的状态及相应神经损伤的程度。神经损伤的存在，意味着脊柱的稳定性可能会因此受到了损害。TLICS❶ 和 SLIC❷ 系统生成了数字评分，用以帮助临床医生做出手术需要的决策（Vaccaro 等，2005；2007）。随着越来越精密的脊柱内固定装置的研发，专家们又在分类标准中增加了额外的解剖学细节。

最新的脊柱损伤分类系统虽然仍然需要考证，但因其生成的是描述性代码而不是数字值（表 16-5 和表 16-6），使得其临床应用更有意义。虽然它的目的是简化和理顺临床实践中的一些问题，但其临床应用仍然要求脊柱损伤的管理团队在评估伤者的伤情和解读其 X 线信息方面，必须具有丰富的临床经验。此外，在报告和函件中仍有可能会遇到诸如“爆裂性骨折”“偶然性骨折”等既定术语，临床医生应加以注意。

表 16-5 脊柱胸腰椎损伤分类系统

形态学改变（分类前需确定受累的椎体水平）

- A 压缩损伤
  - A_0 轻微损伤：不影响椎柱完整性，如横突或棘突损伤
  - A_1 楔形压缩：单一终板受累，椎体后壁完整
  - A_2 椎体裂开：冠状面损伤，两个终板受累但后壁完整
  - A_3 不完全性爆裂：后壁和单一终板受累
  - A_4 完全性爆裂：后壁和两个终板受累
- B 牵张性损伤（张力带损伤）
  - B_1 经典 Chance 骨折，影响骨性结构但不影响韧带结构
  - B_2 后部韧带断裂 +A 型损伤
  - B_3 前纵韧带断裂 + 椎间盘或椎体过伸损伤
- C 位移损伤（无特定亚类）
  - 水平损伤（前后向或侧向位移或相邻椎体的垂直分离）

神经功能改变

- N_0 功能完好
- N_1 短暂性功能缺损，入院时已恢复
- N_2 神经根损伤
- N_3 不完全脊髓损伤或任何程度的马尾损伤
- N_4 完全性脊髓损伤
- N_X 未知（镇静或昏迷）

其他改变

- M_1 前部骨性结构完整但后部张力带状态不确定
- M_2 表示存在（命名的）共病，与拟议手术相关

改编自 Vaccaro et al. 2013.

有时虽然脊髓受到了损伤，但患者可能并没有明显的椎体放射学异常迹象，这被称为“无放射学异常的脊髓损伤”（spinal cord injury without obvious radiological abnormality，SCIWORA）。SCIWORA 最常见于小学学龄或以下儿童的颈髓损伤，这可能与幼年颈部韧带松弛有关，导致颈部在加速力或减速

❶ 胸腰椎损伤分级标准及严重程度评分

❷ 轴下颈椎损伤分类系统

表 16–6 脊柱亚轴颈椎损伤分类系统

形态学改变（分类前需确定受影响的椎体水平）

- A 压缩性损伤
  - A_0 轻微损伤：不影响脊柱完整性（如横突或棘突损伤）
  - A_1 楔形压缩：单一终板受累，椎体后壁完整
  - A_2 椎体裂开：椎体冠状面损伤，两个终板受累但后壁完整
  - A_3 不完全爆裂：椎体后壁和单一终板受累
  - A_4 完全爆裂：椎体后壁和两个终板受累
- B 牵张性损伤（张力带损伤）
  - B_1 后部和前部骨性结构骨折
  - B_2 后部韧带断裂 +$A_{1\sim4}$ 型损伤
  - B_3 前纵韧带损伤 + 椎间盘或椎体过伸损伤
- C 移位（位移）损伤（无特定亚类）
  - 水平（前后或侧向）位移，或相邻椎体垂直分离
- F 额外分类的关节损伤（BL 表示双侧损伤）
  - F_1 关节稳定，无位移骨折
  - F_2 位移骨折
  - F_3 关节不稳定，有浮动侧块
  - F_4 关节半脱位，有悬空或脱位的关节面

神经功能改变

- N_0 功能完好
- N_1 短暂缺失，入院时已恢复
- N_2 神经根损伤
- N_3 不完全脊髓损伤或任何程度的马尾损伤
- N_4 完全脊髓损伤
- N_X 功能未知（镇静或昏迷，无法评估）

其他改变

- M_1 前部骨性结构完整但后部张力带状态不确定
- M_2 存在对关节脱位复位有影响的椎间盘突出
- M_3 共存的强直性脊柱炎，前纵韧带或后纵韧带骨化或出现 Forestier 病
- M_4 存在椎动脉异常

改编自 Vaccaro et al.，2016.

力的作用下具有更大的活动范围。Arnold-Chiari 畸形也是发生无放射学异常的脊髓损伤的一种原因。

四、脊柱损伤的分类

脊柱损伤通常按解剖学区域分为四大类，即枕骨损伤、颈椎损伤、胸腰椎损伤和骶椎损伤。每一类脊柱损伤的损伤程度不同，损伤类型也各有不同。根据韧带的损伤情况，上述每一类型的脊柱损伤又可以分为稳定型脊柱损伤和不稳定型脊柱损伤。本章将对常见的椎体损伤类型加以阐述。读者可以参阅更多的专业著作以了解更多的椎体损伤细节（Herkowitz 等，2011），包括可能出现的各种椎体损伤亚型。

（一）颅颈交界区损伤

颅颈交界区的骨骼解剖结构，为颈部的大范围运动提供了可能，但这也必须依赖于滑膜关节和相关韧带的稳定性。由于颅颈交界区的椎管直径相对较大，相应处的脊髓通常不会受到损伤，但一旦这里受到损伤，那么损伤就会非常严重。椎动脉的损伤可能会被忽视，因为椎动脉损伤在临床上可能是无症状的。

1. 枕骨髁突骨折 枕骨髁突骨折的发生，通常由高能撞击颅骨引起（颅骨 CT 骨窗上可见），并可伴有相应的头部损伤改变。有学者描述了三种枕骨髁突骨折的亚型，其稳定性程度也各不相同。神经功能受损程度从症状轻微到四肢瘫痪不等，同时还可能存在损伤程度较低的脑神经受损。

2. 寰枕关节脱位 寰枕关节脱位曾一度被确定为是一种死后诊断。目前经过一定的改善恢复和某些复苏方法，也可使某些患者得以存活。寰枕关节脱位通常是由高能加速力或减速力造成，就像道路交通事故时所发生的碰撞那样。寰枕关节脱位在儿童中更为常见，许多伤者表现为低脑神经症状或脑干症状，以及严重的脊髓功能受损症状，通常需要呼吸机来维持呼吸。寰枕关节脱位这种颈部损伤常不稳定，需要进行外固定或内固定。

3. 寰枢关节旋转半脱位 寰枢关节旋转半脱位（图 16–1）可由外伤引起，也可在类风湿关节炎病症中自然发生。有时可见于儿童，常继发于上呼吸道感染之后[1]。寰枢关节旋转半脱位往往表现为局部疼痛和斜颈，在某些情况下症状可能会十分严重。寰枢关节旋转半脱位可自行复位，否则可能就需要医疗干预的介入了。

4. Jefferson 骨折 Jefferson 骨折（图 16–2）是由于头部受到轴向的外力作用，导致寰椎弓根发生双侧骨折或多处骨折。脊髓损伤不常见，因为在这个水平面的椎管是比较宽大的。Jefferson 骨折大多数

[1] Grisel 综合征

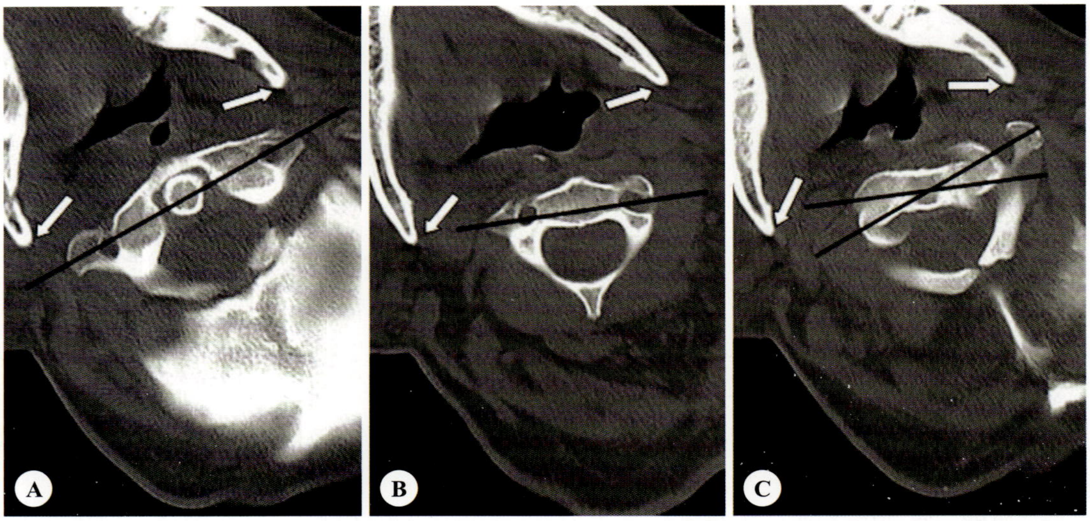

▲ 图 16–1　经寰枢关节的轴位 CT 图像，显示寰枢关节旋转半脱位

A. 黑色线条穿过 C_1 的横突、横突孔和外侧块。与颅底的正常对位关系，可以通过下颌骨的位置（箭）来判断。B. 黑色线条通过 C_2 的脊椎和横突，它相对于下颌骨（箭）来说已经发生了旋转。C. 位于 A 和 B 之间的 CT 图像，揭示了 C_1 相对于 C_2 的旋转位移程度

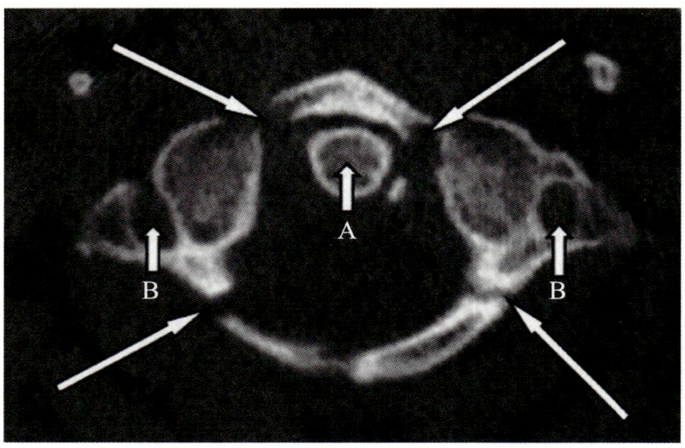

▲ 图 16–2　杰斐逊骨折（Jefferson 骨折）

经 C_1 的轴位 CT 图像。A. 齿状突。B. 横突孔。长箭表示椎骨前部和后部的骨折位置

病例是稳定型的，但如若发生了横韧带损伤，就会使 Jefferson 骨折变得不稳定，需要进行医疗制动或固定治疗。

5. 齿状突骨折　齿状突骨折（图 16–3）具有双峰型的年龄分布特征，常在老年人站立跌倒后出现，在道路交通碰撞或儿童受到高速撞击时也可出现。一般来说，屈曲力或伸展力会引起齿状突骨折及颈椎的前后移位。骨折可发生在齿状突的尖端处，也可发生在齿状突的基底部，或者发生于第二颈椎的椎体处。

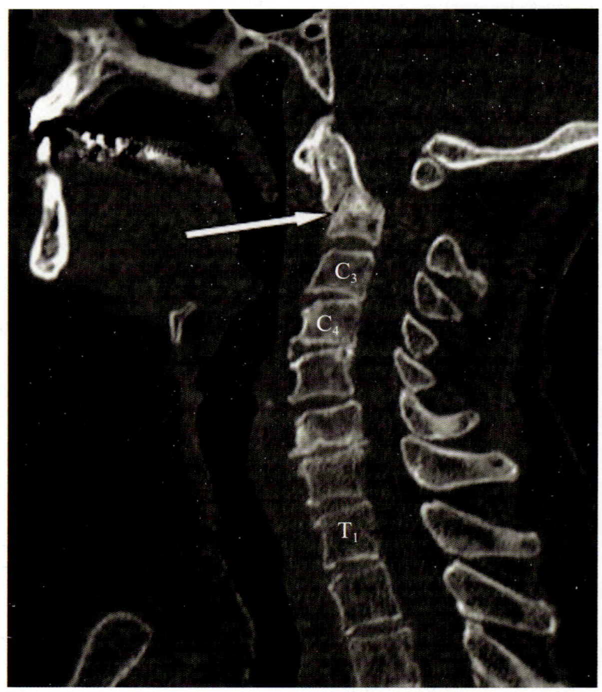

▲ 图 16–3　齿状突骨折（Ⅱ型）

颈椎结构的 CT 矢状面图像，显示齿状突骨折。由于该骨折位于齿状突的基底部（箭），从而导致齿状突与 C_2 椎体之间形成一个显著的前倾成角。从图像中可见有椎间盘间隙狭窄及脊椎椎体骨刺形成的特征，表明这是一位患有颈椎病的老年性患者

6. Hangman 骨折 Hangman 骨折通常是由轴向的拉伸外力引起[1]，可发生于道路交通事故。典型的 Hangman 骨折枢椎双侧上下关节突之间的峡部（薄弱区）断裂分离，而非典型的 Hangman 骨折会累及前方椎体或后方下关节突和椎板范围。由于 Hangman 骨折属于双侧关节间骨折，结果可导致脊椎滑脱或第二和第三颈椎的椎体骨折（图 16-4）。

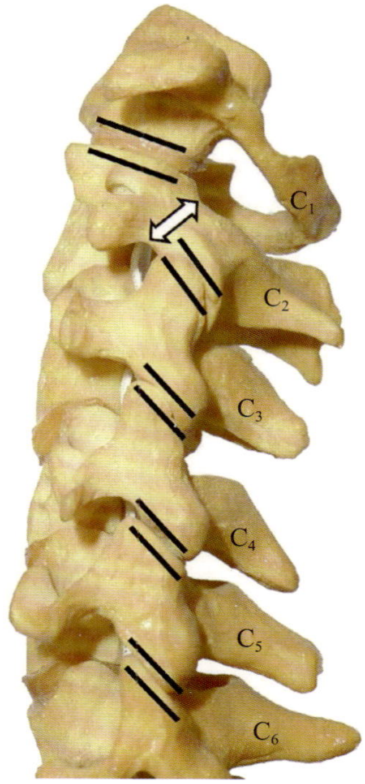

◀ **图 16-4 Hangman 骨折的解剖学特征**

颈椎模型显示了垂直排列的 $C_{2\sim3}$、$C_{3\sim4}$、$C_{4\sim5}$ 和 $C_{5\sim6}$ 这四个小关节，由四对平行线表示。在这些小关节中，$C_{1\sim2}$ 关节位于前方。通过这个关节和其下方的 $C_{2\sim3}$ 关节之间的骨性线条（双头箭）构成了 C_2 的关节间部，这在所谓的“绞刑骨折”中呈双侧断裂改变

（二）下段颈椎损伤

1. 下段颈椎损伤 下段颈椎损伤，可以呈现出颈椎爆裂性骨折、颈椎泪滴骨折或颈椎关节面脱位等不同的损伤形式。颈椎爆裂性骨折是由轴向的外力作用引起，该类损伤通常会影响到椎体的下部，还可能会出现严重的“骨片椎管侵入”。当轴向的外力作用呈屈曲状，就可以产生不太严重的椎体前部压缩性骨折，这种骨折通常是稳定型的。

2. 颈椎泪滴骨折 颈椎泪滴骨折（图 16-5）是一个听起来比较“无辜”的术语，其特征是从放射学检查中可以看到颈椎椎体前部或下部有碎裂的小骨片。这类骨折呈现不稳定型骨折，伤势比较严重。该类损伤常伴有随后发生的韧带断裂和轴向压力的强迫屈曲。颈椎泪滴骨折的神经损伤较为常见，需要接受医疗固定。

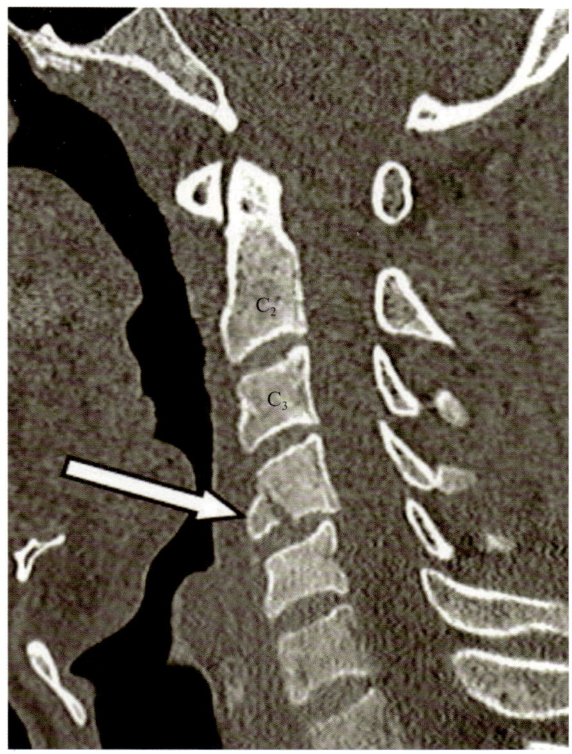

▲ **图 16-5 颈椎泪滴骨折**

颈椎矢状面 CT 图像，颈椎椎体的整体排列接近正常。该图显示 C_4 椎体的下部骨质发生断裂，我们可以看到一个形状如“泪滴”的碎骨片。这种类型的骨折，就称为泪滴骨折。泪滴骨折的发生，是由于颈部在受到较大外力撞击的瞬间，外力将 C_4 的椎体向后推动导致骨折形成。相对于下面的 C_5，C_4 的椎体有一定程度的向后位移

3. 颈椎关节脱位 颈椎关节脱位（图 16-6）往往由屈曲力引起，常伴随有旋转力的共同作用。颈椎关节脱位可以是单侧性的，但单纯屈曲力作用也可导致颈椎的双侧脱位。颈椎双侧脱位是一种更为严重的损伤，很可能会引起颈髓的损伤。

4. 颈部牵引性椎间盘损伤 颈部牵引性椎间盘损伤是因头部或面部受到外力直接作用引起，如在跌倒时。头颈部的过度伸展，会损伤到前纵韧带和椎间盘。患有脊柱关节强直的中年人和老年人，颈部结构尤其薄弱。当没有发生骨质损伤时，有可能会

[1] 相比之下，司法绞刑的实施会导致颈部纵向的过度拉伸，通常会造成完全性的脊髓损伤。一项详细的研究表明，缢死导致颈椎骨折的情况相对较少。在 34 例中仅有 3 例为典型的所谓“刽子手骨折”，另 3 例为 C_2 不对称性骨折（James 和 Nasmyth-Jones，1992）。对这 6 例继续进行人类学回顾性研究，结果显示 C_1、C_2、C_3 和 C_5 有椎体骨折（Spence 等，1999）。司法绞刑对人体的影响似乎是多方面的，即使没有脊椎和脊髓的损伤，通常死亡的发生也是非常迅速的，通常是由于颈动脉压迫、反射性心搏骤停、静脉受压或气道阻塞等因素，最终导致人体死亡

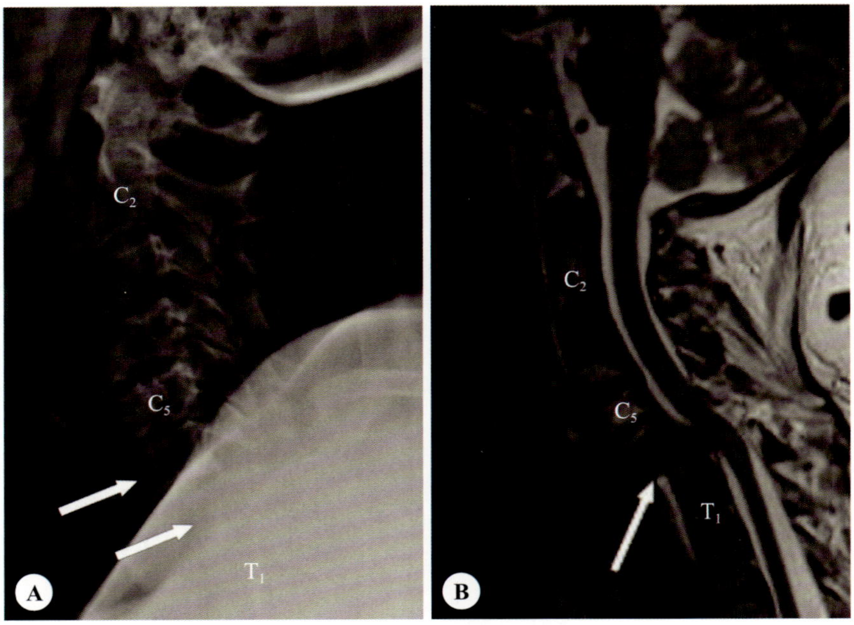

◀ 图 16-6 颈椎半脱位

A. 图示颈椎侧位平片。虽然肩部的阴影部分遮挡了 C_7 和 T_1 的椎体，但仔细检查可以发现 C_6 椎体相对于 C_7 椎体来说有椎体位移的情况（箭）。B. 图示同一损伤部位的 T_1 矢状面 MR 图像，可以清楚地显示 C_6 椎体的位移（箭）。椎体损伤对应处的椎管明显狭窄，脊髓受压

导致颈部损伤的漏诊，这时还需要借助 MRI 检查来进行观察和诊断。

5. 脊髓中央管周围综合征 脊髓中央管周围综合征是一种发生于颈椎过伸的损伤。由于颈椎过伸导致颈椎椎管的发生急剧的容积变化，脊髓受到黄韧带、椎间盘或骨刺的前后挤压，使脊髓中央管周围的传导束受到损伤，临床表现为损伤平面以下肢体瘫痪，上肢重于下肢，预后较差。脊髓中央管周围综合征的临床表现是，上肢的受累程度大于下肢（表 16-2）。

6. 棘突撕脱性骨折 棘突撕脱性骨折通常由椎旁肌肉强烈收缩所致。类似的损伤也可由颈部强烈的过伸运动引起，甚至当颈部过度屈曲有时也可能会导致类似损伤的发生。

（三）胸腰椎损伤

胸腰椎损伤最常涉及胸腰椎交界处的骨质，因为胸廓通常支撑着上、中背部的脊柱。在通常情况下，胸腰椎骨折由相当大的力量所导致，如高坠和车辆碰撞时。胸腰椎多发性损伤十分常见。

1. 胸腰椎楔形压缩性骨折 胸腰椎楔形压缩性骨折是一种外部力量相对较小的损伤，常见于骨质疏松的老年人。当骨折发生时，胸腰椎的椎体前壁或椎体上端或下端常发生损伤性改变，但椎体的后部可以不受任何影响。胸腰椎楔形压缩性骨折是稳定型的，神经功能受损的情况比较罕见。

2. 胸腰椎爆裂性骨折 胸腰椎爆裂性骨折（图 16-7）常累及椎体的后部，碎骨片可以进入椎管。胸腰椎爆裂性骨折最严重的情况包括了脊柱后部结构的损伤，往往导致不稳定型脊柱骨折和神经功能受损。

3. Chance 骨折 Chance 骨折[1]是胸腰椎骨折的另一种类型，它通常由身体上半部快速向前抛出而使骨盆受到限制所引起，如交通事故中的脊柱安全带损伤[2]。“铰接”作用会产生一种拉力，从而导致棘突骨折（其中典型的是 Chance 骨折）或棘间韧带和棘上韧带的断裂。当铰链的旋转轴正好位于脊柱的前方，就会导致椎间盘断裂或呈水平面的骨折。在这两个区域之间，关节突可能会发生脱位。这种损伤往往是潜在性的，但也并非不可避免地不稳定。

4. 胸椎骨折或脱位 胸椎骨折或脱位只有在相当大的外力作用下才会发生。胸椎骨折时椎体的前部和后部及邻近的韧带均会受到损伤（可出现后韧带复合体断裂），并且下位椎体的上部可以出现水平位移或平移。胸椎的这些损伤是极度不稳定的，神经损伤也很常见。轻微的胸腰椎骨折包括棘突或横突的撕脱性损伤，通常由突然剧烈的肌肉活动所致，有时椎板或关节突也可单独发生骨折。

[1] George Quentin Chance 是一名英国放射科医生，他于 1948 年首次描述了这种类型的骨质损伤

[2] 更具体地说是一种安全带损伤，这在有三点式车内固定装置的当今已经不那么常见了

（四）骶骨损伤

骶骨骨折，通常与由于高处跌落或打击碰撞而导致的骨盆部位的损伤同时出现（图 16–8A）。当骶骨损伤导致髂内血管损伤，可引起隐匿性出血。骶骨骨折也是老年人跌倒所致骨质疏松性骨折的一部分，也可被视为运动员中的应力性骨折（Longhino 等，2011）。

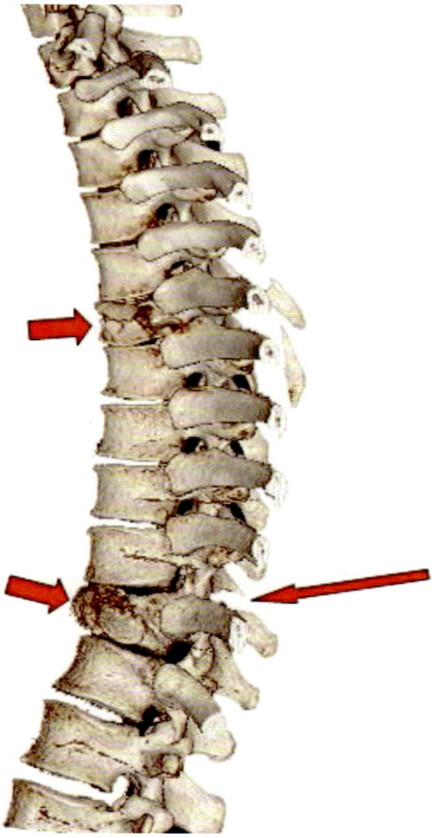

▲ **图 16–7　胸腰椎爆裂性骨折**

图示胸腰椎段脊柱的 CT 图像。该图像显示不相邻的两处脊椎椎体发生了爆裂性骨折（短箭），同时可见脊柱后部结构也发生了损伤（长箭），而这种脊柱后部结构的损伤一般多发生于较低水平的脊柱部位

骶骨骨折，可以根据骨折之处是位于神经孔外侧还是沿神经孔线分布或是位于神经孔内侧来进行分类。骶骨骨折的骨折线可以是横向或是纵向的，也可以是多向的。骶骨骨折可以是单纯性骨折，也可以是粉碎性骨折。骶骨的横向骨折，往往不伴有脊神经损伤。骶骨的一个或多个椎间孔处骨折，可引起骶神经根受损，从而影响膀胱功能、肠道功能和性功能。位于骶骨神经孔内侧的骨折，往往会累及骶椎管，并且很可能会导致骶骨根部的损伤。

骶骨骨折的临床治疗主要是针对骨盆损伤进行，有时需要采用内固定处理。骶骨骨折的固定并不是很常见，除非骶骨的腰骶交界处发生了严重的破坏，在这种情况下往往需要借助于复合性内固定装置进行内固定处理（图 16–8B）。

总而言之，根据脊柱损伤的成伤机制和所涉及的作用力大小，脊柱损伤可能会与头面部骨折、上肢与臂丛损伤、胸腹部损伤、骨盆损伤和下肢损伤相伴存。此外，头部的突然屈伸运动，可以引起颈动脉或椎动脉损伤。椎动脉损伤也可见与颈椎脱位和横突骨折，大多数没有临床表现。

（五）脊髓损伤

在伤后立即或很快死亡的案例中，脊髓损伤改变可能仅在相邻结构发生了骨折、脱位或韧带撕裂时才会被发现（图 16–9）。除了脊髓有点状出血之外，脊髓本身可能只有轻微的异常改变，也可伴有脊髓

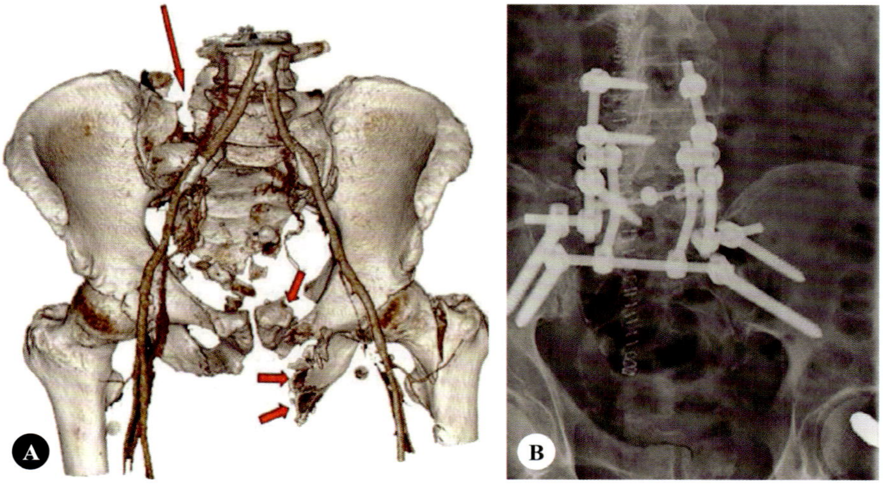

◀ **图 16–8　骨盆骨折**

A. 骨盆三维 CT 影像。本图显示构成骨盆的耻骨和坐骨发生了严重的骨折断裂（短箭），右侧的骶骨翼也有骨折（长箭），同时左侧股骨颈也发生了骨折。B. 同一损伤的 X 线片，可见前述骨盆损伤经过了内固定处理。为了使骨盆损伤得到稳定往往需要借助多种器械的帮助，从而对腰骶交界处的外力作用进行抵抗

蛛网膜下腔出血。严重的脊髓损伤，是由血管受压或直接挫伤导致的脊髓损伤（Smith 等，2015）（图 16–10），这时可有脊髓中央血斑形成，表现为大面积的占位性出血伴脊髓腔扩张改变，尽管这种情况并不多见。在有严重脊髓外伤的情况下（如出现脊髓穿透伤），脊髓可能会出现严重的实质挫伤或撕裂。

在脊髓损伤的最初 24h 以内，脊髓会出现组织肿胀和软化坏死改变。这时可见脊髓的组织坏死从脊髓中央区开始，逐渐向脊髓白质区扩展蔓延，伴有不同程度的出血和灰质与白质的边界缺失改变。脊髓损伤，通常都会伴有软脊膜的损伤性改变。轴索广泛性肿胀明显可见，以损伤部位最为明显，可向脊髓的远端不断延展（图 16–11）。

脊髓损伤后急性炎症过程开始出现，初期可见多数嗜中性白细胞浸润，随后巨噬细胞开始出现并可见其清除细胞碎片。脊髓损伤的急性炎症过程，一般在损伤后 3～7 天达到高峰。星形胶质细胞的反应性增生改变，一般会在接下来的几天或几周内出现。随后，脊髓损伤部位的束带结构在吻侧和尾侧表现为变性改变，同时伴随轴索变性和脱髓鞘变。

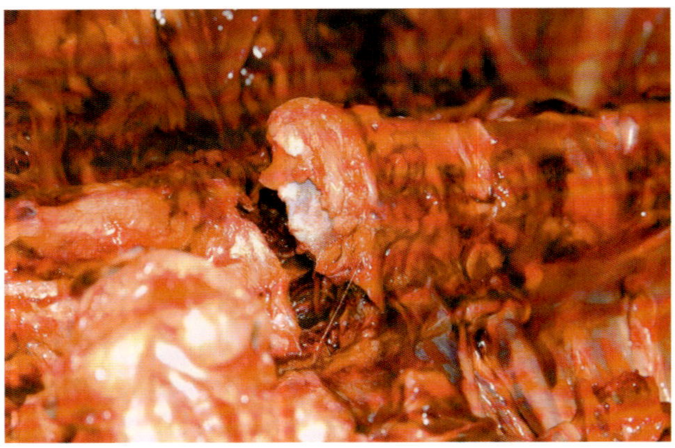

▲ 图 16–9　急性脊髓损伤

从高处坠落导致脊柱损伤，可见 T_2 骨折脱位及急性脊髓损伤的宏观表现

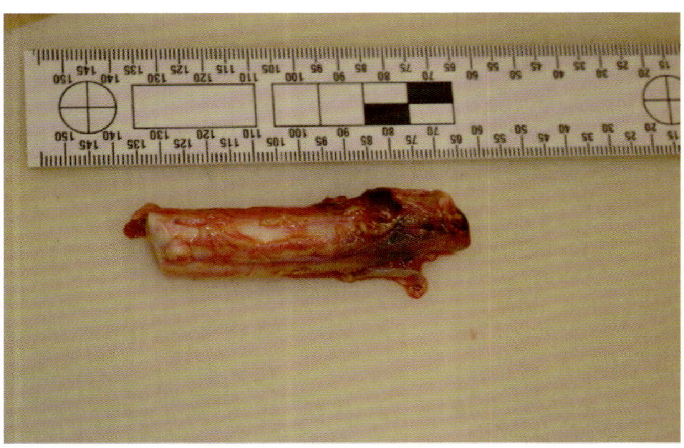

▲ 图 16–10　急性脊髓损伤伴软脊膜外出血改变

脊髓损伤层面的灰质区域，可能会因血管壁增厚和胶原纤维化改变而形成空洞性改变。如果脊膜没有撕裂，很少形成硬膜内瘢痕；当出现硬膜损伤和广泛性脊髓破裂时，则可形成广泛的结缔组织瘢痕。那些在伤后数月或数年后才发生死亡的患者，其死亡可能是由并发症所致，如胸部感染或肺栓塞形成，或者慢性泌尿道感染合并肾功能衰竭。病理学家有必要在任何法律诉讼之时，去证明患者的死亡与原发性脊髓损伤之间的直接因果关系。

脊髓的穿透性损伤包括刺伤和枪伤，本书第 6 章讨论了脊髓枪伤的一般特性及弹道特征。脊髓损伤可由子弹直接形成，也可由传递到脊髓的高能冲击波造成。因此，脊髓损伤的程度可能与任何机体外部损伤并不对应。尸体检验的形态学改变如何，完全取决于脊髓损伤的时间经过。脊髓损伤的早期检查，可以显示局部血肿形成及脊髓破裂和出血。当脊髓的血管受累并伴有血肿形成或梗死，可能会引

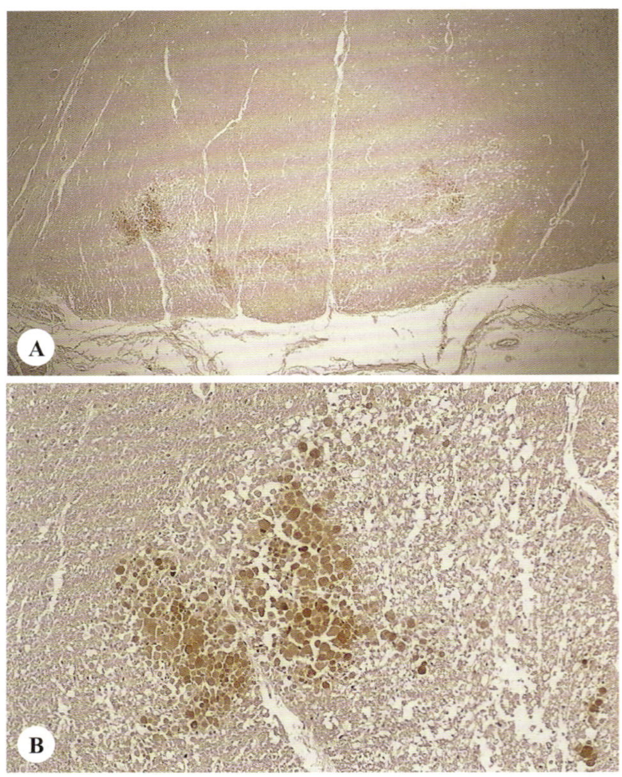

▲ 图 16–11　脊髓损伤

高位颈椎骨折导致脊髓损伤、出血，轴突广泛性肿胀，伤者在伤后数日死亡

发其他类型的脊髓损伤。脊髓损伤的后期，主要表现为轴索变性和脱髓鞘改变。

五、椎体损伤的处理

稳定的脊柱骨折使伤者能够被动地活动，因此疼痛的控制就成为主要的需求。除了给予适当的镇痛之外，临时的外部支持（如使用某种形式的项圈或躯干支撑）可能是有帮助的。不稳定型脊柱损伤在损伤愈合之前是需要固定支撑的，这可以通过脊柱的外部或内部固定来加以实现。

脊柱外固定，包括那些严格控制转向及带有刚性外固定装置的病床使用。目前各种精心设计且质量良好的工程设备问世，使得脊柱内固定治疗在相对富裕的国家被越来越多地使用。然而，当此类设施不可用或有其他原因而希望避免手术干预时，保守管理就成为一个有效的替代方案（El Masri 和 Kumar，2017）。

对于神经功能正常的患者，其实并不需要长时间住院康复治疗，脊柱内固定治疗确实可以使伤者早期恢复活动并缩短住院时间，同时使得出现并发症的风险降到最低。在没有多学科专业团队的辅助治疗时，长期卧床通常会导致多种并发症的出现，包括血栓栓塞形成、胸部感染和褥疮形成。如果进行手术治疗，那么早期手术干预的效果可能会比延迟手术干预效果更好（Fehlings 等，2012）。与完全性脊柱损伤相比，不完全性脊柱损伤更适合手术治疗，因为前者可以使一些机体功能得以保留（表 16–7），而后者却不能。

六、脊髓损伤的处理

脊髓损伤后，机体立即开始了一系列的病理生理反应过程（表 16–8）（El Masri，2006）。脊髓损伤最重要的一点是，要防止已经损伤的脊髓进一步出现功能受损。除了确保脊柱的稳定性外，还必须保护脊髓免受缺血性损伤和由全身缺氧及低血压引起的继发性损伤。这一点尤其重要，因为急性神经功能衰竭会在脊髓严重损伤后立即发生[❶]。急性神经功能衰竭包括脊髓内交感神经通路的中断，由此所产生的血管舒缩功能丧失可使机体产生一种低阻力的循环性休克状态。因此，脊髓损伤会导致脊髓休克的发生，脊髓本身也很容易遭受这种脊髓休克所致的急剧血压下降的影响。许多的身体功能系统都会受到脊髓损伤的影响，从而引发各种并发症（表 16–9）。

表 16–7　脊柱损伤手术适应证

- 受牵张未能复位的关节脱位
- 与正常基线相比的神经功能恶化
- 保守治疗后未愈合，如齿突骨折
- 不稳定的脊柱损伤（可选）
- 不完全脊髓损伤持续的神经压迫（有争议）
- 需要清创的开放性脊柱损伤

七、脊髓损伤的长期并发症

发生脊髓损伤之后随之而来会出现许多的问题，包括神经精神性疼痛及不自主的肌肉痉挛性疼痛等。内脏功能紊乱（如便秘等）及膀胱感染的情况，也会相继发生。肋间肌麻痹的伤者，仍有发生胸部感染的风险。骨质疏松症是四肢瘫痪的后果，尤其会影响到膝关节附近的长骨（Battaglino 等，2012）。异位肌钙化并不罕见，通常发生在脊髓损伤的早期阶段（van Kuijk 等，2002）。其他的脊髓损伤长期并发症，包括神经根损伤部位出现创伤性神经瘤等。

自主神经反射异常，是脊髓损伤的一种潜在危险状况，它是由对内脏刺激的异常反应引起的，表现为脊髓交感反射正常和下行抑制的丧失。膀胱感染、褥疮形成甚至便秘等，都可能引发严重的突发性出汗和高血压，并有可能导致脑出血。

脊髓空洞症是脊髓的一种慢性进行性病变，其病变特点是脊髓灰质内形成管状空腔及胶质增生。脊髓空洞症在普通人群中很少见到，但却是脊髓损伤的常见并发症。在每 20 个脊髓损伤的患者中，至少有 1 人出现脊髓空洞症（图 16–12）。脊髓空洞症形成的原因，是因为脊髓蛛网膜下通道中的脑脊液流动被蛛网膜瘢痕组织所阻塞，这是来自组织的成分在最初受伤时流动到蛛网膜下通道所致（Flint，2014）。关于脊髓空洞的脊髓脑脊液动力学紊乱的论题，已经超出了本章的研究范围（Flint，2019；Stoodley，2014）。这种状况的重要性在于，它有可能加剧已经非常严重的神经功能障碍。

八、特殊类别的脊髓损伤

强直性脊柱炎患者具有骨质疏松改变的脊柱，

❶ 通常称为脊髓休克

表 16-8　脊髓损伤的病理生理反应

- 结构破坏
  - 细胞
  - 轴突
  - 血管
- 血管改变
  - 动脉自动调节功能丧失
  - 静脉血栓形成
- 生化反应
  - 自由基生成
  - 神经递质释放
  - 离子膜电位改变
  - 自溶酶释放
  - 炎症反应
  - 细胞破坏
- 组织修复
  - 轴突萌芽（未遂再生）
  - 神经胶质或胶原瘢痕形成

表 16-9　截瘫患者早期需求

胸部：肺部感染在受伤后的早期阶段发生，仍是死亡的重要原因。呼吸机依赖将带来特殊问题，而交感神经张力丧失使受害者易有体位性低血压状态

膀胱：通过留置导尿管排尿，后期可改用间歇性自我导尿或经腹导尿管

肠道：注意饮食，使用泻药和排便栓剂，可能需要手动排便

皮肤：定期翻身以预防压力性皮肤溃疡（褥疮），后者一旦形成则愈合时间很长

胃部：生理性应激反应后易发生消化性溃疡，如果使用类固醇则发生消化性溃疡的可能性更大

血栓：预防静脉血栓栓塞的形成，下肢不活动再加上对创伤的分解反应，患者极易发生血栓形成和血栓栓塞形成

关节：关节固定会迅速导致关节僵硬，如果不及早开始被动运动则很难逆转。足腱畸形很容易形成，并且难以逆转

心理状态：这种改变生活的心理创伤显然需要体贴的积极管理

其他：其他诸如头部、骨盆、长骨和内脏损伤需要进行特殊处理，通常需要开始那些延迟脊髓损伤的康复计划

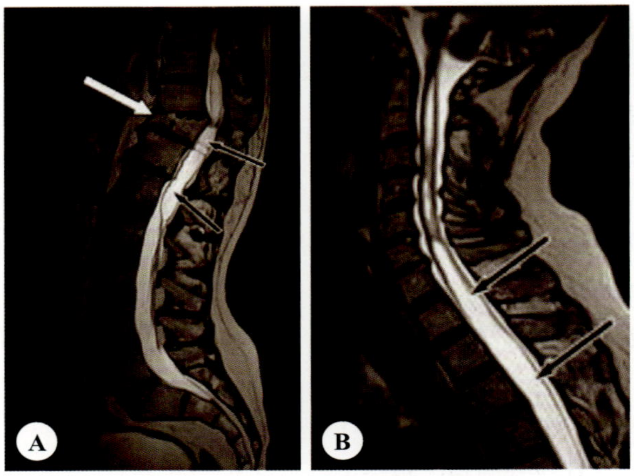

▲ 图 16-12　创伤后脊髓空洞症

A. 胸腰椎矢状位图像。B. 颈胸椎矢状位图像。T_{11} 椎体有一处陈旧性椎体爆裂性骨折（白箭）。脊髓在整个长度上都显示异常，整个椎管明显扩张。脊髓中有脊髓空洞形成（黑箭），该改变一直延伸至上部的颈髓区

即使在中等程度的创伤后也容易发生骨折（El Tecle 等，2015）。脊髓损伤通常是由于向前跌倒所造成（图 16-13），骨折可发生于脊柱中一个以上的多个节段。病理性骨折还可以是由于转移性肿瘤对骨的侵蚀导致椎体压缩塌陷，这时脊髓受累是比较常见的。

骨质疏松可导致椎体压缩塌陷（图 16-14）。幸运的是，在大多数情况下脊髓并不会受损，所存在的问题通常是骨质疼痛。颈部因道路交通碰撞所造成的鞭状损伤很常见，也是要求驾驶方索赔的常见原因。常见症状是持续疼痛和感觉异常，很少伴有明显的神经学症状。脊髓损伤经过放射学检查，除了显示先前存在的脊椎病之外其检查结果通常是阴性的。除了常规 MR 成像的分辨率外，很可能还会发现有关节囊或韧带的损伤（实际上这只是一种扭伤）。当然在得出这一结论之前，需要排除更严重的脊柱损伤。

九、儿童脊柱损伤

如同道路交通碰撞中的车内乘客或道路行人一样，儿童最有可能遭受到脊柱的损伤。儿童脊柱损伤，通常表现为多发性外伤和相关头部损伤。儿童的头部相对较大，再加上儿童具有发育不全的轴向肌肉和相对松弛的韧带结构，使他们特别容易受到加速力或减速力的作用，导致颈部的运动范围过大，从而导致脊柱的损伤。儿童比成年人更容易在没有明显骨骼损伤的情况下，使脊髓受到损伤。由虐待儿童导致的脊柱损伤，在第 15 章中有所涉及。

结论

脊柱损伤虽然不会影响太多的人，但它往往会导致人的生活质量发生改变。现代护理技术，使脊柱损伤的伤者能在令人惊讶的程度上得以功能康复（图 16–15）。尽管如此，哺乳动物的“中枢神经系统缺乏再生能力”这一问题，仍然是现代医学面临的难题。对于神经病理学的深入研究，无疑将有助于应对这一挑战。

致谢

作者感谢英国奥斯韦斯特里米德兰脊柱损伤中心的前主任 WSEl Masri 教授和英国伦敦国家神经病学和神经外科医院脊柱神经外科顾问 Antonino Russo 先生，感谢他们在审查本章内容时提出的有益意见和建议。

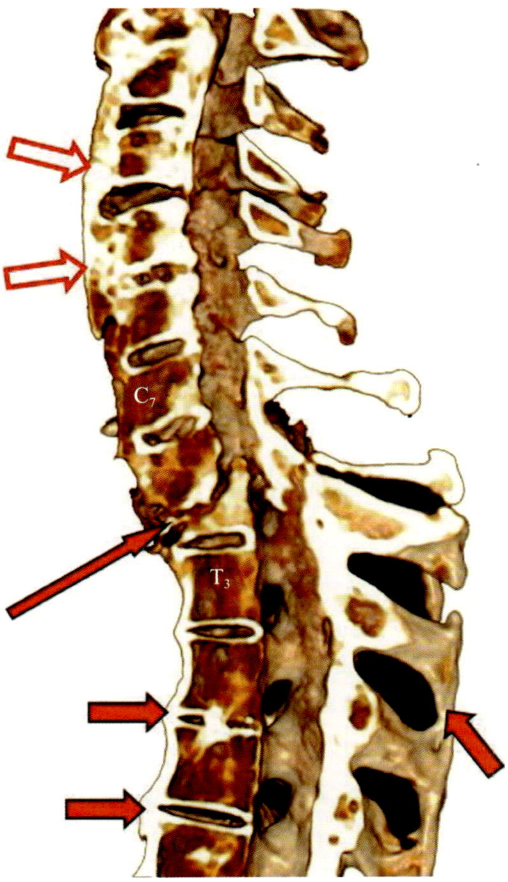

▲ **图 16–13 强直性脊柱炎**

颈椎和上部胸椎的矢状面 3D CT 重建图。胸椎区域显示“竹节状脊柱”（短实箭），颈部显示前纵韧带的明显骨化（短空箭）。$T_{1\sim2}$ 椎体间有骨折改变（长箭）

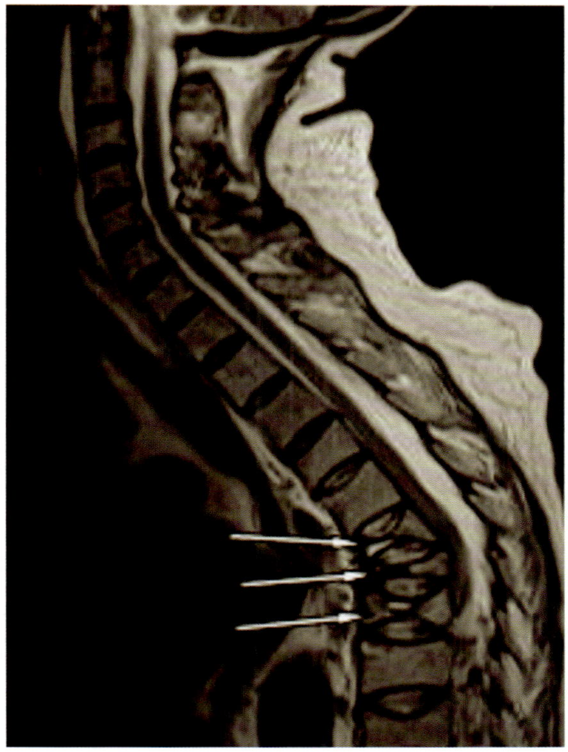

▲ **图 16–14 骨质疏松性椎体压缩塌陷**

T_2 矢状面 MRI 显示连续三个胸椎椎体有骨质疏松性塌陷改变（箭）

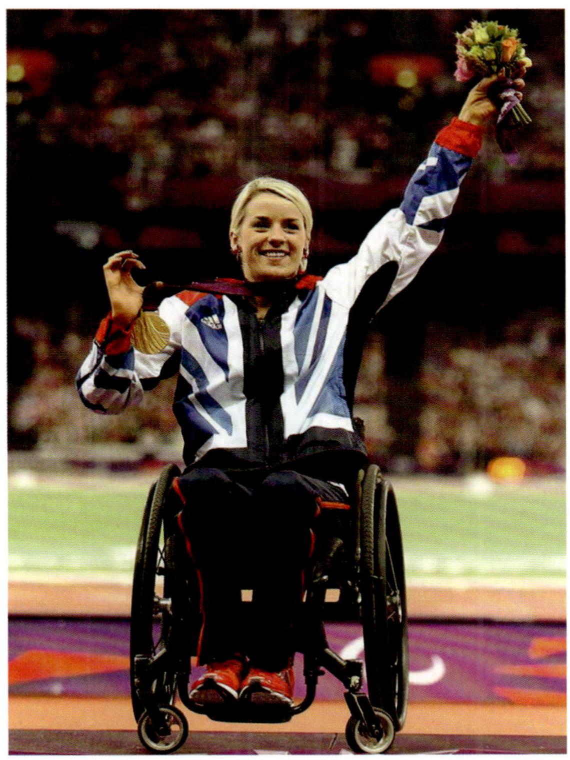

▲ **图 16–15 Josie Pearson MBE 是 2012 年残疾人奥林匹克运动会金牌的获得者**

第17章 法医神经病理学难点：他杀死、自杀死或意外死的鉴别

Difficult areas in forensic neuropathology Homicide, suicide or accident

Christopher Milroy　Helen Whitwell　著

一、法医神经病理学的职责

在一个案件的神经病理学检查方面，法医病理学家经常会被要求结合案件的具体情况和病理改变，对于法医神经病理学检查的各种结果谈谈自己的见解，其中包括死亡原因和死亡性质的判定。在法医学实践中，有些死亡情境的判定会比较困难，包括跌倒死亡、踢打死亡、运动致死及机动车碰撞死亡等，这会不可避免地给法医病理学家带来比其他领域更大的困难。法医病理学家的作用，就是要帮助司法系统来确定死亡发生的具体情形，解决案件中有关死亡原因及死亡性质的鉴定问题。本章主要对枪弹损伤与死亡、道路交通损伤与死亡、跌倒损伤与死亡、头部外伤与死亡、婴幼儿猝死综合征与窒息死亡、运动损伤死亡等问题进行阐述，其中特别对死亡原因和死亡性质判定的相关问题加以讨论。

在一些司法管辖领域，特别是在北美的医学检查员制度中，死亡方式和死亡原因是由病理学家来确定的。在其他的一些司法管辖区域，如英格兰的加冕制度或苏格兰的检察官财政制度，病理学家是不能确定死亡方式的，尽管病理学证据已经对死亡原因和方式的判定起到了十分关键的作用。因此，任何事件性质的确定，包括及自杀或他杀等死亡方式的确定，都是死亡调查的核心与关键。

本章讨论的都是病理学家经常遇到的专业性问题，本书第 6 章对损伤的一般特征进行了讨论。病理学家对于死亡原因和死亡方式的确定，将取决于其所获得信息资料的多少。在法律诉讼程序结束之前，病理学家不得透露案件的任何信息。病理学家所获取的信息资料，往往还取决于外部机构的配合（如警察部门、卫生部门、安全部门和行政管理部门等机构的配合）。

有时病理学家在获取尸检证据时，经常会发现尸检证据十分有限。在这种情况下，在得出任何明确的结论之前应该谨慎行事。病理学家经常被要求考虑不同的情况，因为一组病理学发现可能会符合多种因果关系的存在。

二、枪弹损伤与死亡

枪弹损伤属于一种穿透性损伤和枪弹损伤可能是出于自杀目的而自己形成，比如可能是出于心理原因或某种目的而自己形成。另一种伤害模式，通常见于声称是由其他人袭击了所谓的“受害者”。自杀性损伤通常由锋利的刀具或器械所造成，损伤往往为浅表的割伤或擦伤。这些损伤如果涉及面部，一般不会涉及眼睛或嘴唇等敏感区域。这些损伤通常平行排列，并且是由利手在同一个部位和同一个方向所形成。该类损伤的方向，应该是由持有武器的手按照预计的方向所形成（Cordner，2003；Saukko 和 Knight，2016）。

枪支以外的其他穿通性致伤物致伤时，自杀很少涉及头部。当然对于一些精神错乱的人来说，他们可能会使用一些奇特的伤害方式进行“自毁”。当对此类事件进行描述时，案例报告中会不时出现关于这些奇特的损伤描述。使用铅笔或其他尖锐的工具，可能会造成意外的伤害。大多数由穿通伤所造成的非火器伤亡，都是凶杀案件或意外事故。

对于死亡现场周围环境的分析，有助于案件

性质的确定，即使在病理学检查不能有所判定时也是如此。尸体检验，具有区分自杀性枪伤和他杀性枪伤的核心任务。在美国，使用枪支是最常见的自杀方式。相比之下，在英国用枪支自杀是一种不太常见的选择方法，特别是女性很少用枪支进行自杀（Chapman 和 Milroy，1992）。尽管任何武器都可被用于自杀或他杀，但手枪却是美国最受欢迎的致伤物。

自杀所致枪弹伤通常是一种接触性枪弹损伤（图 17–1），但偶尔也会遇到其实只是一种中间伤的情况。在考虑枪弹伤是否由死者自己造成时，辅助性检验非常重要。除了检查枪支在射击时形成的残留物之外，对死者飞溅血液的分析也可能会对死亡性质的判定有所帮助（图 17–2）。在自己所形成的枪伤中，对死者手部血液分布模式进行分析可能会为案件性质的判定提供重要的证据（Yen 等，2003）。头部自杀性枪弹损伤一般都会有完整的枪弹口形态，当然也不排除有他杀的情况存在（Kury 等，2000）。

三、道路交通事故损伤与死亡

与道路交通事故有关的死亡判定，是病理学实践中重要的组成部分，该类损伤是造成现代社会中头部严重损伤的重要原因，占英国临床和病理实践中头部损伤的 50% 以上。一般情况下，许多交通死亡事件，在死亡原因的确定和事故过程重建方面都不会出现太大问题，然而在某些情况下会比较困难，这时机体受伤的形态在事故重建中就有着十分重要的作用。有一种最常见的情况，即当受害者是一个行人时，那么人们就会质疑当其被车辆撞击时，他到底是处在一个什么样的身体位置。

与道路交通事故有关的第二个问题，是当在路边发现尸体，那么该人到底是被车辆撞击后发生死亡还是死于其他什么原因。与道路交通事故有关的另一个问题，是关于伤者是否被车辆碾压的问题。在通常情况下，车内人员的死亡是不太会出现特别疑问的，但偶尔也会有人提出质疑，即在发生交通碰撞后车内人员被抛出汽车时，那么驾驶车辆的人到底是谁。法医尸检 CT 与尸检结果相结合，已被证明在碰撞事故重建和死因确定方面，可以提供更详细的信息（Chatzaraki 等，2018）。

（一）行人撞击性损伤

关于交通事故中的行人损伤，大多数的行人都是被汽车的前部所撞击（Clark 和 Milroy，2000）。大多数的交通碰撞，都会涉及车辆的前面和侧面与行人相撞，但也有一小部分的交通事故是涉及倒车的情况。当汽车前部撞击直立的行人时，行人的被撞击部位就会出现损伤，在通常情况下被撞击的部位

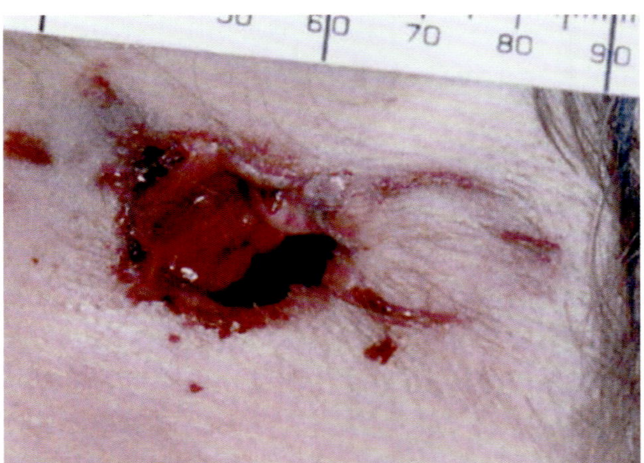

▲ 图 17–1　颞部接触性猎枪枪弹创

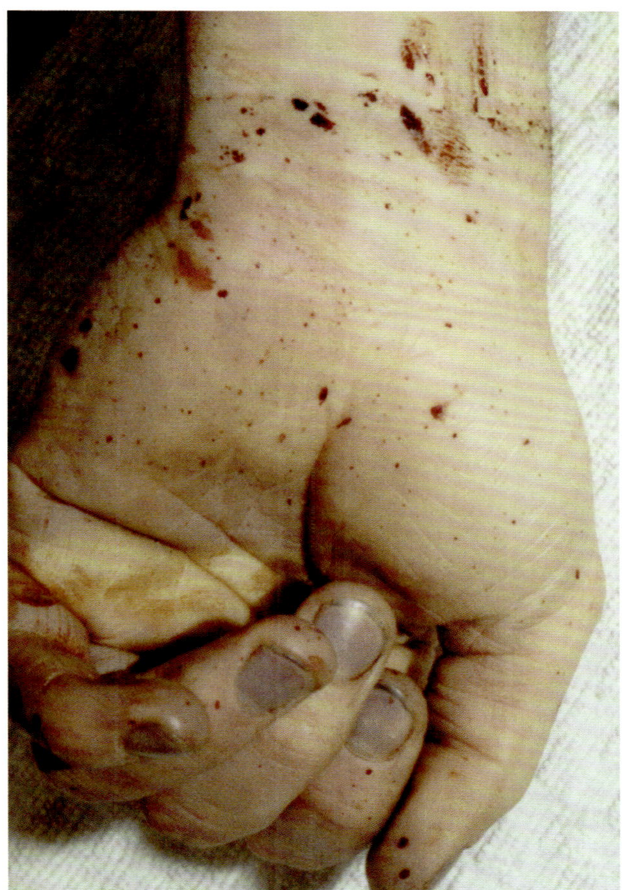

▲ 图 17–2　利用枪械自杀所形成的血液飞溅

是位于行人的下肢部位，如汽车保险杠会撞击到行人的腿部（图 17–3）。这些交通损伤，通常被称为“重要的撞击性损伤”。这种撞击性损伤可能会导致撞击部位出现皮肤擦伤、软组织青肿或撕裂性损伤等改变。这些撞击性损伤通常位于膝盖的周围区域，但显然还取决于受害者的身高和汽车正面离地面的具体高度。

如果汽车在撞击到行人时汽车正在刹车，那么汽车就会处于一种比静止状态时更低的位置高度。如果汽车撞击人体的力量足够强大，那么被撞击者的腿部就可能会发生骨折。当被撞击者受到侧面撞击时，那么其肢体损伤就可能会出现在被撞击的那条腿上。

当双腿在同一高度受伤，这表明该受伤者可能是面对前方的车辆时被车辆撞击的，或是车辆从后方撞击导致双腿部受伤。应该进行双腿的深层解剖，因为在下肢表面没有损伤的情况下，有时深层组织也会有严重的损伤。当发生胫骨骨折时可能会出现楔形骨折的形态，具有重要的意义一般楔形骨折的底部，往往指示着车辆撞击的部位和车辆向前移动的方向。当人体发生旋转运动时，可以导致被撞击者远离撞击部位的其他部位发生螺旋性骨折。

当腿部被撞击而受伤后，测量足跟部到腿部受伤部位的高度非常重要，因为这样可以与任何可疑的致伤车辆进行对比。儿童被车辆撞击的部位，可能主要会在腿部较高的位置或者甚至会在其骨盆的水平。车辆撞击部位可能会形成图案状的擦伤改变，

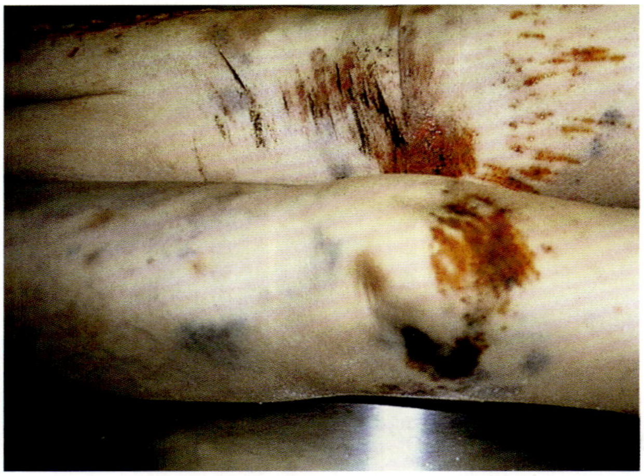

▲ 图 17–3　车辆保险杠对行人下肢形成的损伤

引自 Mason, J.K. and Purdue, B.N. 2000. *Pathology of Trauma*. Arnold.

但现代汽车所设计的车徽、倒车镜和数字仪表盘结构一般不会造成人体的损伤。

人体一旦被车辆撞击，那么被撞击者就会被推到汽车的引擎盖上，形成二次伤害。这些二次损伤，可以由汽车引擎盖、汽车挡风玻璃、汽车前柱（即 A 柱）或挡风玻璃等结构与人体撞击所形成，也可以在人体被撞击到车顶时发生。正是在这样的运动中，被撞击者的头部和躯干会再次受到损伤。当被撞击者的身体跌落于地面时就造成了三次损伤，一般三次损伤可能会比二次损伤更为严重。

行人头部损伤，可有擦伤、挫伤和撕裂伤等多种类型。行人颅骨也可能会发生骨折，最常见的成伤方式是当头颅的侧面受到撞击时所形成的横向铰链式骨折。当头部被侧向撞击时，还可能会造成颅骨穹隆部的线性骨折，此时面部骨骼也会发生折裂。在交通事故中还可发生。局部的颅骨凹陷性骨折。

行人脑部损伤的类型，与作用在头部的作用力大小相对应。车辆撞击，是造成弥漫性外伤性轴索损伤的主要原因。车辆撞击还可能会导致硬膜外腔出血、硬膜下腔出血和蛛网膜下腔出血，脑组织损伤也可能会作为冲击伤和对冲伤的类型而被呈现出来。

Ryan 等（1994）对 150 起致命性行人损伤与车辆碰撞事故进行分析，确定其中的 31 名伤者为车辆碰撞，并有证据表明车辆与这些伤者的头部之间发生了单次的碰撞。通过使用扇形制图技术，发现伤者的头部侧面撞击（18 例）远远要比枕部撞击（13 例）具有更严重的损伤。在行人头部侧面被撞击的过程中，其左、右大脑半球的皮质损伤程度，一般要比双侧大脑半球的上半部或副矢状面区域的损伤程度要重得多。

由于大脑镰下缘和旁矢状区周围受到剪切力作用，大约超过 40% 的伤者其胼胝体会受到一定程度的损伤。当枕部受到撞击时，大脑皮质和大脑白质的损伤会沿着脑中线呈对称性分布，这时胼胝体的损伤相对较小。在这组有 31 名伤者的资料中，没有发现由于颅骨凹陷所造成的脑部局灶性影响。关于损伤对脑区的影响，大脑的额叶区和颞叶区似乎要比大脑的其他区域更易受伤，这就解释了在矢状面受到撞击后伤者出现冲击伤和对冲伤的原因（见第 10 章）。

行人损伤中最常见的颈部损伤，是寰枕交界处的骨折与脱位。这种损伤必然是致命性的，损伤最常见于骑摩托车的人，但在行人中也可以见到。行

人损伤中颈椎以外的其他部位损伤，如胸椎或腰椎的骨折或脱位也有发现（见第 16 章）。

在行人损伤中，胸部损伤是仅次于头部损伤的严重伤害。在伤者身体的外部，可以看到擦伤、挫伤和撕裂伤等多种类型的损伤形态。伤者躯干部位的擦伤，可能会是在第三次损伤时形成的，包括身体沿着道路路面进行移动时所形成的大面积擦伤。这些擦伤的形态，为我们提供了身体曾朝向某个特定的方向进行位移的证据。在行人损伤中，身体内部的损伤可能会比预期的身体外部损伤更为严重。

在行人损伤中肋骨骨折十分常见，这可以提示伤者肋骨骨折的发生可能是由于身体受到侧面撞击所致。当发生肋骨骨折时，还可能会造成肋骨下方的肺部被肋骨刺穿而形成破裂。心脏还可能发生扭曲变形，心房易发生撕裂。主动脉也可能会发生破裂，破裂的部位通常位于降主动脉的起始部，尽管这种损伤类型更常见于乘车者。腹部损伤在行人死亡中不太常见，其中相对常见的损伤是肝脏破裂。行人损伤时，其脾脏、肾脏和肠系膜可能也会发生破裂。

当车头较高的车辆（如货车或卡车）撞击到行人时，行人可能会被推向车头的前方。如果该行人仍然停留在车辆道路上，那么其可能会被车辆碾压，呈现进一步的车轮辗压损伤形式。行人被汽车撞倒所产生的一次损伤、二次损伤和三次损伤，也可能会被另一辆汽车碾压成伤而破坏。

（二）行人碾压性损伤

行人被车辆碾压的情况比较复杂，可能是因为被一个车辆撞倒而同时被碾压，或者也可能是因为已经被前一个车辆撞倒而又被另一个车辆所碾压。在翻车的事故中行人受伤的模式是不同的，如果受害者已经不止被一辆汽车撞倒或碾压，那么情况可能就会变得更加复杂。对于所有道路交通死亡的案例，尸检结果应与车辆检查情况联系起来。通常的情形是，当对据称“撞到某人”的汽车进行检查时，我们会发现可以显示受害者被撞击的车辆位置毁损。此外，可以从车上找到人体的血液、组织和其他痕迹证据，以表明受害者是否被车轮碾压或是在某个位置被车辆撞击。

如果一个人被车辆撞击后还一直躺在路上，通常会发现该人曾有酒醉或是服了某些药物。重要的是，要尝试着尽量排除因自然疾病或曾由他人袭击过的可能性。如果这个人在被撞击后已经发生死亡，那么一个有用的测试方法就是对其肺部进行脂肪染色检查。如果机体有脂肪栓塞的存在，提示在造成车祸事故时被撞击者尚有血液循环的存在。

尸体外部检查如果检见广泛性皮肤擦伤，这表明伤者的身体可能有被车辆拖动的情况（图 17–4）。这时汽车的底部可能会有人体油脂的存在。汽车下部表面结构的损坏，可能会进一步导致人体损伤，比如有擦伤、挫伤和撕裂伤的发生。伤者身体的外部检查，可能还会发现有轮胎印记的存在。在没有发生身体拖动的情况下，机体的外部损伤可能会相对比较轻微。当车辆的车轮碾过人体时，伤者头部可能不一定会受到明显的损伤，而其受伤的主要部位会是在胸部和腹部。

如果头部被车轮碾压，那么就会出现头颅挤压伤，此时可能会出现擦伤、挫伤和撕裂伤，颅骨也会发生骨折或崩裂。脑部会显示有直接损伤，但不会出现二次或三次撞击的损伤模式。广泛的胸部和腹部损伤往往表明有严重的车轮碾压情况，此时胸壁、肺脏、心脏和大血管的损伤广泛而严重。腹部器官可能会发生严重破裂出血，有时可见肝脏和脾脏呈烂泥状。脊柱可能会出现大范围的损伤，骨盆也是如此。膀胱可能会发生破裂，肠系膜也常发生撕裂和出血。

（三）车辆乘员损伤

对车内乘员的尸体检验，通常比行人的尸体检验争议要小。不过在有车内乘员被抛出汽车之外的情况下，关于“谁在驾驶车辆”这一问题就显得十分重要。在这样的情况下，安全带损伤（图 17–5）

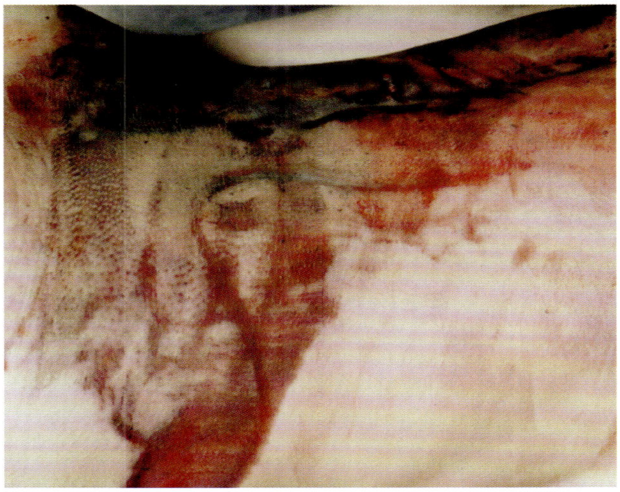

▲ 图 17–4　车辆下部拖拽所致的腰部皮肤擦伤

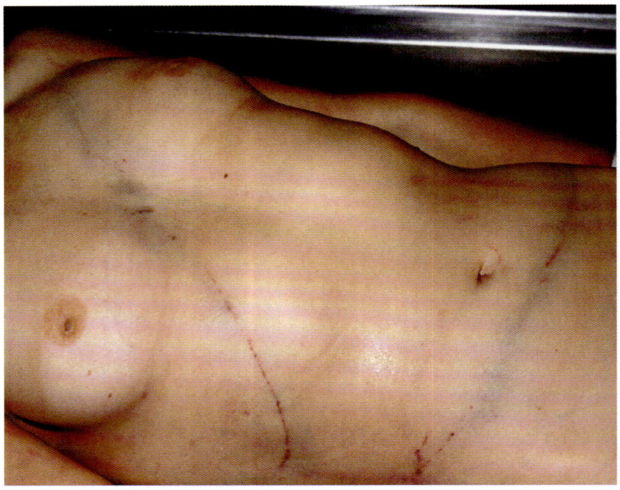

▲ 图 17–5　车辆乘客安全带损伤（右舵驾驶）

有助于确定死者车内座位的位置（Milroy 和 Clark，2000）。驾驶员受伤有可能是因方向盘引起的，而如果驾驶员刹车制动过猛，那么其足部也可能会受到损伤。驾驶员足部的受伤，有可能是其在用力刹车制动时引起的。

当前排乘员在撞击到位于车辆前侧的仪表板时，可能会使他们受到一定的伤害。在高速碰撞中可能会发生“发动机入侵”的情况，尽管现代汽车设计使得汽车的“折叠区”能够很好地吸收到碰撞所产生的能量，以减少这种损害事件的发生，从而提高车内乘员的安全。病理学家应该意识到，前排乘员所受到的伤害，还可能是由于后座乘员在交通碰撞后发生了“身体的向前移动”，从而造成前排乘员的损伤。

除了交通事故的人体损伤形态检查之外，车辆的检查可能也会对驾驶员的身份判别提供重要的证据。安全带和安全气囊的使用，大大降低了车辆碰撞后所发生的乘员死亡率，但乘员头部损伤仍然是乘员死亡的一个重要原因。安全气囊对头部造成的伤害，包括面部和颈部的损伤及眼部的损伤。如果儿童乘坐在车辆后排的乘员座位上，他们的坐姿特别容易导致头颈部受伤（Milroy 和 Clark，2000）。此外还有报道称，在儿童使用成人安全带时因受到安全带约束而发生损伤（Cooper 等，1998）。当车内乘员不受安全带约束，或者也没有安全带位置不当的问题（Boyd，2002），也都会有死亡的发生。

（四）摩托车和自行车损伤

头部和脊柱损伤，是摩托车和自行车这一架乘群体中常见的死亡原因。摩托车车手的颅骨骨折发生率，明显要高于汽车内乘员的颅骨骨折发生率。摩托车手的头部损伤，主要包括颅骨线性骨折、铰链骨折和那些极少出现的环形骨折。摩托车和自行车这两种类型的损伤，会随着具体情况的变化而发生改变，包括骑者是否佩戴了摩托车或自行车头盔等（Macpherson 和 Macarthur，2002；Wardlaw，2002）（见第 7 章）。最近一项来自纽约市的研究发现，城市自行车骑行者对头部的保护率，已经较过去明显有所提高（Sethi 等，2015）。

（五）人体损伤与车辆行驶速度的关系

病理学家可能会被问到以下这个问题，即目前所见的机体损伤与车辆行驶速度之间是否存在着关联性？虽然目前有个一般的规则（即车辆速度越大，则发生人体严重损伤的概率越大），但低速碰撞也可能会导致致命性的后果。人们发现当车速超过 88km/h 时，就可能会发生肢体截断或躯干横断（Zivot 和 DiMaio，1993）。Karger 等（2000）在对年龄在 15—86 岁的 47 名站立或步行的行人进行死亡原因研究时，发现脑损伤程度与车辆的撞击速度并无关系。

在相关研究中，他们在 38 名受害者中发现了 64 处脊柱骨折，其中近一半的脊柱骨折发生在颈部。在脊柱骨折车辆撞击速度超过 27.5km/h 的情况下，在 38 名受害者中有 36 名的车辆撞击速度为 45km/h，在这种情况下车辆的速度都超过了 67.5km/h。他们的研究结论是，如果没有脊柱骨折，车辆撞击速度就低于 70km/h。他们的研究还表明，主动脉破裂、腹股沟破裂及肢体断离的发生，与更高的车辆撞击速度有关。然而，鉴于发生伤害所形成的车辆速度不同变化，不应该对车辆速度做出过于教条的解释说明。一般来说，警方交通调查人员在确定汽车行驶速度时往往非常准确，这基于他们丰富的实践经验。

四、跌倒损伤与死亡

在法医学司法实践中，跌倒损伤是一个常见的问题。病理学家有时可能需要做出相应评估，即当在楼梯底部或建筑物下方发现某个个体时此人是否有跌倒损伤死亡的可疑发现。他们需要对可能发生的防御性伤害、因攀爬造成的伤害及被他人袭击造成的伤害进行一个综合评估。潜在性疾病史，如缺血性心脏病或癫痫病史，也有助于对死因进行解释。药物或酒精的使用证据，也有助于对死因的解释。婴儿的头部损伤，将在第 15 章加以讨论。

（一）站立跌倒损伤

站立跌倒导致头部受伤是常见的事件，区分是意外伤害还是故意伤害是很重要的。当头部出现不止一个撕裂伤时应该引起高度的怀疑，尽管有时可能会有一个“圆满”的死因解释，如“醉酒者多次发生摔倒”。有学者对住院的 189 名老年患者（60 岁以上）进行临床分析（Nagurney 等，1998），结果表明从站立高度摔倒（占比 76%）远比从楼梯上摔倒（占比 19%）或从高处摔倒（占比 5%）更为常见。然而相应 CT 检查的异常发现（占比 16%），更常见于楼梯上跌倒（占比 42%）和高处跌倒（占比 40%），其中最常见的病理改变是脑挫伤（占比 38%）和硬脑膜下血肿形成（占比 33%）。

在从站立高度坠落致死时，我们所见的典型病理特征是损伤位于枕部部位，有对冲性损伤的形成和硬脑膜下血肿的形成。最近的研究结果证实，地面跌倒是老年人头部外伤最常见的原因，其中老年人短暂性意识丧失是一个重要的潜在性诱发因素（Timler 等，2015）。有人在对尸检 291 例的致命性跌倒情况进行回顾性分析（Thierauf 等，2010），发现使用酒精是地面跌倒受伤和头部受伤发生率增加的重要因素。从高处跌落时，酒精对损伤的类型并没有什么太大的影响。

（二）高处坠落损伤

在一些国家中，高处坠落是一种常见的自杀方式。在新加坡，从高处坠落自杀的情况很常见。有人对 603 例从 3m 以上的高度（大多数是 20～40m）坠落者的尸体进行检验，分析结果显示其中 67 例（11.1%）的主要着力部位是在头部和面部（Lau 等，1998）。超过 1/3 的伤者有脑裂伤的存在，大约有 20% 的伤者表现出广泛性严重颅脑损伤（Lau 等，2003）。在 1/3 的病例中，可见蛛网膜下腔出血和硬膜下腔出血，硬膜外出血和脑内出血并不常见，而脑挫伤却占到 10%。推测这个结果的发生，可能是导致这些病例死亡速度极快的原因。

Beale 等（2000）调查了 341 名在苏格兰遭受从 2m 高处发生跌落的伤者，其中 89 人死亡，而坠落高度大于 10m 者的死亡率更高。这些伤者的颅骨骨折占 59 例，其病理改变主要包括硬膜外血肿形成、硬脑膜下血肿形成、蛛网膜下腔出血、脑挫伤和脑内血肿形成。单独进行的创伤性轴索损伤评估结果显示，从站立高度跌落的个体与从较高高度坠落的个体之间，并没有显著的差异性（Abou-Hamden 等，1997）。

虽然从高处坠落杀人案是罕见的，但新加坡却发表了一则相关的系列研究报道（Lau，2004）。笔者描述了 5 起纯粹凶杀案和 9 起连环死亡事件，以及 533 起凶杀案和 3963 起致命的高处坠落事件。其中，大多数受害者是儿童。

（三）楼梯跌落损伤

从楼梯上跌落下来，是头部致伤的一个重要原因（Ragg 等，2000）。Wyatt 等（1999）对 51 例从楼梯上跌落后发生死亡的个体进行分析，发现死者最大的年龄范围在 71—80 岁，大多数伤者都在 50 岁以上，男性人数略多于女性；其中 28 名伤者血液中含有酒精成分，20 名伤者血液中的酒精含量超过 80mg/100ml；35 例有脑损伤或脑干损伤，8 例有颈椎损伤。Preuss 等（2004）对 11 年间的 59 个楼梯跌落病例进行系列研究，其结果也显示了头部损伤与酒精中毒之间的关系。

另一位作者所在部门的一份 57 例死亡报告（未发表），结果显示伤者的年龄分布呈双峰型，第一个峰为 30—60 岁，第二个峰为 70—90 岁，自然疾病在后一组人群中较为常见。在这 57 例死亡者中，15 例死于自然疾病，42 例死于因楼梯跌落造成的损伤。在后一组人群中，30 人死于脑部损伤，8 人死于颈部损伤。在较年轻的年龄组别中，酒精中毒是一个重要的发现。

关于楼梯跌落所致颅脑损伤，头部正面的外力作用占 42%，颞顶部的外力作用占 46.5%，枕部的外力作用占 30%。有半数的伤者出现了头部软组织撕裂伤，最常见的头皮撕裂伤位于枕部（图 17-6），而其他部位的撕裂伤多位于额头和头顶部的头面部组织，包括眶上脊处。大多数的撕裂伤都是单发的，尽管有 4 例有 2 处撕裂伤、1 例有 3 处撕裂伤。因此，当受害者从楼梯上跌落时，可能会出现不止一处的头部损伤。

在上述这些伤者中，27 人有颅骨骨折，其中 25 人呈线性非移位性骨折；未见颅骨凹陷性骨折；颞骨、顶骨和枕骨是最常见的颅骨骨折部位。硬脑膜下腔出血和蛛网膜下腔出血，是最常见的颅内出血类型。脑损伤主要以额叶及颞叶的挫伤为主，只有 1 例为枕部挫伤。在上述伤者中，颈椎骨折 9 例，胸椎骨折 5 例，腰椎骨折 1 例，肋骨骨折 12 例。

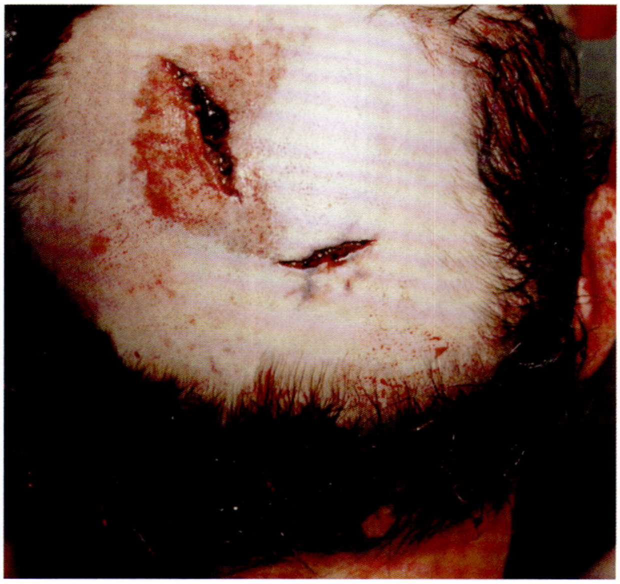

▲ 图 17-6　楼梯跌落损伤

从楼梯摔倒导致枕顶部损伤和顶部头皮撕裂伤

高坠时身体坠落在楼梯底部的位置变化很大，因此在解释与身体坠落有关的最终位置高度时必须谨慎。当发生跌倒时伤者可能仍然尚有一定的活动能力，而翻滚的身体也可能会以一种不寻常的姿势停留于他处。为此，仅凭一个明显或是不寻常的身体姿势，不应该自动得出“此人不可能从楼梯上或某一高处跌落”的结论。

当机体有多处撕裂伤存在时，应该引起人们对“钝性损伤”的关注。当从楼梯上跌落时，除了头部损伤之外，身体的其他部位（如躯干和四肢等处）也会出现损伤。通常还会在挫伤的基础上有擦伤外观，而挫伤之上的皮肤擦伤往往可以指示外力作用的方向。擦伤通常发生在身体的突出部位，如髂嵴和颈部突起的地方，而躯干上的损伤却可能并没有人们想象的那么严重。同样，在对这些损伤进行解读时必须特别谨慎。

（四）足踢跌倒损伤

在医学法律条件下，病理学家经常被要求对多个不同的加害者致伤情况加以区分。一种比较常见的情形是，当某人被打了一拳导致摔倒在地，另一人又来对其踢了一脚。当运动的头部在地面迅速减速时，最有可能从生物力学的角度发生 dTAI。此时虽然可发生程度较轻的创伤性轴索损伤(见第 11 章)，但仅凭单纯的足踢是否会产生轴索损伤尚不清楚。文献中对该类损伤充分记录的病例有限，确切的情况尚不清楚，详细的神经病理学研究也很少。因此，在某些特定的情况下，很难确认不同的攻击方式对神经病理学结果所产生的作用（Geddes 等，2000）。尽管如此，足踢与机体损伤的相关性研究还是对人们有所帮助。

五、头部外伤所致死亡

严重头部外伤后没有死亡，这种情况并不常见，这有违于非医疗人员及医务人员的普遍看法。如果发生了广泛性颅脑损伤（如从一个比较高的地方发生坠落），那么死亡的发生很可能就是瞬间的事情。对于不太严重的头部损伤，伤者通常还可以生存一段时间。如果发生于 dTAI，在这种情况下所发生的死亡。通常与弥漫性血管损伤有关（见第 11 章）。突发性的立即死亡，也可能是发生在法医知晓背景下的创伤性蛛网膜下腔出血。关于这一点，第 9 章已有详细的介绍。

过去曾有颈后部受到击打导致死亡的报道(Davis 和 Glass，2001)，其死亡机制可能是由延髓或延髓脊髓交界处这个特别敏感的脑区受到震荡，从而导致神经源性休克致死。Freytag（1963）以前也报道过这种情况，她回顾了 1367 例由钝器造成头部损伤的尸检结果。在她的系列研究中，有大约 6% 的个体死亡被认为是由脊髓震荡引起的。

此外，迄今已有酒精中毒导致头部受伤后死亡的报道（见第 19 章）。尸检结果各不相同，其中有些已经显示出了严重的创伤性改变。在一些案例中，创伤性损伤（如颅骨骨折或脑损伤）的证据极少（Ramsay 和 Shkrum，1995；Milovanovic 和 DiMaio，1999，个人经验）。一种建议性死亡机制是死者生前发生了脑组织的震荡性损伤，而该类损伤与酒精使用的综合作用结果，可能会产生慢性损伤后呼吸暂停（Zink 和 Feustel，1995）。这类病例的病理检查中可能会发现少量脑组织出血，特别是在胼胝体的部位，有时是在脑室周围区域或脑干区域（Voigt，1981，个人经验）（图 17-7）。由于损伤和死亡之间的时间间隔相对较短，APP 染色和其他标志物可能会呈现阴性反应。

六、婴儿猝死综合征与窒息死亡

婴儿猝死综合征是法医病理学的一个难题，对医学法律领域具有重要的影响。在 20 世纪 70 年代，

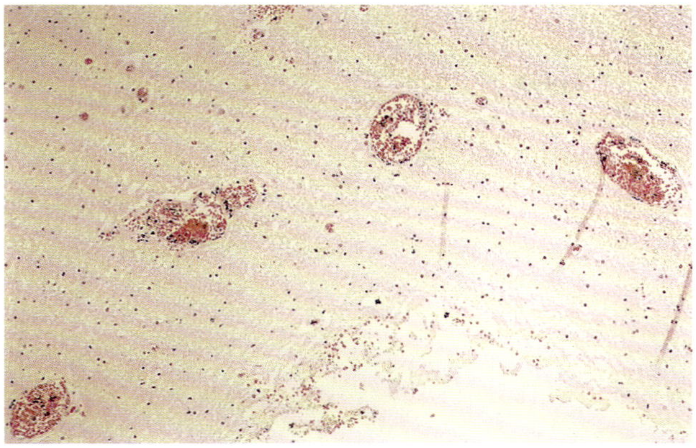

▲ 图 17-7 楼梯跌落损伤

楼梯跌落头部受伤突然死亡者的组织学检查见胼胝体有少量出血

"婴儿猝死综合征"一词被人们广泛接受，它的定义是"婴儿或幼儿的突然死亡"，这是一个史无前例的事件。当发生婴儿猝死综合征时，全面的尸体检验无法确定恰当的死亡原因（Saukko 和 Knight，2016）。此后婴儿猝死综合征发病率有所下降，其部分原因是"回归到睡眠状态"这一结果的产生。人们逐渐认识到，由于母婴同睡、睡沙发及烟草烟雾吸入等因素的存在，导致相关猝死的风险有所增加（Blair 等，1996，1999）。目前病理学家面临的主要困难，是如何区分真正的 SIDS 和上呼吸道阻塞窒息导致的死亡。这个话题，已在文献中被广泛讨论（Byard 和 Collins，2014）。

当婴儿面部出现点状出血时应当引起人们的高度重视，包括眼结膜点状出血和面部或口腔的点状出血改变。尽管上述改变在婴儿猝死综合征中可以看到，但在窒息死亡病例中这些改变也并不能成为窒息诊断的唯一证据。尝试复苏，可能会使问题更加复杂（Hanzlick，2001 等；Leadbeatter，2001）。有报道称，在患儿处于紧急情况下还可能会出现大面积的肺泡内出血（Yukawa 等，1999），而鼻出血的情况也并非罕见。

有学者对反复出现上呼吸道阻塞死亡者进行检查，对其大量的含血黄素巨噬细胞进行描述（Beecroft 和 Lockett，1997；Hanzlick 和 Delaney，2000；Milroy，1999）。这似乎是真正 SIDS 不太常见的发现，其产生原因包括感染、肺含铁血黄素沉着症和出血性疾病等。然而应该承认，上述这些发现的本身并不具有诊断性价值（Kroous 等，2006）。全面完成评估病史、现场调查及详细的病理学检查，是必不可少的一步。在这类病例中，人们越来越多地发现了代谢功能缺陷或心脏功能缺陷的情况。

在神经病理学方面，5- 羟色胺代谢异常已被确定（Kinney 等，2009）。最近对该议题的审查结果（Bright 等，2018；Paine 等，2014），概述了在其他生物标志物方面开展的工作。然而到目前为止，还没有任何一种方法可以对有发生婴儿猝死综合征风险的婴儿加以识别。

窒息作为一般成人的死亡原因并不常见，而大多数也只是发生在老年人或体弱者的身上，他们经常还患有其他疾病，如癌症等。此外，他们可能还涉及药物滥用问题，如吗啡滥用等。少数的案例，如颅脑损伤杀人案，可能会因并发临终窒息而使情况复杂化。婴儿窒息和成人窒息的神经病理学检查结果，至今尚未予以完全描述。那些接受过上呼吸道阻塞尝试性治疗的幸存者，可能会显示全身缺氧缺血性损伤并伴广泛性皮质受累的形态学改变。

有学者认为窒息者脑部急性改变是非特异性的。婴儿的大脑重量可能会增加，这可能是发生充血性脑肿胀的结果（Bamber 等，2016）；而成年人的情况可能并非如此，因为在窒息情况下器官重量的检查与外伤情况相比，并不能显示出不同组别之间有脑重的差异（Hadley 和 Fowler，2003）。然而，有人在进一步的系列研究中发现，自杀性缢吊死亡者的脑重量要显著大于服药过量死亡者的脑重量（Hamilton 和 McMahon，2002）。窒息死亡脑部组织学检查可见点状出血，出血部位常位于皮质血管的周围，然而在没有其他证据存在的情况下，不能据此就给出"呼吸道阻塞导致死亡"的诊断，因为这也可能是其他原因导致死亡的形态特征。

七、运动损伤与死亡

（一）拳击死亡

拳击运动导致头颈部损伤多年来一直备受关注和争议，它不仅涉及头颈部急性损伤，也涉及长期慢性损伤。本书第 14 章，对拳击所致运动损伤进行了详细的介绍。

（二）潜水死亡

潜水死亡的调查非常复杂。有学者发现，目前娱乐性潜水死亡的人数有所增加，而职业性潜水死亡的人数有所减少。Ross 在《创伤病理学》（*The Pathology of Trauma*）（Ross 和 Grieve，2000）一书中，详细讨论了关于潜水死亡的调查情况。

潜水死亡往往由减压病（decompression Sickness，DCS）所导致。减压病是指潜水员在水下（高压）停留一段时间后在回到水面（常压）的过程中，如果人的上升速度过快导致溶解于机体中的气体来不及经血液循环随呼吸排出体外，而是在组织和血液中逸出形成气泡，从而产生一系列临床症状甚至死亡，这样的一种疾病称为减压病。

减压病常见于无法控制水中上升速度的潜水者。在水中减压的过程中，含有惰性气体（主要是氮气）的气泡从组织及血液中逸出，导致机体损伤和临床症状。当减压病发生后潜水者可以出现多种症状，最常见的表现是关节疼痛和四肢麻木或刺痛，其次常见的症状是肌肉无力和排尿困难。此外，还可出现皮肤瘙痒、眩晕耳鸣、极度疲劳、步履蹒跚、咳痰咯血、呼吸困难、思维混乱、晕厥跌倒等症状。潜水者的脑部症状，从头晕至意识丧失不等。当减压病伤及脊髓时（下段脊髓特别容易受累），不仅表现为肢体麻木和感觉异常，甚至还可能产生慢性永久性损伤的相关症状（Palmer 等，1987）。

减压病的病理学改变，主要有肺气压损伤和脑空气栓塞所致的形态学改变。当减压病导致脊髓受损时，病理学检查显示急性脊髓梗死，梗死通常发生在脊髓的侧柱和背柱（Calder，1986）（图 17–8）。

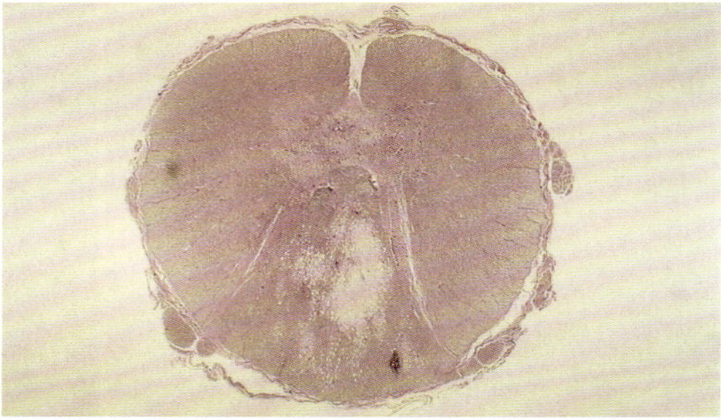

▲ **图 17–8　减压病脊髓损伤**

减压病患者的脊髓，可见背侧束受损（图片由 Dr I M Calder 提供）

法医工作中的非创伤性神经系统疾病

Non-traumatic neurological conditions in medico-legal work

第 18 章

Colin Smith 著

中枢神经系统（central nervous system，CNS）病理学改变是死后尸体检查的常见发现。中枢神经系统的颅内改变有时可以是偶然发现的，有可能与死亡原因并没有直接的关系。本章将讨论其他章节未涵盖、与死因直接相关的非创伤性神经系统疾病。法医病理学家时常会遇到一些情况（Stewartde 等，2004），有些可能与死因有关（Black 和 Graham，2002），也可能与死因无关。本章将侧重于成人的病理学改变，不包括婴儿猝死综合征或新生儿 / 婴儿缺血性病理学改变等内容。有关脑灌注障碍问题，包括脑梗死、癫痫病和癫痫猝死等，分别在第 12 章和第 13 章进行阐述。

一、非创伤性脑实质出血

非创伤性脑实质出血可由多种情形引起。到目前为止，引起非创伤性脑实质出血的两种最常见疾病，分别是慢性高血压病和脑淀粉样血管病。由潜在性肿瘤疾病或血管畸形［特别是动静脉畸形（arteriovenous malformations，AVM）］导致的非创伤性脑实质出血，也可能会是致命的。

（一）慢性高血压病

慢性高血压病又称原发性高血压，是一种常见的慢性疾病，在社会中可以导致显著的发病率和死亡率。慢性高血压病不仅是衰老认知能力下降的重要因素，也是原发性脑实质出血的最重要原因。原发性高血压出血通常见于中央白质，常累及基底节区、丘脑核、小脑和脑桥等部位。大脑半球内出血通常广泛存在，伴有局部组织破坏，表现为占位性肿块效应，且脑内出血通常还可延伸到脑室系统。由于脑脊液的流动受阻，脑内出血可导致脑室系统的扩张。在病理组织学上，大脑的小血管病（small vessel disease，SVD）主要病理表现为动脉粥样硬化和动脉透明变性（或称动脉玻璃样变性），是脑内小动脉病变的病理学基础。

（二）脑淀粉样血管病

脑淀粉样血管病（cerebral amyloid angiopathy，CAA）是指 β- 淀粉样蛋白在软脑膜和脑皮质小动脉管壁的异常沉积。CAA 可能是被偶然发现的，特别是在阿尔茨海默病（Alzheimer disease，AD）的病例中被发现，但也可能在没有相关认知的年轻成人中被发现。CAA 可引起脑叶实质出血，出血往往仅局限于一个主要的脑叶。CAA 典型的改变是，出血通常会延伸并穿过大脑皮质进入蛛网膜下腔。在常规 HE 染色中血管壁呈透明状外观，血管内膜可能会有分层的形态。Aβ 免疫组化染色可显示出蛋白成分的异常沉积。病变所致脑出血本身可能就是死亡原因，也有人认为出血可能是由相对较小的脑部创伤引起（Pittella 和 da Silva Gusmao，2016）。

二、低血糖性脑改变

当成人血糖水平低于 1.5mmol/L 时，就会产生低血糖性脑损伤。低血糖状态可以产生一种选择性的神经元坏死改变，其表现形式不同于脑缺血所致神经元坏死（Auer，2004）。然而，低血糖昏迷常伴有癫痫发作或心肺功能抑制，以至于缺血病理特征可与低血糖相关的病理学特征共存。胰岛素过量可导致严重低血糖，这可能是意外或故意（如他杀）所形成。糖尿病患者还可能是不小心注射了剂量不当的胰岛素，或可能是由于糖尿病病情难以控制，最终导致低血糖发生或低血糖昏迷。低血糖的罕见病因，包括胰腺胰岛细胞瘤（即胰岛素瘤）。

从宏观上看，低血糖死亡者脑部很少显示异常，仅有轻度脑肿胀。低血糖脑损伤的显微分布区域见表 18–1，该表格对低血糖脑损伤与缺氧缺血脑损伤进行了比较。缺氧缺血脑损伤在第 12 章有详细介绍。

表 18-1　脑缺血和低血糖所致神经元损伤的微观解剖区域分布

解剖区域	脑缺血	低血糖
海马区	最大损伤在 CA1 区域	最大损伤在 CA1 区域和海马齿状回内
大脑皮质	在脑回深部尤其在边界区域，当病变涉及脑皮质的较深层时最为明显	广泛分布，最明显处在脑皮质表层
纹状体	纹状体中有广泛性损伤，通常是中等大小的神经元受累	纹状体中很少观察到相应损伤
小脑	在边界区域出现浦肯野细胞的缺血性损伤或局部梗死	小脑皮质，特别是浦肯野细胞有很少的损伤改变

三、中枢神经系统感染

中枢神经系统感染，仍然是世界范围内发病和死亡的重要原因。随着世界旅行的日益便利，特别是人们不断前往“人迹罕至”的偏远地区观光旅游，以及免疫抑制个体数量的不断增加，人们有必要对中枢神经系统感染有所认知。中枢神经系统感染，可以导致机体特别是老年人和免疫功能低下者的意外死亡。后文将对所遇的一些常见中枢神经系统感染加以介绍。对于这一内容的更详细回顾，有兴趣的读者可以参阅最近的国际神经病理学学会文本（Chrétien 等，2020）。

（一）中枢神经系统感染的尸体检验

如果要确定潜在的病原体，往往需要在尸检时采集适当的人体组织样本和检材拭子，通常还需要向微生物学和病毒学部门进行咨询。本书第 2 章规定了此类案例的验尸实践准则。在尸检过程中，在去除硬脑膜之后将穿刺针刺入侧脑室，就可以原位取出脑脊液用于聚合酶链反应，从而对病毒等微生物加以识别。尸体检查时，应注意检查鼻旁窦、眼眶、中耳和内耳以寻找可能的感染灶。对心脏和其他脏器进行检查，也可以提示机体感染的部位。中枢神经系统感染的确诊，可以根据其解剖位置或潜在的病原体检出来加以充分考虑。

（二）中枢神经系统感染的常见种类

1. 细菌感染　细菌可通过血循途径进入中枢神经系统（这个途径最为常见），或者也可以继发于骨髓炎、鼻窦炎、乳突炎或复合性骨折等。细菌感染通常是化脓性感染，分枝杆菌感染例外。

2. 真菌感染　真菌感染往往是机会性感染，可见于免疫功能低下的患者。中枢神经系统真菌感染几乎总是与全身性真菌感染相伴随，尽管真菌感染可能在脑部最为明显（图 18-1）。真菌感染的传播往往是通过血循传播的，尽管在某些情况下感染可由鼻旁窦或眼眶部位直接播散。较为典型的是毛霉菌病，病变可以从鼻旁窦扩展延伸到眼眶或脑部。真菌感染比较典型的后果可以是发生糖尿病酮症酸中毒，尽管它的发生可能与免疫抑制状态有关。

3. 病毒感染　病毒通常通过呼吸道或胃肠道的黏膜进入人体，尽管在某些情况下病毒进入机体可能是一种有创性入侵，如被狗咬伤皮肤时。有些病毒具有神经趋向性，它们会选择性侵犯到中枢神经系统中去。病毒可以通过周围神经（如狂犬病），向中枢神经系统迁移。某些病毒在出现原发性感染和发生中枢神经系统疾病之间会有一段潜伏期，如人类免疫缺陷病毒（human immunodeficiency virus，HIV）就是如此。

4. 原虫感染　原虫通过血循途径进行全身播散并产生一系列的病理学表现，这些病理改变取决于感染性病原体种类的不同。虽然原虫感染在世界范围内都很常见，但在西方人群中却相对少见。

（三）中枢神经系统感染的形态学改变

1. 硬脑膜炎　硬脑膜炎是指与硬脑膜有关的感染性病变，通常表现为硬膜下腔积脓，一般多见于幕

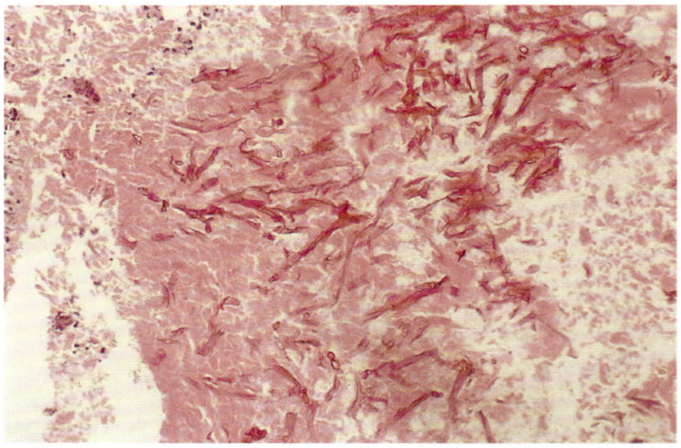

▲ 图 18-1　脑膜霉菌病组织学检查显示真菌菌丝

上间隙区。硬膜下积脓可与骨髓炎并存，它的发生可能与开放性颅骨骨折或神经外科手术有关，也可来源于未经治疗的中耳炎或鼻旁窦炎（De Bonis 等，2009）。从宏观上看，硬脑膜炎主要还是表现为硬膜下腔积脓，常被肉芽组织包裹。

2. 软脑膜炎 软脑膜炎这种感染性疾病，虽然从解剖学上被称为“软脑膜炎”是正确的，但它更多地被称为“脑膜炎”。大多数的尸检病例，软脑膜炎为急性化脓性细菌性脑膜炎（图 18–2）。病毒性脑膜炎很少致命，真菌性脑膜炎并不常见。在成人中细菌性脑膜炎通常与菌血症有关，尽管继发于创伤或既往有神经外科手术的颅骨骨折伤者也可能会有软脑膜炎的发生。软脑膜炎常见的病原体为肺炎链球菌和脑膜炎奈瑟菌。此外，在患有流感嗜血杆菌感染的儿童中，也可见到类似的微生物感染。

从宏观上看，软脑膜炎通常表现为脑部肿胀，可见化脓性膜状物覆盖在大脑表面。这种情况通常在肺炎链球菌感染时最为明显，在其他病原体感染的基础上也较为明显（Love，2001）。软脑膜感染可延伸扩展到脑室而引起脑室炎，并可存在一定程度的脑积水。由于脓液阻塞，常导致脑脊液循环受阻。显微镜下观，蛛网膜下腔可见多量嗜中性粒细胞浸润，常伴有皮质血管血栓形成和浅表性大脑皮质梗死。

3. 肉芽肿性脑膜炎 结核性脑膜炎可以导致肉芽肿性脑膜炎的产生。在宏观上看，结核性脑膜炎有结核结节形成，病变以大脑基底部和外侧部（特别是在 Sylvian 裂缝）最为明显（图 18–3）。结核病灶可以表现为实质性肿块，或是形成结核瘤。肉芽肿性脑膜炎的鉴别诊断，包括非感染性症状性神经结节病等。

4. 脑实质感染 脑实质感染，可以是化脓性或是非化脓性的。化脓性脑实质感染会形成脓肿，而非化脓性脑实质感染更倾向于一种表现为非化脓性脑炎的改变，后者为一种发生于脑实质的非化脓性的弥漫性淋巴细胞性炎症。

(1) 脑脓肿 脑脓肿可形成颅内占位性病变，导致颅内压升高（图 18–4）。脑脓肿可单发或多发，在一定程度上取决于病原菌进入颅腔的途径。病原菌血循播散往往产生多灶性脑脓肿，而鼻旁窦、中耳或上颌牙根的局部感染直接入侵，往往产生一个孤立的感染病灶。对于血循播散，原发部位包括心脏瓣膜感染和慢性肺部感染，以及支气管扩张症。静脉药物滥用，也可能会有脑脓肿的发生。

细菌性微生物通常可导致那些免疫功能相对正常者的脑脓肿形成，其中草绿色链球菌是最为常见的病原体。在免疫功能比较低下的个体，还可以看到真菌（如曲霉菌和念珠菌）及原虫（如刚地弓形虫）的感染。特别是弓形虫病，与 HIV 感染密切相关（Stritmatter 等，1992）（图 18–5）。

从宏观上看，通常认为由血循播散引起的脑脓肿会发生在皮质 – 白质的交界区，尽管在通常情况下它们还是广泛分布在整个脑部（图 18–6）。与鼻旁窦和上颌牙根感染相关的脑脓肿，一般较多位于与感染病灶邻近的大脑额叶，而与中耳感染相关的脑脓肿则通常位于大脑颞叶，它们都很少发生在小脑。

脑脓肿最初表现为脑的局部肿胀和变色，后者

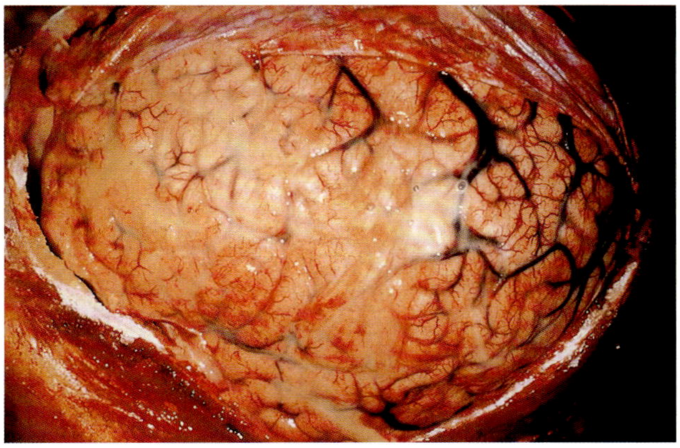

▲ 图 18–2 软脑膜炎

急性化脓性细菌性脑膜炎，蛛网膜下腔中有化脓性渗出物，在脑组织顶部可见化脓性改变

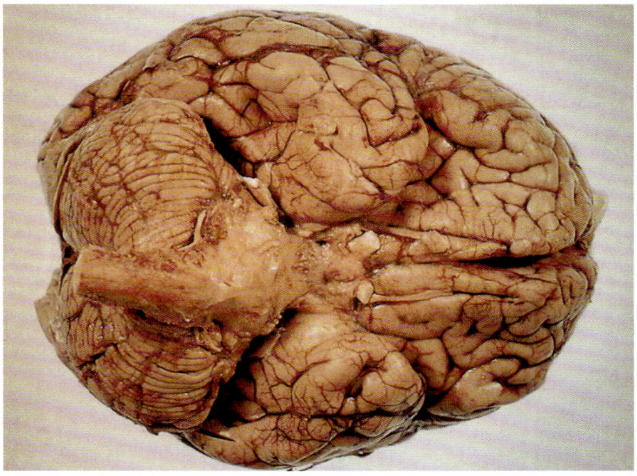

▲ 图 18–3 结核性脑膜炎

脑基底部有密集的肉芽肿性渗出物

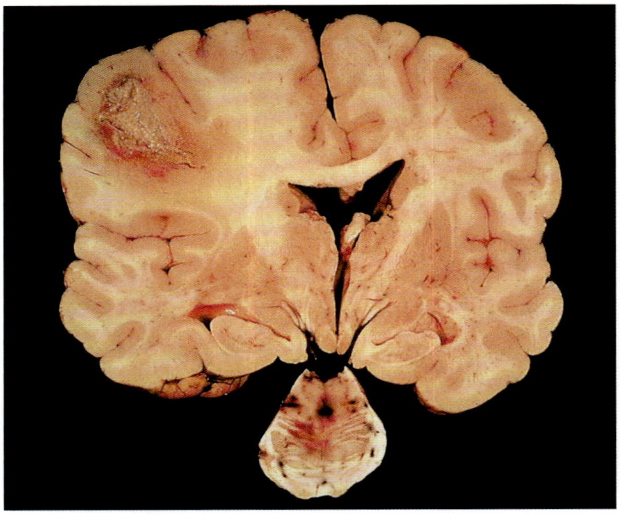

▲ 图 18-4　颅内占位性病变

脑脓肿作为颅内占位性病变具有质量效应，可见脑中线偏移和脑疝形成。注意脑干出血改变（又称 Duret 出血）

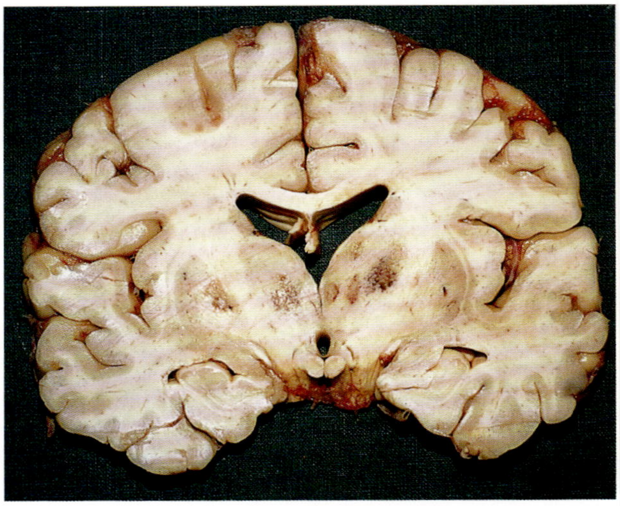

▲ 图 18-6　多发性脑脓肿形成

脑脓肿由弓形虫感染引起，应与外伤性脑改变相鉴别

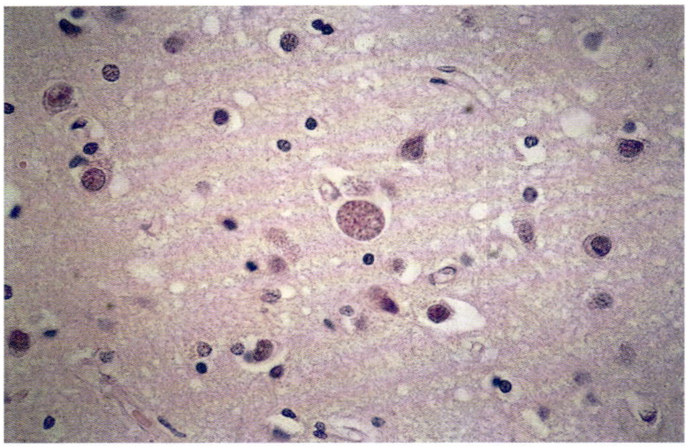

▲ 图 18-5　HIV 感染者脑中的弓形虫囊肿（HE，40×）

常为一种出血性改变。约 2 周后，脑脓肿会形成一个化脓坏死的脓肿中心和一层较厚的纤维性包囊。

(2) 各类脑炎　脑炎具有不依赖于病原体感染的一般特征。从宏观上看，脑部通常呈现肿胀改变，脑实质血管充血。通常在血管周围有淋巴细胞浸润，常伴有小胶质细胞和星形胶质细胞增生。神经细胞坏死的表现多种多样，从脊髓灰质炎的单个神经元炎变到单纯疱疹病毒性脑炎的广泛性神经元坏死不等，后者又被称为坏死性脑炎。在神经元或神经胶质细胞中可见包涵体，这有助于病毒感染的发现与识别。几种重要的脑炎具体病因如下。

① HIV 感染性脑炎：HIV 感染在全世界普遍存在，至今仍然是一个重大的临床问题。在法医学实践中重要的是必须记住，静脉药物滥用者（intravenous drug abuser，IVDA）人群的一部分是 HIV 阳性者。HIV 感染导致 CD4 T 淋巴细胞进行性耗竭，继而出现机体的免疫功能抑制，最终导致获得性免疫缺陷综合征（acquired immune deficiency syndrome，AIDS）。有 70%～90% 的获得性免疫缺陷综合征病例存在神经病理学表现，尽管其中大部分是由机会性感染所引起（Morgello，2018）。HIV 本身可引起神经系统病变，20%～30% 的病例可出现直接归因于 HIV 的神经系统病变（Navia 等，1986）。

HIV 脑病（HIV encephalopathy，HIVE）是一种以多核巨细胞增生为特征的脑白质病。HIVE 已被证明在 IVDA 中比同性恋者更为普遍。HIV 相关蛋白 GP41 在免疫组织化学方面，与多核巨细胞的许多功能有关。从宏观上看，HIVE 大脑通常表现正常；镜下可见血管周围有淋巴细胞增生和小胶质结节形成，它们常位于多核巨细胞的附近。在 AIDS 患者中还可见空泡性脊髓病，其病理改变比较类似于脊髓亚急性联合变性。脊髓退行性变常发生于脊髓的后柱和侧柱，并伴有轴索的退行性变。

② 单纯疱疹性脑炎：单纯疱疹性脑炎（herpes simplex virus，HSV）是最常见的坏死性脑炎，通常由Ⅰ型单纯疱疹病毒引起。HSV 的宏观表现具有一定的特征性，具体表现为颞叶前部、扣带回和岛叶皮质的不对称性坏死（图 18-7）。然而，在感染的早期阶段这些变化可能非常轻微，只有颞叶充血改变可以提示有感染迹象。单纯疱疹性脑炎确诊病例的显微镜检查，可以发现血管周围炎症、皮质坏死伴

泡沫状巨噬细胞浸润，并可有嗜酸性粒细胞神经包涵体形成（Esiri，1982）。开展免疫组织化学检查，可以在感染发生后的 3 周内检测到病毒。

③ 疟疾所致脑炎：疟疾是一种由疟原虫引起的原虫感染。脑型疟疾可以与恶性疟疾并发（占疟原虫感染病例的 10%）。恶性疟疾不仅在西非可见，而且也是整个非洲、亚洲和南美洲疟疾发生的主要类型。当经过这些地区的游客突然发生死亡，应高度怀疑有疟疾感染的情况。疟疾可迅速发展为疟疾性脑病，感染者可很快发生死亡。从宏观上看，点状出血通常广泛分布于整个脑部（图 18–8）。在显微镜下观察，可见脑组织毛细血管充血，在许多红细胞中可以看到疟原虫或色素颗粒。脑部的炎症改变通常是稀疏分布的，偶尔也可见有嗜中性粒细胞、淋巴细胞和巨噬细胞的聚集（被称为 Dürck 肉芽肿形成）。

④ COVID-19 感染所致脑炎：COVID-19 感染，可能会继发中枢神经系统病变。入院患者中约有 2% 的人存在脑血管疾病，其预后极差（Mao 等，2020）。有学者描述了由具有出血倾向的内皮病引起的血栓性微血管病的病理学和放射学特征（Hernandez Fernandez 等，2020），这些变化不包括血管炎或坏死性脑炎。COVID-19 相关脑血管疾病的特点是大血管血栓性闭塞症的高发，表现为不成比例的椎基底动脉病变。

COVID-19 感染与其他脑血管疾病之间的潜在性关联，包括动脉夹层和与后部可逆性脑病综合征相一致的脑白质病。除脑血管疾病之外，迄今为止所报告的神经病理学发现，似乎与迄今发表的那些系列病例报道有所不同，其中若干报道并没有描述 COVID-19 感染所致脑炎或血管改变，而另一些报道则称“具有弥漫性点状出血的出现”（Glatzel，2020）。COVID-19 感染所致脑炎变化，具有急性播散性脑脊髓炎（acute disseminated encephalomyelitis，ADEM）的图像改变（Reichard 等，2020）。

四、中枢神经系统肿瘤

关于中枢神经系统肿瘤的详细描述不在本书的阐述范围之内，感兴趣的读者可以参考最近发表的专家报告（Louis 等）。中枢神经系统肿瘤可能会在验尸时发现，并且脑肿瘤作为猝死原因所产生的作用已被审视（Matschke 和 Tsokos，2005；Tsokos，2004）。中枢神经系统肿瘤可以是原发性的，也可以是转移性的。中枢神经系统转移瘤是比较常见的，

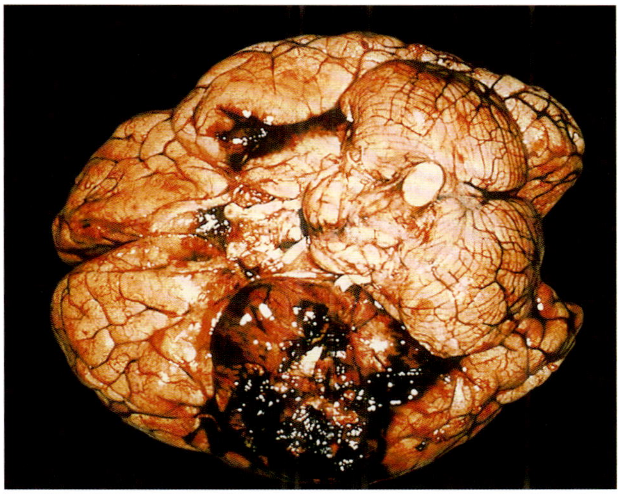

▲ 图 18–7 单纯疱疹性脑炎

单纯疱疹性脑炎的颞叶有不对称性出血坏死

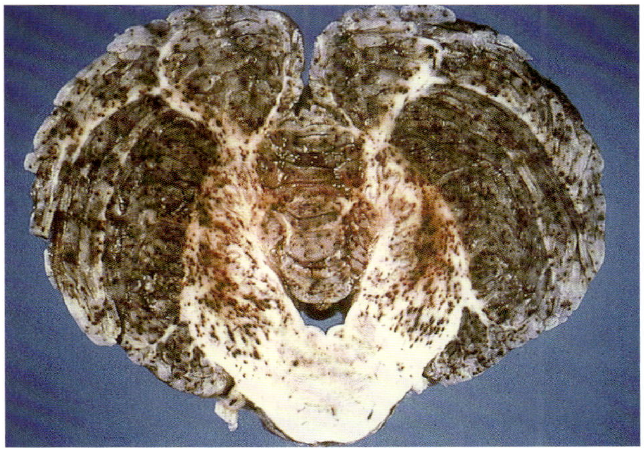

▲ 图 18–8 疟疾所致脑炎

小脑和脑干的切面可见由疟疾感染引起的脑实质多发性点状出血

而原发性内源性肿瘤比较少见。最常转移至中枢神经系统的上皮肿瘤较多源于支气管和乳腺，其次是黑色素瘤（Delattre 等，1988）。

（一）转移性肿瘤

一般来说，前列腺肿瘤和女性生殖道肿瘤很少会转移到脑部或脑膜，尽管前列腺癌经常源于脊椎椎体转移和椎体塌陷脊髓受压所形成的神经系统并发症。软脑膜弥漫性肿瘤浸润（恶性脑膜炎和脑膜癌）可源于血液系统的恶性肿瘤（淋巴瘤和白血病），也可源于上皮系统的恶性肿瘤（如乳腺癌和支气管癌）。

（二）神经胶质瘤

在原发性脑肿瘤中，神经胶质瘤是最为常见的。在“神经胶质瘤”这个术语之下，还有许多肿瘤亚型。

我们应当使用更为具体的术语，如星形细胞瘤、少突胶质细胞瘤、室管膜瘤、脉络膜丛瘤或混合性胶质细胞瘤等。根据神经胶质瘤的组织学特征（如多形性、有丝分裂活性、肿瘤坏死及微血管增生等），还可以对它们进行适当分级。神经胶质瘤可以发生在任何年龄，可以发生于中枢神经系统内的任何解剖部位。

神经胶质瘤可以通过多种机制将其特征呈递给病理学家。肿瘤的体积可以长到足够大而仅产生非特异性症状，如头痛。当肿瘤生长缓慢且体积变大时，它可以表现为肿块样病变。如果病灶随后迅速扩大，如在发生肿瘤出血后，那么脑部就无法代偿其迅速增大的肿块效应，从而导致脑疝的形成和人体的死亡（图 18–9）。虽然神经胶质瘤的肿瘤内出血可发生在任何原发性肿瘤，但肿瘤出血现象与少突胶质细胞瘤、胶质母细胞瘤和转移性黑色素瘤好像更为相关。癫痫发作通常与恶性肿瘤的发生有关，癫痫发作可导致人体死亡。

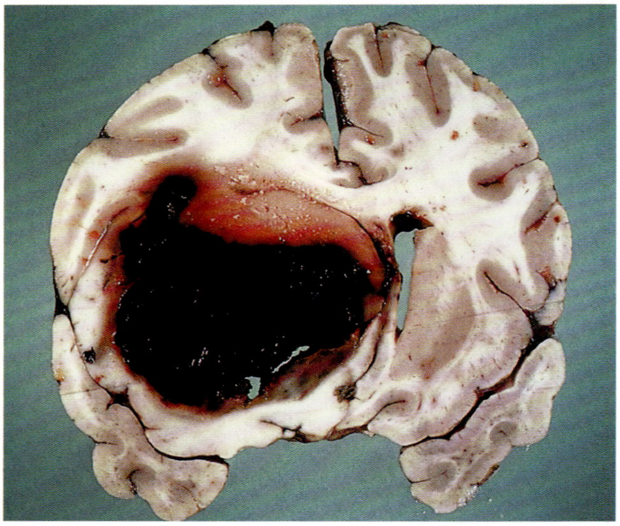

▲ 图 18–9　胶质母细胞瘤急性出血并脑疝形成

从宏观上看，神经胶质瘤在弥漫性地侵蚀脑组织的同时，可以导致脑白质和脑灰质的弥漫性扩张。瘤体通常呈胶质状且可能有囊性区域形成。少突胶质细胞瘤通常会表现出钙化改变，尽管在其他神经胶质瘤中也可以看到类似的改变。脑干或脊髓的神经胶质瘤可被观察到有瘤体弥漫性膨胀的情况，在剖切时可见失去正常的解剖结构。

某些神经胶质瘤，如胶质母细胞瘤，宏观上可呈现出黄色颗粒状的坏死性区域。第三脑室的神经胶质囊肿，是病理学家应注意的一种特殊良性肿瘤（图 18–10）。这种良性的囊性病变可能与猝死有关，特别在年轻人和中年人中易于发生（Filkins 等，1996）。由于肿瘤病变位于第三脑室内，可以阻塞 Monro 小孔（即室间孔）而导致急性脑积水，并可伴有侧脑室的扩张。

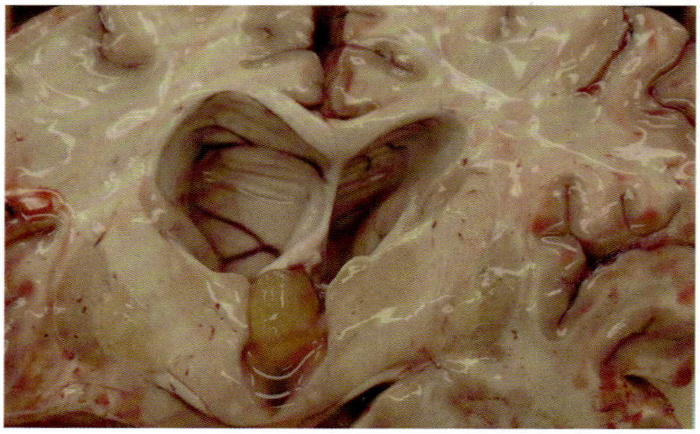

▲ 图 18–10　第三脑室的神经胶质囊肿形成

五、各种脱髓鞘疾病

（一）多发性硬化症

多发性硬化症（multiple sclerosis，MS）是最常见的脱髓鞘疾病。这是一种复发 – 缓解性疾病，脱髓鞘斑块可广泛分布于整个中枢神经系统。一般来说，法医病理学家有时偶然发现多发性硬化，并不视其为直接的死亡原因（尽管脑干发生急性脱髓鞘时会导致死亡）。在慢性 MS 中，脱髓鞘斑块倾向较多位于室管膜下（脑室周围）和软脑膜下的部位，以及皮质 – 灰质交界处。慢性脱髓鞘斑块呈灰色凹陷状，通常界限清晰。与慢性脱髓鞘斑块相比，急性脱髓鞘斑块具有更为明显的颗粒状外观（图 18–11）。如果可能的话，在尸体检验时还应该检查视神经。

在一些罕见的情况下，脱髓鞘疾病可以表现为急性综合征，死亡迅速，一般可在几天内发生死亡（Bevan 和 Cree，2015）。

多发性硬化症与体温调节变化和心血管功能改变有关，包括中暑和体温过低（White 等，1996；Davis 等，2010）。多发性硬化症可导致猝死，被认为是心血管功能障碍的结果（Kaplan 等，2015）。

（二）急性出血性白质脑炎（Hurst 病）

急性出血性白质脑炎这种罕见疾病，被认为是一种超急性过敏反应。它可发生于所有年龄，通常在症状出现后 2～3 天内发生死亡（Donnet 等，1996）。急性出血性白质脑炎通常继发于上呼吸道感

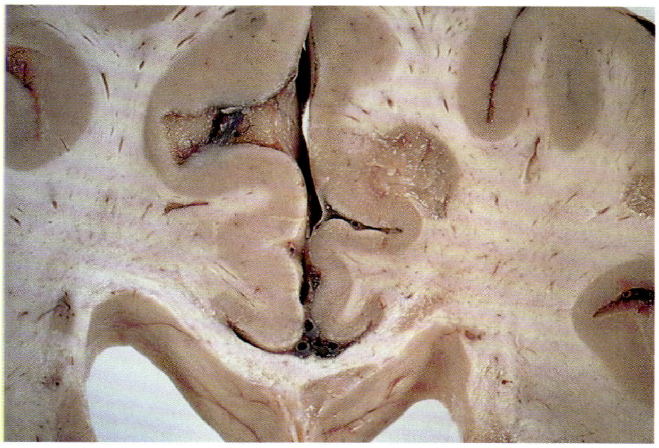

▲ 图 18-11 急性脱髓鞘斑块具有颗粒状外观，病变位于大脑室旁区

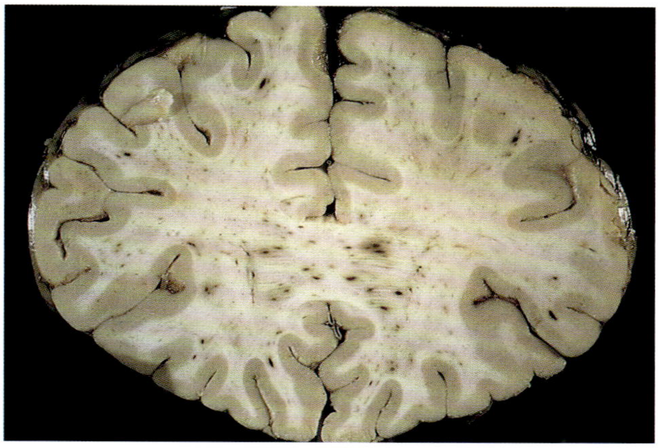

▲ 图 18-12 急性出血性白质脑炎所致大脑微小点状出血，显微镜下可见环形出血

染，其特征为发热、意识障碍和局部神经症状。从宏观上看，脑部肿胀和脑充血，以及小脑扁桃体疝形成通常是比较明显的。急性出血性白质脑炎整个脑部有广泛分布的出血点（图 18-12）。镜下可见球状或环状出血，伴有中央小血管坏死。如果患者在症状出现后存活时间超过 4 天，则可以观察到血管周围脱髓鞘病灶。类似的情况是，在感染或接种疫苗后可以发生周围性脑脊髓炎（ADEM）（Anilkumar 等，2020），应特别注意。

（三）脑桥中央髓鞘溶解

脑桥中央髓鞘溶解这种不常见的疾病，往往发生于患有多种潜在性疾病的个体（Lampl 和 Yazdi，2002），尽管它最常见于有慢性酒精问题的人群。第 19 章将对此进行了详细介绍。

六、痴呆症相关疾病

（一）痴呆症的基本概念

像“脑卒中”一样，“痴呆”并不是一种特定的疾病，而是由各种病理过程所产生的认知和行为障碍的总称。病理学家可能会遇到由痴呆症作为异常行为的情况，这可能是产生自伤或发生道路交通事故的原因，需要对表现出异常攻击行为者的神经退行性变发表评论。有时还可能会出现指控情况，因为“加害者变得极为变态”这种情况并不少见。痴呆症不仅由神经退行性变的病理改变所引起，也还可由肿瘤、感染和各种疾病引起的代谢性脑功能障碍所导致，这里提到的疾病包括慢性肾功能衰竭、内分泌疾病（如甲状旁腺功能减退）等。

痴呆症有各种临床表型，其神经病理学改变甚为复杂。建议读者参阅更详细的文本，以获得比本章更详细的内容（Dickson，Kovacs，2015；Dickson，2011）。这里将提供临床痴呆症病例的概述和方法，并侧重于更常见的中枢神经系统疾病的描述。

神经系统疾病的肉眼检查，应评估是否存在脑萎缩和脑重量改变的情况。成人脑重量应该在 1200～1600g 之间，男性脑重量通常略大。必须记住在解释脑重量时，重要的是还要考虑个体的身高。身材相对矮小的人，其一般也会有一个相对较小的大脑，这与上述指导性大脑重量数据无关。在约 50 岁以后，脑重量会以每年 2% 的速度逐渐减少。如果存在脑萎缩的情况，应该注意脑萎缩发生的部位和严重程度。阿尔茨海默病的脑萎缩、Pick 病的额叶萎缩改变和皮质基底层萎缩变性，都是一些典型的脑萎缩例子。

在疑似患有克雅氏病时，取脑时应保留冷冻脑组织以协助分子诊断。在适当进行脑组织固定后，应切开脑部。脑部的组织学取样是进行克雅氏病诊断的必要条件，而一些免疫组织化学诊断则主要用于神经变性程度的评估。关于疑似痴呆症病例的脑取样指南已经发布（Kovacs，2015），在本书第 5 章（附录 5-7）中概述了所推荐的阻滞物和特殊染色剂。

病理学家对于痴呆症相关病例中的病理改变应当加以描述，同时做出此改变与特定神经变性病症之间的关联性解释。

（二）阿尔茨海默病

阿尔茨海默病（Alzheimer's disease，AD）占痴呆症的大多数。该病最常见于 65 岁以后，发病率随着年龄的增长而逐渐增加，尽管阿尔茨海默病的早发型已获得人们充分的认识。阿尔茨海默病大多为遗传性疾病（家族性 AD）。从宏观上看，大脑改变主要表现为额颞叶萎缩，以颞叶内侧的变化最为严重（图 18–13）。显微镜下观察，阿尔茨海默病的特征是具有丰富的神经原纤维缠结、神经丝（tau 免疫反应性）和 β- 淀粉样蛋白沉积（Aβ 蛋白免疫反应）。这些特征可能与阿尔茨海默病以外的其他情况相关，并且是由它们的分布和数量情况来决定诊断的。

目前关于阿尔茨海默病的诊断，主要基于已公布的国家病理学评估标准（NIA-AA 标准）（Montine 等，2012）。该标准允许对病理学发现进行评估，评估级别包括非 AD、低概率 AD、中概率 AD 或高概率 AD。CAA 与 AD 密切相关，受累的血管通常位于蛛网膜下腔和脑部浅表皮质。如前所述，CAA 与脑内大叶性出血具有一定的相关关系。

（三）血管性痴呆

血管病理学改变对血管性痴呆诊断的贡献程度是有争议的，目前人们对其还知之甚少。最近有人尝试在人的认知下降情况下使用标准化的神经病理学方法，对血管性痴呆患者脑部血管情况进行评估（Skrobot 等，2016）。痴呆的发生可能是由于脑内出现了单灶性较大梗死灶所引起，也可能是由多个小的脑皮质腔隙性梗死所导致（这时称为多梗死性痴呆），或者也可能是由大脑 SVD 引起的广泛性白质损伤所导致。

血管性痴呆的脑梗死发生部位很重要，大脑半球的病变可能会引起痴呆症状的发生。不出所料的是，当出现累及边缘系统的脑梗死时也会导致认知障碍的发生。在死者的脑部检查中，我们发现了小的腔隙性梗死灶，主要存在于基底节、丘脑和邻近的脑白质内。应对此类病例进行组织学检查，以排除合并症的存在。

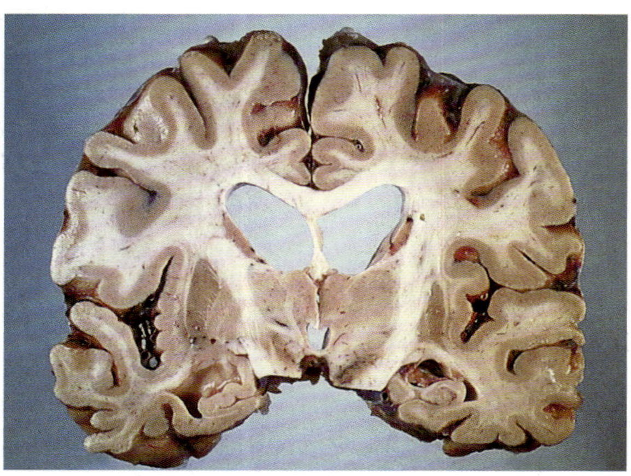

▲ 图 18–13　阿尔茨海默病患者双侧颞叶萎缩，伴有脑室系统扩张

（四）帕金森病和路易体痴呆

帕金森病和路易体痴呆这两种疾病，通常与阿尔茨海默病有关。路易体痴呆（dementia with Lewy bodies，DLB）也可以与阿尔茨海默病共存（Walker 等，2019），然而 DLB 似乎与 AD 有着不同的临床进展。通过发现黑质、边缘系统和新皮质区域的路易体，可以做出此病的诊断。治疗躁动和幻觉的抗精神病药物可能会导致帕金森病和路易体痴呆临床症状的迅速恶化，并可能危及生命。心血管异常在帕金森病中很常见，并且可导致猝死的发生，这被称为“帕金森病突然意外死亡”（Scorza 等，2018）。

七、医源性神经病理学

病理学家们可能会被要求对于因医疗干预发生死亡的病例进行检查和说明，其中最重要的病理学改变可能就发生于中枢神经系统中。这里对入侵性医疗干预和非入侵性医疗干预所发生的神经病理学改变及相关问题，详细加以讨论。

（一）入侵性医疗干预

入侵性医疗干预，常见的是颅骨开窗手术治疗、脊椎坐姿手术治疗及脑动脉瘤弹簧圈治疗。

1. 颅骨开窗手术治疗　颅骨开窗手术治疗的方法，可以用于以颅内肿瘤诊断为目的的颅骨钻孔脑组织活检，也可以用于颅骨开窗减压治疗。这两类手术，均有导致颅内出血、脑水肿以及由之所致颅内压升高的风险。当外科医生无法知晓是否有颅内出血时，以及无法知晓是否有颅内压升高时，如果直接采用颅骨钻孔手术就可使死亡发生的风险加大。在颅骨钻孔的过程中，其风险被认为远比使用立体定向诊断技术的风险更大，特别是对于病变位于颅腔深部时更是如此（Lee 等，1991）。现在对颅内肿瘤的诊断，已经很少采用颅骨钻孔脑组织活检的方法了。

2. 脊椎坐姿手术治疗　在进行脊柱手术期间，特别是采用坐姿颈椎手术之时，那么空气成分就有可能会进入到机体的血管系统，从而形成空气栓塞（McCarthy 等，1990）。如果该患者还存在“右至左血液分流异常”的情况（如卵圆孔未闭）并且未经过治疗，那么患者的情况就更为危险，往往可因空气栓塞的发生导致心脏及呼吸功能的骤停（Pham Dang 等，

2002），这是一个令人担心的问题。空气栓塞的发生，有时还可能与中央静脉导管的医源性插入有关。

3. 脑动脉瘤弹簧圈治疗　在了解脑动脉瘤弹簧圈治疗之前，我们先来了解什么是脑动脉瘤。脑动脉瘤是颅内动脉发生病变并长期受到血流冲击，由于血管壁承受不住血液的压力向外隆起而形成一个瘤样的突起，叫脑动脉瘤。脑动脉瘤本身不会对人体产生影响，它的危害就在于瘤体容易破裂出血导致脑出血，严重者可致残或致死。脑动脉瘤的诊断往往需要通过脑血管造影检查，这也是脑动脉瘤诊断的金标准。脑动脉瘤一经诊断，多数需要手术治疗。

脑动脉瘤手术治疗的方法主要有三种，即脑动脉瘤钳夹治疗、脑动脉瘤弹簧圈治疗和脑动脉瘤支架治疗。①脑动脉瘤钳夹治疗：开颅手术时使用一种特制的金属钳将脑动脉瘤的根部进行夹闭，从而阻断血流进入脑动脉瘤内，这样脑动脉瘤会萎缩消失，从而达到治疗的目的。②脑动脉瘤弹簧圈治疗：这是一种微创的手术治疗方法（又称血管内治疗），方法是在大腿根部将动脉进行穿刺，再将一根很细的导管一直送到颅内的脑动脉瘤处，再通过导管在动脉瘤的囊腔内释放一种特制的弹簧圈，从而将脑动脉瘤进行完全的填塞，这样脑动脉瘤的内部就没有了血液流动，脑动脉瘤也就不会破裂出血了。③脑动脉瘤支架治疗：通过在发出脑动脉瘤的那根动脉血管中放置一根血管支架，以此阻断脑动脉瘤内部的血液流动，这样既可使脑动脉瘤萎缩消失，同时又保证了血管内正常的血液流动，从而达到根治脑动脉瘤的目的。

脑动脉瘤弹簧圈治疗，是当今经常采用的一种脑动脉瘤治疗方法。究其原因，就在于该方法具有较低的死亡率。采用脑动脉瘤弹簧圈治疗方法，有时也会发生失误，可能会因为脑动脉瘤的血管壁被手术穿通而导致蛛网膜下腔出血。采用该方法进行脑动脉瘤治疗时，有时还会引起脑血管痉挛或血管腔内血栓形成，从而导致脑组织大面积梗死，甚至发生死亡。在某些情况下，上述各并发症的出现有时会延迟，有的甚至会超过一个多月的时间（Rouchaud 等，2016）。尽管如此，脑动脉瘤弹簧圈治疗的并发症，还是要比脑动脉瘤钳夹治疗的并发症要少得多（Hohlrieder 等，2002）。在对该类患者进行死后检查时，需要对脑动脉瘤及其脑动脉瘤弹簧圈的形态结构仔细检查，还要对脑动脉瘤弹簧圈与脑动脉瘤之间的位置关系进行描述。

（二）非入侵性医疗干预

非入侵性医疗干预，包括各类药物使用及颅脑放射性治疗等。

1. 各类药物使用　抗凝药、抗血小板药和溶栓药等药物的使用，有引起颅内出血的风险，有时还有可能会引起身体其他部位的出血。颅内出血的风险取决于具体药物的使用和基础性疾病。潜在的 CAA 可能会在使用抗凝治疗时导致脑出血（McCarron 等，1999）。脑出血可以是遍及脑部多个部位的小灶性脑出血，也可以是产生明显占位效应的单个大块状颅内血肿改变。

2. 颅脑放射性治疗　颅脑放射性治疗可能会导致脑水肿，尽管后者通常可用类固醇激素很好地控制。迟发性放射性颅脑损伤，可表现为脑组织局灶性放射性坏死或弥漫性放射性脑白质病。脑放射性坏死往往需要数月的时间才会发生，通过脑部组织学检查可以检见有脑血管的透明改变和脑组织坏死。脑组织放射性治疗所致的坏死性改变，有的表现为毛玻璃样脑血管改变及脑组织坏死，有的表现为脑血管的纤维蛋白样坏死。

颅脑放射性损伤，可以呈现为放射性脑白质病的形态学改变。从某种层面来说，"放射性脑白质病"的定义相当模糊。在进行颅脑放射性治疗 12 个月或更长的时间后，可以出现颅脑放射性损伤的并发症。关于放射性脑损伤，目前已有病例报道（Partap 等，2019）。颅脑放射性治疗并发症的临床表现，主要为神经智力的下降。神经组织学检查，可以发现有弥漫性白质空泡形成，或有局灶性白质脱髓鞘变和坏死改变。

结论

本章阐述了在法医实践中可能遇到的一系列非创伤性的神经系统疾病，包括慢性高血压病、低血糖性脑改变、中枢神经系统感染、中枢神经系统肿瘤、各类脱髓鞘疾病、各类痴呆症及各种医源性神经病理学改变。需要说明的是，本章内容并不十分全面，仅介绍了中枢神经系统非创伤性疾病的许多潜在性发病原因。当我们将中枢神经系统疾病作为死亡原因时，成功的尸检非常重要。在尸体检验时，需要考虑尽可能地获得所有的重要信息，并对中枢神经系统做详细的检查和描述。

第19章 酒精中毒和毒品滥用毒理学改变

Alcohol, drugs, toxins and post-mortem toxicology

Colin Smith　Christopher Milroy　著

根据世界卫生组织的数据（WHO，2019），在2017年期间估计有2.71亿16—64岁的人至少使用过一次毒品，约占世界人口的5.5%。酒精（乙醇）和其他娱乐性药物的广泛使用，可以导致神经病理学的显著变化（Weis和Buttner，2017a，2017b）。全世界平均每个15岁及其以上的人，其每年饮用的纯酒精量为6.2L。由于实际饮酒的人口不到半数（38.3%），这意味着真正饮酒的人平均消耗的纯酒量达到每年17L。全球约有3100万人罹患吸毒所致的各种疾病，如在注射毒品的1100万人中，有130万人感染HIV，有550万人感染丙型肝炎，有100万人同时感染HIV和肝炎病毒。酗酒造成每年有330万人死亡，占全球死亡人数的5.9%（WHO，2018）。2017年美国有超过70 000的人因药物过量导致死亡，其中超过46 000人的死亡是由阿片类药物中毒引起的（Scholl等，2018）。

一、乙醇中毒

（一）乙醇中毒机体代谢经过

乙醇即为酒精，是酒精类饮料中的一种。乙醇的过度使用可以造成机体的维生素缺乏和代谢功能障碍，从而导致神经功能紊乱（Sutherland等，2014）。乙醇一般通过饮用而摄入体内并迅速被胃肠道吸收，其中主要在小肠吸收。乙醇不与血浆蛋白结合，它在血液中会迅速扩散。与女性相比，男性在摄入等量乙醇时其血液乙醇的含量要低于女性。乙醇俗称酒精，主要通过肝脏进行代谢。乙醇的代谢需要两种酶的参与，即乙醇脱氢酶和乙醛脱氢酶。乙醇先在乙醇脱氢酶的作用下被代谢成乙醛，乙醛又在乙醛脱氢酶的作用下进一步代谢为乙酸，乙酸再代谢为二氧化碳和水。乙醇的上述一系列代谢反应都是在肝脏内进行的，可以说肝脏是乙醇的解毒器官。如果长期过量饮酒，就会造成肝脏的损害。

乙醇的急性毒性作用因人而异，这取决于乙醇摄入者的年龄、体格、性别、种族和对乙醇的耐受性等多种因素，当然也与个人的饮酒习惯有关。Mellanby效应也需要加以考虑，指的是乙醇的毒性效应在血液乙醇浓度高时要比其浓度低时更大（Mellanby，1919）（表19-1）。关于乙醇对血液乙醇浓度的影响，目前已经形成了一个比较粗略的指南（Dubowski，1980）。

表19-1　乙醇急性中毒效应

血乙醇浓度（mg/100ml）	行为效应
10～50	亚临床症状
30～120	欣快感
90～250	兴奋
180～300	混乱
250～400	昏迷
350～500	深度昏迷
450	死亡

引自Dubowski，K.M.1989.*Stages of Acute Alcoholic Influence/Intoxication*. University of Oklahoma College of Medicine.

（二）急性乙醇中毒死亡

急性乙醇中毒可以导致机体死亡。当遇到呼吸中有酒精气味的人，需要对其昏睡或昏迷的原因进行仔细的临床评估。虽然酗酒昏迷者通常可以通过静养加以恢复，但所有的病理学家都会对该类案例的昏迷原因加以思索。如有时会遇到这样的情况，即有人在被公安拘留期间出现昏迷，人们误以为是酒醉，但实际上是头部损伤。当人的乙醇血浓度超过 300mg/100ml 时，其发生死亡的风险就会明显增高，尤其是对于那些刚接触乙醇不久的饮酒者。乙醇中毒的发生，会存在乙醇中毒昏迷者发生胃内容物吸入呼吸道发生窒息死亡的风险，当然乙醇中毒者也可能直接死于中枢神经系统抑制。

当乙醇与其他药物（如中枢神经抑制药）一起摄入体内时，乙醇可能会与这些中枢神经抑制药（如苯二氮䓬类药物、佐匹克隆和阿片类药物）发生协同作用，从而导致上述药物在预计不会导致死亡的药物血浓度使机体发生死亡。Heatley 和 Crane（1990）发现，急性乙醇中毒死亡者的平均血乙醇浓度为 326mg/100ml。有证据表明，急性乙醇中毒者发生胃内容物呼吸道吸入的血乙醇浓度为 382mg/100ml。

Koski 等观察发现（2002），在 615 例急性乙醇中毒死亡者体内其平均血乙醇浓度为 348mg/100ml（乙醇是唯一存在于体内的精神活性物质）。Jones 和 Holmgren（2003）检测了 693 例急性乙醇中毒死亡者的血液乙醇浓度，发现有 529 例男性急性乙醇中毒死亡者的平均乙醇血浓度为 356mg/100ml，有 164 例女性急性乙醇中毒死亡者的平均乙醇血浓度为 373mg/100ml。有学者认为，导致急性乙醇中毒死亡的乙醇血浓度数据，必须与那些乙醇血浓度更高的情况进行对比（Johnson 等，1982；Jones，1999）。

酒精中毒与受损大脑的相互作用关系，引起了法医们的极大兴趣。尽管适度饮酒可以预防缺血性脑卒中的发生，但大量饮酒会增加出血性脑卒中和缺血性脑卒中的发生概率（Hillbom 和 Kaste，1990；Berger 等，1999；Patra 等，2010）。急性酒精中毒还可以增加血栓形成的风险（Numminen 等，2000），这有助于明确酗酒与血栓性脑卒中和心肌梗死之间的联系。有学者认为机体的体液位移和血压升高可能会增加蛛网膜下腔出血的发生风险（Gray 等，1999）。当出现急性酒精中毒时，还可能会伴随间脑、中脑和基底节出血的发生（De la Monte 和 Kril，2014）。严重的酒精中毒所致脑白质水肿，可见于大脑半球以及脑桥和延髓的被盖部分。

（三）乙醇所致硫胺素缺乏症

与硫胺素缺乏症相关的神经病理学特征最常见于有酒精问题的人群，当然也可能见于其他罕见情况如极度营养不良者（Ihara 等，1999）。硫胺素缺乏症是 Wernicke Korsakoff 综合征（Korsakoff 精神病）和小脑退行性变的基础，前者在临床上通常表现为眼肌麻痹、共济失调和精神改变，在急性情况下还可能发展为昏迷和死亡。硫胺素缺乏症慢性病例可进展为 Korsakoff 精神病，这是一种罕见的慢性酒精中毒不可逆转的精神状态。

硫胺素缺乏症所致的小脑变性，在临床上通常表现为共济失调和行动笨拙，尤其以下肢活动笨拙更为明显。必须记住，慢性乙醇中毒常常与乙醇中毒所致的反复跌倒事件明显相关。Wernicke Korsakoff 综合征和小脑变性相关临床症状，可能会使问题复杂化。对于慢性酒精中毒的人来说，不论是新近的还是和既往的头部损伤都十分常见。

（四）乙醇所致 Wernicke 脑病

Wernicke 脑病即韦尼克脑病，是由于硫胺素缺乏引起的急性神经精神障碍性疾病，临床主要症状为意识及精神障碍、共济失调、眼球震颤及眼肌麻痹等。韦尼克氏病通常是因为长期过量饮酒的原因所导致，也可能与妊娠呕吐、营养不良、恶性肿瘤及慢性腹泻等因素有关。患者通常表现出眼球震颤、上睑下垂、视网膜出血及共济失调等症状，有的还会出现注意力和记忆力的障碍，同时伴有意识模糊、嗜睡或昏迷等症状。

1. 宏观检查　重要的是要记住，Wernicke 脑病的显微镜检查是必须的，因为高达 25% 的病例其脑部在肉眼检查时看起来是正常的。在乳状体（图 19–1）和第三脑室周围的下丘脑区域可见出血性坏死改变，脑干的导水管周围区域也可见到类似的改变。在长期饮酒的病例常有病情反复发作的情况，典型的病理学改变为乳状体萎缩伴褐色改变（图 19–2）。

2. 显微镜检查　在 Wernicke 脑病急性期，其主要病理学改变为乳状体及第三脑室周围的下丘脑区域出现血管周围出血，通常还伴有微血管增生改变。与缺血性坏死不同的是，乳头体中的神经元保存相对完好。在 Wernicke 脑病的亚急性期和慢性期，胶质细胞增生的最佳证据是免疫组织化学染色，该染

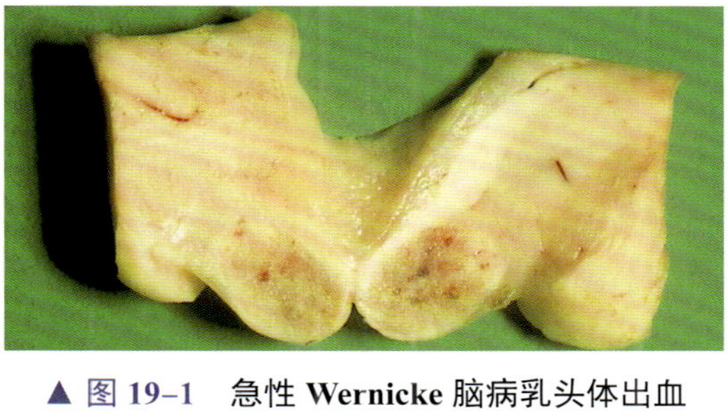

▲ 图 19–1　急性 Wernicke 脑病乳头体出血

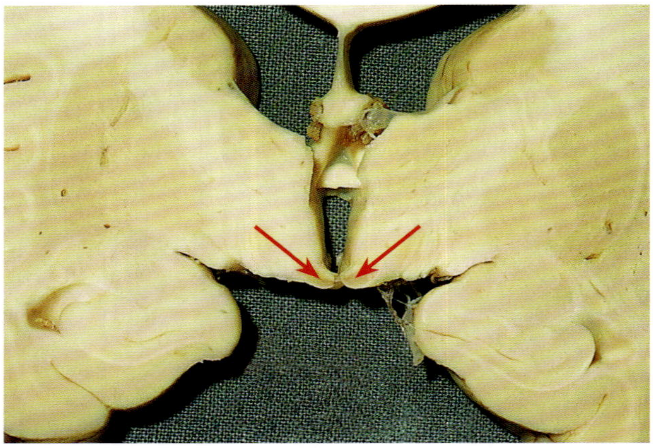

▲ 图 19-2　慢性 Wernicke 脑病乳头体萎缩并褐色改变（箭）

色方法可显示胶质纤维酸性蛋白的存在。毛细血管密度的增加可以通过网状蛋白染色加以证实，而 Perls 染色可用于显示含铁血黄素的存在，表明先前曾有出血的发生（图 19-3）。尽管在法医病例中丘脑的检查与正常的神经病理学检查并不一致，但在丘脑检查中经常可以看到有坏死性病变的存在。

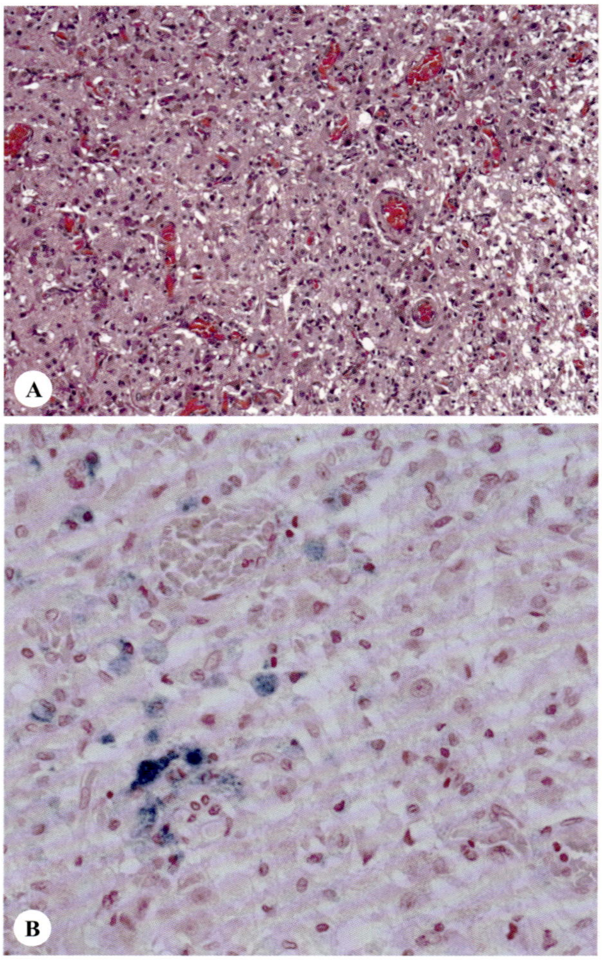

▲ 图 19-3　Wernicke 脑病的组织学表现

A. Wernicke 脑病 HE 染色；B. Wernicke 脑病 Perls 染色

（五）乙醇所致大脑萎缩及小脑退行性变

1. 乙醇中毒与大脑萎缩性病变　神经影像学和神经病理学研究结果表明，与对照组相比酗酒者往往会出现脑部萎缩性改变（Fadda 和 Rossetti，1998；Harper 等，2003）。酗酒者脑部的萎缩性改变，主要还表现为脑白质的萎缩性改变。众所周知，乙醇会损害神经髓鞘（Sutherland 等，2014b，2014c），尤以前额叶白质损害更为明显。

现已证明在无并发症的酗酒者中，其脑重量会减少到只有对照组的 94%。在患有 Wernicke/Korsakoff 综合征的酗酒个体中，脑重量可减少到只有对照组的 91%。终生饮酒者，其脑萎缩的速率与饮酒数量之间具有一定的关联性。有一些证据表明，在戒酒之后脑的萎缩性变化速度可能会恢复到与对照组人群相同的程度（Pfefferbaum 等，1998）。神经病理学家可能会被相关机构请求，对酗酒者脑萎缩的形成原因发表自己的见解。

2. 乙醇中毒与小脑退行性变　乙醇中毒所致小脑病变主要发生在小脑蚓部，是慢性酒精中毒的常见病变部位（图 19-4）。显微镜下可见小脑浦肯野细胞数目明显减少，同时伴有 Bergmann 神经胶质增生。如果饮酒者在 20～30 年，每天以 41～80g 的酒精量规律性饮酒，那么就会导致小脑浦肯野细胞数量减少 15%。小脑蚓部的浦肯野细胞数目减少和脑白质受损，与酗酒者临床出现共济失调症状有关（Baker 等，1999）。

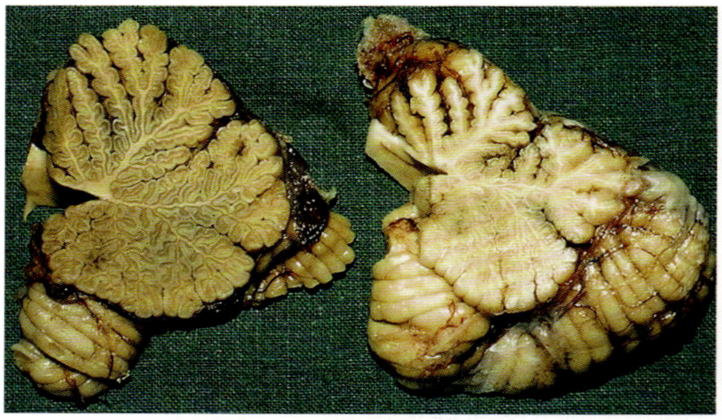

▲ 图 19-4　慢性酒精中毒引起小脑蚓部明显萎缩

左侧为同龄对照者的小脑蚓部切面，仅显示非常轻微的小脑蚓部萎缩。右侧为酗酒者的小脑蚓部切面，相比之下显示有明显的小脑萎缩，临床表现为步态共济失调

（六）乙醇中毒代谢紊乱所致改变

1. 肝性脑病　酒精中毒可以导致机体代谢紊乱，从而引发多种病症的出现，酒精中毒所致病症包括肝性脑病、桥脑中央髓鞘溶解症及 Marchiafava-Bignami 病等。

临床所见肝功能衰竭通常由酒精性肝病引起，慢性酒精中毒可能会伴有肝性脑病（hepatic encephalopathy，HE）的发生。当出现急性 HE 时会出现脑肿胀或脑水肿，这已被证明是在超微结构层面已经发生了血管周围星形胶质细胞肿胀。肝性脑病的发生与星形胶质细胞的阿尔茨海默病Ⅱ型改变有关，光镜观察可见星形胶质细胞具有体积增大的透明核。慢性 HE 的发生，可能与大脑皮质深层的假层状海绵变性有关（Victor 等，1965）。

除了肝性脑病之外，酒精长期使用者还会有肝性脊髓病的产生。这是一种亚急性综合征，临床上表现为痉挛性截瘫。在神经病理学方面，它主要表现为皮质脊髓束的对称性脱髓鞘改变，其中轴索缺失较为明显（De la Monte 和 Kril，2014）。

2. 脑桥中央髓鞘溶解症　脑桥中央髓鞘溶解症，也可见于具有各种潜在性疾病的个体（Lampl 和 Yazdi，2002），尽管它最常见于慢性酒精中毒者。这种疾病被认为是电解质异常所引发的后果，在大多数病例中可见有严重的低钠血症存在。肉眼观察，在脑桥基底中心区可见一个组织萎缩区域（图 19–5），这与用亮红快蓝 / 新月紫染色检查时所见的苍白区域相对应（图 19–6）。与其他任何脱髓鞘疾病一样，在慢性酒精中毒者的脑桥脱髓鞘区域可观察到 β-APP 的免疫反应性（Medana 和 Esiri，2003）。现在人们已经认识到，还有约有 10% 的病例可以出现脑桥外病变（Singh 等，2014），特别是与丘脑和纹状体有关的脑部病变。

3. Marchiafava-Bignami 病　Marchiafava-Bignami 病是一种非常罕见的疾病，多见于地中海地区的酗酒者。临床上的急性发病形式主要表现为癫痫发作和意识丧失，并且通常会导致死亡。本病为慢性形式，不太容易引起病理学家的注意。该病的病变特征是胼胝体存在脱髓鞘区域，特别是在胼胝体的前部比较明显。显微镜观察，髓鞘染色（如 LFB）可使髓鞘淡染改变比较明显，病变区中的巨噬细胞丰富而多见（图 19–7）。

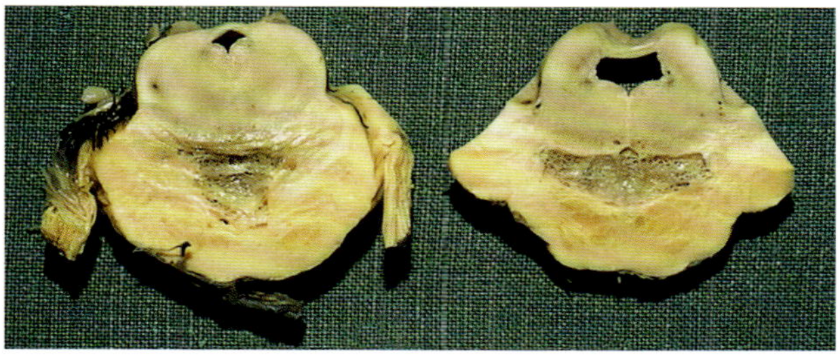

▲ 图 19–5　脱髓鞘大体改变

中枢性脑桥基底部脱髓鞘的脑桥切面，脱髓鞘区域位于基底桥的中央部，呈现为灰色区域萎缩

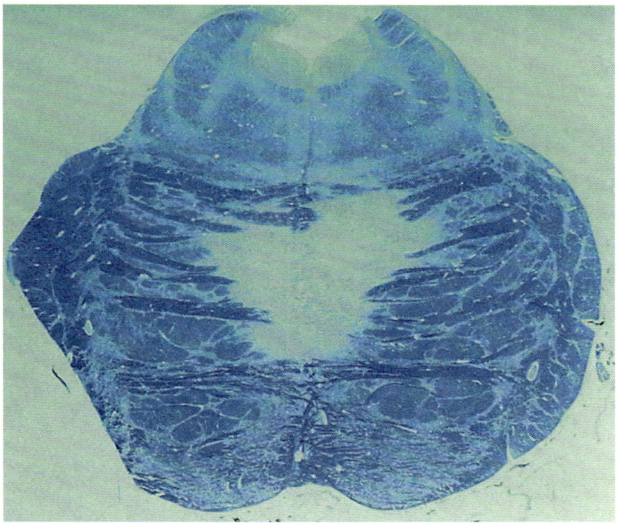

▲ 图 19–6　脱髓鞘组织学改变

脑桥组织大片检查显示中央脱髓鞘区（淡染区域），可见脑桥基底部脱髓鞘病理学改变（亮红快蓝 / 新月紫染色）

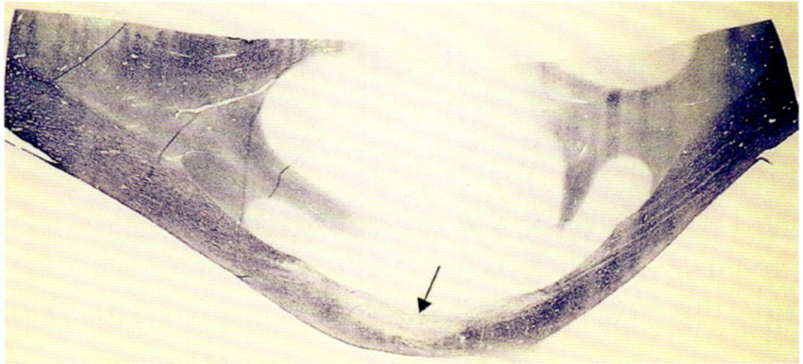

▲ 图 19–7　Marchiafava-Bignami 病的组织学改变

胼胝体的体积缩小，中央存在一个髓鞘淡染区（箭）（亮红快蓝 / 新月紫染色）

4. 乙醇中毒和脑部创伤　乙醇对大脑具有一定的影响，这可能会增加猝死的风险。乙醇所致脑损伤常见于醉酒者，这些损伤可由跌倒、车辆碰撞和打架斗殴所致。临床上的某些创伤性改变往往与酒精中毒有关，这些创伤性疾病包括创伤性蛛网膜下腔出血及酒精性脑震荡综合征。创伤性蛛网膜下腔出血的

发生，常与脑部基底动脉和椎动脉发生撕裂有关。

一种被称为“J 型效应”的机制，可见于与头部损伤相关的急性酒精中毒个体，至少在动物模型中已经被观察到。所谓“J 型效应”，指的是“低浓度血酒精对机体具有保护作用，但高浓度血酒精对机体具有不良反应”。在动物实验模型中，研究者发现大约 100mg/100ml 的乙醇浓度可以在饮酒者头部受伤后具有神经保护机制，这可能是由于酒精抑制了 N- 甲基 -d- 天冬氨酸的活性（Kelly 等，1997；Janis 等，1998）。乙醇刺激肾上腺产生皮质酮，这也可以对饮酒者头部损伤具有一定的保护作用（Gottesfeld 等，2002）。

在动物实验中发现，当实验动物头部损伤时，如果后其酒精血浓度在 220mg/100ml 左右就可产生呼吸抑制作用，这可能与动物机体内源性阿片类物质的增多有关（Zink 等，2001）。这一点，在人类中其实际效果尚无定论。其他变量，如即时护理的质量及氧合血流动力学状态的维持，可能会混淆适度酒精浓度的假定保护作用，也会使高酒精浓度的有害作用变得不明。

在人类受伤时，较高的酒精血浓度往往导致的早期认知受限。这究竟是酒精的急性毒性作用，还是与定期饮酒相关的急性头部损伤和慢性脑损伤的结果，或者两者兼而有之，都是一个正在研究的问题（Bombardier 和 Thurber，1998）。因此，酒精中毒是否会导致更严重的脑损伤，或是否对机体具有保护性机制，这一点至今尚不清楚，因为研究结果还具有相互矛盾的东西。

有资料表明，一些记录在案的关于头部受到打击后突然发生猝死的案例，其神经病理学改变仅有很少的发现，而且猝死通常是在酒精中毒的情况下发生的（Milovanovic 和 DiMaio，1999；Shkrum 和 Ramsay，2000；Molina 和 DiMaio，2015）。酒精所致脑损伤和机体死亡的机制，似乎就是由冲击性脑损伤后所致呼吸暂停。这一点也得到了临床医生和法医病理学家的认可，尽管总体上仍未得到充分的肯定。

Wilson 等（2016）对两个没有饮酒的临床病例进行研究，他们发现虽然当时有着及时医疗护理的条件，但两人都出现了呼吸暂停。经过口对口复苏和通气处理，两人均在几分钟内都恢复了自主性呼吸。因此，如果有复苏受限或根本就缺乏心肺复苏，那么这些人的死亡可能就仅有极少的发现，而尸检结果也并无法揭示明显的死亡原因，这就需要我们与尸检前的病史资料进行关联。如果患者能够成功复苏，那么他们就可能会存在缺氧性脑损伤，当然缺氧的原因仍然可能是无法确定的，除非依靠病史进行判断。

（五）胎儿酒精谱系障碍

孕妇饮酒对生长中的胎儿具有损害的风险。胎儿酒精谱系障碍（fetal alcohol spectrum disorder，FASD）最初被称为胎儿酒精综合征（fetal alcohol syndrome，FAS），1973 年被首次描述（Sokol 等，2003）。胎儿酒精谱系障碍的发病率在（1～7）/ 1000 活产婴儿，是胎儿神经发育缺陷最可预防的原因。该病症的严重程度与孕妇在孕期的饮酒量和饮酒持续时间有关。FASD 的婴儿具有特征性面部特征，表现为面中部发育不良，面部狭长，口唇菲薄，眼睛较小外加内眦赘皮。患儿的个体生长缓慢，会产生包括小头畸形和眼部受累等情况在内的一系列改变。

胎儿酒精谱系障碍的神经病理学改变，包括胼胝体发育不全、基底神经节病变、海马病变及小脑发育不全等。显微镜下观察，可见包括脑膜异位、变薄及层流状紊乱改变以及大脑皮质神经细胞和神经胶质细胞改变。此外，还会出现胼胝体和前联合发育不全或变薄及小脑发育不良改变，偶尔还会出现脑干发育不全、小脑异位、小脑蚓部发育不全及脑积水改变等（De la Monte 和 Kril，2014）。此外，还可以出现先天性嗅球和嗅束缺失、海马发育不全和基底神经节畸形，或者出现罕见的脑部发育不良伴不同程度的前脑无裂畸形改变。

二、甲醇中毒与乙二醇中毒

甲醇常存在于一些常见的产品中，如某些溶剂或洗漱用品。当甲醇被饮用之后，会导致甲醇中毒。甲醇中毒，也可以在家庭酿造烈性酒的过程中发生。急性甲醛中毒，可以导致双眼失明和心肺功能衰竭。在尸检时可见大脑肿胀，还可检见脑组织点状出血。在第三脑室和第四脑室处可以检见特别明显的出血改变，当然出血也可以出现于蛛网膜下腔中。如果甲醛中毒者在死亡前存活了一段时间，那么则可以检见双侧壳核坏死及小脑皮质坏死（McLean 等，1980）。急性甲醇中毒所致的眼部改变，主要有视网膜神经节细胞损害和视神经轴索损害（Naeser，1988）。

乙二醇中毒被认为是仅次于乙醇中毒的醇类中

毒，因为酗酒者通常会将其用作为“御寒剂”而摄入体内。尸体检查，可以显示非特异性脑水肿和脑组织点状出血。在中枢神经系统中，在大脑、脑膜血管和血管周围间隙内可以检见草酸盐结晶（图 19–8）。

三、娱乐性毒品中毒

（一）阿片类滥用

阿片类药物由天然的阿片类药物和人工合成的阿片类药物共同组成，其中人工合成阿片类药物常被用作娱乐性物品，可因其药物毒性导致人体死亡。虽然阿片类药物（如鸦片、吗啡和海洛因等）在传统上被广泛滥用，但现在这些合成阿片类药物得到了人们广泛的使用。芬太尼等强效阿片类药物，现在已经占据了阿片类药物相关死亡的大部分。

阿片类药物滥用可以导致神经系统广泛性病变，其中一些病变直接由阿片类药物引起，而许多其他的病变可能与药物中混合的杂质所造成。阿片类药物可以通过口服、呼吸道吸入、注射或烟吸的方式摄入体内。许多毒物内的杂质成分也可以通过血液途径进入机体，从而进入大脑或脊髓。使用非无菌性注射技术进行毒品注射可以引起机体感染改变，而通过血液传播可能会导致脑脓肿或脑膜炎。HIV 感染可能会导致中枢神经系统病变（见第 18 章），而脑梗死则可视为某些材料的注射导致脑栓塞的发生（Karch 和 Drummer，2016）。

大多数急性阿片类药物中毒死亡者，并没有特定的神经病理学发现。然而，与致命性阿片类药物过量相关的最常见病理改变，是那些继发于缺血性脑损伤的改变（见第 13 章），如脑肿胀。阿片类药物中毒所致脑肿胀可在脑部的顶枕分界线处可见，此改变通常存在于苍白球内（Andersen 和 Skullerud，1999；Buttner 等，2000）。在给予纳洛酮等呼吸复苏

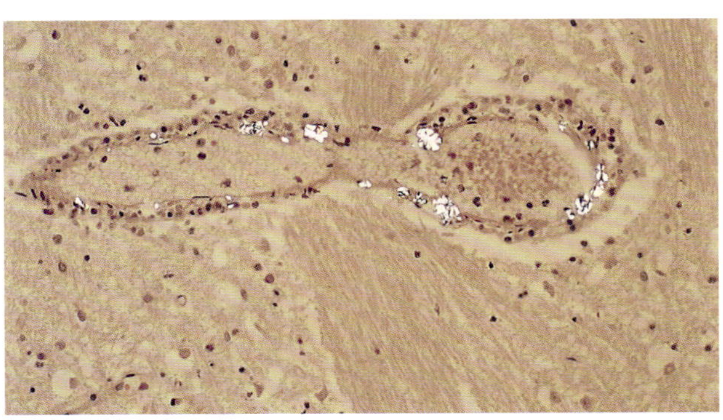

▲ 图 19–8 乙二醇中毒者脑内的草酸钙结晶

药物抢救的阿片类药物中毒者，如果心肺骤停时间较长，则可发生低氧性脑损伤。

海绵状脑白质病最早于 1982 年在荷兰的海洛因吸食者中被发现和报道（Wolters 等，1982），随后其他国家也有相继报道。据报道称，这些海洛因吸食者出现了脑水肿。显微镜下可见脑部有空泡形成伴相应的白质损伤，还有少突胶质细胞数量的减少，未见炎症细胞浸润的情况。

MPTP（1– 甲基 –4– 苯基 –1，2，3，6– 四氢吡啶）是由试图生产 MPPP（1– 甲基 –4– 苯基 –4– 丙氧哌啶）的秘密实验室所生产出来的。这是一种哌替啶类似药物，哌替啶是一种合成的鸦片制剂。MPTP 可以被星形胶质细胞转化为一种有毒的化合物，当其被人体大量摄取之后，就会出现与帕金森症相似的机体改变（Langston 等，1983）。据报道称，静脉注射毒品的人们使用了一种他们认为是合成海洛因的药物，而工业化学家也在使用这种东西。

（二）可卡因滥用

可卡因滥用是比较常见的。可卡因中毒，现在被认为是造成脑血管病变的常见原因，特别是在年轻的成人群体中。可卡因滥用者脑梗死的发生，现在被认为是使用了由可卡因所产生的一种并发症。机体所出现的许多可卡因中毒症状，都是在使用可卡因 3h 内出现的。

与非药物性脑梗死相比，大多数可卡因滥用个体的年龄都在 30 岁左右，而非药物相关的脑梗死年龄通常都超过了 65 岁（Karch 和 Drummer，2016）。血管炎已被报道为可卡因使用者的脑血管疾病的产生原因（虽然它并不多见），这可能与可卡因中掺入了左旋咪唑等掺假物质有关（Brunt 等，2017）。MRI 检查结果显示，可卡因会导致血管发生收缩，而缺血性梗死可能就是由于可卡因所致血管收缩、血小板聚集及活化增加的结果。

可卡因使用者头部可见蛛网膜下腔出血（Winhusen 等，2020），此类改变大多数与浆果动脉瘤的存在有关。脑实质出血最常见于基底神经节和丘脑，但也可见于小脑和皮质下白质。脑出血与高血压性心脏病的存在有关，死于脑出血的可卡因使用者其心脏重量也远比那些动脉瘤破裂者要重得多。对于可卡因使用者，其潜在性血管异常和血管畸形的发生率也相对较高（Buttner 等，2003）。

Fessler 等（1997）的一项研究表明，在可卡因

滥用后出现神经系统症状的 33 名中毒者中，有近半数的人（33 人中的 16 人）出现蛛网膜下腔出血，6 人出现脑出血，7 人出现脑梗死。对于那些死亡之前出现了颅内延迟性出血，并且怀疑死者使用了酒精或某种药物，那么我们可将颅内血肿送去做毒理学检查（Hirsch 和 Adelson，1973；McIntyre 等，2003）。

如果妊娠期间滥用了可卡因，那么胎儿脑出血的发生应该与母亲的可卡因滥用有关（Kapur 等，1991）。胎儿血管病变的实际发生率因书籍出版系列的不同而有所不同，但胎儿脑出血和脑梗死的发生风险似乎确实有所增加。可卡因的使用还会导致运动障碍的发生，包括舞蹈手足徐动症、静坐不能症和帕金森综合征等，并且还可能会导致癫痫大发作的产生，这可能与兴奋性谵妄的发生有关。据报道，在这些死亡病例中已经发现了一些神经递质的变化，包括多巴胺受体的相关改变。

（三）安非他明类滥用

安非他明是一类人工合成的兴奋剂，包括安非他明、甲基安非他明和安非他明衍生物，诸如 3, 4–亚甲基二氧甲基安非他明（3, 4–methylenedioxymethamphetamine, MDMA）及相关药物。安非他明和甲基安非他明很容易被非法合成，是一类被广泛滥用的兴奋剂。目前各种各样的安非他明衍生物被合成出来，其中许多具有非兴奋性的改变心智特性，使它们成为滥用药物的理想选择。与可卡因一样，安非他明对心脑血管系统的影响尤为明显。出血性脑卒中和缺血性脑卒中的发生，也与安非他明的使用有关。安非他明所致脑出血的部位通常位于大脑额叶，也可见于基底节（Karch 和 Drummer，2016）（图 19–9）。

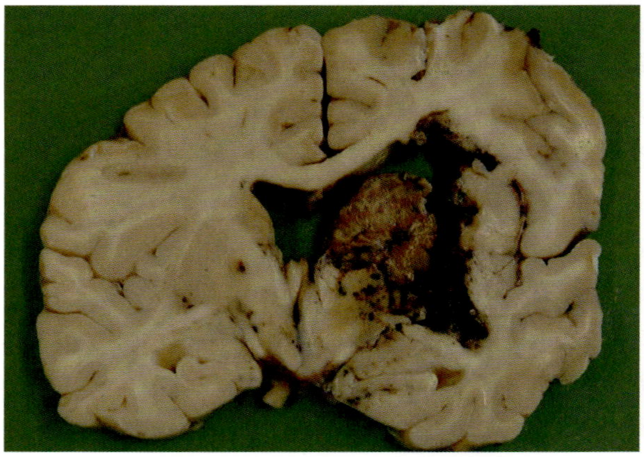

▲ 图 19–9　安非他明所致颅内出血

一名 33 岁安非他明使用者发生基底节出血

死后检查，与 MDMA 使用相关的神经病理学特征包括水中毒相关的严重脑水肿，以及中暑病例所出现的微小血管周围的出血性改变（Milroy 等，1996）。此外，安非他明所致脑出血在影像学上也有报道，如在一个潜在性动静脉畸形的个体发现了致命性脑出血的结果（Harries 和 De Silva，1992）。

（四）新型精神活性物质滥用

新型药物总是不断地出现在娱乐性药物使用的场景之中，这些新型药物被称为新型精神活性物质（novel psychoactive substances，NPS）（Schifano 等，2015；Logan 等，2017）。这个词最初用来特指海洛因类衍生物，但在 20 世纪 80 年代出现 MDMA 等药物时，它们也被称为“设计师毒品”。NPS 这个术语，曾被用来特指有多种不同作用的不同药物。目前已经出现的各种药物类别，包括合成大麻素、合成卡西酮、设计师苯二氮䓬类药物、新型致幻剂和设计师阿片类药物等，这些药物都具有一定的机体不良反应。

新型致幻剂可引起高热、高血压和谵妄。合成大麻可引起包括谵妄和癫痫发作在内的中枢神经症状和体征，并可导致人体死亡。合成卡西酮是一种兴奋剂，可引起高热、高血压和兴奋性谵妄（excited delirium，ED）。设计师苯二氮䓬类药物具有与传统苯二氮䓬类药物相似的作用。合成阿片类药物具有与其他阿片类药物相似的作用，并与许多不良事件的发生有关，常可导致机体死亡。尽管预期可以出现类似于其他兴奋剂和阿片类药物的神经病理学变化，但此方面的神经病理学研究尚未见报道。

兴奋性谵妄是一种临床病理状态，可以很好呈现在急诊医学专家和法医病理学家的面前（Gill，2014）。兴奋性谵妄是一种焦躁不安的状态，患者经常会有暴力冲动、精神错乱和奇异行为。由于上述各种行为的出现，他们经常是执法人员或医疗专业人员的“常客”。

兴奋性谵妄的发生通常存在兴奋性药物中毒的情况，最常见的是可卡因中毒和甲基苯丙胺中毒，但也与精神疾病相关。出现兴奋性谵妄症状的时间，一般在温暖的气候更为常见，出现高热是一个重要的临床特征。兴奋性谵妄可以是致命性的，而且当兴奋性谵妄发生在与执法人员接触时就有可能会引发争议。如果在被关押囚禁期间发生兴奋性谵妄，可能会导致死亡的发生。在兴奋性谵妄发生时，通过尸检往往无法揭示明确的死亡原因。

兴奋性谵妄在尸检时通常缺乏特异性改变，或者仅有与挣扎和制服动作有关的发现。对于致死性病例，必须进行毒理学分析。还应当进行脑部的神经病理学检查，以排除神经创伤或其他潜在性疾病。对于热休克蛋白（Hsp70）（Mash 等，2009）和多巴胺转运蛋白的检测，可以显示它们的含量有一定程度的升高，尽管 Johnson 等（2012）质疑这是否为生前的既往改变而不是兴奋性谵妄的发生。这些学者指出，Hsp70 会迅速被许多细胞应激所诱导，他们推测这种生物标志物的升高可能是一种限制可卡因神经毒性作用的适应性反应。

四、神经毒素中毒

神经毒素的内容将在本文进行讨论，包括有毒气体中毒和重金属中毒等。

（一）有毒气体中毒

1. 一氧化碳中毒　一氧化碳（carbon monoxide，CO）中毒仍然被视为一种常见的自杀形式，也与维护不善的燃气加热器失修有关。我们可能会遇到非燃烧来源的 CO。尸体检查，一氧化碳中毒者脑部肿胀并呈现典型的粉红色，这是由碳氧血红蛋白的聚集所引起。在组织学方面，存活数天的一氧化碳中毒者其苍白球和黑质内可见到有坏死灶，在海马和小脑的浦肯野细胞层会较多出现神经元丢失的现象（Betterman 和 Patel，2014）。存活时间较长的一氧化碳（CO）中毒者，可能会出现脊髓病变（Grinker 脊髓病）。尽管最严重的部位是在脑的后部和深部（Lapresle 和 Fardeau，1966），但整个脑部都可以见到相应的损害。

2. 其他有毒气体中毒　二硫化碳（CS_2）中毒（Ku 等，2003）和甲基溴中毒（De Souza 等，2013）已被报道，它们被证明可在工业环境中导致人体的致死性中毒和死亡。CS_2 用于纺织工业和橡胶工业，而甲基溴是灭火材料的一种成分。两者中毒都可以导致突然的意识丧失和昏迷，死后研究显示在死者脑部都有神经细胞丢失和神经胶质细胞增生改变。甲基溴中毒在急性期可出现点状出血和脑水肿。在一个存活 30 天的病例个体，其脑部病变类似于 Wernicke 脑病。

（二）重金属中毒

1. 砷中毒　砷是一种杀人毒药，像 Armstrong 和 Seddons 等毒药投毒案，是英国著名使用砷投毒的典型案例。砷有三价砷和有机五价砷两种形式。对于砷中毒的急性死亡者，检出砷的可能性微乎其微。如果砷中毒是一种慢性中毒，那么与胃肠道有关的症状就可能会导致“胃肠炎”的错误诊断。砷中毒可致周围神经病变。虽然杀人案中的致死性砷中毒比较罕见，但它仍然在发生。作者最近遇到的一个砷中毒案例就涉及被误诊为肠胃炎的情况，当时临床医生将其周围神经病变归因于糖尿病。死后毒理学检查，通过头发的检验分析证实了本例砷中毒是由多次投毒所致。

有机砷已被用于治疗锥虫病，它可以导致致命性中毒及死亡。有机砷中毒导致的急性出血性脑白质炎表现为血管周围脱髓鞘改变和“球环”状出血，特别是在脑桥和中脑中可有较多出现（Adams 等，1986）。

2. 汞中毒　汞中毒有两种情况，一是因环境受到工业污染导致该元素进入到人类食物链中而导致人体中毒，二是汞被用作杀菌剂而与人体发生密切接触导致中毒。20 世纪 50 年代中期，日本的水俣首次描述了工业污染后的汞中毒情况（Takeuchi，1982）。1971 年，伊拉克杀菌剂中毒事件造成了许多人死亡（Bakir 等，1973）。与汞中毒相关的神经病理学特征，包括胼胝体和小脑皮质的严重萎缩，而大脑等其他部位其皮质萎缩程度相对较轻。小脑的颗粒细胞层萎缩最为明显，而浦肯野细胞则保存相对完好。

3. 铊中毒　铊被用于玻璃和半导体制造工业，在发达国家中很少被用作杀虫剂。铊可被描述为意外中毒、自杀中毒和杀人中毒。铊中毒的临床表现，主要为继原因不明的胃肠道紊乱之后出现周围神经病变。铊中毒可能会出现“原因不明”的脱发改变，还可出现运动无力和脑神经病变。比较独特的是，铊可以在投毒凶杀死者的被火化遗骸中被检测出来，也可以在尸检时通过放射学检查加以识别，因为铊可以在肝脏中积聚，并且不透过 X 线。铊中毒的神经病理学特征是非特异性的，包括脑水肿伴脑组织点状出血。镜下可见运动神经元有染色变淡改变，末梢周围神经系统的取样检查显示有神经髓鞘轴索的缺失（Cavanagh 等，1974）。

4. 其他重金属中毒　过去曾有因其他重金属中毒导致脑病产生的案例，现在已经很少见了。这些重金属中毒包括铝中毒和铅中毒，后者常与儿童中毒事件有关。其他重金属中毒仅见于非常特殊的情况，如锰矿生产过程中所致的锰中毒，这已有人进行了报道。

第20章

专家证人的作用

The role of the expert witness

Paul Watson　Christopher Milroy　著

任何人都可以在法庭上成为一个案件的证人，而普通法律已经制订了不少的规则，规定谁可以针对某些事实作为证人发表自己的观点（Munday，2019）。本章旨在探讨专家证人的作用，并在司法管辖的范围内讨论与专家证人有关的法律规定。关于一些法律条款可能会因司法管辖领域的不同而有所不同，因此在提供证据时专家们应在熟悉司法管辖领域的基础上尽可能弄清在其所涉案件中的法律责任。

一、证据意见的可采纳性

一般来说，与证人经历直接无关的证据在普通法中不予采纳，这就是关于“耳闻目睹”的规则，然而这一规则也有例外。例外的情况包括，如果一名证人表示有足够特定的知识领域与专业知识，可以说是在审判事实的经验或知识的范围之内，那么该证人就可以向法院提供与法庭审理有关的事实资料，并可以协助法院就属于证人专门知识范围的事项提出自己的意见或见解。在陪审团审判过程中，证人所讨论的问题是否需要专业知识，以及所提出的专业观点是否能得到充分的采信等这些问题，这将由法官来处理，并从陪审团的决定中获得帮助。

关于科学领域中的新的问题是否予以采纳，一直是多个司法管辖领域若干重大法律裁决的主题。1923 年，Frye 诉美国案（1923）的重要裁决中采用了保守的方法。1975 年，美国颁布了联邦证据规则（2019 年联邦证据规则）。最高法院在对 Daubert 诉 Merrell Dow Pharmaceuticals，Inc.（1993）一案做出裁决后，对这些证据进行了修改，随后又在 Kumho Tyre Co. 诉 Carmichael（1999）一案中做出裁决后澄清所有的专家证据（而不仅仅是科学证据），从而做出了须遵守 Daubert 规定的有关规则。

第 702 条规则适用于“接受专家证据”，以下是 Daubert 目前的一些相关规定。具备专家资格，具备知识、技能、经验、培训或者学历的证人，在下列情况下可以以意见书或者其他方式作证：①专家的科学、技术或其他专门知识有助于事实调查人理解或确定有关证据事实；②证词基于充分的事实或数据；③证词是可靠原则和可靠方法的产物；④专家将原则和方法可靠地运用于案情调查之中。

至今 Daubert 案仍然是美国专家证据方面的主要案例，它对美国以外的普通法管辖产生了重大影响。在 2000 年的 R 诉 J-L J 案中，加拿大最高法院认可了 Daubert。

证据可采纳性的关键在于：第一，拟议证据的主题事项是否意味着，一个在有关知识领域没有指导或经验的人能够在没有对该领域有专门知识的证人协助下就有关事项做出合理的判断；第二，意见的主题事项是否构成专业知识或经验的一部分，该知识或经验已被充分认定为专家意见，是否成为对法院有所帮助的可靠经验的主体。

当然一旦法院认定专家证据可被采纳，那么接下来就会是另一个相当独立的问题，即所提议的专家是否具有相关的专业知识，其证据和意见对于解决法院审理的问题是否具有足够的价值，专家是否具有相当程度的专门知识，是否能够提出此相关证据，这些都是需要由法官来确定的问题。法庭一旦认定某证人有资格，那么关于该证人提出的证据和（或）证人意见的权重，就属于事实审裁处的事务了。

2009 年，英格兰法院在 R 诉 Reed、Reed 和 Garmson（2009）一案中，将专家证据的可采纳性总结为“重要的是要正确区分专家证据的可采纳性和陪审团对该证据的评估”。在本案上诉中，涉及专家证据可否被采纳的问题。首先，如果这些专家证据的科学依据不够可靠，那么就无法将其提交陪审团，这样的证据则不能被采纳。然而，对于该类证据的可采纳性并没有得到检验。如果科学证据的可靠性受到质疑，那么法院将考虑是否有足够可靠的科学依据使该证据予以采纳。如果法院确信该证据有足够可靠的科学依据，那么法院将对此保留中立的意见，并在审判的过程中加以检验。其次，即使科学依据足够可靠，除非证据在专家这里能够给出恰如其分的证据范围，否则该证据也不能被采纳。最后，除非证据的可采纳性受到质疑，否则法庭将承认并采纳这一证据。

这是法庭能够进行审判的唯一途径，因为刑事诉讼规则第 3 部分和第 33 部分提供了充分的法律保障。如果法庭对可采纳性提出异议，那么则由提供证据的一方来证明该证据可以被法庭予以采纳。

在加拿大，关于专家意见可否采纳的主要案件是最高法院 R 诉 Mohan 案（1994）。这一点有力说明了法庭在可采纳性中所扮演的重要角色。本案确定了专家证据在加拿大可予采纳所需满足的四个标准：①证据的相关性；②证据在协助调查事实方面的必要性；③没有接受证据的排它规则；④所提议的专家具有恰当的职业资格。

二、专家证人所承担角色

（一）何谓专家证人

在一次演讲中 Lord Hodge 指出，专家证人享有权力和特权。由于他们具有专业的背景知识，使得律师在盘问那些准备不够充分的专家而遇到困难时，专家证人享有发表意见的特权（Lord Hodge，2017）。由于专家证人具有一定的权力和特权，使得他们在具有权利的同时也具有职责。专家证人的主要职责，就是要协助法庭开展实况调查，以帮助法庭解决那些必须做出决定的问题。专家证人的作用，就是要协助支持案件一方的观点。

在民事诉讼方面，民事诉讼规则第 35.3 部分中规定如下：专家证人的首要责任，是在其专业知识范围内就某一事项向法院提供帮助，而且这一义务优先于他对委托人所承担的义务。在家庭问题诉讼方面（如涉及儿童的案件），据说专家证人负有更大的责任，他要尽可能客观地表明专家证人的意见在多大程度上是以假设为基础的，特别是当这种假定意见与协商意见出现“背道而驰”的情况时［Re AB（a Minor），1995］。这些法律原则既适用于刑事诉讼案件，也适用于民事诉讼案件。

（二）专家证人的职责

刑事案件的专家报告，现在通常都载有关于上述规则 35.3 所载义务的声明。在法律实践中，专家证人的职责是“向法官或陪审团提供必要的科学标准以检验其结论的准确性，从而使法官或陪审团能够就其结论的准确性，形成自己独立的见解和判断”。关于 Davie 诉 Magistrates of Edinburgh 案（1953），法庭在证据提供的任何司法管辖区，均予以了同等力度的适用。苏格兰的这个案例再次确认了这样一个原则，即专家可以对科学著作中的任何陈述加以采纳，并将这些“陈述成品”提交法庭进行质证。

在专家证人已经证明了其证据的客观性之后，专家证人的证据将得到极大的重视。法庭的事实调查有可能会使专家证人“丧失信誉”，因为“个人意见或坚定不移坚持某一假想”的专家证人，可能更容易失去其信誉。因此，即使专家证人所持有的观点具有重要的优势，但这些观点也有可能会受到严重质疑，甚至会遭到完全拒绝。这一事实，在加拿大的 White Burgess Langille Inman 诉 Abbott 和 Halibuton Co. 案中（2015）得到了验证。专家证人的偏见，有可能使专家“被剥夺他们作为专家的资格”。关于随后其证据是否还会得以采纳，这一点在英国最高法院 Kennedy 诉 Cordia（Services）LLP（Scotland，2016）一案中得到了很好的回应。

对证据客观性的需求，可能比任何其他知识领域更适用于医学专业知识的证据效力。医学专家的意见往往很容易被法庭所接受，特别是被陪审团所接受，这是因为“医学专家所产生的意见是受人尊重的意见”。无论是法官还是陪审员，他们对医学专业知识的可信度所抱有的怀疑，往往少于对其他证据意见的怀疑。

正是由于这个原因，专家们需要有意识地学习“自我批判”的客观性与必要性，充分认识到他或她所表达观点的弱点和长处。如果这一点适用于一般医疗实践中的专家证据，那么它便会在病理学领域中变得更加具体，在技术领域具有更大的效力。如果在这些技术领域中未能提供相关信息，那么它就可能会导致法官或陪审团对本案做出“所有证据不甚合理”的结论。

（三）专家意见的依据

现在谈谈关于专家意见所依据的事实。法庭在评估专家意见的参考价值之前，一般会很好了解该专家意见所依据的事实。如果专家对事实本身有所误解，或者还考虑了一些不太相关的事实，或者根本就忽略了一些重要的事实，那么该专家意见就可能毫无价值。在案件的审理和判决中，法庭在传唤专家时要求其作为证人对某一事件加以陈述，那么其专业意见就必须依据有关的事实。试图通过交叉询问来使对方引出事实，这是非常错误的（Lawton LJ，R诉Turner）(1975)。

今天这个一般性原则的陈述，可以扩大到专家意见的可采纳性，包括在他们的报告中提及的专家意见事实依据，同样重要的还有这些事实依据的信息来源。专家们在提供证据意见时，既可以单独提供事实依据，也可以结合双方提供的事实证据提供自己的专家意见。英国最高法院在Kennedy（2016）诉Cordia（Services）LLP一案中，重申了这一点（Scotland，2016）。

当然，专家意见的许多基础性材料，将构成专家提出的意见和结论。在较小的范围内，专家可能会在一定程度上依赖于别人告知的一些意见。这种证据可予采纳，因为这与形成意见的过程有关。但是如果没有直接证据去证明这些事实的真实性，这些事实的证据质量就比较差，那么该意见的价值可能就会受到相应的影响。建议谨慎的专家们在依赖他人所提供的资料来形成自己的观点之前，应该对他们所提供的所有资料进行一些关键性的调查。

不言而喻，如果专家们不是依靠自己所观察的证据或第三方提供的资料，而仅仅是依靠编写报告的目的来做出假想，那么他们就应该在报告的正文中这样写道，“不要等到以后才对资料的来源提出质疑”。现在很清楚，专家证人在形成自己的专家证人意见时，可以引用或参考自己的工作经验或研究结果，以及他人的工作成果、知名出版物上的学术文章、研究论文及其他相关的材料。这一原则，在枢密院Myers、Brangman和Cox诉女王（Bermuda）案（2015）中得到了重申。

在R诉Abadom案（1983）中，允许引用那些内政部中央研究机构的未被公布的统计数据作为辅助证据。上诉法院指出，专家证人的部分价值，就在于他们对这种从未公布的材料有所了解。没有理由不允许专家依赖于这些材料，只要他们在证据中引用了这些材料，那么就可以通过这些材料的引用来检验该专家证人意见的价值。这种做法其实并不违反相关规定，因为它只不过是提供了专家得出结论的依据。在提及这些材料时，专家们应在其报告的正文中具体阐明材料来源，最好以简短的书目形式加以说明。

许多民事案件和刑事案件都规定了专家证人的职责。英国法医科学监管机构（2019）提供了与这些专家责任义务有关的判例法内容。专家证人的职责在Ikarian冷藏箱（1993）船运案件的英国民事案件中有所规定，并在上诉法院R诉Harris和其他人（2006）（与儿童头部受伤有关的上诉）中得到进一步重申。法庭指出：①提交给法庭的专家证据应该是专家的独立产物，不受诉讼紧急情况的形式或内容的影响；②专家证人应就其专门知识范围内的事项提出客观公正的意见，为法庭提供独立的协助，高等法院的专家证人，不得扮演辩护人的角色；③专家证人应当陈述其专家意见所依据的事实或假想，不应该忽略那些可能会有损于结论的重要事实；④当一个特定的问题出现时，或者当这个问题不属于其专业范围时，专家证人应该明确地表示出来；⑤如果专家证人在给出专家证人的意见时，认为现有资料仍有不足或是还没有得到适当的研究，那么他们则必须在专家意见中指出并说明，“该意见不过是临时性意见”；⑥如果在双方交换证人报告之后，专家证人又改变了其对重要事项的看法，那么这种改变应立即通知当事的另一方，并在适当的时候通知法庭。

在上诉法院R诉Bowman（2006）一案中，增加了以下专家证人的职责要点：①专家证人必须提供其学术思想、专业资格、经验认证和知识范围，以及那些与专业报告表达一致的专家意见认证详情、专家职业范围及专家对其专业知识的限制详情；②专家证人必须以书面或口头的形式，列出所收到的所有信息的实质内容、征求意见问题、所提供和审议的材料，以及那些与意见表达或意见依据相关的文件、陈述、证据、信息或假设；③专家证人必须提供“是谁进行了测量、检查、试验及所使用的方法”，以及“这些测量是否在专家的监督下进行”等相关信息；④对专家报告所涉及事项有不同意见的，应扼要说明不同意见的范围和理由，在这方面还应列出任何与专家意见相悖的重要事实或依据，以及任何与所表达的意见相抵触的内容要点；⑤专家证人必须提供有关文献资料或任何其他有助于法庭审案的其他材料有关摘录；⑥专家证人必须提供一份声明，表明自己已经履行了其对法庭的义务，也就是要就其专业知识范围内的有关事项，提供一份自己客观公正的证人意见，从而达到为法庭提供独立协助的目的。同时专家证人应当承认，专家证人自身将会在有任何重大意见发生变化时通知到所有的各当事方，并酌情通知法庭；⑦在交换专家证人报告时，如果需要进一步明确报告或补充报告相关事项时，应当严格遵守上述各项准则。

在加拿大安大略省上诉法院的一项判决，核准了 Moore 诉 Getahun（2015）一案中所包含的专家证人准则，这些准则也在枢密院 Myers、Brangman 和 Cox 诉女王（Bermuda，2015）一案中得到了重申。

三、刑事案件的审前披露

这里谈谈刑事案件的审前披露问题。为检控方提供证据的专家证人，他们有义务聘请律师。为另一方提供咨询的专家，不论这些试验或测试的结果是否有助于检控方（R v Ward，1993），应注意保留他所进行的所有试验和测试记录。无论检方随后是否依赖专家证人来提供专家证据，这项义务都与专家证人协助法庭的义务是分不开的。因此，控方专家应期望将所有电脑笔记、电子邮件和其他材料披露给辩方。值得注意的是，在这方面如果没有私人电子邮件，专家证人就可能会对过去所写的那些不一定带有诉讼意识的电子邮件感到尴尬。如果你还没有做好准备让自己的电子邮件在媒体上公布，那么你就最好不要去写它。

关于审前问题的披露及病理学家的职责，Kay LJ 在 R 诉 Clark（2003）一案中为病理学家提供了有益的帮助。他在第 168 段说道："一名执业医师在完成医学报告的后期审查时，不仅要依靠最初尸检的病理学改变来提请法庭的注意，而且还要注意对病理学家最初给出的检验结论的合理性问题加以证明，要对任何上述材料提出之前加以考虑，对异常情况有所显示。"在已经完成检查并提交了报告的情况下，病理学家有明确的责任提供这些材料供他人参考。如果不这样做，那么很可能会误导他人，使人们误以为是出现了"负面结果"，而事实上可能并非如此。

在刑事案件的辩护过程中，专家证人没有这样的披露义务。如果病理学家确实对检验方法或鉴定结论提出异议，那么专家证人就有责任去充分界定两者之间的问题，使法庭能够尽可能容易地解决问题。在这方面，作为专家证人应始终铭记。如果他们的证据在案件审判时是可靠的，那么这些证据就可能在审判之前予以披露。英国的刑事审判和民事审判情况就是如此，而在加拿大的刑事案件中，辩方只需在案件起诉结束之前披露证据。在民事诉讼的事务中，双方专家都会披露证据。如果一位专家在某个其不熟悉的司法领域出庭，那么就应该与指导律师讨论哪些规则适用于披露，包括那些需要披露的报告草案等。

在英格兰和威尔士，刑事实践指导提出了关于专门知识证据的一些问题，包括那些可能会破坏证据可靠性问题，以及那些可能会损害专家信誉的问题（Justice.gov.uk），这也包括了任何费用的支出安排。这些费用的使用，取决于案件结果、利益冲突、同行不和或司法评论等问题的款项支付，以及过去因方法采用不当所产生的后果。在专家报告的结束之处，每个专家证人都必须声明并承认自己已经熟悉刑事实践指导的各项规则。

四、专家证人的出庭准备

专家证人出庭作证的准备工作，可以从专家证人撰写报告开始，也可以从检察机关所采用的专家日常开始。在通常情况下，法医病理学家或神经病理学家在其工作过程中所做出的报告，都是以案件事实为依据，通过对事件的调研和检查得出自己直截了当的结论。

在准备可能在法庭上使用的任何报告时，专家们必须认清他们的职责。一位专家证人在批评另一位专家证人时，应该小心谨慎。这尤其适用于法庭要求专家证人专门为民事案件或刑事案件的诉讼过程所编写的专家证人报告，该报告要求专家证人发表自己的见解。在专家证人的报告中，应该明确列出并详细说明专家证人所看到的所有材料。

在 R 诉 Burridge 案（2010）中，在一个涉及儿童头部受伤的案例里，一位专家的证人报告被描述为"内容分散""来源不明""难以解释""充满傲慢""具有相当不必要的好斗情节和蔑视其他专家的傲慢偏见"。当然，这些专家也包括了那些不属于自己专业领域的专家们。在 R 诉 Conaghan 等案（2017）中，英国上诉法院明确表示，一位专家对另一位专家的工作批评，还必须基于对专家专业领域的考虑。

因为确实出现了一定的差异，那么在 H-C（事实认定：重审）（2016）一案中，法庭提出“证据必须以最专业的方式呈现出来”。法庭还指出，在使用已经发表过的研究报告时，专家证人不得只是部分引用研究报告的内容。在 Squier 诉总医学委员会（2016）一案中这样指出，“专家不得在不支持自己观点的情况下引用他人的报告，如果他有能力这样做他就必须具备相当的专业资历”。“专家最重要的职责之一就是不要误导，要毫无保留地明言。如果这是研究论文的结论，而且研究论文也正是专家寻求提出论点的适当基础，这是合理的；但如果情况并非如此，那么则不应该毫无保留地对研究论文加以引用”。

在涉及专家证据的案件中，应当由专家证人在判案之前与实际审理案件的辩护人举行会议，这应当是例行公事。在会议交谈的过程中（即使在证据表面看来似乎没有什么争议），也经常会发现在方法采用上或是在术语使用方面，专家证人与病理学家或律师之间存在一定差异。如果这些问题不提前沟通，那么势必会在证人席上加以解决，这样做多少有些不太客气。

专家提供证据，最好需要仔细地思考和规划。对于陪审团来说，病理材料的展现可能会令人感到不适，而照片资料又可能并不是证明事实结果的最佳方式。为检方举行会议，不得向辩方披露。在为非刑事案件准备证人报告时，建议最好向律师询问哪些函件和报告可以披露，因为最终的预期结果可能会有所不同。

在出庭之前，专家证人应该事先熟悉法庭所在地及需要作证的时间。专家证人应当出庭提供口头证词，并向法庭提供可由法官和陪审团清晰采纳的口头证据。专家证人应该对专业术语加以解释，专家证人在作证时不应该偏离其专业领域夸夸其谈。任何教条的或具有诱惑性的言语就应该避免使用，特别是当专家证人的学科知识有限或专业背景不完备时，其偏离专业领域的作证行为更是必须避免。

律师的盘问技巧可能会让专家证人感到不适或烦恼，但大发雷霆、变得讽刺或与律师争吵，最终都会使需要专家证人提供的证据变得不利。法官的职责是确保被询问的问题是否恰当和公正，而并不考虑专家证人的感受。关于在法庭上如何进行交叉询问，目前已经出版了许多教科书（Salhany 等，2016）。如果想要成为一名专家证人，就必须学习对出庭有价值的东西。

专家证人所能提供的证据其范围毕竟是有限的，从表面上看这些证据可能仅限于他们的专业领域之内。专家证人在法庭上作证时不应该偏离其专业领域，这一点被认为是一种“清规戒律”。与病理学有关的例子是，那些并非法医病理学家的病理学家们，是否可以就死亡原因问题提供他们的证据意见？在 Clarke 和 Anor 诉 R（2013）一案中，骨关节病理学家是不被允许对此类问题发表意见的。同样，在 R 诉 Marquardt 案（2011）中，安大略在上诉法院时指出，两名儿科神经学家在陈述该案死因问题时已经超出了他们的专业领域范围。

同行评议和质量保证，现在已经成为许多学科的标准化程序。那么现在问题就来了，即有多少关于同行评议的信息可以被允许作为法庭证据而被使用？在加拿大的 R 诉 Ranger 案（2003）中，一名犯罪现场专家说道，“我的意见已经分别得到 10 位同行的证实”。这在上诉裁定中是不予受理的，因为不能为了证词的可信度而再次提供证据。

结论

高效的专家证人需要做好充分的出庭准备工作，保持专家证据的客观性，同时不能偏袒委托他们的一方，要以专业的方式提出专家证据。出庭的举证阶段，简单概括为着装、露面、站立、说话和闭嘴。专家证人在法庭上，需要对所提供的有效证词有一个不错的概括！

读书笔记

读书笔记